高职高专护理专业"十四五"互联网+新形态精品规划教材

外科护理学

主　编　张晓霞　徐其林　吴良红　张云萍

副主编　张　婷　黄飞燕　陈　忻　赵宏宇
　　　　王丽丽　沈秀芬

编　委　（以姓氏笔画为序）

马　睿　汉中职业技术学院

王丽丽　建湖县人民医院

许　阳　江苏护理职业学院

杨盼盼　山东中医药高等专科学校

吴良红　仙桃职业学院

宋丽艳　烟台市莱阳中心医院

沈秀芬　广西中医药大学第一附属医院

张　婷　枣庄科技职业学院

张云萍　江苏护理职业学院

张佳佳　陕西省核工业二一五医院

张晓霞　山东中医药高等专科学校

陈　忻　滁州城市职业学院

陈　凯　滁州城市职业学院

赵宏宇　亳州职业技术学院

徐其林　宣城职业技术学院

黄飞燕　宣城职业技术学院

臧雪红　烟台市莱阳中心医院

谭　霄　仙桃职业学院

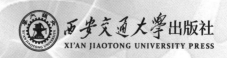

西安交通大学出版社
XI'AN JIAOTONG UNIVERSITY PRESS

内容提要

本教材以专业培养目标为导向,以职业技能培养为根本,充分体现"以学生为中心、贴近临床、贴近护考"的原则,知识内容立足于外科护理学发展的前沿高度,注重结合我国高职护理教育和实践的现状,反映外科护理学的发展趋势及国内外新进展。教材共分为18章,章节设置科学严谨,内容贴近临床。在体例结构上,章首设置"学习目标",帮助学生从素质、知识和能力3个层面了解学习的重点和难点;设置"案例导学",由案例情境引出问题;文中插入"知识链接",以拓宽学生的知识面;插入"素质拓展",将课程思政元素融入教材;章末设置"目标检测",帮助学生复习和巩固已学知识。此外,本教材还增加课件、思维导图及操作视频等内容,以增强教材的多样性和实用性。

本教材可作为高职高专护理、助产专业的教学用书,也可作为参加各类护理考试的参考用书。

图书在版编目(CIP)数据

外科护理学 / 张晓霞等主编. -- 西安:西安交通大学出版社,2024.7. -- ISBN 978-7-5693-3819-5

Ⅰ. R473.6

中国国家版本馆 CIP 数据核字第 2024D1D142 号

书　　名	外科护理学
主　　编	张晓霞　徐其林　吴良红　张云萍
责任编辑	张沛烨　张家源
责任校对	郭泉泉

出版发行	西安交通大学出版社
	(西安市兴庆南路 1 号　邮政编码 710048)
网　　址	http://www.xjtupress.com
电　　话	(029)82668357　82667874(市场营销中心)
	(029)82668315(总编办)
传　　真	(029)82668280
印　　刷	陕西思维印务有限公司

开　　本	889mm×1194mm　1/16　印张 24.25　字数 711 千字
版次印次	2024 年 7 月第 1 版　2024 年 7 月第 1 次印刷
书　　号	ISBN 978-7-5693-3819-5
定　　价	89.00 元

如发现印装质量问题,请与本社市场营销中心联系。

订购热线:(029)82665248　(029)82667874

投稿热线:(029)82668805

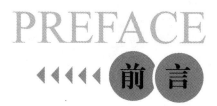

PREFACE
◀◀◀◀◀ 前言

外科护理学是高等职业教育护理专业的重要临床课程。本教材认真贯彻《"健康中国 2030"规划纲要》的精神,结合我国护理学教育和实践的现状与发展,以促进人的健康为中心,以整体护理为方向,以护理程序为框架,按护理评估、常见护理诊断/问题、护理目标、护理措施、护理评价 5 个方面进行编写。但为避免重复,部分疾病进行了简化。护理评估重点阐述术前评估的内容,术后评估除了在手术后患者的护理中重点阐述之外,只在少部分特殊疾病中进行了阐述。教材编写坚持以专业培养目标为导向,以职业技能培养为根本,力求满足学科需要、教学需要和社会需要,体现高等职业教育的特色。基本理论和基本知识以"必需、够用"为度,更注重基本技能的培养。在教材中增加了数字资源内容,打造新型数字融合教材;制作了思维导图,帮助学生快速掌握知识框架;收集了临床护理工作操作视频,紧密结合岗位需求,拓展学生的学习空间;联系护士执业资格考试,将考点与章节目标检测结合,提高学习效率,满足学生学习和发展的需要。

为了使教材能够更好地贯彻党的二十大精神,贯彻新发展理念,推动课程的高质量开展,我们坚持守正创新,在守护理优良传统文化之"正"的同时,创造性引入关于护理学研究前沿的内容;坚持问题导向,依据教学实践,针对学生学习中的重点、难点设计了形式多样的练习,以问促学,以练促学;坚持系统观念,将整体的学习内容设计为一个整体的有机系统,依据由点到面、由易到难、由学到用、学以致用的逻辑,螺旋式推进学习内容。本教材新增"素质拓展",帮助学生将学习领会党的二十大精神融入日常学习和生活当中。

本教材的编者结合了校内外科护理教育专家和校外医院的外科护理临床专家。大家共同努力,精诚合作,为本书的编写付出了大量的心血和智慧。

为了保证教材的质量,使教材更能满足临床护理岗位需求和护士执业资格考试的要求,编者们反复修改,但由于时间和水平有限,教材中难免有不足之处,在此恳请读者批评指正。

张晓霞

2024 年 4 月

CONTENTS

◀◀◀◀◀ 目 录

第一章　绪　论

课件　思维导图

第一节　外科护理学的范畴与发展

一、外科护理学的概念与范畴

外科学是研究外科疾病的发生、发展规律,诊断、治疗和预防方法,以及手术技能与围手术期处理的一门学科。护理学是一门独立的、综合性的、为人类健康服务的应用性学科。外科护理学是基于外科学的发展而形成的,阐述和研究对外科疾病患者进行整体护理的一门临床护理学科。它包含医学基础、外科学、专科护理基础理论和技术,还包括护理心理学、护理伦理学和社会学等人文科学知识。

外科护理学是护理学的重要分支,它以创伤、感染、肿瘤、畸形、梗阻、功能障碍等外科疾病的患者为研究对象,在现代医学模式和护理观的指导下,以人的健康为中心,根据患者身心健康和社会、家庭、文化等需求,运用护理程序为患者提供整体护理。外科疾病多以手术和手法处理作为主要治疗手段,手术是外科疾病治疗的重要方法,而各种疾病的围手术期护理,即手术前、手术中、手术后的护理,亦成为外科护理学中最重要的内容。

近年来,外科学在广度和深度方面迅速发展,新技术不断建立和应用。外科学也不断细化:按人体各系统,可分为神经外科、血管外科、泌尿外科、内分泌外科和骨科等;按人体部位,可分为头颅外科、胸心外科和腹部外科;按年龄特点,可分为成人外科和小儿外科;按手术方式,可分为整复外科、显微外科和移植外科等。为提高外科护理的质量和水平,外科护理学也必然细化和专业化。

二、外科护理学的发展

早在旧石器时代,我们的祖先就已开始用人工制造的器具——砭石治疗伤病,此为古代外科的萌芽时期。据甲骨文记载,夏商时代已有外科病症名及单列专科,有疾目、疾耳、疾齿、疾身、疾足的区分。《周礼·天官》有疾医、疡医、食医、兽医的划分。《周礼》分科的记载,是我国和世界医学史上医学分科的最早记载。春秋战国时期的巨著《黄帝内经》奠定了外科学的理论基础。《灵枢·痈疽》中载有几乎遍及身体各部位的痈、疽、疮、疖,并最早提出用截趾术治疗脱疽。汉代出现了我国历史上最著名的外科学家华佗,他以麻沸散麻醉后进行死骨剔除术及剖腹术。张仲景的《金匮要略》中有肠痈、寒疝、浸淫疮、狐惑病的治疗方药,如大黄牡丹皮汤、薏苡附子败酱散、乌梅丸等,至今仍是外科急腹症的常用方。

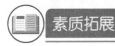

弘扬文化自信,增强职业荣誉

中医药文化是中华优秀传统文化的重要组成部分。党的二十大报告指出,推进文化自信自强,铸就社会主义文化新辉煌。要在全社会弘扬劳动精神、奋斗精神、奉献精神、创造精神、勤俭节约精神,培育时代新风新貌。对于卫生健康行业来说,广大医务人员要进一步增强职业荣誉感,振奋精气神,以"敬佑生命、救死扶伤、甘于奉献、大爱无疆"的职业精神,在为人民谋健康的道路上砥砺前行。

现代外科学奠基于 19 世纪中叶,先后解决了疼痛、感染、出血和休克四大阻碍外科学发展的难题,使外科水平得到跨时代的大发展。同期,现代护理学的创始人弗洛伦斯·南丁格尔带领 38 名护理人员在克里米亚前线医院看护伤病员时,应用清洁、消毒、换药、包扎伤口、改善营养和休养环境等护理手段,使伤病员死亡率从 42% 降至 2.2%,充分证实了护理工作在外科疾病患者治疗过程中的独立地位和意义,由此创建了护理学,并延伸出外科护理学。

我国外科护理学的发展与外科学的发展相辅相成、密不可分。1958 年首例大面积烧伤患者抢救成功,1963 年,世界首例断肢再植在我国上海获得成功,既体现了外科学的发展,也是外科护理学发展的结果。

目前,我国外科学逐渐建立了比较完整的外科体系,发展迅速,外科护理学在一定的理论基础上不断走向更专、更细、更深,发展日益完善。

第二节　学习外科护理学的方法

一、树立良好的职业思想

作为外科护士,不仅要学习和掌握本学科相关的知识和技能,将其用于实践,还必须树立良好的职业思想。职业思想是护士社会价值和理想价值的具体体现,要与护士的职业劳动紧密结合。为人类健康服务需要提供正确的思想指导和实质性内容,即在全心全意为患者服务的思想指导下,在实践中运用知识、奉献爱心。只有学习目的明确、有学习欲望和乐于为护理事业无私奉献者,才能心甘情愿地付出精力并学好外科护理学。只有当一个人所学的知识为人所需、为人所用时,才能真正体现知识的价值。

二、以现代护理观指导学习

1980 年,美国护士学会将护理定义为:"护理是诊断和处理人类对现存的或潜在的健康问题的反应。"护理的宗旨就是帮助患者适应和改善内、外环境的压力,达到最佳的健康状态。现代护理学是研究如何诊断和处理人类对存在的或潜在的健康问题反应的一门学科。

随着现代医学由单纯的"生物学"向"生物‐心理‐社会医学"模式转变,丰富了护理的内涵,拓宽了护士的职能,护士不仅要帮助和护理患者,还要向患者及家属提供健康教育和指导服务。护理工作将集治疗、康复、预防、保健于一身,护士的角色已由照顾者扩大到管理者、决策者、沟通者、健康教育者和研究者;护理服务对象由患者扩大到健康人群;护理服务场所由医院扩大至家庭、社区和社会;护理的服务期限涵盖了生命的全过程。护理是护士与患者共同参与的互动过程。护理的目的就是增强患者的应对和适应能力,提高其参与能力,满足患者对健康的各种需要,使之达到最佳的健康状态。

外科护士在护理实践中应始终以人为本,以现代护理理念为指导,依据以护理程序为框架的整体护理模式,收集和分析资料,明确患者现有的和潜在的护理问题,采取有效的护理措施并评价其效果,最终达到帮助患者解决健康问题的目的。

三、坚持理论与实践相结合

护理学是一门实践性很强的应用性学科,因此学习外科护理学必须遵循理论与实践相结合的原则。一方面要掌握好理论知识，另一方面必须参加实践，多学习、多动手、多观察，使学习过程成为吸收、总结、提高的过程。外科患者急症多、抢救多、病情重且变化复杂，伴随着身体的整体反应，微小的病情变化也不能忽视。因此，外科护士只有将理论知识与临床护理实践灵活结合，才能通过微小的病情变化看到疾病的本质。此外，学习外科护理学应结合临床病例，使学习内容生动形象地展示，进一步印证、强化书本知识，才能更加牢固地掌握所学知识，才有助于解决护理实践中的一系列问题。外科患者危重者居多，病情变化快，加之手术后其局部解剖关系和生理功能发生了变化，术前、术后的护理问题也随之发生改变，护理重点必然随之转移。这就要求外科护士必须综合应用所学的解剖、生理、病理、生化和外科学知识，具有敏锐的观察能力，发现和分析患者身上现有或潜在的护理问题，有针对性地制订护理计划和实施护理措施，充分进行循证护理。

第三节　外科护士应具备的素质

医学的发展、科学技术的进步、现代护理理念的更新、各学科知识的相互渗透和交叉，使外科护理学的内涵得到更广阔的延伸和发展。外科疾病复杂多变，有突发性或急、危、重症多等特点。这些特点对外科护士的综合素养提出了更高的要求。

一、高尚的道德素质

护士是人们心目中的白衣天使，肩负着救死扶伤、促进人类健康的神圣职责。这就要求护士具备崇高的道德素质和无私的奉献精神。作为外科护士，还要有高尚的护理职业风范，爱岗敬业，充分认识护理工作的重要性，热爱患者的生命，关爱患者的健康；要有高度的责任心、认真负责的工作态度和严谨慎独的工作作风，全心全意为人类的健康服务。

二、扎实的业务素质

外科护士不仅要具备护理工作者所需丰富的理论知识及娴熟的操作技能，还须掌握外科专业知识，如外科常见病的防治知识、外科护理知识以及外科急、危、重症救护知识等；具有娴熟的技术操作能力，精通专科护理技术，能稳、快、准、好地完成各项护理工作；具有自我完善的能力，扩充和更新知识，掌握新技术；有良好的沟通交流能力，善于运用语言及非语言表达方式，与患者及其家属进行有效沟通；具有细致的观察能力和敏锐的判断能力，及时发现患者现存的、潜在的生理或心理问题，并协助医师进行有效处理，为患者解决身心方面的健康问题。

三、过硬的专业技能

随着外科学的精细化发展，外科护理也逐渐细分，外科护士在临床工作中还应培养自己的专科技能，如外科静脉输液治疗护理、外科伤口护理、肠造口护理、疼痛护理等，使自己成长为相应领域的专科护士，不仅为患者解决相应的护理问题，也可以指导低年资护士，提升个人的职业成就感。

四、突出的人文素质

随着时代的发展和社会文化的进步，护理对象对护理服务的要求越来越高，"以人为本、人文关怀"成为现代护理的主题。要全面提高护理质量，就必须在护理工作中坚持"以人为本"的核心理念，尊重患者、关心患者、理解患者，让患者感受到人文关怀和医学抚慰生命的善意，以及医务人员全心全意为患者服务的诚意。因此，要求外科护士仪表文雅大方，举止端庄稳重，服装整洁美观，待人彬彬有礼，要具有爱心、耐心、细心、诚心、责任心和同情心，在护理工作中关注患者在生理、心理、社会等各方面对健康问题的反映和对护理的需求，真正做到"以人为本"，使护士成为患者心目中名副其实的白衣

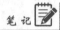

天使。

五、良好的身心素质

外科护理工作有急诊多、工作量大、节奏快、突击性强等特点,这就要求外科护士必须具有健康的体魄和饱满的精神状态,才能胜任紧张而繁重的护理工作。

随着现代医学科学的进步,医学模式与护理理念的转变,各种新理论、新技术、新设备不断应用于临床,护理工作的范畴也在不断扩大,外科护理学的职能不断拓宽。外科护士必须具备良好的综合素质,不断拓展知识领域,与时俱进,使自己成为既具有临床护理技能,又能够不断开拓进取、勇于探索的专科护士。

（张晓霞）

第二章 水、电解质代谢紊乱及酸碱平衡失调患者的护理

课件　　思维导图

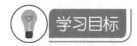

素质目标: 具备关爱水、电解质代谢紊乱及酸碱平衡失调患者的高级情感及与患者建立良好关系的意识。

知识目标: 掌握等渗性脱水、低渗性脱水、高渗性脱水、低钾血症、高钾血症的概念,以及静脉补钾原则和补液原则;熟悉等渗性脱水、低渗性脱水、高渗性脱水、低钾血症、高钾血症、代谢性酸中毒、呼吸性酸中毒的临床表现和处理原则;了解体液平衡及调节,代谢性碱中毒、呼吸性碱中毒的临床表现和处理原则。

能力目标: 能灵活运用所学知识,识别3种缺水的类型和判断缺水的程度;能运用护理程序对水、电解质代谢紊乱及酸碱平衡失调患者实施整体护理。

 案例导学

患者,男,35岁,反复大量呕吐3天,门诊拟以"急性肠梗阻"收入院。患者自诉口渴、尿少,伴恶心、乏力、四肢厥冷。体格检查:脉搏110次/分,血压80/50mmHg,口唇干燥,眼窝下陷,皮肤弹性差,血清Na^+135mmol/L,血清K^+3.8mmol/L,尿比重1.013。

请思考:

1. 该患者目前主要的护理问题有哪些?
2. 针对患者的护理问题,应采取哪些相应的护理措施?

　　人体内的液体统称为体液。体液平衡是维持机体正常代谢、内环境稳定和各器官生理功能的基本保证,包括水、电解质、酸碱的平衡。体液平衡失调有3种表现,即容量失调、浓度失调和成分失调。容量失调是指等渗液体减少或增加,只引起细胞外液量改变,而细胞内液量无明显改变,如缺水或水中毒;浓度失调是指细胞外液量增加或减少,导致渗透压发生改变,如高钠或低钠血症;成分失调是指细胞外液中除Na^+外其他离子的浓度改变,如低钾或高钾血症、低钙或高钙血症、酸中毒或碱中毒等,虽均有各自的病理生理影响,但不造成细胞外液渗透压的明显改变。创伤、感染、手术及许多外科疾病均可能导致体内水、电解质和酸碱平衡的失调,若代谢失衡程度超过人体的代偿能力,可产生严重后果,甚至危及生命。

第一节 体液平衡

一、体液的组成及分布

体液由水、电解质、低分子有机化合物及蛋白质等组成,广泛分布于组织细胞内、外。人体内体液

总量因性别、年龄和胖瘦而异。成年男性的体液量约占体重的60%;女性因脂肪组织较多,体液量约占体重的55%;老年人的体液量占体重的45%～55%;小儿脂肪较少,故体液占体重的比例较高,婴幼儿可高达70%～80%,随着年龄增长和体内脂肪组织的增多,体液量有所下降,14岁以后,儿童体液量占体重的比例已接近成人;体液总量随脂肪的增加而减少,故消瘦者体液占体重比例比肥胖者高,对缺水耐受性更大。

体液由细胞内液和细胞外液两部分组成。细胞内液大部分位于骨骼肌内。成年男性肌肉量较大,细胞内液可达体重的40%;而女性细胞内液约占体重的35%。细胞外液主要由血浆(血管内液)和组织间液两部分组成。男性、女性的细胞外液均占体重的20%,其中血浆量约占体重的5%,组织间液量约占体重的15%。

体液分布除以细胞内液和细胞外液区分外,还可用3个间隙的分布表示。第一间隙容纳细胞内液,是细胞进行物质代谢的场所;第二间隙容纳细胞外液的主体部分,即组织间液和血浆,该部分属功能性细胞外液,具有快速平衡水、电解质的作用;第三间隙指存在于体内各密闭腔隙中的一小部分组织间液,包括胸腔液、心包液、腹腔液、脑脊液、关节液、滑膜液、消化液和前房水等,虽有其各自功能,但对体液平衡的调节作用极小且慢,故称为非功能性细胞外液,占体重的1%～2%。有些非功能性细胞外液的变化也可导致机体水、电解质、酸碱平衡显著失调,如消化液大量丢失可造成体液量及成分明显改变。

体液的主要成分是水和电解质。细胞外液中包含 Na^+ 为主的阳离子,Cl^-、HCO_3^- 为主的阴离子,以及蛋白质。细胞内液中包含 K^+ 和 Mg^{2+} 为主的阳离子,HPO_4^{2-} 为主的阴离子,以及蛋白质。细胞内、外液的渗透压基本相等,正常为 $290～310mmol/L$。渗透压的稳定对维持细胞内、外液平衡具有非常重要的意义。

二、体液的平衡及调节

(一)水平衡

人体内环境的稳定有赖于体内水分的恒定,正常成人24小时水的摄入量和排出量均为2000～2500mL,达到每天出入水量的相对恒定(表2-1)。

表2-1 正常成人每日液体出入量(mL)的平衡

摄入水分	摄入量(mL)	排出水分	排出量(mL)
饮水	1000～1500	尿	1000～1500
食物含水	700	粪便	150
代谢氧化生水	300	皮肤蒸发	500
—	—	呼吸蒸发	350
合计	2000～2500	合计	2000～2500

1.无形失水 又称为不显性失水,是指从皮肤和呼吸蒸发的水分,其中从皮肤每天蒸发水分500mL,呼吸蒸发约350mL。正常情况下,无形失水比较恒定,在异常情况下失水量增多,如体温增高可增加水分蒸发,体温每升高1℃,每日每千克体重将增加失水3～5mL;如明显出汗,失水更多,大汗湿透一身衬衣裤时丢失液体约1000mL;气管切开患者呼吸中失水是正常人的2～3倍,故对成人气管切开者每日要增加补充水分800～1200mL。

2.尿液 肾每日排泄体内固体代谢物30～40g,每溶解1g溶质需15mL水,因此每日尿量应不少于500～600mL。每日尿量为500～600mL时尿比重(相对密度)高达1.035,为减轻对肾的损害,机体通过自身调节,使 24 小时尿量维持在 1000 ~ 1500mL,尿比重为 1.012。

3. **粪便** 消化道每天分泌的消化液总量约为 8200mL,但只有 150mL 左右由粪便排出,其余均被消化道重新吸收。在病理情况下,如频繁呕吐、严重腹泻、肠瘘等可引起水、电解质、酸碱平衡紊乱。

4. **代谢氧化生水** 又称为内生水,是指机体在新陈代谢过程中物质氧化最终生成的水,每天约 300mL。在急性肾衰竭时,必须将内生水计入出入量。

(二)电解质平衡

1. **钠(Na^+)的平衡** Na^+ 为细胞外液的主要阳离子,主要来自食盐,通过小肠吸收,主要经尿液排出,一部分可经汗液排出。钠在维持细胞外液渗透压和容量中起决定性作用。钠减少可引起细胞外液渗透压降低、脱水或血容量不足;钠增多则造成细胞外液渗透压升高、水肿或血容量增加。正常血清钠浓度为 135 ~ 145mmol/L,平均为 142mmol/L。正常成人每日需氯化钠量为 4 ~ 6g,一般正常饮食可满足此需要量。摄入过多时经肾排钠增多,不足时肾排钠减少。

2. **钾(K^+)的平衡** K^+ 是细胞内液的主要阳离子。钾的主要生理功能是维持细胞的正常代谢、维持细胞内液的渗透压和酸碱平衡、增加神经肌肉应激性、抑制心肌收缩力。正常血清钾的浓度为 3.5 ~ 5.5mmol/L。成人在正常情况下对钾的日需量为 3 ~ 4g,相当于 10% 氯化钾 20 ~ 30mL。钾主要来自含钾食物,经消化道吸收,80% 经肾排出。肾保钾能力较差,多吃多排,少吃少排,不吃也排,禁食 2 日不补钾,即可发生低钾血症。

(三)体液平衡的调节

体液容量及渗透压的稳定是由神经－内分泌系统调节的。体液正常渗透压通过下丘脑－神经垂体－抗利尿激素系统来恢复和维持,血容量的恢复和维持则是通过肾素－血管紧张素－醛固酮系统。两系统共同作用于肾,调节水及钠等电解质的吸收及排泄,从而维持体液平衡,使机体内环境保持稳定。血容量与渗透压相比,前者对机体更为重要。所以当血容量锐减又兼有血浆渗透压降低时,优先保持和恢复血容量,使重要器官的灌流得到保证,以维护其生命安全。

体内水分缺乏或丧失时,细胞外液渗透压增高,刺激下丘脑－神经垂体－抗利尿激素系统,产生口渴感而增加主动饮水;同时增加抗利尿激素(ADH)的分泌。ADH 作用于肾远曲小管和集合管上皮细胞,使其加强对水分的重吸收,减少尿量的生成,使水分保留于体内而达到降低细胞外液渗透压的效果。反之,体内水分过多时,细胞外液渗透压降低,口渴反射被抑制;同时,ADH 的分泌减少,尿量排出增加以维持渗透压。ADH 对体内水分变化反应十分敏感,当血浆渗透压较正常值增减约 2% 时,其分泌就出现相应的变化,以维持人体水分的动态平衡。

此外,肾素和醛固酮也参与体液平衡的调节。当细胞外液减少,尤其是循环血容量减少时,血管内压力下降,肾入球小动脉的压力也相应下降,位于管壁的压力感受器受到压力下降的刺激,使肾小球旁细胞增加肾素的分泌;同时,随着血容量的减少和血压的下降,肾小球滤过率也相应下降,使流经肾远曲小管的 Na^+ 量明显减少。钠的减少能刺激位于肾远曲小管致密斑的钠感受器,引起肾小球旁细胞增加肾素的分泌。全身血压下降也可使交感神经兴奋,刺激肾小球旁细胞分泌肾素。肾素催化存在于血浆中的血管紧张素原,使其转变为血管紧张素Ⅰ,再转变为血管紧张素Ⅱ,引起小动脉收缩和刺激肾上腺皮质球状带,增加醛固酮的分泌,促进远曲小管和集合管对 Na^+ 的重吸收和 K^+、H^+ 的排泄,使肾小管对水的重吸收增加,尿量减少,细胞外液即有所增加。循环血量增加和血压回升后,又可反过来抑制肾素的释放,使醛固酮分泌减少,从而减少对 Na^+ 的重吸收并使细胞外液量不再增加,维持内环境稳定。

三、酸碱平衡与调节

机体正常的生理活动和代谢功能需要一个酸碱度适宜的体液环境。通常人的体液保持着一定的

H^+浓度,使动脉血浆 pH 值保持在 7.40 ± 0.05,以维持正常的生理和代谢功能。但人体在代谢过程中不断产生酸性和碱性物质,使体液中的 H^+ 浓度经常有所变动。若体液中 H^+ 浓度变化过大,则血浆的 pH 变化超出正常范围,引起酸碱平衡失调,pH 值低于 7.35 时称为酸中毒,pH 值高于 7.45 时称为碱中毒。为了使血中 H^+ 浓度仅在很小的范围内变动,人体通过体液的缓冲系统、肺的呼吸和肾的排泄完成对酸碱的调节作用。

（一）血液缓冲系统

血浆中的缓冲系统以 HCO_3^-/H_2CO_3 最为重要,作用最快。HCO_3^- 的正常值平均为 24mmol/L,H_2CO_3 平均为 1.2mmol/L,两者比值为 20∶1,这个比值保持稳定,血浆的 pH 值即可维持于 7.40。

（二）呼吸调节

肺是排出体内挥发性酸的主要器官,主要是通过调节 CO_2 排出量来调节血中的 H_2CO_3 浓度。当血中 $PaCO_2$ 降低时,呼吸中枢受抑制,呼吸变浅变慢,减少 CO_2 排出,以保存血内 H_2CO_3;而在缺氧状态下,血中 $PaCO_2$ 升高时,则刺激颈动脉窦和主动脉弓的化学感受器,使呼吸中枢兴奋,导致呼吸加深加快,CO_2 迅速排出,以减少血内 H_2CO_3。

（三）肾调节

肾在酸碱平衡调节系统中起最重要的作用,肾通过改变排出固定酸及保留碱性物质的量来维持正常的血浆 HCO_3^- 浓度,使血浆 pH 不变。肾调节酸碱平衡的速度是缓慢的,主要靠排出 H^+、回吸收 Na^+ 和 HCO_3^- 发挥作用。肾调节酸碱平衡的机制可归纳为:①通过 $Na^+ - H^+$ 交换而排 H^+;②通过 HCO_3^- 重吸收而增加碱储备;③通过产生 NH_3 并与 H^+ 结合成 NH_4^+ 后排出而排 H^+;④通过尿的酸化过程而排 H^+。

第二节　水和钠代谢紊乱患者的护理

在细胞外液中,水和钠的关系非常密切,一旦发生代谢紊乱,失水和失钠常同时存在。不同病因导致的失水和失钠的程度也有所不同,因而引起的病理生理变化和临床表现不同。临床将水、钠代谢紊乱分为 4 种类型:等渗性脱水、低渗性脱水、高渗性脱水和水中毒。

一、等渗性脱水患者的护理

等渗性脱水又称急性脱水或混合性脱水,水和钠成比例丢失,血清钠和细胞外液渗透压维持在正常范围,可造成细胞外液量(包括循环血量)迅速减少,是外科最常见的脱水类型。

【病因】

常因急性体液丧失引起,丧失的体液成分与细胞外液基本相同,常见的原因包括以下几点。

1. 消化液的急性丧失　如腹泻、肠瘘、大量呕吐等。

2. 体液丧失于第三间隙　如胸膜炎形成大量胸腔积液、腹膜炎形成大量腹水、肠梗阻时肠腔内大量积液等。

3. 经皮肤丢失　如大面积烧伤等。

【病理生理】

等渗性脱水时细胞外液量迅速减少,刺激肾入球小动脉壁压力感受器及远曲小管致密斑的钠感受器,引起肾素 - 血管紧张素 - 醛固酮系统兴奋,醛固酮分泌增加,促进肾远曲小管对 Na^+ 和水的重吸收,使细胞外液量得以恢复。由于丧失的液体为等渗性,细胞内、外液的渗透压并无明显变化,因此细胞内液量一般不发生改变。但若体液失衡持续时间长且未及时补充适当液体,细胞内液也将逐渐外移而出现细胞内缺水。

【临床表现】

1. 症状 患者出现恶心、厌食、乏力、少尿等症状,但不口渴。

2. 体征 常见的有口唇干燥、眼窝凹陷、皮肤弹性降低等。若短时间内体液丧失达到体重的 5% ,可出现心率加快、脉搏细速、血压不稳或降低、肢端湿冷等血容量不足的表现。当体液继续丧失达体重的 6% ~7% 时,休克表现明显,常伴有代谢性酸中毒。但大量胃液丧失所致的等渗性脱水因有 H^+ 的大量丢失,可并发代谢性碱中毒。

【辅助检查】

红细胞计数、血红蛋白量和血细胞比容均明显增高;血清 Na^+ 多在正常范围;尿少,比重增高;动脉血气分析可判别是否有酸(碱)中毒存在。

【处理原则】

(1)原发病的治疗十分重要,若能消除病因,则缺水将很容易纠正。

(2)对等渗性脱水的治疗,可静脉滴注平衡盐溶液或等渗盐水,使血容量得到尽快补充。平衡盐溶液的电解质含量和血浆内含量相仿,用来治疗等渗性脱水比较理想。目前常用的平衡盐溶液有乳酸钠和复方氯化钠溶液(1.86% 乳酸钠溶液和复方氯化钠溶液之比为 1:2)与碳酸氢钠和等渗盐水溶液(1.25% 碳酸氢钠溶液和等渗盐水之比为 1:2)两种。如果单用等渗盐水,因溶液中的氯含量比血清氯含量高 50mmol/L(氯含量分别为 154mmol/L 及 103mmol/L),大量输入后有导致血氯浓度过高,引起高氯性酸中毒的危险。

(3)在纠正缺水后,排钾量会有所增加,血清钾浓度也因细胞外液量的增加而被稀释降低,故应注意预防低钾血症的发生。一般在血容量补充使尿量达 40mL/h 后,补钾即应开始。

【护理评估】

1. 健康史

(1)一般情况:具体如下。①年龄:老年人常伴有多种慢性病和各类药物服用史,而且老年人器官功能逐渐衰退、新陈代谢减慢,对疾病的代偿能力相对较弱,易诱发体液失衡;②体重:评估体重变化,若在短时间内迅速减轻,多提示有水、钠缺失;③生活习惯:包括近期饮食、液体摄入及运动等情况,以评估水、钠缺失的原因。

(2)既往史:评估是否存在导致等渗性脱水的相关因素,如急性腹膜炎、急性肠梗阻、大面积烧伤,以及呕吐、腹泻、肠瘘等。

2. 身体状况 评估有无心率加快、脉搏细速、血压不稳或降低、肢端湿冷等血容量不足的表现;评估患者的意识状况、有无乏力表现;评估患者的皮肤弹性、口腔黏膜与舌咽等情况;评估静脉充盈程度。

3. 心理-社会状况 评估患者和家属的经济状况,对疾病及其伴随症状的认知程度和心理反应,对疾病的承受能力以及对治疗和护理的配合程度等。

【常见护理诊断/问题】

1. 体液不足 与体液丢失过多或水、钠摄入不足有关。

2. 有受伤的危险 与意识障碍或低血压有关。

3. 潜在并发症:低血容量性休克。

笔记

【护理措施】

(一)维持充足的体液量

1. 处理原发疾病　配合医师积极处理原发疾病,以减少体液的丢失。

2. 实施体液疗法　对已发生缺水和缺钠的患者,必须及时、正确地补充液体。补液过程中应根据病情变化边治疗、边观察、边调整。补液时严格遵循定量、定性和定时的原则。

(1)定量:补液总量包括已经损失量、继续损失量和生理需要量3部分。①已经损失量:亦称累积丧失量,即从发病到制订补液计划时已经累积损失的液体量。可按缺水程度估算,轻、中、重度缺水补充的液体量分别为体重的2%~4%、4%~6%、6%以上,如60kg体重的中度等渗性脱水患者,已失量(失水量)约是60kg×5%(4%~6%)=3kg(3000mL)。②继续损失量:或称额外损失量,指补液过程中继续丢失的体液量。包括内在性失液和外在性失液。内在性失液是指丢失在第三间隙的体液,如胸(腹)腔内积液、胃肠道积液等,失液虽重但并不出现体重减轻,所以应根据病情变化估计补液量;外在性失液指出汗、呕吐、胃肠减压、创面渗出等丢失的体液,尽可能等量、等质地补充。此外,体温每升高1℃,应按3~5mL/kg体重增补;如大汗湿透一身衬衣裤,按丢失1000mL体液计算;气管切开患者呼吸道蒸发的水分每日可达800~1200mL。临床一般将继续损失量安排在次日补充。③生理需要量:一般成人每日需要水量2000~2500mL,其简单的计算方法是体重的第1个10kg×100mL/kg+第2个10kg×50mL/kg+其余体重×20mL/kg。对于65岁以上或心脏疾病患者,实际补液量应少于上述计算所得量;小儿的体液量与体重之比高于成人,故每千克体重所需水量也较大。

(2)定性:按照"缺什么,补什么"的原则,根据体液失衡的类型,选用电解质、非电解质、胶体和碱性溶液。①已经损失量:等渗性脱水以补充平衡盐溶液为主。②继续损失量:液体补充按实际丢失成分补给。③生理需要量:按机体每日基础需要量配置,一般给生理盐水500mL,5%~10%葡萄糖溶液1500~2000mL,酌情加入10%氯化钾溶液30~40mL。

(3)定时:每日及单位时间内的补液量及速度取决于体液丧失的量、速度及脏器功能状态。若各脏器代偿功能良好,应按先快后慢的原则进行分配补液量,即第1个8小时补充总量的1/2,剩余的1/2在后16小时内均匀输入。

(二)病情观察

1. 观察出入量　准确记录24小时液体出入量,及时送检血、尿标本,对比治疗前后的变化。

2. 观察治疗反应　补液过程中,必须严密观察治疗效果,注意不良反应。主要观察指标有:①精神状态,如乏力、萎靡、烦躁、嗜睡等症状的改善情况;②缺水征象,如口渴、皮肤弹性下降、眼窝内陷等表现的恢复程度;③生命体征,如血压、脉搏、呼吸、体温的改善情况;④辅助检查,如尿量和尿比重等常规检查、血液常规检查、血清电解质测定、肝肾功能检查、心电图、中心静脉压(CVP 5~12cmH_2O)监测等是否接近或恢复正常。

(三)减少受伤的危险

1. 监测血压　定时监测血压并告诫低血压患者从床上坐起或下床等改变体位时,应缓慢进行,以防直立性低血压造成眩晕而跌倒。

2. 加强安全防护　移去环境中的危险品,减少意外伤害的可能;密切观察情绪变化,及早发现患者意识混乱及定向感丧失的症状,协助患者采取适当的体位,对意识混乱及定向感丧失的患者,使用床栏和约束带,加强保护措施,避免受伤。

(四)心理护理

由于病情重,加之输液以及应用尿管、胃肠减压管、引流管等,使患者活动和生活不便,容易产生紧张、烦躁情绪,护士应表示理解,并给予鼓励、支持,让患者说出内心的忧虑;各种操作力求准确、迅速,最大限度地减轻患者不适,增强患者对护士的信赖和治愈的信心。

（五）健康教育

指导患者在日常生活中应注意均衡饮食,每日保证足够饮水。有大量呕吐、严重腹泻、大面积烧伤等情况者,应及早就医治疗。

二、低渗性脱水患者的护理

低渗性脱水亦称慢性脱水或继发性脱水。水和钠同时丢失,但失钠多于失水,血清钠低于135mmol/L,细胞外液呈低渗状态。水向细胞内转移,引起细胞水肿,而使细胞外缺水严重。

【病因】

常因慢性体液丧失引起。主要原因有:①胃肠道消化液持续性丢失,如反复呕吐、长期胃肠减压或慢性肠梗阻等;②大面积创面的慢性渗液;③治疗性原因,如长期应用排钠利尿剂时未补给适量的钠盐,治疗等渗性脱水时过多补充水分而忽略钠的补充。

【病理生理】

细胞外液呈低渗状态,导致抗利尿激素(ADH)分泌减少,肾小管重吸收水分减少,尿量增加,以提高细胞外液的渗透压。此代偿机制可造成细胞外液量进一步减少,当影响到循环血量时,机体将不再维持体液渗透压,而优先保持和恢复血容量,此时肾素－血管紧张素－醛固酮系统兴奋,醛固酮分泌增加,促进肾远曲小管对 Na^+ 和水的重吸收。同时,ADH 分泌增加,水重吸收增加,尿量减少。若循环血量继续减少超过机体的代偿能力时,将出现低血容量性休克。

【临床表现】

细胞外液减少所致的血容量下降是主要特点,临床表现以较早出现周围循环衰竭为特点,而口渴不明显,根据缺钠程度,低渗性脱水分为轻度、中度和重度。

1. 轻度缺钠　血清钠 <135mmol/L。患者自觉疲乏、头晕、软弱无力;尿量增多,尿 Na^+ 减少。

2. 中度缺钠　血清钠 <130mmol/L。患者除上述表现外,还伴有恶心、呕吐、脉搏细速、血压不稳或下降、脉压变小、浅静脉瘪陷、站立性晕倒等外周循环衰竭表现;尿量减少,尿中几乎不含 Na^+ 和 Cl^-。

3. 重度缺钠　血清钠 <120mmol/L。患者神志不清、四肢发凉、腱反射减弱或消失,常发生低血容量性休克。

【辅助检查】

红细胞计数、血红蛋白量、血细胞比容及血尿素氮值均有增高;血钠 <135mmol/L;尿比重 <1.010,尿 Na^+ 和 Cl^- 常明显减少。

【处理原则】

(1)应积极处理原发病。

(2)静脉输注含盐溶液或高渗盐水,以纠正细胞外液的低渗状态和补充血容量。轻、中度缺钠者,一般补充5%葡萄糖盐溶液或等渗盐水。

(3)重度缺钠出现休克者,应先补足血容量,以改善微循环和组织器官的灌注。先输晶体溶液(复方乳酸氯化钠溶液、等渗盐水),后输胶体溶液(右旋糖酐、血浆)。然后可静脉滴注高渗盐水(一般为3%～5% NaCl 溶液)200～300mL,尽快纠正血钠过低,以进一步恢复细胞外液量和渗透压,使水从水肿的细胞中外移。输注高渗盐水时应严格控制滴速,每小时不应超过 100～150mL。以后根据病情及血钠浓度再调整治疗方案。

【常见护理诊断/问题】

1. 体液不足　与长期大量呕吐、胃肠减压等致体液慢性丧失有关。

2. 有受伤的危险　与意识障碍或低血压有关。

3. 潜在并发症:休克。

【护理措施】

遵医嘱补充液体,轻、中度缺钠者,一般补充5%葡萄糖盐溶液或生理盐水,重度缺钠者适量补充高渗盐溶液。补钠量可按下列公式计算:需补充的钠量(mmol) = [正常血钠浓度(mmol/L) − 测得血钠浓度(mmol/L)] × 体重(kg) × 0.6(女性为0.5)此公式仅作为补钠安全剂量的估计,以17mmol Na^+ 相当于1g钠盐计算。一般当日先补1/2量,其余的1/2量第2日补给。此外,仍需补充每日氯化钠正常需要量4.5g。其他护理措施参见本节等渗性脱水的护理。

三、高渗性脱水患者的护理

高渗性脱水又称原发性脱水。水和钠同时丢失,但缺水多于缺钠,故血清钠高于150mmol/L,细胞外液呈高渗状态。严重缺水时,细胞内水分向外移出,导致细胞内、外液都有所减少。

【病因】

1. 水分摄入不足　如长期禁食、食管癌导致吞咽困难、危重或昏迷患者补水不足、鼻饲高浓度的肠内营养液或静脉输注大量高渗液体等。

2. 水分丧失过多　①经呼吸道失水:任何原因引起的过度通气均会使呼吸道蒸发水分增多;②经皮肤失水:如高热、大量出汗、大面积烧伤暴露疗法等,均可通过皮肤丢失大量的低渗液体;③经肾失水:如中枢性或肾性尿崩症时可经肾排出大量低渗性尿液,使用大剂量脱水剂(如甘露醇),以及鼻饲高浓度的肠内营养液或静脉注射大量高渗液体时,均可产生渗透性利尿。

【病理生理】

高渗性脱水时细胞外液渗透压高于细胞内液,水分由细胞内向细胞外转移,导致细胞内、外液量均减少,且以细胞内液减少为主。严重时,脑细胞可因缺水而发生功能障碍。此外,高渗性脱水时机体会出现以下代偿:①刺激视丘下部的口渴中枢,患者出现口渴感而主动饮水以增加体内水分,降低细胞外液的渗透压;②细胞外液的高渗状态刺激ADH分泌增加,肾小管重吸收水分增加,尿量减少,使细胞外液的量和渗透压得以恢复;③若未能及时去除病因,循环血量的显著减少可刺激醛固酮分泌,加强对钠和水的重吸收,以维持血容量。

【临床表现】

早期突出临床表现为口渴。根据缺水程度及症状不同,缺水分三度。

1. 轻度脱水　缺水量占体重的2%~4%。患者除口渴外,无其他临床表现。

2. 中度脱水　缺水量占体重的4%~6%。患者极度口渴、乏力、烦躁、口舌干燥、皮肤弹性差、眼窝凹陷。尿量减少。

3. 重度脱水　缺水量大于体重的6%。患者除上述症状外,还出现脑功能障碍的表现,如躁狂、幻觉、谵妄甚至昏迷。

【辅助检查】

红细胞计数、血红蛋白量、血细胞比容轻度升高;血钠浓度升高,在150mmol/L以上;尿比重增高。

【处理原则】

（1）应积极处理致病原因。

（2）鼓励患者饮水，不能饮水者，可静脉输注5%葡萄糖溶液或0.45%低渗盐水。注意，高渗性脱水者实际也有缺钠，只是因为缺水更多，才使血钠浓度升高。因此在补液过程中，应注意监测血清钠浓度的动态变化，必要时适量补钠。

【常见护理诊断/问题】

1.体液不足　与高热、大汗等导致体液丢失过多或水分摄入不足有关。

2.有受伤的危险　与意识障碍有关。

【护理措施】

鼓励患者多饮水，对不能饮水者，鼓励患者漱口，做好口腔护理。遵医嘱静脉输注5%葡萄糖溶液或0.45%氯化钠溶液补充已丧失液体。计算补液量的方法：①根据临床表现，估计丧失水量占体重的百分比。然后按每丧失体重的1% 补液 400 ~ 500mL 计算。②根据血钠浓度计算补液量：所需补水量（mL）＝［测得血钠浓度（mmol/L）－正常血钠浓度（mmol/L）］×体重（kg）×4 。为避免输入过量而致血容量的过分扩张及水中毒，计算所得的补水量不宜在当日全部输入，一般可在 2 日内补完。此外，还应补给每日正常需要量 2000mL。其他护理措施参见本节等渗性脱水的护理。

四、水中毒患者的护理

水中毒又称高容量性低钠血症，系指机体的摄入水总量超过了排出水量，以致水分在体内潴留，引起血钠浓度和血浆渗透压下降，循环血量增多。临床较少发生。

【病因】

1.水分摄入过多　机体摄入水分过多或静脉输液过多。

2.水分排出减少　各种原因所致的抗利尿激素分泌过多，肾功能不全，排尿能力下降。

【病理生理】

因水分摄入过多或排出过少，细胞外液量骤增，血清钠被稀释而浓度降低，细胞外液的渗透压下降，水分由细胞外向细胞内转移，结果使细胞内、外液量均增加而渗透压均降低。同时，细胞外液量的增加抑制醛固酮分泌，使肾远曲小管对水和 Na^+ 的重吸收减少，尿中排 Na^+ 增加，血清钠浓度随之降低，细胞外液渗透压降低更明显。

【临床表现】

根据起病的急缓程度，分为急性水中毒和慢性水中毒两类。

1.急性水中毒　发病急骤，因脑细胞肿胀和脑组织水肿可致颅内压增高，引起一系列神经、精神症状，如头痛、嗜睡、躁动、精神紊乱、定向能力失常、谵妄甚至昏迷。严重者可发生脑疝。

2.慢性水中毒　发病缓慢，其临床表现往往被原发疾病的症状所掩盖。可有软弱无力、恶心、呕吐、嗜睡、体重明显增加、皮肤苍白而湿润等症状，一般无凹陷性水肿。

【辅助检查】

红细胞计数、血红蛋白量、血细胞比容和血浆蛋白量及血浆渗透压均降低，红细胞平均容积增加和红细胞平均血红蛋白浓度降低；尿比重低；血清钠低于 135mmol/L。

笔记

【处理原则】

1. 立即停止水分摄入　程度较轻者在机体排出多余的水分后,水中毒即可解除。

2. 脱水治疗　程度严重者,可酌情使用渗透性利尿剂,如20%甘露醇250mL快速静脉滴注,可减轻脑细胞水肿和增加水分排出;也可静脉注射祥利尿剂如呋塞米(速尿);静脉输注高渗盐水可缓解细胞外液的低渗状态和减轻细胞肿胀;肾衰竭所引起的水中毒,可应用透析治疗。

【常见护理诊断/问题】

1. 体液过多　与水分摄入过多、排出不足或脏器功能不全有关。

2. 有受伤的危险　与意识障碍有关。

3. 活动无耐力　与循环负荷过重导致疲倦有关。

4. 潜在并发症:肺水肿、颅内压增高、脑疝。

【护理措施】

1. 纠正体液量过多

(1)去除病因和诱因:①一经诊断,应立即停止水分摄入和可能继续增加体液量的各种治疗,如应用大量低渗液或清水洗胃、灌肠等;②对容易引起抗利尿激素分泌过多的高危患者,如疼痛、失血、休克、创伤及大手术等患者的输液治疗,应注意避免过量和过速;③急性肾功能不全和慢性心功能不全者,更应严格限制入水量。

(2)相应治疗的护理:①严格控制水分的摄入量,每日限制水分在700～1000mL以下;②对严重水中毒者,除严禁水摄入外,还应静脉输注5%氯化钠溶液等,以迅速改善体液的低渗状态和减轻脑细胞肿胀,并酌情使用渗透性利尿剂(如20%甘露醇),以促进水分的排出,同时注意观察病情的动态变化和尿量。

2. 观察病情　严密观察病情变化,及时评估脑水肿和肺水肿的程度。

3. 健康教育　高温环境作业者和进行高温度体育活动者出汗较多时,应及时补充水分且饮用含盐饮料。

第三节　钾代谢紊乱患者的护理

钾是细胞内液的主要阳离子,体内钾绝大部分存在于细胞内,细胞外液的含钾量仅是总量的1.4%,正常血清钾浓度为3.5～5.5mmol/L。钾的主要生理功能是:参与、维持细胞的正常代谢,维持细胞内液的渗透压和酸碱平衡,维持神经肌肉组织的兴奋性,以及维持心肌正常功能等。钾的代谢异常有低钾血症和高钾血症,前者较为常见。

一、低钾血症患者的护理

血钾浓度低于3.5mmol/L表示有低钾血症,影响细胞的代谢及细胞膜的极化作用,进而影响神经肌肉系统、心脏血管系统、消化系统及肾的功能。

【病因】

1. 钾摄入不足　如长期禁食或进食不足而未及时补充钾盐。

2. 钾排出过多　①经肾失钾:长期应用排钾利尿剂、肾小管性酸中毒、急性肾衰竭的多尿期以及盐皮质激素(醛固酮)过多等。②经消化道失钾:呕吐、腹泻、持续胃肠减压、肠瘘等。③经皮肤失钾:如大量出汗时。

3.钾由细胞外转入细胞内 如大量输注葡萄糖和胰岛素造成合成代谢增加;代谢性碱中毒时,K^+进入细胞内,可造成血清钾浓度下降。

【临床表现】

1.肌无力 为最早的表现,一般先表现为四肢肌软弱无力,以后延及躯干和呼吸肌。一旦呼吸肌受累,可致呼吸困难或窒息。还可有软瘫、腱反射减退或消失。

2.消化系统症状 患者有厌食、恶心、呕吐和腹胀、肠鸣音减弱或消失等肠麻痹表现。

3.心脏功能异常 主要表现为心脏节律异常和传导阻滞。严重缺钾者可导致心脏收缩期停搏。

4.代谢性碱中毒 血清钾过低时,一方面 K^+ 从细胞内移出,与 Na^+ 和 H^+ 的交换增加(每移出 3 个 K^+,即有 2 个 Na^+ 和 1 个 H^+ 移入细胞内),使细胞外液的 H^+ 浓度降低;另一方面,肾远曲小管 $Na^+ - K^+$ 交换减少,$Na^+ - H^+$ 交换增加,使排 H^+ 增多,故尿液呈酸性(反常性酸性尿)。这两方面的作用即可使患者发生低钾性碱中毒,可出现头晕、躁动、昏迷、面部和四肢抽动、手足抽搐、口周及手足麻木等碱中毒症状。

【辅助检查】

1.实验室检查 血清钾浓度低于 3.5mmol/L,pH 升高。

2.心电图检查 典型的心电图改变为早期出现 T 波降低、变平或倒置,随后出现 ST 段降低、Q - T 间期延长和 U 波。并非每个患者都出现心电图改变,故心电图检查仅作为辅助性诊断手段。

【处理原则】

1.病因治疗 治疗造成低钾的病因,减少或终止钾的丢失。

2.合理补钾 对严重低钾血症或出现明显并发症者,及时补钾。临床常用 10% 氯化钾经静脉补给。细胞内缺钾恢复较慢,纠正低钾血症时不宜操之过急,通常采用分次补钾、边治疗边观察的方法。

【护理评估】

1.健康史 了解常用饮食种类,有无偏食、厌食情况;询问有无禁食、呕吐、腹泻、胃肠减压、使用利尿剂、碱中毒等引起低钾血症的诱因和疾病。

2.身体状况 评估有无神经、肌肉兴奋性降低和肌力改变,如四肢软弱无力、呼吸困难等;有无消化道功能障碍和心脏功能异常。

3.心理 - 社会状况 评估患者及家属对疾病的认知程度和心理反应。

【常见护理诊断/问题】

1.有受伤的危险 与软弱无力和意识障碍有关。

2.活动无耐力 与低钾所致的肌无力有关。

3.潜在并发症:心律失常。

【护理措施】

1.积极控制病因 如止吐、止泻,以停止钾的继续丢失。

2.遵医嘱补钾

(1)尽量口服钾盐:最安全,常选用 10% 氯化钾或枸橼酸钾溶液等,指导患者将药物稀释后服用,以减轻对消化道的刺激。鼓励患者多进食肉类、牛奶、香蕉、橘子汁、番茄汁等含钾丰富的食物。不能口服者,可经静脉补钾,常用药物为 10% 氯化钾溶液。

(2)静脉补钾:为预防高钾血症,静脉补钾必须遵循以下原则。

1)尿畅补钾:静脉补钾前先了解肾功能,尿量 >40mL/h 或 >500mL/d 方可补钾。

2)浓度不宜过高:静脉补钾时浓度通常不超过0.3%,即1000mL溶液中最多加入10%氯化钾30mL(相当于氯化钾3g)。禁止静脉直接推注氯化钾,以免血钾突然升高致心搏骤停。

3)速度不宜过快:溶液应缓慢滴注,输入钾量应控制在20mmol/h以下,即成人静脉滴注速度不超过60滴/分。

4)总量不宜过多:定时监测血钾浓度,及时调整每日补钾总量,一般每天补钾40~80mmol,以每克氯化钾相等于13.4mmol钾计算,每天补氯化钾3~6g。对于一般禁食而没有额外丢失者,每日补钾2~3g;严重缺钾的患者每日补钾总量不宜超过6~8g。

3.减少受伤的危险 参见本章等渗性脱水的护理相关内容。

4.病情观察 静脉补钾时,若患者输液部位有疼痛感,常提示液体中钾的浓度过高,应减慢输液速度或降低其浓度。严密观察呼吸、脉搏、血压、尿量,特别注意有无呼吸困难、心室颤动的发生。

5.健康教育 长时间禁食或控制饮食、胃肠减压或近期有呕吐、腹泻者,应及时补钾,以防发生低钾血症。

【护理评价】

通过治疗与护理,患者是否:①活动耐力增加,活动后无不适反应;②受伤情况得以预防;③并发症得以预防,或得到及时发现和处理。

二、高钾血症患者的护理

血钾浓度高于5.5mmol/L表示有高钾血症。

【病因】

1.钾摄入过多 如口服或静脉补钾过多、使用含钾药物或大量输入保存期较久的库血等。

2.钾排出减少 肾脏排钾减少,是造成高钾血症最主要的原因。如急性及慢性肾衰竭、应用保钾利尿剂(螺内酯、氨苯蝶啶),以及盐皮质激素分泌不足等。

3.细胞内钾转移至细胞外 见于溶血、严重组织损伤(如挤压综合征、大面积烧伤等)、代谢性酸中毒等。

【临床表现】

1.神经、肌肉应激性改变 可因神经、肌肉应激性改变,患者很快由兴奋转为抑制状态,表现为神志模糊、感觉异常、乏力、肢体软弱无力、腹胀、腹泻等。

2.微循环障碍 严重高钾血症者有微循环障碍的临床表现,如皮肤苍白、发冷、青紫、低血压等。

3.心血管系统症状 常有心动过缓或心律不齐。最危险的是高血钾可致心搏骤停,多发生于舒张期。

【辅助检查】

血清钾>5.5mmol/L。血钾浓度超过7mmol/L者,几乎都有异常心电图的变化,有辅助诊断价值。典型的心电图改变为早期T波高而尖,Q-T间期延长,随后出现QRS波增宽。

【处理原则】

1.病因治疗及禁钾 高钾血症有导致患者心搏骤停的危险,因此一经诊断,应寻找和去除引起高血钾的原因,积极治疗原发疾病。立即停用一切含钾的药物,避免进食含钾量高的食物。

2.降低血钾浓度

(1)促使K^+转入细胞内:①碱化细胞外液。静脉给予5%碳酸氢钠溶液,可使K^+移入细胞内或随尿液排出,同时还有助于酸中毒的治疗。②促进糖原合成。用 25% 葡萄糖溶液 100～200mL,以每 5g 糖加入胰岛素 1U 静脉滴注,可使 K^+ 转入细胞内,从而暂时降低血钾浓度。必要时,可以每 3～4 小时重复用药。

(2)促使钾排泄:①呋塞米 40mg 静脉注射。②阳离子交换树脂口服或保留灌肠,阳离子交换树脂每次 15g,每日 4 次,可从消化道带走 K^+。为防止便秘、粪块堵塞,可同时口服山梨醇或甘露醇以导泻。③透析疗法,有腹膜透析和血液透析两种。用于上述治疗仍无法降低血钾浓度时。

3. 对抗心律失常 钙与钾有对抗作用,能缓解 K^+ 对心肌的毒性作用。10% 葡萄糖酸钙 20mL 加等量 25% 葡萄糖溶液缓慢静脉推注,以对抗心律失常,必要时可重复使用。

【护理措施】

1.恢复血清钾水平

(1)指导患者停用含钾药物,避免进食含钾量高的食物。

(2)遵医嘱用药以对抗心律失常及降低血钾水平。

(3)透析患者做好透析护理,参见内科护理学相关章节。

2.并发症的预防和急救

(1)加强生命体征的观察,严密监测患者的血钾及心电图改变。

(2)一旦发生心律失常应立即通知医师,积极协助治疗;若出现心搏骤停,立即实施心肺复苏。

3.健康教育 告知肾功能减退及长期使用保钾利尿剂的患者,应限制含钾食物和药物的摄入,并定期复诊,监测血钾浓度,以防发生高钾血症。

第四节 酸碱平衡失调患者的护理

人体主要依靠体内各种缓冲系统以及肺、肾的调节来实现体液环境 pH 值的相对稳定。pH、HCO_3^- 及 $PaCO_2$ 是反映机体酸碱平衡的基本因素。其中,HCO_3^- 反映代谢性因素,HCO_3^- 的原发性减少或增加,可引起代谢性酸中毒或代谢性碱中毒。$PaCO_2$ 反映呼吸性因素,$PaCO_2$ 的原发性增加或减少,则引起呼吸性酸中毒或呼吸性碱中毒。

一、代谢性酸中毒患者的护理

代谢性酸中毒主要是体内 H^+ 增加和/或 HCO_3^- 丢失所致,以血浆 HCO_3^- 原发性减少为特征,是外科临床中最常见的酸碱平衡失调类型。

【病因】

1.酸性物质产生过多 是代谢性酸中毒最主要的原因。常见的情况有以下两种。①乳酸酸中毒:任何原因引起的缺氧和组织灌注不足使组织缺血缺氧,细胞内无氧代谢可使丙酮酸及乳酸大量产生,引起乳酸性酸中毒,如严重损伤、腹膜炎、高热、失血性及感染性休克、抽搐、心搏骤停等。②酮症酸中毒:糖尿病或严重饥饿,体内脂肪分解过多产生大量酮体,引起酮症酸中毒。

2.碱性物质丢失过多 见于腹泻、肠瘘、胆瘘和胰瘘等,致大量碱性消化液丢失,造成 HCO_3^- 丢失过多。

3.肾功能不全 由于肾小管功能障碍或应用肾毒性药物(如碳酸酐酶抑制剂)等,使 H^+ 不能排出体外或 HCO_3^- 重吸收减少。

4.高钾血症 各种原因引起细胞外液 K^+ 增多时,K^+ 与细胞内 H^+ 交换,引起细胞外液 H^+ 增加,导致代谢性酸中毒。

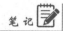

【病理生理】

代谢性酸中毒时体内 HCO_3^- 减少，H_2CO_3 相对增加，机体通过下列代偿性调节，使之重新达到平衡。

1.血液缓冲系统的调节　细胞外液中增多的 H^+ 可迅速被体内的 HCO_3^- 所缓冲，使 HCO_3^- 不断被消耗，反应过程中产生的 CO_2 由肺排出。

2.肺的代偿调节　H^+ 浓度升高可刺激颈动脉体和主动脉体化学感受器，反射性引起呼吸中枢兴奋，表现为呼吸加深加快，加速 CO_2 的呼出，使动脉血 $PaCO_2$ 降低，HCO_3^-/H_2CO_3 的比值重新接近 20:1，而保持血 pH 在正常范围。

3.肾的代偿调节　肾小管上皮细胞中的碳酸酐酶和谷氨酰胺酶活性增高，促进 H^+ 和 NH_3 的生成。H^+ 和 NH_3 形成 NH_4^+ 后排出，使 H^+ 的排出增加。此外，代偿性的 $NaHCO_3$ 重吸收也增加。

4.细胞的代偿调节　代谢性酸中毒时，细胞外液中过多的 H^+ 进入细胞内，与细胞内的缓冲物质结合。随着 H^+ 的移入，K^+ 移出以维持细胞内外的电平衡，故代谢性酸中毒时常伴有高钾血症。

【临床表现】

1.轻症　常被原发病所掩盖而无症状。

2.重症　患者症状明显。

(1)呼吸代偿表现：最突出的表现是呼吸加深加快，呼吸频率可高达 40～50 次/分。酮症酸中毒时呼出气体有酮味。

(2)中枢神经系统表现：H^+ 增高可抑制脑细胞代谢活动，患者可出现疲乏、眩晕、嗜睡等表现，严重者可出现神志不清或昏迷，伴对称性肌张力减弱、腱反射减弱或消失。

(3)心血管系统表现：H^+ 增高可刺激毛细血管扩张，患者面部潮红、口唇樱红色、心率加快、血压偏低。代谢性酸中毒时 H^+ 增高，且常伴血 K^+ 增高，可降低心肌收缩力和周围血管对儿茶酚胺的敏感性，患者易发生休克、心律不齐、急性肾功能不全，一旦发生很难纠正。

【辅助检查】

1.动脉血气分析　①代偿期：血 pH 在正常范围，但 HCO_3^-、剩余碱（BE，正常值 $-3～3mmol/L$）有一定程度的降低；②失代偿期：血 pH <7.35，血浆 HCO_3^- 浓度降低（正常值 $22～27mmol/L$），$PaCO_2$ 代偿性减低（正常值 $35～45mmHg$）。

2.血清电解质　可伴有血钾增高。

【处理原则】

治疗原则是积极处理原发病、消除诱因，边治疗边观察，逐步纠正代谢性酸中毒。

1.轻度代谢性酸中毒（血浆 HCO_3^- 为 $16～18mmol/L$）　经消除病因和补液纠正缺水后，即可自行纠正，不必应用碱性药物。

2.重症代谢性酸中毒（血浆 HCO_3^- $<15mmol/L$）　应在补液的同时用碱剂治疗。常用的碱性药物是 5% 碳酸氢钠溶液。

3.维持 Ca^{2+}、K^+ 平衡　由于代谢性酸中毒时，血中离子化的钙增多，故即使患者有低钙血症，也可以不出现手足抽搐；但在酸中毒被纠正之后，离子化的钙减少，便会发生手足抽搐，应及时静脉注射葡萄糖酸钙以控制症状。过快纠正酸中毒还能引起大量 K^+ 转移至细胞内，引起低钾血症，故应加强观察并补钾。

【护理评估】

1.健康史 了解是否有引起代谢性酸中毒的疾病或诱因存在。

2.身体状况 主要评估以下方面。①呼吸:有无加深加快、呼气时是否有酮味;②心血管系统表现:有无心率加快、血压降低、心律失常等;③神经系统表现:有无疲乏、眩晕、嗜睡、感觉迟钝、意识模糊或昏迷等。

3.心理-社会状况 评估患者及家属对疾病的认知程度和心理反应。

【常见护理诊断/问题】

1.低效性呼吸型态 与代谢性酸中毒所致的呼吸深快有关。

2.潜在并发症:高钾血症、代谢性碱中毒。

【护理措施】

1.病情观察 注意水、电解质、酸碱平衡的动态变化,注意心血管功能及脑功能的改变,及时发现高钾血症、代谢性碱中毒等并发症,及时通知医师并配合治疗。

2.消除或控制导致代谢性酸中毒危险的因素 如纠正高热、腹泻、缺水、休克,积极改善肾功能;保证足够热量供应,减少脂肪分解而生成过多酮体。

3.及时补液 代谢性酸中毒常有脱水表现。轻度代谢性酸中毒,经补液纠正缺水后,酸中毒多可好转。

4.使用碱性溶液 对病情较重者,应遵医嘱及时补给适量碱性溶液。临床上根据酸中毒严重程度,可补给5%碳酸氢钠溶液,注意事项包括以下。

(1)用量:补碱量宜小不宜大,首次剂量100～250mL。用后2～4小时复查动脉血气分析及血清电解质,根据测定结果再决定后续治疗方案。

(2)速度:5%碳酸氢钠溶液为高渗性液体,滴速应缓慢,以免导致高钠血症和血浆渗透压升高。

(3)防止药液渗漏:周围静脉输注时若局部出现疼痛、肿胀,立即更换注射部位,局部用50%硫酸镁溶液进行湿热敷,以免引起局部软组织坏死。

【护理评价】

通过治疗与护理,患者是否:①呼吸次数及节律恢复正常;②并发症得到有效预防,或得到及时发现和处理。

二、代谢性碱中毒患者的护理

代谢性碱中毒是指细胞外液 H^+ 丢失和/或 HCO_3^- 增多引起的 pH 升高,以血浆 HCO_3^- 原发性增多为特征。

【病因】

1.H^+ 丢失过多 ①胃液丢失过多:是外科患者发生代谢性碱中毒的最常见原因,如严重呕吐、长期胃肠减压等,导致低钾低氯性碱中毒。②利尿药的作用:使用呋塞米、依他尼酸等利尿剂可抑制近曲肾小管对 Na^+ 和 Cl^- 的重吸收,并不影响远曲小管内 Na^+ 和 H^+ 的交换,因此,排出的 Cl^- 比 Na^+ 多,重吸收的 Na^+ 和 HCO_3^- 增多,发生低氯性碱中毒。

2.碱性物质摄入过多 如长期用碱性药物或大量输注库存血。库存血含抗凝剂入血后可转化为 HCO_3^-。

3.低钾性碱中毒 钾缺乏时,细胞内的 K^+ 向细胞外转移,每3个 K^+ 从细胞内释出,就有2个

Na^+ 和 1 个 H^+ 进入细胞内,引起细胞内的酸中毒和细胞外的碱中毒。同时,在血容量不足的情况下,机体为了保存 Na^+,经远曲小管排出的 H^+ 及 K^+ 增多,HCO_3^- 重吸收也增加,加重了细胞外液的碱中毒及低钾血症,同时出现反常性酸性尿。

【病理生理】

1.肺的代偿调节　代谢性碱中毒时血浆 H^+ 浓度下降,呼吸中枢呈抑制状态,呼吸变浅变慢,使 CO_2 排出减少,$PaCO_2$ 升高,维持 HCO_3^- / H_2CO_3 的比值接近正常范围。

2.肾的代偿调节　肾小管上皮细胞的碳酸酐酶和谷氨酰酶活性降低,使 H^+ 排出和 NH_3 生成均减少,同时 HCO_3^- 重吸收亦减少,从而使血浆 HCO_3^- 减少。

3.细胞的代偿调节　代谢性碱中毒时细胞外液的 H^+ 浓度降低,细胞内液中的 H^+ 逸出以进行代偿。作为交换,细胞外的 K^+ 进入细胞内而使得细胞外液的 K^+ 浓度降低,故碱中毒常伴有低钾血症。

【临床表现】

轻者一般无明显表现,有时可有呼吸变浅、变慢或精神方面的异常,如谵妄、精神错乱或嗜睡。可伴有低钾血症和缺水的表现。重者可因脑或其他器官代谢障碍而发生昏迷。

【辅助检查】

1.动脉血气分析　①代偿期:血液 pH 可基本正常,但 HCO_3^- 和 BE 均有一定程度的增高;②失代偿期:血液 pH 和 HCO_3^- 明显增高,$PaCO_2$ 代偿性增高。

2.血清电解质　可伴有低氯血症和低钾血症。

【处理原则】

纠正碱中毒不宜过于迅速,一般也不要求完全纠正。关键是积极治疗原发疾病,解除病因。

(1)对丧失胃液所致的代谢性碱中毒,可输注等渗盐水或葡萄糖盐水,既恢复了细胞外液量,又补充 Cl^-,用于纠正轻症低氯性碱中毒。

(2)代谢性碱中毒者多同时存在低钾血症,应在尿量超过 40mL/h 后,给予补充氯化钾,可起到纠正细胞内、外离子的异常交换,终止尿中继续排 H^+ 的作用,有利于加速碱中毒的纠正。

(3)严重碱中毒时(血浆 HCO_3^- 为 45~50mmol/L,pH >7.65),可应用稀释的盐酸溶液尽快中和细胞外液过多的 HCO_3^-。

【常见护理诊断/问题】

1.有受伤的危险　与代谢性碱中毒致意识障碍有关。

2.低效性呼吸型态　与代谢性碱中毒致呼吸变浅、变慢有关。

3.潜在并发症:低钾血症、低钙血症、低氯血症。

【护理措施】

1.病情观察　定期监测患者的生命体征、意识状态、动脉血气分析及血清电解质等。

2.用药护理

(1)配制方法:将 1mol/L 盐酸 150mL 溶入 1000mL 生理盐水或 5% 葡萄糖溶液中,配置成稀释盐酸溶液(浓度为 0.15mol/L)。

(2)输注途径:盐酸溶液经中心静脉输入,应注意缓慢滴入(25~50mL/h),以免造成溶血等反应。

(3)输注速度:不宜过快,应缓慢滴入(25~50mL/h),每 4~6 小时重复监测动脉血气分析及血清电解质,根据检查结果调节输注速度,以逐步纠正碱中毒。

三、呼吸性酸中毒患者的护理

呼吸性酸中毒是指肺泡通气及换气功能减弱,不能充分排出体内生成的 CO_2,致血液中 $PaCO_2$ 增高引起的高碳酸血症。

【病因】

凡能引起肺泡通气障碍的疾病均可导致呼吸性酸中毒。常见病因有以下 4 种。①呼吸中枢抑制:全身麻醉过深、镇静剂过量、颅内压升高、延髓损伤等;②胸部活动受限:严重胸壁损伤、胸腔积液、严重气胸等;③呼吸道阻塞:肺炎、支气管异物、支气管或喉痉挛、慢性阻塞性肺疾病、肺水肿等;④呼吸机管理不当。

【病理生理】

1. 血液缓冲系统的代偿调节　血液中的 H_2CO_3 与 Na_2HPO_4 结合,生成 $NaHCO_3$ 和 NaH_2PO_4,后者从尿液排出,使血液中的 H_2CO_3 减少、HCO_3^- 增多,但此代偿能力较弱。

2. 肾的代偿调节　肾小管上皮细胞的碳酸酐酶和谷氨酰胺酶活性增加,促使肾小管排出 H^+ 和 NH_4^+ 增加,同时 $NaHCO_3$ 的重吸收亦增加。此代偿过程较慢。

3. 细胞的代偿调节　是急性呼吸性酸中毒时主要的代偿方式,呼吸性酸中毒往往伴有高钾血症。

【临床表现】

主要表现为心肺功能的变化,患者出现胸闷、气促、呼吸困难、发绀、头痛、躁动不安等。重者可伴有血压下降、谵妄、昏迷等。脑缺氧可致脑水肿、脑疝,甚至呼吸骤停。

【辅助检查】

动脉血气分析显示血液 pH 明显降低,$PaCO_2$ 增高,血浆 HCO_3^- 正常或代偿性增高。

【处理原则】

尽快治疗原发病,改善患者的通气功能。作气管插管或气管切开术并使用呼吸机,能有效地改善机体的通气及换气功能,应注意调整呼吸机的潮气量及呼吸频率,保证足够的有效通气量,既可将潴留体内的 CO_2 迅速排出,又可纠正缺氧状态。

【常见护理诊断/问题】

1. 有受伤的危险　与中枢神经系统受抑制有关。

2. 低效性呼吸型态　与呼吸中枢抑制、呼吸道梗阻、呼吸机管理不当有关。

【护理措施】

1. 病情观察　持续监测呼吸频率、深度、呼吸肌运动情况,评估呼吸困难的程度,以便及时处理;定时监测生命体征、动脉血气分析及血清电解质。

2. 改善患者通气状况　解除呼吸道梗阻、调节呼吸机参数、协助医师行气管插管或气管切开等,给予低流量吸氧。

3. 增进舒适　提供舒适环境,调整体位以利于呼吸,协助满足生活自理。

四、呼吸性碱中毒患者的护理

呼吸性碱中毒是指肺泡通气过度,体内 CO_2 排出过多,导致 $PaCO_2$ 降低而引起的低碳酸血症。

【病因】

凡是引起过度通气的因素均可导致呼吸性碱中毒。常见原因有癔症、高热、中枢神经系统疾病、疼痛、严重创伤或感染、肝衰竭、呼吸机辅助通气过度等。

【病理生理】

呼吸性碱中毒时主要由细胞内外的离子交换、细胞内的缓冲作用及肾脏的代偿调节来维持酸碱平衡。呼吸性碱中毒时也可出现低钾血症。

【临床表现】

多数患者有呼吸急促的表现。可有眩晕、手足和口周麻木及针刺感,肌肉震颤、手足搐搦,常伴心率加快。

【辅助检查】

动脉血气分析显示血液 pH 值增高、$PaCO_2$ 降低、HCO_3^- 正常或代偿性降低。

【处理原则】

积极治疗原发疾病的同时对症治疗。可用纸袋罩住口鼻,增加呼吸道无效腔,减少 CO_2 的呼出和丧失;或让患者吸入含 5% CO_2 的氧气,从而增加血液 $PaCO_2$。如系呼吸机使用不当所造成的通气过度,应调整呼吸频率及潮气量。对精神性通气过度者,可用镇静剂。

【常见护理诊断/问题】

1. 焦虑　与感觉异常、肌肉震颤有关。
2. 低效性呼吸型态　与呼吸过快过深有关。
3. 有受伤的可能　与中枢神经系统功能异常及神经肌肉应激性增加有关。

【护理措施】

(1)遵医嘱积极控制原发病,以消除导致呼吸性碱中毒的危险因素。
(2)定时监测并记录患者的生命体征、出入量、意识状态、动脉血气分析结果等。
(3)解释感觉异常的原因,说明配合治疗的意义;指导患者放慢呼吸速度,加大呼吸深度,告诉患者使用纸袋呼吸的意义和方法。

(张晓霞)

 目标检测

参考答案

1.某患者神志淡漠、乏力、四肢软瘫、腹胀和腹泻,心律不齐,心电图示:T 波高而尖和 QT 间期延长、QRS 波增宽和 P–R 间期延长,最可能的病因是(　　)。

　A.高钾血症　　　　　　　　B.低钾血症　　　　　　　　C.高钙血症
　D.洋地黄效应　　　　　　　E.洋地黄中毒

2.患者,男,40 岁,胸腹部损伤后并发急性呼吸衰竭,行呼吸机辅助呼吸,若给予潮气量过大,频率过快,可引起(　　)。

　A.代谢性酸中毒　　　　　　B.代谢性碱中毒　　　　　　C.呼吸性酸中毒
　D.呼吸性碱中毒　　　　　　E.混合性酸中毒

3. 某患者消化道手术后禁食 3 日,仅静脉输入大量 5% 葡萄糖液,此患者最容易发生的电解质紊乱是(　　　)。

  A. 低钠血症   B. 低钙血症   C. 低镁血症

  D. 低磷血症   E. 低钾血症

4. 患者,女,52 岁。反复呕吐,不能进食 3 日,今日软弱无力,腹胀难忍,膝腱反射减弱,心电图 T 波低平,出现 U 波,诊断为(　　　)。

  A. 低钾血症   B. 高钾血症   C. 酸中毒

  D. 碱中毒   E. 脱水

5. 患者,女,35 岁。因车祸导致骨盆挤压伤,测血清钾 6.9mmol/L,脉搏 46 次/分,并有心律不齐,应选用的药物是(　　　)。

  A. 5% $NaHCO_3$ 溶液   B. 10% 葡萄糖酸钙   C. 乳酸溶液

  D. 毛花苷丙   E. 利多卡因

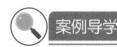
第三章　外科休克患者的护理

课件　　思维导图

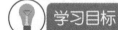

素质目标:具备关爱外科休克患者的高级情感及与患者建立良好关系的意识。

知识目标:掌握休克的概念、临床表现及护理措施;熟悉休克的辅助检查及治疗原则;了解休克的病因及病理生理。

能力目标:能正确运用所学知识,对不同类型休克的患者进行护理评估;具备对失血性休克、感染性休克患者实施整体护理的能力。

案例导学

患者,女,25岁,因异位妊娠破裂大出血入院。入院时体温36.2℃,脉搏108次/分,呼吸26次/分,血压60/40mmHg。精神萎靡,面色苍白,下腹压痛、反跳痛、肌紧张,后穹隆穿刺阳性。

请思考:

1.该患者处于什么状态?

2.你目前会采取哪些护理措施?

3.补液后观察发现患者血压100/64mmHg,中心静脉13cmH$_2$O,患者目前什么情况?该采取什么措施?

第一节　概　述

休克(shock)是机体受到各种强烈致病因素侵袭后,导致有效循环血容量锐减、组织灌注不足引起的以微循环障碍、细胞代谢紊乱和脏器功能受损为特点的病理生理综合征,是严重的全身性应激反应。常见的致病因素有大出血、创伤、烧伤、感染、过敏、心功能衰竭等。有效循环血量指单位时间内通过心血管系统进行循环的血量,排除储存于肝、脾等血窦或停滞在毛细血管中的血量。休克发病急骤、进展迅速、并发症严重,若未能及时发现及治疗,病情可发展为不可逆阶段引起死亡。

【病因及分类】

休克有多种分类方法,根据病因将休克分为低血容量性休克、感染性休克、心源性休克、神经源性休克和过敏性休克5类,其中低血容量性休克和感染性休克在外科最常见。

【病理生理】

各类休克共同的病理生理基础是有效循环血量锐减和组织灌注不足,以及由此导致的微循环障碍、代谢紊乱及内脏器官继发性损害等。

（一）微循环变化

微循环占总循环血量20%,根据休克发展的过程,将微循环障碍分为三期。

1. 微循环收缩期 休克早期,机体有效循环血容量锐减,血压下降,刺激主动脉弓和颈动脉窦压力感受器引起血管舒缩中枢产生加压反射;同时交感-肾上腺轴兴奋导致儿茶酚胺大量释放,肾素-血管紧张素-醛固酮系统兴奋,引起心率增快、心排出量增加;此外,选择性地收缩外周(皮肤、骨骼肌)和内脏(如肝、脾、胃肠)的小血管、微血管平滑肌,使循环血量重新分布,从而保证心、脑等重要脏器的有效灌注。因儿茶酚胺等激素的刺激,使毛细血管前括约肌强烈收缩,大量毛细血管网关闭,动静脉间短路和直捷通路开放,回心血量增加,从而维持血压基本正常。此时,毛细血管前括约肌收缩而后括约肌相对开放,微循环内呈"少灌多流"的特点。因真毛细血管网内血量减少,毛细血管内静水压降低,使组织液回收入毛细血管网,在一定程度上补充了循环血量,故此期又称为休克代偿期。如在此阶段能去除病因,采取积极的干预方案,休克可被纠正。

2. 微循环扩张期 若休克未得到纠正,病情进一步发展,流经毛细血管的血流量继续减少,组织细胞因严重缺血、缺氧处于无氧代谢状态,产生大量乳酸及血管活性介质(如组胺、缓激肽等)。此类物质可作用于毛细血管前括约肌使其松弛,而后括约肌敏感性较低,对酸中毒耐受性较强,仍处于收缩状态,此时微循环呈"多灌少流"的现象,导致大量血液淤滞于毛细血管内,使毛细血管内静水压升高、通透性增强,导致大量血浆外渗至第三间隙,血液浓缩,血液黏稠度增加。同时,回心血量进一步减少,血压继续下降,心排出量减少,心、脑等重要器官灌注不足,进入休克抑制期。

3. 微循环衰竭期 若病情继续发展,微循环内血液进一步浓缩、黏稠度增加,以及酸性环境中血液呈高凝状态,导致红细胞与血小板发生凝集,在血管内形成微血栓,甚至发生弥散性血管内凝血(DIC)。由此各种凝血因子大量消耗,纤维蛋白溶解系统被激活,可出现严重的出血倾向。此时,休克进入不可逆阶段,机体出现组织血液严重灌注不足,细胞处于极度缺氧状态,加之酸性代谢产物和内毒素的作用,使细胞内的溶酶体膜破裂,释放多种水解酶,引起组织细胞自溶和死亡,导致广泛的组织损害,甚至多器官功能受损。此期又称休克失代偿期,属休克晚期。

(二)代谢变化

1. 能量代谢障碍 由于组织灌注不足和细胞缺氧,体内葡萄糖以无氧酵解为主,产生的能量腺苷三磷酸(ATP)较少,导致机体能量严重不足;同时,ATP减少,细胞膜的钠-钾泵功能失常,钾离子无法进入细胞内,而细胞外液则随钠离子进入细胞内,造成细胞外液减少及细胞过度肿胀、变性、死亡。

此外,应激状态下儿茶酚胺和肾上腺皮质激素升高,引起以下反应:①促进糖异生,抑制糖降解,使血糖水平升高;②抑制蛋白质合成,促进蛋白质分解,为机体提供能量及合成急性期反应蛋白的原料;③脂肪分解代谢明显增强,成为机体获取能量的来源。

2. 代谢性酸中毒 休克时体内葡萄糖呈无氧代谢,乳酸等酸性代谢产物增多;同时,肝脏功能受损后,分解乳酸的能力降低,引起代谢性酸中毒。

(三)内脏器官继发性损害

休克过程中由于微循环功能障碍使内脏器官持续缺血、缺氧,形成不可逆的损害。若同时或短时间内相继出现两个或两个以上的重要器官系统的功能障碍,称为多器官功能障碍综合征(MODS),是休克患者死亡的主要原因。

1. 肺 是休克引起MODS时最常累及的器官。低灌注和缺氧可使肺毛细血管的内皮细胞和肺泡上皮细胞受损,前者损伤可致毛细血管壁通透性增加而引起肺间质水肿,后者损伤可使肺泡表面活性物质生成减少、表面张力升高,继发肺泡萎陷而引起局限性肺不张,及氧弥散障碍,通气/血流比例失调。患者常表现为进行性呼吸困难、动脉血氧分压进行性下降,称为急性呼吸窘迫综合征(ARDS)。

2. 肾 是休克时易受损的重要器官。休克时儿茶酚胺、抗利尿激素、醛固酮分泌增加,使肾血管收缩,血流量减少,肾小球滤过率降低,水、钠潴留,尿量减少。同时,肾内血流重新分布,大部分转向肾髓质,使肾皮质血流显著减少,肾小管上皮细胞因缺血而大量坏死,引起急性肾衰竭(ARF)。

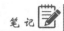

3. **心** 除心源性休克外，其他类型的休克在早期常无心功能改变。冠状动脉灌流量的80%来源于舒张期，而休克时心率过快使舒张期过短，舒张压降低，因此冠状动脉灌流量显著减少，心肌因缺血缺氧和酸中毒而受损。随之，心肌微循环内形成血栓，引起局灶性心肌坏死和心功能衰竭。此外，休克时酸中毒及高血钾等也可加重心肌功能的损害。

4. **脑** 休克早期，因血液重新分布及脑循环的自身调节，可保证脑的基础血供。随着休克的进展，动脉血压持续下降，使脑灌注压和血流量下降，出现脑缺氧，对脑血流的调节作用减弱。同时，脑缺氧和酸中毒会引起胶质细胞肿胀、血管通透性增加，导致继发性脑水肿和颅内压增高，甚至并发脑疝。

5. **肝** 休克时肝血流量减少，肝细胞缺血、缺氧引起肝功受损，此外，肝血窦及中央静脉内微血栓形成，肝小叶中心区坏死，导致肝脏解毒及代谢功能减弱，加重代谢紊乱及酸中毒。易引发内毒素血症，严重时出现肝性脑病和肝衰竭。

6. **胃肠道** 当有效循环血量不足和血压降低时，机体代偿性地重新进行血液分布，胃肠、皮肤及骨骼肌等外周血管先收缩，以保证心、脑等重要脏器的血液灌注。导致胃肠道最早出现黏膜缺血和酸中毒，引起急性胃黏膜糜烂或应激性溃疡。同时，肠黏膜缺血，使肠黏膜的屏障结构和功能破坏，肠道内的细菌或毒素移位至血液循环，形成肠源性感染和毒血症，这是导致休克继续发展和发生多系统器官功能障碍综合征的重要原因。

其中，心、肺、肾的功能衰竭是造成休克死亡的三大主要因素，救治中应加以重视。

【临床表现】

按照休克的发病过程，其临床表现可分为休克代偿期和休克抑制期(表3-1)。

1. **休克代偿期** 又称休克早期。因机体代偿中枢神经系统兴奋性增强，交感-肾上腺轴兴奋。患者表现为精神紧张、神志清醒、烦躁不安；皮肤苍白、四肢湿冷；呼吸急促，脉率增快，收缩压正常或略高、舒张压升高、脉压减小；尿量正常或减少。若处理及时，休克可很快被纠正。否则，则进入休克抑制期。

2. **休克抑制期** 又称休克期。此期患者表现为神情淡漠、反应迟钝，甚至出现意识模糊和昏迷；皮肤黏膜发绀、四肢冰冷；呼吸浅快、脉搏细速、血压进行性下降。严重者脉搏微弱、血压测不出、呼吸微弱或不规则、少尿甚至无尿。若皮肤、黏膜出现瘀斑，或鼻腔、牙龈、内脏出血等，提示并发DIC。若出现进行性呼吸困难、烦躁、发绀，给予吸氧仍不能改善，则提示并发ARDS。此期患者常因继发MODS而死亡。

表3-1 休克不同时期的临床表现

分期	程度	神志	外周循环				生命体征		尿量	失血量估计
			口渴	皮肤黏膜色泽	体表温度	体表血管	脉搏	血压		
休克代偿期	轻度	神志清楚，伴有痛苦表情，精神紧张	口渴	开始苍白	正常或发凉	正常	100次/分以下，尚有力	收缩压正常或稍高，舒张压增高，脉压减少	正常或减少	20%以下(800mL以下)

分期	程度	神志	外周循环				生命体征		尿量	失血量估计
			口渴	皮肤黏膜色泽	体表温度	体表血管	脉搏	血压		
休克失代偿期	中度	神志尚清楚,表情淡漠	很口渴	苍白	发冷	表浅静脉塌陷,毛细血管充盈迟缓	100～120次/分	收缩压为90～70mmHg,脉压小	尿少	20%～40%(800～1600mL)
	重度	意识模糊,甚至昏迷	非常口渴,但可能无主诉	显著苍白,肢端青紫	厥冷(肢端更明显)	表浅静脉塌陷,毛细血管充盈非常迟缓	速而细弱,或摸不清	收缩压在70mmHg以下或测不到	尿少或无尿	40%以上(1600mL以上)

【辅助检查】

1. 实验室检查

(1)三大常规检查:包括血常规、尿常规和大便常规。①血常规:红细胞计数、血红蛋白值降低提示失血;血细胞比容增高提示血浆丢失;白细胞计数和中性粒细胞比例升高提示发生感染。②尿常规:尿比重增高提示血液浓缩或血容量不足。③大便常规:大便隐血试验阳性或黑便提示消化系统出血,可能发生应激性溃疡。

(2)血生化检查:包括肝、肾功能检查,血糖,血清电解质等,了解患者是否合并 MODS 及细胞缺氧、电解质失衡的程度等。

(3)动脉血气分析:用于判断患者有无酸碱平衡失调。动脉血氧分压(PaO_2)反映血液携氧能力,正常值为 80～100mmHg;动脉血二氧化碳分压($PaCO_2$)正常值为 35～45mmHg,可判断有无呼吸性酸、碱中毒。休克时,肺过度换气,可致 $PaCO_2$ 降低,若 $PaCO_2$ 超过 45～50mmHg,而通气良好,提示严重肺功能不全;PaO_2 <60mmHg、吸入纯氧后仍无改善,提示 ARDS 。

(4)动脉血乳酸盐测定:反映细胞缺氧程度,正常值为 1.0～1.5mmol/L,若 >2mmol/L 可确诊休克,数值变化用于判断预后。休克时间越长,细胞缺氧越严重,数值越高,则预后越差。

(5)凝血功能检测:包括血小板、出凝血时间、纤维蛋白原、凝血酶原时间及其他凝血因子。当血小板计数 $<80 \times 10^9/L$,血浆纤维蛋白原 <1.5g/L 或呈进行性下降,凝血酶原时间较正常延长 3 秒以上时,提示 DIC 。

2. 血流动力学监测

(1)中心静脉压(CVP):反映右心房或胸段腔静脉内的压力,可反映全身血容量和右心功能,临床通过动态检测可反映右心前负荷。正常值为 5～12cmH$_2$O。CVP <5cmH$_2$O,提示血容量不足;CVP >15cmH$_2$O,提示心功能不全;CVP >20cmH$_2$O,提示充血性心力衰竭。

(2)肺毛细血管楔压(PCWP):应用 Swan - Ganz 漂浮导管测量,反映肺静脉、左心房和左心室的压力。正常值为 6～15mmHg。低于正常值提示血容量不足(比 CVP 敏感),高于正常值提示肺循环阻力增加,如急性肺水肿。因此,若发现 PCWP 增高,即使 CVP 正常,也应限制输液量,以免发生肺水肿。

(3)心排血量(CO)和心脏指数(CI):应用 Swan - Ganz 漂浮导管用热稀释法测得,CO = 心率×每搏心排出量,是指心脏每分钟将血液泵至周围循环的血量。正常成人 CO 值为 4～6L/min。单位体表面积的 CO 为心脏指数 CI,正常值为 2.5～3.5L/(min·m^2)。休克时 CO 和 CI 多降低,但有些感染性休克时可见增高。

3.影像学检查　X线、超声、CT、MRI等检查有助于了解脏器损伤、感染等情况,及时发现原发病。

【处理原则】

治疗休克的关键是尽早去除病因,迅速恢复有效循环血量,纠正微循环障碍,增强心肌功能,恢复机体正常代谢。

1.急救

(1)止血:对大出血的患者,应立即采取措施控制大出血,包括加压包扎、止血带止血等,必要时可使用抗休克裤(MAST)(图3-1)。抗休克裤可以压迫下肢,增加回心血量,同时对于下肢出血可起到止血作用。

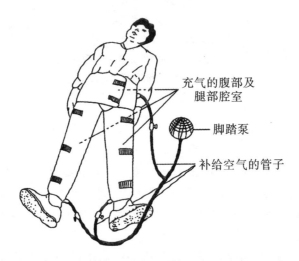

充气的腹部及
腿部腔室

脚踏泵

补给空气的管子

图3-1　抗休克裤示意图

(2)保证呼吸道通畅:松解领口,解除气道压迫,清除口鼻腔异物或分泌物,保持呼吸道通畅;经鼻导管或面罩间歇性给氧,自主呼吸减弱或消失者,给予气管插管或气管切开,用呼吸机辅助通气。

(3)体位:去枕平卧位或中凹位,可促进血液回心、减轻呼吸困难。

(4)其他:注意给患者保暖,尽量减少搬动,必要时应用止痛剂。

2.补充血容量　及时、快速、足量补充血容量是纠正组织低灌注和缺氧的关键,是抗休克的基本措施。因此应迅速建立静脉通道,通过监测患者尿量、血压、CVP,结合神志、皮肤温度、末梢循环及毛细血管充盈时间等情况,估算补液量、判断补液效果。通常先快速输入扩容迅速的晶体液,再输入扩容作用持久的胶体液。近年发现将3.0%～7.5%的高渗盐溶液用于休克复苏治疗中,不但能快速扩容,还可利用其高渗性减轻组织细胞水肿。

知识链接

限制性液体复苏

传统治疗认为,尽早、积极、充分的液体复苏可快速恢复有效循环血量,恢复血压,保证组织和器官的血流灌注。然而,快速、大量的静脉补液可能引起稀释性凝血功能障碍、组织水肿、酸中毒、腹腔间隔室综合征等并发症,扰乱机体对失血的代偿机制,由此产生了限制性液体复苏的概念,是指通过控制液体输注的速度和液体量,使机体血压维持在较低水平,直至彻底止血。其目的是寻求复苏平衡点,既可适当恢复血容量,又不扰乱机体代偿机制和内环境,提高抢救成功率。

3.积极处理原发病　在有效循环血量恢复后,需针对原发疾病(如内脏大出血、空腔脏器穿孔、急性梗阻性化脓性胆管炎)进行手术;有时则需在抗休克的同时实施手术,才能有效治疗休克。

4. 纠正酸碱平衡失调　休克患者由于组织缺氧,常有不同程度的酸中毒。休克代偿期,患者因过度换气,常引起低碳酸血症及呼吸性碱中毒。在酸性环境中,有利于氧和血红蛋白解离,增加组织供氧,而碱中毒时则加重组织缺氧。因此,轻度酸中毒经过迅速补充血容量,组织灌注改善即可缓解,无须给碱性药物;重度休克合并严重酸中毒者在扩容治疗后仍无改善,需用碱性药物治疗,常用5%碳酸氢钠。

5. 应用血管活性药物　主要包括血管收缩剂、血管扩张剂和强心剂。

(1)血管收缩剂:可使小动脉收缩,可暂时升高血压,但会加重组织缺氧,应慎重选用。常用的血管收缩剂有去甲肾上腺素、间羟胺、多巴胺等。

(2)血管扩张剂:可解除小动脉痉挛,改善微循环,但可使血管容量扩大、血容量相对不足而致血压下降,故只能在血容量已基本补足而患者发绀、四肢厥冷、毛细血管充盈不良等循环障碍未见好转时才考虑使用。血管扩张剂共有两类:①α受体阻滞剂,如酚妥拉明、酚苄明等;②抗胆碱能药,如阿托品、山莨菪碱等。

(3)强心剂:可增强心肌收缩力,减慢心率。常用的药物是强心苷(如毛花苷C)。$CVP > 15cmH_2O$,动脉压仍低时,可静脉缓慢注射强心苷,如有效时可再给维持剂量。

6. 治疗DIC改善微循环　对诊断明确的DIC,早期应用肝素抗凝,用量为1.0 mg/kg,每6小时1次。DIC晚期,纤维蛋白溶解系统功能亢进,可使用抗纤维蛋白溶解药,如氨甲苯酸、氨基己酸,以及抗血小板黏附和聚集的药物,如阿司匹林、双嘧达莫、低分子右旋糖酐。

7. 皮质类固醇及其他药物的应用　皮质类固醇适用于严重休克及感染性休克的治疗。其主要作用有:①阻断α受体兴奋作用,扩张血管,改善微循环;②保护细胞内溶酶体,防止溶酶体破裂;③增强心肌收缩力,增加心排血量;④增强线粒体功能,防止白细胞凝集;⑤促进糖异生,减轻酸中毒。用药原则为短期内大剂量静脉滴注,地塞米松1~3mg/kg,一般使用1或2次,避免引起不良反应。严重休克者,可适当延长应用时间。其他药物包括钙通道阻滞药(维拉帕米、硝苯地平等)、吗啡类拮抗剂(纳洛酮)、氧自由基清除剂(超氧化物歧化酶、三磷酸腺苷－氯化镁、前列环素)。

【护理评估】

(一)健康史

了解引起休克的各种原因,如有无腹痛和发热;有无因严重烧伤、损伤或感染引起的大量失血和失液;患者受伤或发病后的救治情况。

(二)身体状况

1. 全身状况

(1)意识和表情:意识是反映休克的敏感指标。如患者神志兴奋、烦躁不安,或表情淡漠、意识模糊、反应迟钝,甚至昏迷,常提示存在不同程度的休克。若患者意识清楚,对刺激反应正常,表明循环血量已基本补足。

(2)皮肤颜色:评估有无皮肤、口唇黏膜苍白、发绀、花斑状改变,四肢湿冷。少数感染性休克患者可表现为皮肤干燥潮红、手足温暖。补充血容量后,若四肢转暖,皮肤温暖干燥红润,提示休克好转。

(3)生命体征:具体如下。①血压:是最常用的监测指标,但不是反应休克程度最敏感的指标。收缩压<90mmHg,脉压<20mmHg,提示休克。②脉搏:休克早期脉率增快,且出现在血压下降之前,因而是休克的早期诊断指标;休克加重时脉搏细弱,甚至摸不到。临床常根据脉率/收缩压(mmHg)计算休克指数,指数为0.5表示无休克,≥1.0表示有休克, > 2.0提示严重休克。③呼吸:呼吸急促、变浅、不规则,提示病情恶化。呼吸次数>30次/分或<8次/分,提示病情危重。④体温:大部分休克患者体温偏低,但感染性休克患者可有高热。若患者体温突然升至40℃以上或骤降至36℃以下,提示病情危重。

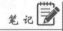

（4）尿量：可反映肾血液灌注情况，也是判断血容量是否补足的最简单有效的指标。若尿量<25 mL/h、尿比重增加，提示肾血管收缩或血容量不足；若血压正常而仍尿少、尿比重低，则提示急性肾衰竭。

2.局部状况 了解患者有无骨骼、肌肉、皮肤及软组织损伤；有无局部出血及出血量；腹部损伤者有无腹膜刺激征和移动性浊音；后穹隆穿刺有无不凝固血液。

3.辅助检查 了解各项实验室检查结果，动态检测血流动力学指标，从而判断病情并制订护理计划。

（三）心理－社会状况

了解患者及家属的情绪反应、应对能力；评估患者及家属对疾病、治疗及预后的认识情况及心理、经济承受能力。

【常见护理诊断/问题】

1.体液不足 与大量失血、失液有关。

2.组织灌注量改变 与有效循环血量减少、微循环障碍有关。

3.气体交换受损 与微循环障碍、缺氧和呼吸型态改变等有关。

4.体温过高或体温过低 与感染、组织灌注不良有关。

5.有受伤的危险 与微循环障碍、烦躁不安、意识模糊有关。

【护理目标】

（1）患者体液维持平衡，表现为生命体征平稳、面色红润、肢体温暖、尿量正常。

（2）患者有效循环血量恢复，组织灌注不足显著改善。

（3）患者呼吸道通畅，有自主呼吸且呼吸平稳，血气分析结果维持在正常范围内。

（4）患者体温维持正常。

（5）患者未发生意外损伤。

【护理措施】

（一）迅速补充血容量

1.建立静脉通路 迅速建立2条以上静脉通道，大量快速补液。若肥胖或周围血管萎陷患者穿刺困难时，应立即行中心静脉穿刺置管，同时监测CVP。

2.合理补液 遵循"先晶后胶"的原则。一般先快速输入晶体液，如平衡盐溶液、生理盐水、葡萄糖溶液等，以增加回心血量和心搏出量；后输入胶体液，如全血、血浆、白蛋白等，以减少晶体液渗出至血管外。根据患者的临床表现、心肺功能，尤其是血压及中心静脉压情况，综合分析并调整补液速度和量（表3－2）。

表3－2 中心静脉压、血压与补液的关系

中心静脉压	血压	原因	处理原则
低	低	血容量严重不足	充分补液
低	正常	血容量不足	适当补液
高	低	心功能不全或血容量相对过多	给强心药，纠正酸中毒，舒张血管
高	正常	容量血管过度收缩	舒张血管
正常	低	心功能不全或血容量不足	补液试验*

* 补液试验：取等渗盐水250mL，于5～10分钟内经静脉滴入，若血压升高而CVP不变，提示血容量不足；若血压不变而CVP升高3～5cmH₂O(0.29～0.49kPa)，提示心功能不全。

3.**病情观察** 定时监测患者生命体征、CVP、意识、面唇色泽、肢端颜色及温度、尿量及尿比重等指标的变化。患者由烦躁不安转为平静,意识淡漠转为对答如流,口唇红润、肢体变暖,血压升高,尿量 >30mL/h,提示补液有效,休克好转。

4.**记录出入量** 准确记录输入液体的种类、数量、时间及速度等,并详细记录 24 小时出入量,为后续治疗提供依据。

（二）改善组织灌注

1.**体位** 休克患者采取平卧位或中凹位,即头和躯干抬高 20°～30°、下肢抬高 15°～20°,使膈肌下降,有利于呼吸;增加回心血量,改善重要脏器的血液灌注。

2.**抗休克裤的使用** 抗休克裤通过对腹部和下肢施加压力,可以控制腹部和下肢出血,还可促进下肢静脉血液回流,保证心、肺、脑等重要器官的供血。急救时穿抗休克裤,只需 1～2 分钟,可使自身输血量达 750～1500mL,迅速纠正休克。休克纠正后脱休克裤时,由腹部开始缓慢放气,每 15 分钟测量血压 1 次,若血压下降超过 5mmHg,应停止放气并重新注气。

3.**用药护理** 临床常联合使用血管收缩剂和血管扩张剂,以兼顾各重要脏器的血液灌注水平。在补液充足、CVP >15cmH$_2$O 而动脉血压仍低时,可考虑使用强心剂。

（1）浓度和速度:使用血管活性药物应从低浓度、慢速度开始,使用静脉输液泵更佳。并用心电监护仪每 5～10 分钟监测血压 1 次,血压平稳后每 15～30 分钟测 1 次,根据血压调整给药速度和浓度,以防血压骤升或骤降。

（2）强心药观察:用药过程中注意观察患者心率、心律及药物不良反应。

（3）严防药液外渗:若注射部位发现红肿、疼痛,应立即更换注射部位,并用 0.25% 普鲁卡因进行封闭,以免皮下组织坏死。

（4）停药护理:应逐渐降低药物浓度、减慢给药速度后撤除,以免突然停药引起不良反应。

（三）维持有效气体交换

1.**保持呼吸道通畅** 昏迷患者头偏向一侧或置入通气管,以防舌后坠或呕吐物、气道分泌物等误吸,并及时清除气道分泌物。在病情许可的情况下,鼓励患者进行深呼吸训练,协助叩背、翻身及有效咳嗽排痰;气管插管或气管切开者及时吸痰;定时观察呼吸音变化,若发现肺部湿啰音或喉头痰鸣音,及时清除呼吸道分泌物。

2.**吸氧** 经鼻导管给氧时,氧浓度为 40%～50%、氧流量为 6～8L/min;严重呼吸困难者,协助医师行气管插管或气管切开,尽早使用呼吸机辅助呼吸。

3.**监测呼吸功能** 密切观察患者的呼吸频率、节律、深浅度及面唇色泽变化,动态监测动脉血气,了解缺氧程度及呼吸功能。若患者出现进行性呼吸困难、发绀、氧分压 <60mmHg,吸氧后无改善,提示合并呼吸衰竭或 ARDS,应立即报告医师并协助气管插管行机械通气。

（四）预防感染

休克时机体处于应激状态,免疫功能下降,抵抗力减弱,易继发感染,应加强预防。因此,所有护理操作均需根据无菌技术原则严格执行。遵医嘱全身应用有效抗生素,预防压疮、肺部感染、尿路感染及创面感染等。

（五）维持正常体温

1.**保暖** 可用加盖被子、毛毯或调节室温等措施,一般室温以 20℃ 左右为宜。忌用热水袋、电热毯等方法进行体表升温,防止烫伤及皮肤血管扩张,使组织耗氧增加,引起重要内脏器官血流量减少,并加重组织缺氧,不利于休克的纠正。

2.**降温** 对高热患者先进行物理降温,必要时遵医嘱给予药物降温。及时更换被汗液浸湿的衣

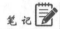

被,保持床单位的清洁干燥,做好皮肤护理。

3.库存血的复温 失血性休克时需快速大量输血,若输入低温保存的大量库存血,易造成体温降低,应在输血前置于常温下复温后再输入。

(六)预防意外损伤

对躁动或神志不清的患者,应加床旁护栏防止坠床,必要时用约束带固定肢体。

(七)监测血糖

休克患者因胰岛素抵抗可出现高血糖,导致严重的感染、多发性神经损伤、MODS 而死亡。因此,应密切监测血糖变化,遵医嘱使用胰岛素控制血糖。

(八)镇静镇痛

保持病室环境安静,减少搬动患者,维持患者平静状态,必要时给予镇静。疼痛剧烈者合理应用镇痛药物。

(九)健康教育

1.疾病预防 加强自我防护,避免损伤和意外伤害。

2.疾病知识 向患者及家属讲解各项治疗、护理的必要性及疾病的转归过程;讲解意外损伤后的初步处理和自救知识。

3.疾病康复 指导患者出院后加强营养、注意休息。如出现高热或感染,及时就诊。

【护理评价】

通过治疗和护理,患者是否:①体液维持平衡,生命体征平稳,面色红润,肢端温暖,尿量正常;②有效循环血量恢复,组织灌流不足得到改善;③呼吸道通畅,呼吸平稳,血气分析结果维持正常范围内;④体温维持正常;⑤未发生压疮或意外损伤,或得到及时发现和处理。

第二节 休克患者的护理

一、失血性休克患者的护理

由于急性大量出血所引起的休克称为失血性休克。

【病因】

主要见于大血管破裂、腹部损伤引起的实质性器官(如肝、脾)破裂、上消化道大出血、消化性溃疡出血、异位妊娠破裂出血、动脉瘤或肿瘤自发破裂出血、手术创面广泛渗血或手术引起大血管或脏器损伤等。通常迅速失血量超过总血量的20%时,即可发生休克。

【处理原则】

补充血容量的同时,积极处理原发病。

1.补充血容量 根据血压和脉率的变化来估计失血量。可先经静脉快速输入平衡盐溶液 1000~2000mL,观察血压回升情况;然后根据血压、脉率、中心静脉压及血细胞比容等监测指标情况,决定是否补充新鲜血或浓缩红细胞。

2.止血 如患者存在活动性出血,应边补充血容量边止血。常用的非手术止血方法有止血带、三腔双囊管压迫、纤维内镜止血等。若出血迅速、量大,非手术止血无效,应积极做好手术前准备,尽早实施手术止血。

【护理措施】

迅速建立 2 条以上静脉通路,合理安排补液的种类、量及速度,若患者血压恢复正常并维持稳定,表明失血量较小且不再继续出血;若患者血红蛋白浓度 >100g/L、血细胞比容 >30%,不必输血;低于以上标准,则可根据患者血压、脉率、中心静脉压及血细胞比容等指标考虑输注血液制品。严密观察患者的生命体征,需要手术者协助医师做好术前准备。其他护理措施参见本章第一节。

二、感染性休克患者的护理

感染性休克也称内毒素性休克,是指由病原体(如细菌、真菌或病毒等)及其毒素在人体内导致的一种微循环障碍、组织灌注不良、代谢紊乱和细胞损害而引起的休克。

【病因】

主要致病菌为革兰氏阴性杆菌,该类细菌释放大量内毒素是导致休克的主要原因,故又称为内毒素休克。常继发于腹腔内感染(如急性腹膜炎、急性梗阻性化脓性胆管炎、绞窄性肠梗阻、急性化脓性阑尾炎等)、烧伤脓毒症及泌尿系统感染等。内毒素与体内的补体、抗体或其他成分结合,可引起血管痉挛并损伤内皮细胞;同时,促使体内多种炎性介质释放,引起全身炎症反应综合征(SIRS),表现为:①体温 >38℃,或 <36℃;②心率 >90 次/分;③呼吸急促 >20 次/分或过度通气,$PaCO_2$ <32mmHg;④白细胞计数 >12×10⁹/L 或 <4×10⁹/L,或未成熟白细胞 >10%。SIRS 进一步发展可导致休克及 MODS。

【病理生理与分类】

按血流动力学改变分为低动力型休克和高动力型休克。

1.低动力型休克 又称低排高阻型休克,较常见。常见于革兰氏阴性菌引起的感染性休克或休克晚期。其病理生理特点为外周血管收缩,阻力增高,微循环淤滞,毛细血管通透性增高,渗出增多,导致血容量和心排血量减少、因皮肤湿冷,故又称冷休克。

2.高动力型休克 又称高排低阻型休克,较少见。常见于革兰氏阳性菌引起的休克早期。其病理生理特点为外周血管扩张,阻力降低,心排出量正常或稍高,血流分布异常,动 - 静脉短路开放增多,出现细胞代谢障碍及能量合成不足。因皮肤比较温暖、干燥,故又称暖休克。病情加重时暖休克可转为冷休克。

【临床表现】

两种类型的感染性休克,临床表现不同(表3 - 3)。

表3 - 3 感染性休克的临床表现

临床表现	低动力型	高动力型
神志	烦躁不安或淡漠、嗜睡	清醒
皮肤色泽	苍白或发绀	淡红或潮红
皮肤温度	湿冷	温暖、干燥
毛细血管充盈时间	延长	1~2 秒
脉搏	细速	慢而有力
脉压(mmHg)	<30	>30
尿量(mL/h)	<25	>30

【处理原则】

休克纠正前,重点纠正休克,同时控制感染;休克纠正后,着重控制感染。

笔记

1. 补充血容量　首先快速输入平衡盐溶液,再补充适量的胶体液。补液期间密切监测CVP,以调整输液种类、量和速度。

2. 控制感染　尽早处理原发病灶。早期、足量、联合使用抗生素,对未确定病原菌者,先根据临床规律和经验选用广谱抗生素,后根据细菌培养和药敏试验结果,选择敏感、窄谱抗生素。如需手术者,及时引流脓液或清除感染病灶和坏死组织,抗生素治疗绝不能替代手术治疗。

3. 纠正酸碱失衡　感染性休克者常伴有严重酸中毒,须及时纠正,并复查动脉血气分析结果。

4. 应用血管活性药物　经补充血容量、纠正酸中毒后,休克仍未好转者,应考虑使用血管扩张剂。心功能受损者,可给予强心剂。注意观察用药期间的血压变化。

5. 应用糖皮质激素　原则是早期、大剂量、短期治疗,使用剂量可为正常剂量的 10～20 倍,连续使用时间不宜超过 48 小时。防止发生应激性溃疡和免疫抑制等并发症。

6. 其他　如营养支持、重要脏器功能障碍处理等。

【护理措施】

1. 采集标本　为明确致病菌种类,需进行细菌学标本的采集,并及时送检。已知局部感染病灶者,采集局部分泌物或穿刺抽取脓液进行细菌培养。全身脓毒血症者,在寒战、高热发作时采集血标本可提高检出率。

2. 给氧　氧疗是感染性休克患者的重要措施,可减轻酸中毒,改善组织缺氧。注意监测血氧饱和度、末梢血液循环等情况,维持血氧饱和度≥95%。其他护理措施参见本章第一节。

(杨盼盼　张晓霞)

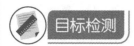目标检测

参考答案

1. 各类型休克的共同特点是(　　　)。
　　A. 血压下降　　　　　　　　B. 中心静脉压下降　　　　　　C. 脉压下降
　　D. 尿量减少　　　　　　　　E. 有效循环血量锐减

2. 休克患者应采取的体位是(　　　)。
　　A. 头高足低位　　　　　　　B. 侧卧位　　　　　　　　　　C. 半卧位
　　D. 头低足高位　　　　　　　E. 中凹位

3. 休克代偿期的表现是(　　　)。
　　A. 血压稍升高,脉搏、脉压正常
　　B. 血压稍降低,脉搏、脉压正常
　　C. 血压稍升高,脉搏快,脉压无变化
　　D. 血压稍升高,脉搏快,脉压缩小
　　E. 血压稍降低,脉搏快,脉压缩小

4. 反映休克患者组织灌流量最简单而有效的指标是(　　　)。
　　A. 血压　　　　　　　　　　B. 脉搏　　　　　　　　　　　C. 尿量
　　D. 神志　　　　　　　　　　E. 肢端温度

5. 休克患者在补充足够液体后,血压偏低,中心静脉压偏高,应给予(　　　)。
　　A. 强心药　　　　　　　　　B. 利尿剂　　　　　　　　　　C. 血管扩张药
　　D. 血管收缩药　　　　　　　E. 大量皮质激素

第四章　麻醉患者的护理

课件　　　思维导图

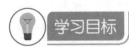

素质目标：树立麻醉风险防护意识，养成认真负责的职业精神和工作态度，能够充分理解麻醉前后患者的心理感受并给予患者尊重和关爱。

知识目标：掌握麻醉前的准备及麻醉后的护理措施，以及不同麻醉方式的主要并发症、常见原因和护理要点；熟悉不同麻醉方式的特点，麻醉前常用药物的种类及使用目的、麻醉前护理评估内容；了解麻醉的概念、分类、常用麻醉药物的作用特点、不同麻醉方式的实施程序及临床麻醉深度的判断。

能力目标：能够熟练运用相关知识对麻醉前患者进行正确护理评估并提供针对性护理措施；能够正确识别麻醉患者的常见并发症，并协助医师及时处理；能够运用相关知识对麻醉患者实施严密监护。

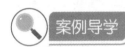

患者，女，48岁。因右侧乳房无痛性肿块半月余入院。体格检查发现，右侧乳房外上象限有一3cm×2cm×3cm大小的肿块，质地较硬，表面欠光滑，活动尚可。心肺未见异常，肝脾未触及，腹部平坦、无压痛，双侧锁骨上及腋窝淋巴结未触及淋巴结肿大。术前诊断为"右侧乳腺癌"，拟行手术治疗。

请思考：

1.该患者应采取何种麻醉方式？

2.该患者麻醉前需做好哪些相关准备？

3.该患者麻醉后可能发生的主要并发症有哪些？该如何做好预防和护理？

第一节　概　述

麻醉是应用药物或其他方法使患者完全或部分暂时失去感觉，达到无痛目的的一门学科和技术。麻醉对保障患者安全舒适、手术顺利进行具有十分重要的作用，目前随着外科技术和麻醉学的不断发展，麻醉学已成为临床医学中十分重要的独立学科，并广泛应用于镇静止痛、重症监测和急救复苏等领域。

麻醉药物会对机体生理功能产生不同程度的干扰，有时还会发生意外，严重时甚至危及生命。临床麻醉是麻醉医师最主要的工作内容，但护理人员在临床工作中常常需承担麻醉前准备、麻醉期间配合以及麻醉后的护理工作。因此，护理人员应熟悉临床麻醉的基础知识，掌握麻醉患者的护理方法，做到术前全面评估患者，明确其对麻醉及手术的耐受情况，完善术前麻醉准备；术中协助麻醉医师、外科医师做好患者麻醉期间的严密监测，维持患者生命体征平稳，及时发现并处理麻醉并发症；术后密切关注患者复苏情况，确保患者安全度过麻醉恢复期。

笔记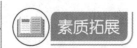

素质拓展

中国古代麻醉发明简史

麻醉术在我国有着悠久的历史。战国时期《列子·汤问》中便记载扁鹊采用"毒酒"作为麻药给患者进行了"剖胸探心"的手术。公元2世纪，华佗发明了"麻沸散"并使用全身麻醉进行腹腔手术。公元282年，皇甫谧的《针灸甲乙经》中已有使用针灸治病止痛的相关记载。公元652年孙思邈的《备急千金药方》和1596年李时珍的《本草纲目》中，介绍了曼陀罗花的麻醉作用。公元1743年赵学敏所著《串雅内编》介绍了由草乌、川乌、天南星、蟾酥、番木鳖等组成的开刀药方。由此可见，我国中医药正是因为有创新才能持续地发展，引导我们也要不断探索真理、勇于创新。

一、麻醉的分类

根据麻醉药物及其作用部位的不同，临床麻醉常分为以下几类(图4-1)。

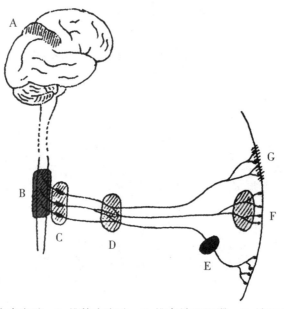

A.全身麻醉；B.椎管内麻醉；C.椎旁神经阻滞；D.神经丛阻滞；
E.部位神经阻滞；F.局部浸润麻醉；G.表面麻醉。

图4-1 麻醉的分类

1.**局部麻醉** 局部麻醉简称局麻，是指局部麻醉药作用于周围神经系统，暂时阻断某些或某部位神经的冲动传导，使其支配区域产生麻醉作用的麻醉方法。狭义的局麻包括表面麻醉、局部浸润麻醉、区域阻滞麻醉和神经阻滞麻醉，广义的局麻还包括椎管内麻醉，但由于椎管内麻醉的特殊性，故临床上将其作为单独的麻醉方法。

2.**椎管内麻醉** 椎管内麻醉也称椎管内阻滞，是指将局部麻醉药注入椎管内的某一腔隙，使部分脊神经传导功能发生可逆性阻滞的麻醉方法。椎管内麻醉包括蛛网膜下腔麻醉、硬膜外隙麻醉、蛛网膜下腔-硬膜外隙联合麻醉。

3.**全身麻醉** 全身麻醉简称全麻，是指将麻醉药物作用于中枢神经系统并抑制其功能，使患者意识丧失、全身疼痛消失、反射活动减弱、肌肉松弛的麻醉方法。按照麻醉药物进入机体的途径，全身麻醉可分为吸入麻醉和静脉麻醉。

4.**复合麻醉** 复合麻醉是合并或配合使用不同药物或方法施行麻醉的方法。它包括静吸复合麻醉、全麻与非全麻复合麻醉等。

二、麻醉前的准备

理想的麻醉状态要求安全、无痛、精神安定和适当的肌肉松弛,但由于麻醉药物会对机体生理功能产生不同程度的干扰,因此对患者来说,任何麻醉方式都存在一定的风险。为了提高患者的麻醉安全性,增强患者对麻醉和手术的耐受能力,减少麻醉期间和麻醉后的并发症,必须认真做好麻醉前的护理工作。

(一)麻醉方式选择

1. 病情与麻醉选择

(1)体格健康、重要器官无疾病或仅合并轻度疾病者,麻醉选择范围大。

(2)全身或器官病变重者,应在麻醉前尽可能改善全身情况,选择对全身影响轻、麻醉者熟悉的麻醉方法。

(3)病情垂危者,尽可能改善全身情况,选用对全身影响最小的麻醉方法,如局麻、神经阻滞麻醉;如果选用全麻,必须施行浅麻醉;若采用硬膜外隙麻醉则应在充分扩容的基础上,分次小量使用局麻药,切忌阻滞范围过广。

(4)小儿合作差,宜在基础麻醉的基础上接受局麻、神经阻滞麻醉、椎管内麻醉或全身麻醉。

(5)年龄虽不很高,但体力衰弱、精神萎靡者,麻醉耐受力显著降低,首选局麻或神经阻滞麻醉。

2. 手术要求与麻醉选择　手术简单或病情轻者,选用单一的麻醉药和麻醉方法即可。手术复杂或病情重者,采用复合麻醉,即同时或先后使用两种或两种以上麻醉方法或麻醉药物的联合应用,使之取长补短,不仅满足手术要求,而且药物用量小、对病情影响小。

(二)麻醉前患者的准备

1. 心理准备　患者因缺乏麻醉及手术相关知识,常会感到紧张、焦虑,甚至恐惧,这些心理反应都会对其生理功能产生不同程度的干扰,并影响休息和睡眠,降低麻醉和手术的耐受力。因此在麻醉前应评估患者的心理状态,并有针对性地开展心理护理和术前健康宣教,向患者介绍麻醉和手术相关事项,耐心解答患者疑问,安抚并鼓励患者,缓解其紧张、焦虑的心理状态。

2. 身体准备

(1)麻醉前评估:在实施麻醉前,麻醉医师应访视患者,充分了解患者的病情,包括患者的临床诊断、病史记录、家族史、既往手术史和麻醉史等,对患者身体状况进行系统评估,结合辅助检查结果全面评估患者对手术和麻醉的耐受力。

(2)改善营养状况:麻醉前应尽量改善患者的营养状况,纠正生理功能紊乱,积极治疗内科疾病,使其重要脏器功能处于良好状态,提高患者对麻醉及手术的耐受力。

(3)完善胃肠道准备:麻醉前还应该做好胃肠道准备,成年人常规禁食12小时,禁饮4小时,以免在麻醉和手术中因呕吐而发生误吸,导致窒息或吸入性肺炎;婴幼儿应禁食(奶)4~8小时,禁饮2~3小时;对于急诊手术的患者,也应该充分考虑胃排空问题,如病情、时间允许,可采取催吐或放置胃管等方式排空胃内容物;对于已进食但又必须全麻的患者,术前应放置留置胃管,并考虑清醒气管插管麻醉,进行气道管理,避免误吸等危险。

(三)麻醉物品准备

麻醉前应根据麻醉方式,准备好麻醉器械、麻醉药品、监测设备、抢救药品及用物,并保证相关设备功能完好,以确保麻醉和手术能够安全顺利地进行,防止意外事件发生。

笔记

（四）麻醉前用药

1．用药目的

（1）消除患者紧张、焦虑及恐惧情绪，减少麻醉药物的不良反应。

（2）缓解或消除麻醉操作可能引起的疼痛和不适，增强麻醉效果。

（3）抑制呼吸道腺体分泌，减少唾液分泌，防止发生误吸。

（4）消除因手术或麻醉引起的不良反射，如牵拉内脏引起的迷走神经反射，抑制交感神经兴奋，以维持血流动力学的稳定。

2．常用药物

（1）安定镇静药：具有镇静、催眠、抗惊厥以及中枢性肌肉松弛作用，同时还可以防止局麻药毒性反应。常用药物：①地西泮（安定），手术前晚入眠时口服或麻醉前1小时肌内注射，成人口服剂量为5～10mg，尤其适用于一般情况差、心脏病、休克而精神紧张者。②咪达唑仑，麻醉前30分钟口服或肌内注射，成人口服剂量为7.5mg，肌内注射剂量为5～10mg，使用时需加强呼吸和氧合监测。

（2）催眠药：具有镇静、催眠、抗惊厥以及防止局麻药毒性反应等作用。常用药物：①苯巴比妥（鲁米那），麻醉前30分钟肌内注射，成人肌内注射剂量为0.1～0.2g。②司可巴比妥（速可眠），成人肌内注射剂量为0.1～0.2g。

（3）镇痛药：具有镇静、镇痛作用，能增强麻醉效果，减少全麻药用量等。常用药物：①吗啡，麻醉前1小时口服或肌内注射，成人肌内注射剂量为10mg，禁用于颅内压增高、哮喘、上呼吸道梗阻、严重肝功能障碍、待产妇和哺乳妇、1岁以内婴儿以及未明确诊断的急腹症和胆绞痛。②哌替啶，麻醉前1小时口服或肌内注射，成人肌内注射剂量为25～50mg。③美沙酮，麻醉前30分钟肌内注射。

（4）抗胆碱药：具有抑制腺体分泌、解除平滑肌痉挛和抑制迷走神经反射的作用，是各种麻醉前不可缺少的药物。常用药物：①阿托品，麻醉前30分钟肌内注射，成人肌内注射剂量为0.5mg。②东莨菪碱，麻醉前30分钟肌内注射，成人肌内注射剂量为0.3mg。

（5）抗组胺药：具有拮抗、阻滞组胺释放的作用，H_1受体阻滞剂可有效缓解平滑肌和血管痉挛，尤其适用于有过敏史、长期慢性支气管炎、肺气肿或支气管痉挛者。常用药物为异丙嗪，成人肌内注射剂量为12.5～25mg，禁忌皮下注射。

3．药物选择及注意事项　根据病情和麻醉方法确定麻醉前用药的种类、剂量、途径和时间。

（1）种类：通常全麻患者以安定镇静药和抗胆碱药为主，剧痛者可加用镇痛药。蛛网膜下腔麻醉以安定镇静药为主，硬膜外隙麻醉可酌情给予镇痛药。

（2）剂量：一般状况差、老年体弱、恶病质和甲状腺功能减退者，镇静催眠、镇痛药应酌情减少用量；年轻、体壮或甲亢患者用药量应酌情增加。

（3）注意事项：①手术麻醉当日使用催眠镇静类加抗胆碱药，剧痛者加用麻醉性镇痛药，通常在麻醉前30～60分钟肌内注射。②精神紧张者，一般在术前晚口服催眠镇静药。③呼吸代偿功能不全、肺活量降低、呼吸抑制或气道部分梗阻者禁用镇静催眠药和麻醉性镇痛药。④呼吸道炎症、痰多、大咯血者，在炎症没有控制、痰血未彻底排出时禁用抗胆碱药。⑤心动过速、甲亢、高热等，抗胆碱药宜慎用，必要时以东莨菪碱为宜。

第二节　局部麻醉患者的护理

局部麻醉简称局麻，是指应用局部麻醉药暂时阻断身体某一区域的神经传导而产生麻醉作用的方法。

一、概述

(一)作用特点

局麻仅仅使患者身体某部位感觉神经传导功能暂时阻断,运动神经功能保持完好或受到不同程度阻滞,是一种简便易行、安全有效、可保持患者清醒,对生理功能干扰小,并发症较少的麻醉方法,适用于较表浅、局限的中小型手术。但局麻作用于范围大和部位深的手术时,往往止痛不够完善,肌肉松弛欠佳,对于不易合作的患者尤其是小儿时必须加用基础麻醉或辅助麻醉,故其应用范围受到一定的限制。

(二)适应证与禁忌证

1.适应证

(1)各种小型手术,以及全身状况差或伴有其他严重病变而不宜采取其他麻醉方法的病例。

(2)作为其他麻醉方式的辅助,可增强麻醉效果、减少麻药用量、减轻麻醉对生理功能的干扰。

2.禁忌证　局麻药过敏,穿刺部位感染,穿刺部位肿瘤。

(三)局部麻醉的一般原则

(1)合理选择麻醉方式,确保麻醉作用完善。

(2)麻醉前应向患者做充分解释以取得合作。

(3)麻醉前适当应用镇静、镇痛药以降低大脑皮质的兴奋性。

(4)选择适当的局麻药及其浓度和用量。

(5)熟悉所用局麻药的药量、性质和不良反应,具有处理意外事件的能力。

二、局麻药分类

局部麻醉药又称为局麻药,是一类能在用药局部可逆性地阻断感觉神经冲动发生与传递的药品,按照化学结构不同可分为酯类和酰胺类。

(一)酯类局麻药

酯类局麻药包括普鲁卡因、丁卡因等。酯类局麻药可引起过敏反应,使用前应常规做药物过敏试验,结果阴性者才可使用。

1.普鲁卡因　是一种弱效、短时效的常用局麻药,对黏膜的穿透力弱,一般不用于表面麻醉,常用于局部浸润麻醉、神经阻滞麻醉、蛛网膜下腔麻醉和硬膜外隙麻醉。因其毒性小,有时也用于损伤部位的局部封闭。成人一次限量为1000mg。

2.丁卡因　又称地卡因,对黏膜的穿透力强,常用于表面麻醉,也可用于神经阻滞麻醉、蛛网膜下腔麻醉和硬膜外隙麻醉。因其毒性大,一般不用于局部浸润麻醉。成人表面麻醉一次限量为40mg,神经阻滞麻醉一次限量为80mg。

(二)酰胺类局麻药

酰胺类局麻药包括利多卡因、布比卡因、罗哌卡因等。此类药物极少引起过敏反应,因此使用前无须做过敏试验。

1.利多卡因　是目前应用最广泛的局麻药。该药具有起效快、作用强而持久、穿透力强、安全范围较大等特点,同时无扩张血管作用,并且对组织几乎没有刺激性,因此可用于多种形式的局部麻醉,尤其是神经阻滞麻醉和硬膜外隙麻醉。对普鲁卡因过敏者可选用此药。

2.布比卡因　又称麻卡因,是一种强效和长时效的局麻药。主要用于神经阻滞麻醉、蛛网膜下腔麻醉和硬膜外隙麻醉,很少用于局部浸润麻醉。因其有心脏毒性,过量时复苏较困难,故应严格控制

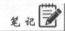

用量,成人一次限量为150mg。

3.罗哌卡因 化学结构及作用强度类似布比卡因,但心脏毒性较低,多用于神经阻滞麻醉和硬膜外隙麻醉。该药与血浆蛋白结合率高,对子宫和胎盘血流几乎无影响,故适用于产科手术麻醉和硬脊膜外镇痛,成人一次限量为150mg。

三、常用局部麻醉方法

(一)表面麻醉

表面麻醉是将渗透作用强的局麻药作用于黏膜表面,使其透过黏膜而阻滞浅表神经末梢所产生麻醉作用的方法。

1.适用范围 常用于眼、鼻、咽喉、气管和泌尿生殖道等部位的表浅手术或内镜检查。

2.常用药物 1%~2%丁卡因或2%~4%利多卡因,但用于眼结膜和角膜时需降低浓度,选用0.5%~1%丁卡因。

(二)局部浸润麻醉

局部浸润麻醉是将局麻药溶液注入皮下或手术视野附近的组织,使局部神经末梢麻醉的方法,是目前临床上应用最广泛的局麻方法。

1.常用药物 0.5%普鲁卡因或0.25%~0.5%利多卡因。

2.给药方法 沿手术切口线由浅入深分层注射局麻药,逐层阻滞组织中的神经末梢,每次注药前要充分回抽,避免局麻药注入血管。

(三)区域阻滞麻醉

区域阻滞麻醉是指围绕手术区在其四周和底部注射局麻药,使局麻药作用于手术区的神经纤维末梢而达到麻醉作用的方法。

1.适用范围 常用于局部肿块切除(可避免穿刺病理组织),也适于身体情况差的虚弱患者或高龄患者。

2.常用药物 利多卡因、普鲁卡因和布比卡因,为延长麻醉时间,也可将布比卡因和利多卡因合用。

(四)神经阻滞麻醉

神经阻滞麻醉是指将局麻药注入于神经干、丛、节周围,阻滞该神经冲动的传导,使该神经支配区域产生麻醉作用的方法。其操作较简单,注射一处即可获得较大区域的阻滞麻醉。临床常用臂丛神经阻滞、颈丛神经阻滞、肋间神经阻滞和指/趾神经阻滞等。

四、局部麻醉的并发症及护理

(一)过敏反应

此反应绝大部分是酯类局麻药过敏。表现为在使用少量局麻药后,出现荨麻疹、咽喉水肿、支气管痉挛、低血压及血管神经性水肿等,严重时可危及生命。一旦发生,立即停药,保持呼吸道通畅,吸氧;遵医嘱注射肾上腺素0.2~0.5mg,同时应用皮质激素和抗组胺药物治疗。

(二)毒性反应

毒性反应是指局麻药在单位时间内血药浓度过高,超过机体的耐受力而出现的一系列中毒表现。

1.常见原因 ①一次用药剂量超过患者耐受力。②药物浓度过高。③注射部位血供丰富,药物吸收过快。④局麻药误注入血管。⑤患者体质虚弱,对局麻药耐受力差。⑥药物之间相互影响使其毒性增高,如普鲁卡因与琥珀胆碱合用。

2.临床表现 主要表现在中枢神经系统和心血管系统两个方面。

（1）中枢神经系统表现：①前驱（轻度）症状为口舌麻木、眩晕耳鸣、视物模糊、言语不清、共济失调、兴奋多语，甚至一过性意识丧失。②中期（中度）症状为面肌抽搐、四肢颤搐、呼吸急迫，进一步可发展为肌肉抽搐、惊厥，严重时脑电图出现癫痫波。③晚期（重度）症状为意识消失、呼吸麻痹。

（2）心血管系统表现：心肌收缩力减弱、传导阻滞，出现心率缓慢、血压骤降，直至心脏停搏。

3.急救措施

（1）一旦出现局麻药中毒应立即停止给药。

（2）保持呼吸道通畅，及早吸氧。

（3）遵医嘱静脉注射地西泮或咪哒唑仑，预防和控制惊厥，若已发生惊厥应注意保护患者，避免发生意外损伤，同时遵医嘱静脉注射硫喷妥钠。

（4）血压降低可用麻黄碱或间羟胺等升压药，心率缓慢可给予阿托品；若心跳停止应立即行心肺复苏。

4.预防措施

（1）严格掌握局麻药的配伍禁忌和安全剂量，避免单次用药过量。

（2）根据患者情况选择合适的注射部位，如注射部位血供丰富，应酌情减少局麻药用量。

（3）注药前反复回抽，避免局麻药误入血管内，在注入全剂量前可先注射试探剂量以观察患者反应。

（4）如无禁忌，可在局麻药中适量加入肾上腺素（但年老体弱、甲亢、高血压、心脏病者慎用；手指、脚趾等末梢部位忌用）以减慢吸收、延长麻醉时效。

（5）预先给中枢神经抑制药，如安定、咪唑安定等，提高中毒阈值，充分供氧，维持血流动力学的稳定。

第三节 椎管内麻醉患者的护理

椎管内麻醉是指将局部麻醉药选择性地注入椎管内的蛛网膜下腔或硬膜外隙（图4-2），从而使部分脊神经的传导功能发生可逆性阻滞的麻醉方法。椎管内麻醉是蛛网膜下腔麻醉、硬膜外隙麻醉、蛛网膜下腔-硬膜外隙联合麻醉的统称。

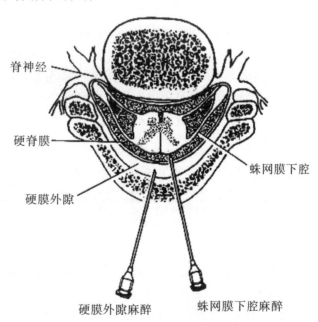

脊神经

硬脊膜

蛛网膜下腔

硬膜外隙

硬膜外隙麻醉　　蛛网膜下腔麻醉

图4-2 椎管内可供麻醉的腔隙

一、概述

（一）作用特点

椎管内麻醉时，患者意识清醒，镇痛效果确切，肌松效果良好，但对生理功能有一定影响，也不能完全消除内脏牵拉反射。

（二）椎管内生理与麻醉的机制

1. 椎管内生理特点

（1）脑脊液：成人脑脊液总量120～150mL，其中蛛网膜下腔的容量25～30mL，在蛛网膜下腔麻醉时可起到稀释和扩散局麻药的作用。

（2）局麻药的作用部位：椎管内麻醉时，局麻药主要作用于脊神经根。由于蛛网膜下腔内有脊神经根裸露其中，加之脑脊液的稀释和扩散作用，更易于被局麻药阻滞，因此用药剂量和浓度较硬膜外隙麻醉更小。

2. 椎管内麻醉对生理的影响

（1）对呼吸功能的影响：取决于麻醉平面的高度，尤其是运动神经的阻滞范围。胸部脊神经阻滞时可引起肋间肌部分或完全麻痹，从而导致胸式呼吸减弱或消失；若膈神经也被阻滞，则可引起膈肌麻痹，腹式呼吸减弱或消失，通气不足，甚至呼吸停止。因此采用高位麻醉时，应适当降低药物浓度，避免对呼吸功能产生严重影响。

（2）对循环功能的影响：①血压下降，即椎管内麻醉时，由于交感神经被阻滞而引起小动脉、静脉扩张，造成外周血管阻力降低、静脉系统血管容量增加，回心血量减少，心排血量下降而导致低血压。②心率减慢，即交感神经阻滞后，迷走神经兴奋，可引起心率减慢。

二、蛛网膜下腔麻醉患者的护理

蛛网膜下腔麻醉简称腰麻，是指将局麻药注入蛛网膜下腔，阻滞部分脊神经传导的麻醉方法。腰麻后极短时间内，患者感觉消失，其顺序依次为脚趾、足部、大腿、腹部，感觉恢复的顺序与之相反。

【适应证与禁忌证】

1. 适应证　腰麻多为一次性给药，麻醉时间维持较短，因此适用于2～3小时以内的下腹部、盆腔、下肢、肛门、会阴部手术。

2. 禁忌证　①中枢神经系统疾病，如脑膜炎、颅内压增高等。②休克。③严重贫血。④脊柱严重畸形、外伤或结核。⑤穿刺部位皮肤感染或全身脓毒血症。⑥急性心衰或冠心病发作。⑦精神病或小儿等不合作患者。

【常用麻醉药】

主要是普鲁卡因、丁卡因和布比卡因，可根据手术种类和持续时间进行选择。通常用注射用水可配制成轻比重液，用5%～10%的葡萄糖溶液可配制成重比重液。临床上多用重比重液，利于调节和控制麻醉平面。

【麻醉方法】

1. 体位　患者侧卧于手术台上，取低头、弓腰、抱膝姿势，充分伸展棘突间隙以便穿刺（图4-3）。

2. 穿刺部位及方法　腰麻多选择第3～4腰椎棘突间隙或第4～5腰椎棘突间隙为穿刺点。确定穿刺点后，消毒穿刺点及周围至少15cm范围皮肤、铺无菌洞巾，先用1%普鲁卡因在穿刺点作一皮丘，然后换腰椎穿刺针自皮丘处垂直刺入，依次穿过皮肤、皮下组织、棘上韧带、棘间韧带、黄韧带、硬脊膜和蛛网膜。在穿刺过程中应注意体会进针时的阻力变化,当刺破黄韧带时常有明显落空感,继续进针刺破硬脊膜和蛛网膜时,可再次出现落空感,此时退出针芯见有脑脊液滴出,说明穿刺成功。

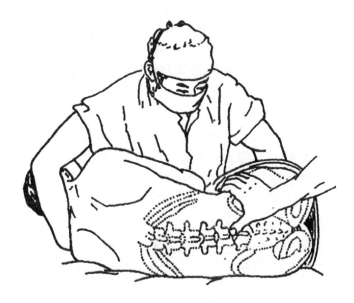

图 4-3 腰椎间隙定位

3.注药 将准备好的局麻药经腰椎穿刺针注入蛛网膜下腔。

4.调节麻醉平面 麻醉平面是指皮肤感觉消失的范围,麻醉平面过低可致麻醉效果不佳,甚至麻醉失败;麻醉平面过高则对生理影响较大,严重时可危及生命。注药后立即使患者改为仰卧位,当患者感觉到下肢麻木时,即可用针刺皮肤试痛或用浸过冷盐水的棉棒试冷温觉来调节麻醉平面。局麻药一旦与脊神经结合就不易调节,因此腰麻后麻醉平面调节应在注药后 5~10 分钟内进行。影响麻醉平面的因素很多,如局麻药的比重、剂量、容积、注药速度、穿刺间隙、穿刺体位、患者身高、脊柱生理弯曲度以及腹腔压力等,其中局麻药剂量是最主要因素,剂量越大、平面越高。

【常见护理诊断/问题】

1.焦虑/恐惧 与对手术室环境陌生、担心麻醉安全性等有关。
2.疼痛 与手术创伤和麻醉药物用药消失有关。
3.潜在并发症:血压下降、心率减慢、呼吸抑制、恶心呕吐、腰麻后疼痛、尿潴留等。

【护理措施】

1.缓解焦虑、恐惧 在术前访视和日常护理过程中关心患者,麻醉前评估时向患者介绍麻醉、手术相关知识,告知其必要的配合内容、方法,并针对其顾虑作耐心解释,鼓励患者用合理方式宣泄情绪。

2.缓解或减轻切口疼痛 参见本章第五节术后镇痛管理。

3.并发症的预防、观察和护理

(1)术中并发症:常见血压下降或心率减慢、呼吸抑制和恶心呕吐。

1)血压下降或心率减慢:①原因,脊神经阻滞后麻醉区域血管扩张,引起回心血量减少、心排出量减少。其发生率和严重程度与麻醉平面密切相关,麻醉平面越高、阻滞范围越大,血压下降越明显。一般多见于高平面腰麻,低平面腰麻较少发生血压下降。合并高血压或血容量不足者,因自身代偿能力差,更易发生低血压。若腰麻平面超过第四胸椎,因心交感神经阻滞平面过高而迷走神经功能相对亢进,易导致心动过缓。②预防,完善患者术前准备,有效控制血压、补足血容量;术中加强观察并及时调整麻醉平面。③处理,一旦出现血压下降应快速静脉补液以扩充血容量,必要时可遵医嘱静脉注射麻黄碱收缩血管、维持血压;对于心动过缓者可遵医嘱静脉注射阿托品。

2)呼吸抑制:①原因,多因脊神经阻滞,肋间肌麻痹或麻醉平面过高所致。②表现,患者常感胸闷气短、吸气无力、说话费力、胸式呼吸减弱,甚至发绀。若全部脊神经均被阻滞,则可导致全脊髓麻醉,患者出现呼吸停止、血压下降,甚至心脏停搏。③处理,密切观察患者的呼吸、心率、血压、面色变化,一旦出现呼吸抑制的表现应立即予以吸氧,同时采用面罩辅助呼吸;若患者出现呼吸停止,应立即行气管内插管并人工呼吸;若出现呼吸心搏骤停,应立即进行心肺脑复苏。

3)恶心呕吐:①原因,麻醉平面过高引起低血压和呼吸抑制,导致脑缺氧缺血而兴奋呕吐中枢;迷走神经功能亢进,胃肠蠕动增强;手术牵拉腹腔内脏,反射性引起恶心呕吐。②预防,麻醉前应用阿托品,降低迷走神经兴奋性。③处理,麻醉及手术过程中密切观察患者有无恶心呕吐反应,如发生呕吐应积极寻找原因,并采取针对性治疗措施,如提升血压、吸氧、暂停手术以减少腹腔脏器内脏牵拉等,也可遵医嘱予以氟哌利多或昂丹司琼等药物进行处理。

(2)术后并发症:常见腰麻后头痛和尿潴留。

1)腰麻后头痛:发生率为3%~30%,常发生于腰麻后2~7日,多见于年轻女性。①原因,蛛网膜血供较差,腰椎穿刺针孔不易愈合,脑脊液流失,颅内压下降,颅内血管扩张引起血管性疼痛。头痛发生与否,与腰麻穿刺针粗细及穿刺次数有关。②表现,头痛常发生于枕部、顶部和颞部,呈搏动性,患者抬头或坐起时加重,平卧休息时缓解、消失。大部分患者头痛症状不超过1周,极少数患者可长达半年以上。③预防,采用细针穿刺,提高穿刺技术,避免反复穿刺;围手术期足量补液,预防脱水;腰麻后常规采取去枕平卧位4~6小时。④处理,平卧休息,每日饮水或静脉补液2500~4000mL;遵医嘱给予镇痛剂或安定类药物;针灸缓解疼痛;用腹带捆绑腹部;严重者可在硬膜外隙注入生理盐水或5%葡萄糖液或右旋糖酐15~30mL,或进行自体血充填疗法。

2)尿潴留:①原因,支配膀胱的副交感神经纤维很细,且对局麻药很敏感,阻滞后恢复较迟缓;下腹部、肛门及会阴部手术切口疼痛;患者不习惯床上排尿。②表现,患者膀胱内充满尿液但无法排出或排尿不畅,常有尿意不尽感或下腹部疼痛,耻骨联合下方叩诊呈浊音。③预防,术前向患者解释术后易出现尿潴留的原因,指导患者练习床上排尿,并嘱术后一旦有尿意,应及时排尿。④处理,鼓励患者术后及时床上排尿,如无禁忌可协助患者下床排尿,以免膀胱过度充盈而导致尿潴留;排尿困难者,可先热敷膀胱区或针刺足三里、三阴交、阳陵泉等穴位,或遵医嘱肌内注射副交感神经兴奋药(如卡巴胆碱)促进排尿;上述措施无效者应留置导尿管,及时解除尿潴留。

三、硬膜外隙麻醉患者的护理

硬膜外隙麻醉是指将局麻药注入硬膜外隙,阻滞脊神经传导功能,使其所支配区域的感觉和(或)运动功能丧失的麻醉方法。该麻醉方法对循环影响较小、并发症相对较少,但技术要求较高。

【适应证与禁忌证】

1.适应证　硬膜外隙麻醉不受手术持续时间的限制,因此适用范围比腰麻更广泛,适用于头部以外的任何部位手术,最常用于横膈以下的腹部、腰部及下肢手术。

2.禁忌证　硬膜外隙麻醉的禁忌证与腰麻相似。包括中枢神经系统疾病、休克、脊柱严重畸形或外伤、穿刺部位皮肤感染、凝血机制障碍等。

【常用麻醉药】

与腰麻相似,主要有利多卡因、丁卡因、布比卡因。

【麻醉方法】

1.体位 患者侧卧于手术台上,取低头、弓腰、抱膝姿势,充分伸展棘突间隙以便穿刺。

2.穿刺部位 硬麻穿刺部位需根据手术部位确定。

(1)高位麻醉:穿刺部位多选择第5颈椎至第6胸椎,主要适用于甲状腺、上肢或胸壁手术,目前已极少使用。

(2)中位麻醉:穿刺部位多选择第6胸椎至第12胸椎,适用于腹部手术。

(3)低位麻醉:穿刺部位在腰部各棘突间隙,适用于下肢及盆腔手术。

(4)骶管麻醉:是将局麻药经骶裂孔注入骶管内,阻滞骶神经,多用于肛门、会阴部手术。

3.穿刺方法 硬麻的穿刺方法与腰麻相似,但需使用较粗的特制勺形穿刺针。根据手术部位确定穿刺点后,在局麻下穿刺针依次穿过皮肤、皮下组织、棘上韧带、棘间韧带、黄韧带。针头刺破黄韧带时可有明显落空感,经测试有搏动或负压现象,回抽无脑脊液流出,证明针头在硬膜外隙。如因手术时间较长需持续给药,可将导管从穿刺针芯内插入,待导管超出勺形穿刺针头5cm左右时,即可退出穿刺针,将导管留置在硬膜外隙,并于胶布妥善固定。

4.注药 一般注药时先给试探剂量,观察5~10分钟,若无下肢发热、麻木或活动障碍等腰麻现象,且血压、脉搏平稳,即可按照手术需要量注入余量,否则应立即停止给药。

5.调节麻醉平面 硬麻的麻醉平面与腰麻不同,呈节段性。影响麻醉平面的主要因素如下。

(1)穿刺间隙:麻醉平面高低主要取决于穿刺间隙的高低。如果穿刺间隙选择不当,可致麻醉平面与手术部位不符而致麻醉效果不佳,或因麻醉平面过高而抑制呼吸循环。

(2)局麻药容积:注入局麻药的容积越大、注射速度越快、扩散范围越广,麻醉平面越高。

(3)穿刺导管位置和方向:导管方向影响药物的扩散方向。导管向头端插入时,药液易向胸、颈段扩散;导管向尾端插入时,药液易向腰、骶段扩散;导管偏向一侧时,可出现单侧麻醉。

(4)其他:局麻药浓度、注药方式、注药速度、患者身体情况和体位等。

【常见护理诊断/问题】

1.焦虑/恐惧 与对手术室环境陌生、担心麻醉安全性等有关。

2.疼痛 与手术创伤和麻醉药物用药消失有关。

3.潜在并发症:全脊髓麻醉、局麻药毒性反应、血压下降、呼吸抑制、恶心呕吐、神经损伤、硬膜外血肿、硬膜外脓肿等。

【护理措施】

1.体位指导 硬麻后患者即可平卧休息,无须去枕,观察6小时,生命体征平稳后即可采取半卧位。

2.并发症的预防、观察和护理

(1)术中并发症:常见全脊髓麻醉、局麻药毒性反应、血压下降、呼吸抑制和恶心呕吐。

1)全脊髓麻醉:是硬麻最危险的并发症。①原因,因穿刺针或导管误入蛛网膜下腔,将全部或大部分局麻药注入蛛网膜下腔而引起的全部脊神经均被阻滞。②表现,患者在注药后数分钟内迅速出现呼吸困难、血压下降、意识模糊或意识不清,继而呼吸停止,若处理不及时,可迅速出现心搏骤停。③预防,严格遵守操作规程实施硬膜外隙麻醉,穿刺时细致谨慎,导管置入硬膜外隙后应回抽有无脑脊液,确定未误入蛛网膜下腔后方可给药;注药前应先给予试探剂量并进行观察,患者无异常才可按照手术需要量注入余量。④处理,麻醉过程中密切观察患者呼吸、血压、心率和意识变化,一旦发生全脊髓麻醉,应立即停药;及时行面罩加压给氧,必要时行气管插管并人工呼吸;加快输液速度,遵医嘱给予升压药,维持循环功能;积极配合医师进行心肺脑复苏。

2)局麻药毒性反应:多因导管误入血管内或局麻药吸收过快所致。因此注药前必须回抽,检查硬膜外导管内有无回血。此外,一次用药剂量超过限量也是发生毒性反应的常见原因。

3)血压下降:因交感神经阻滞使阻力血管和容量血管扩张。尤其是上腹部手术时,由于胸、腰段交感神经阻滞范围较广,且阻滞心交感神经引起心动过缓,更易发生血压下降。一旦发生,应加快输液,必要时静脉注射麻黄碱以提升血压。

4)呼吸抑制:与肋间肌及膈肌的运动抑制有关。为了减轻对呼吸的抑制,应采用小剂量、低浓度局麻药,以减轻运动神经阻滞。同时在麻醉期间,严密观察患者的呼吸,常规面罩给氧,并做好呼吸骤停急救准备。

5)恶心呕吐:其原因、预防和处理方法参见本节蛛网膜下腔麻醉患者的护理。

(2)术后并发症:常见神经损伤、硬膜外血肿、导管拔除困难或折断。

1)神经损伤:①原因,穿刺针或导管较硬直接损伤神经和脊髓,局麻药的神经毒性。②表现,在穿刺和导管置入过程中,患者可有局部感觉和(或)运动障碍,并与神经分布有关。患者若有电击样感觉并向肢体放射,说明已触及神经;若异样感觉持续时间长,则说明损伤严重。③预防,穿刺时选择质地较柔软的导管,避免损伤脊神经和脊髓。④处理,立即停止进针、调整进针方向,以免加重损伤,症状严重者应放弃阻滞;根据神经损伤征象予以对症治疗,一般数周或数月后可自愈。

2)硬膜外血肿:①原因,主要是硬膜外穿刺和置管时损伤血管而致硬膜外出血,多见于凝血功能障碍及接受抗凝治疗者。②表现,患者出现剧烈背痛,进行性脊髓压迫症状,伴肌无力、尿潴留、括约肌功能障碍,血肿压迫脊髓可并发截瘫。③预防,术前检查并纠正凝血功能。对于有凝血功能障碍或接受抗凝治疗者,禁用硬膜外隙麻醉。④处理,尽早行硬膜外穿刺抽出血液,必要时切开椎板,清除血肿。

3)导管拔除困难或折断:①原因,椎板、韧带及椎旁肌群强直,或置管技术不当、导管质地不佳、导管拔除时用力不当等。②预防,选择合适导管,拔管时注意手法和力度。③处理,导管拔除困难时切忌使用暴力,可先将患者置于原穿刺体位,局部热敷或在导管周围注射局麻药后再行拔除;若导管折断,无感染或神经刺激症状者,可暂不取出,密切观察患者。

第四节　全身麻醉患者的护理

全身麻醉简称全麻,是指将麻醉药物作用于中枢神经系统并抑制其功能,使患者意识丧失、全身疼痛消失、反射活动减弱、肌肉松弛的麻醉方法。全身麻醉是目前临床上最常用的麻醉方式。

一、概述

(一)作用特点

全身麻醉对中枢神经系统的控制可逆、可控,也无时间限制,患者清醒后不留任何后遗症,相较局部麻醉和椎管内麻醉更为舒适、安全,故适用于身体各部位手术时。

(二)分类

按照麻醉药物进入机体的途径,全身麻醉可分为吸入麻醉和静脉麻醉。

1. 吸入麻醉　是将气体或挥发性的麻醉药物经呼吸道吸入而起到全身麻醉作用的方法。吸入麻醉在临床麻醉中应用最广泛。由于麻醉药是经肺通气进入人体和排出,故麻醉深浅的调节较其他麻醉方法更为容易。

(1)开放滴入吸入麻醉:是将麻醉药直接滴在金属丝麻醉罩的纱布上,患者呼吸时吸入药液挥发的气体而进入麻醉状态。此方法简单易行,主要用于乙醚吸入,偶尔用于氟烷吸入,目前已较少使用。

笔记

（2）密闭式气管内吸入麻醉：是将气管导管通过口腔或鼻腔插入气道内，连接麻醉机引入药液产生麻醉作用。此法可保持呼吸道通畅，便于进行呼吸道管理或辅助呼吸，适用于各种大手术，尤其是胸部手术。目前是全身麻醉常用的方法。

2.静脉麻醉　是将麻醉药物注入静脉，通过血液循环作用于中枢神经系统而产生全身麻醉的方法。该方法的优点是诱导迅速、无诱导期兴奋、对呼吸道无刺激，无环境污染，复苏期较平稳；缺点是麻醉深度不易调节，容易产生快速耐药性，无肌松作用，长时间用药后可产生体内药物蓄积和苏醒延迟。

（三）常用药物

1.吸入麻醉常用药　是指经呼吸道吸入进入人体内产生全身麻醉作用的药物。一般用于全身麻醉的维持，有时也用于麻醉诱导。常用的吸入麻醉药物有以下几种。

（1）氧化亚氮：又称笑气，麻醉效能极弱，常与其他全麻药物复合应用于麻醉的维持。该药物对呼吸有轻度抑制作用，可使潮气量降低、呼吸频率加快，故在麻醉中须维持吸氧浓度＞30%，以免发生低氧血症，停止药物吸入后应吸入纯氧5～10分钟；同时还会使体内气体容积增大，故肠梗阻、气腹、气胸等患者不宜使用。

（2）地氟烷：又称地氟醚，麻醉效能较弱，用于麻醉诱导和维持，麻醉诱导和苏醒都非常迅速，尤其适用于短小手术和不住院患者的手术。该药物可抑制大脑皮质的电活动，降低脑氧代谢率；对呼吸道有轻度刺激作用，低浓度时很少引起呼吸道刺激症状，高浓度时可引起呛咳、屏气、呼吸道分泌物增多，甚至喉痉挛；对心肌收缩力无明显抑制，对心率和血压影响较轻，但在吸入浓度迅速增加时，可兴奋交感神经系统，致使血压升高和心率增快。

（3）七氟烷：又称七氟醚，麻醉效能较强，用于麻醉诱导和维持，麻醉苏醒迅速、过程平稳，尤其适用于小儿和门诊手术。该药物对中枢神经系统有抑制作用，对脑血管有舒张作用，可导致脑血流增加、颅内压增高；对心肌有轻度抑制，可降低外周血管阻力；对呼吸抑制作用较强，但对呼吸道无刺激；有一定肌松作用，故可减少合用肌松药的剂量和给药次数。

2.静脉麻醉常用药

（1）氯胺酮：为强镇痛麻醉剂，临床上主要用于全麻诱导和小儿基础麻醉，也可用于体表小手术、清创、换药。静脉注射30～60秒后起效，维持时间15～20分钟；肌内注射后5分钟起效，15分钟时作用最强；停用药物后，苏醒较慢。该药物有兴奋交感神经的作用，可使心率增快、血压升高；还可使唾液、支气管分泌物增加，对支气管平滑肌有肌松作用。主要不良反应有一过性呼吸暂停、幻觉、噩梦及精神症状，还可使眼压、颅内压增高，使用较大剂量时，应注意其对呼吸、循环的影响，故癫痫、高眼压、颅内压增高及缺血性心脏病患者应慎用。

（2）依托咪酯：又称乙咪酯，为短效催眠药，无镇痛作用，主要用于麻醉诱导，适用于年老、体弱、危重患者。该药物可降低脑血流量、颅内压和代谢率，对心率、血压影响均小，不增加心肌耗氧量。其主要不良反应有：注射后常发生肌痉挛，对静脉有刺激性，可引起注射部位疼痛，术后易发生恶心、呕吐，反复用药或持续静脉注射后可能抑制肾上腺皮质功能。

（3）异丙酚：又称异泊酚、普鲁泊福，是超短效静脉麻醉药，具有镇静、催眠和轻微镇痛作用。主要用于全麻静脉诱导与麻醉维持、门诊小手术和检查，也可作为阻滞麻醉辅助药。起效快，静脉注射30～40秒患者即可入睡，维持时间仅为3～10分钟，停药后苏醒迅速且完全，清醒后无明显后遗症。该药物对心血管系统和呼吸的抑制作用明显，可致严重低血压或呼吸暂停，故老年人和术前循环功能不全者应减量。

（4）咪达唑仑：为短效静脉麻醉药，多用于术前镇静、麻醉诱导和维持。随着剂量增加，除镇痛作用外，还可产生抗焦虑、镇静、催眠、顺行性遗忘、抗惊厥和中枢性肌松等不同作用，无蓄积现象。该药物对心血管系统影响较轻,可有轻度心率增快、血压降低;抑制呼吸;降低颅内压,减少脑血流量和氧耗量。

(5)右美托咪定:具有镇静、抗焦虑、镇痛作用,主要用于术中镇静,也可作为全麻辅助药使用。该药物主要不良反应为心动过缓、心脏传导抑制、低血压、恶心,过度镇静时可导致气道梗阻。

3. **肌肉松弛药** 简称肌松药,是全身麻醉时重要的辅助用药,可通过阻断神经－肌传导功能而使骨骼肌松弛,利于手术操作和避免麻醉程度过深。根据干扰正常神经肌肉兴奋传导的方式不同,可分为去极化肌松药、非去极化肌松药两类。

(1)琥珀胆碱:为去极化肌松药。该药物起效快,肌松作用完全且短暂,临床上多用于全麻时气管插管,主要不良反应为眼压升高、颅内压升高、高血钾、心律失常、术后肌痛等。

(2)筒箭毒碱:为非去极化肌松药的代表药。临床上多用于全麻诱导插管、术中维持肌肉松弛,重症肌无力者禁用此药。

注意事项:①应建立人工气道,并实施气道管理和辅助呼吸。②因肌松药无镇静、镇痛作用,故应与其他全麻药联合使用。③低温可延长肌松药的作用时间,吸入麻醉药、某些抗生素(如链霉素、庆大霉素等)及硫酸镁可增强非去极化肌松药的作用。④某些肌松药有促进组胺释放的作用,故哮喘及过敏者应慎用。

4. **麻醉性镇痛药**

(1)吗啡:具有良好的镇静、镇痛作用,常作为麻醉前用药和麻醉辅助用药使用,也可与催眠药、肌松药配伍进行全静脉麻醉。该药物对呼吸中枢抑制作用明显,还可释放组胺引起支气管痉挛、引起血压降低,因此呼吸功能不佳者应慎用。

(2)哌替啶:具有镇静、催眠、解除平滑肌痉挛的作用,对心肌和呼吸有轻度抑制作用,常作为麻醉前用药或麻醉辅助用药使用,也可用于术后镇痛。

(3)芬太尼:为人工合成的强镇痛药,作用强度为吗啡的 75～125 倍。该药物对中枢神经系统有一定的抑制作用,大剂量使用可出现呼吸抑制,但对心血管系统影响较轻,因此多用于心血管手术或缓解气管插管时患者的心血管反应。

二、全身麻醉的实施

(一)全身麻醉的诱导

麻醉诱导是麻醉过程的最初阶段,也是最危险的阶段。此期患者从清醒状态转入麻醉状态,机体各器官功能因麻醉药的作用而表现出亢进或抑制,可引起一系列的并发症而威胁患者生命。麻醉诱导的目的是尽快缩短诱导期,使患者平稳地转入麻醉状态。在实施麻醉诱导前,应提前备好麻醉机、气管插管包、吸引器,建立静脉通道和胃肠减压管,测定血压、心率等基础值,并密切监测心电图和血氧饱和度。

1. **吸入麻醉的诱导**

(1)开放点滴诱导法:将金属丝麻醉罩绷以纱布扣于患者口鼻部,将挥发性麻醉药滴在纱布上,通过患者的自主呼吸而使之逐渐进入麻醉状态。

(2)面罩吸入诱导法:将麻醉面罩扣于患者口鼻部,开启麻醉药蒸发器并逐渐增加吸入浓度,待患者意识丧失并进入麻醉第三期时,静脉注射肌松药后行气管插管。

2. **静脉麻醉的诱导** 先以面罩吸入纯氧 2～3 分钟,增加体内氧储备,并排出肺及体内氮气。再根据病情选择适当的静脉麻醉药和剂量,经静脉缓慢注入,并密切监测患者的意识、循环和呼吸变化。待患者意识丧失后注入肌松药,待全身骨骼肌及下颌逐渐松弛、呼吸由深到浅至完全停止后,采用麻醉面罩进行人工呼吸,然后进行气管插管,成功后立即与麻醉机连接并进行人工呼吸或呼吸机机械通气。相较于吸入麻醉诱导,静脉麻醉诱导较迅速,患者也更舒适,且无环境污染,但麻醉深度的分期不明显,对循环功能干扰较大。

（二）全身麻醉的维持

1. 吸入麻醉的维持 是指经呼吸道吸入一定浓度和剂量的麻醉药,以维持适当的麻醉深度。目前采用的吸入麻醉药常有麻醉作用弱、肌松作用弱等特点,有的还可引起缺氧,故临床上多联合应用气体麻醉药、氧气和挥发性麻醉药来维持麻醉效果。

2. 静脉麻醉的维持 指在完成麻醉诱导后,采用单次、分次或连续注入的方法,经静脉给药以维持麻醉深度、达到稳定的麻醉状态。

3. 复合麻醉的维持 目前已基本不用单一的静脉全麻,对于复杂或较长时间的手术,常采用复合麻醉。

（1）全静脉复合麻醉的维持:在静脉麻醉诱导后,联合应用多种短效静脉麻醉药,以间断或连续静脉给药的方式维持麻醉,也可将静脉麻醉药、镇痛药和肌松药联合使用已达到最佳临床麻醉效果。

（2）静吸复合麻醉的维持:是在全静脉麻醉的基础上,于麻醉变浅时予以间断吸入挥发性麻醉药来维持麻醉稳定的方法。该方法既可维持有效麻醉状态,又可减少吸入麻醉药的用量,且利于患者麻醉后迅速苏醒。

三、全身麻醉的护理

【常见护理诊断/问题】

1. 焦虑/恐惧 与对手术室环境陌生、担心麻醉安全性和手术有关。

2. 知识缺乏:缺乏麻醉和手术相关知识。

3. 潜在并发症:恶心呕吐、窒息、麻醉药过敏、麻醉意外、呼吸道梗阻、低氧血症、低血压、高血压、心律失常、心搏骤停、坠积性肺炎等。

4. 有受伤的可能 与患者麻醉后未完全清醒或感觉未完全恢复有关。

5. 疼痛 与手术、创伤和麻醉药物用药消失有关。

【护理目标】

（1）患者能说出应对焦虑、恐惧心理的措施,或自述焦虑、恐惧情绪减轻或消失。

（2）患者了解并能复述麻醉及手术须知。

（3）患者无麻醉并发症发生,或并发症能被及时发现并处理。

（4）患者未发生意外伤害。

（5）患者疼痛缓解或减轻,舒适感增加。

【护理措施】

（一）缓解焦虑和恐惧

在访视和日常护理过程中关心患者,向患者及家属介绍麻醉方法、术中可能出现的意外、急救准备情况、术中可能的不适及麻醉后常见并发症的原因、表现、预防和处理,并针对其顾虑的问题作耐心解释。

（二）并发症的观察、预防和护理

1. 反流与误吸 全麻时由于患者的意识、咽喉部反射消失,一旦有反流物即可发生误吸,引起急性呼吸道梗阻。完全性呼吸道梗阻可立即导致窒息、缺氧,如不能及时解除梗阻,可危及患者的生命。误吸胃液可引起肺损伤、支气管痉挛和毛细血管通透性增加,结果导致肺水肿和肺不张。肺损伤的程度与胃液量和 pH 相关,吸入量越大,pH 越低,肺损伤越重。麻醉期间预防反流和误吸的主要措施包括:减少胃内容物的滞留,促进胃排空,降低胃液的 pH,降低胃内压,加强对呼吸道的保护。手术麻醉前应严格禁饮禁食,减少胃内容物。饱胃患者需要全麻时,应首选清醒气管内插管,可减少胃内容物的反流和误吸。

2.呼吸道梗阻

(1)上呼吸道梗阻:指声门以上的呼吸道梗阻。常见原因为机械性梗阻,如舌后坠、口腔内分泌物及异物阻塞、喉头水肿、喉痉挛等。喉头水肿为气管内插管、手术牵拉或刺激喉头引起,喉痉挛常因浅麻醉下或缺氧时刺激喉头而诱发。不全梗阻表现为呼吸困难并有鼾声;完全梗阻者有鼻翼翕动和三凹征,虽有强烈的呼吸动作而无气体交换。处理:①舌后坠时可将头后仰、托起下颌、置入口咽或鼻咽通气道,同时清除咽喉部的分泌物及异物,即可解除梗阻。②喉头水肿轻者可静脉注射皮质激素或雾化吸入肾上腺素,严重者应行紧急气管内插管或气管切开。③喉痉挛应解除诱因,并加压给氧或经环甲膜穿刺置管行加压给氧,无效时可静脉注射琥珀胆碱 25~50mg 后行气管内插管。

(2)下呼吸道梗阻:指声门以下的呼吸道梗阻。常见原因为气管导管扭折、导管斜面过长而紧贴在气管壁上、分泌物或呕吐物误吸、支气管痉挛等。轻者除肺部听到啰音外,可无明显症状;严重者出现呼吸困难、潮气量降低、气道阻力增高、发绀、心率增快和血压降低,如处理不及时可危及患者的生命。处理:①避免因体位改变而引起导管扭折。②经常听诊肺部,及时清除呼吸道内的分泌物。③因支气管痉挛引起的下呼吸道梗阻,重要的缓解措施是维持适当的麻醉深度和良好的氧合,必要时可静注氨茶碱 0.25mg 或氢化可的松 100mg。

3.通气量不足 麻醉期间或麻醉后恢复期,由于颅脑手术的损伤,麻醉药、麻醉性镇痛药、镇静药和肌松药的残余作用,引起中枢性或外周性呼吸抑制。主要表现为 CO_2 潴留和(或)低氧血症,血气分析显示 $PaCO_2 > 50mmHg$,$pH < 7.30$。应给予机械通气维持呼吸直到呼吸功能的完全恢复,必要时遵医嘱给予拮抗药。

4.低氧血症 患者吸空气时,$SpO_2 < 90\%$,$PaO_2 < 60mmHg$ 或吸纯氧时 $PaO_2 < 90mmHg$,即可诊断低氧血症。临床表现为呼吸急促、发绀、躁动不安,心动过速、心律失常、血压升高等。应及时给氧,必要时行机械通气治疗和护理。

5.低血压 麻醉期间收缩压下降超过基础值的 30% 或绝对值低于 80mmHg 者应及时处理。临床表现为少尿或代谢性酸中毒。严重者可出现器官灌注不足体征,如心肌缺血、中枢神经功能障碍等。处理:①调整麻醉深度,补充血容量。麻醉过深可导致血压下降、脉压变窄,术中失血过多可引起低血容量性休克,应减浅麻醉深度,快速补充血容量。②用药护理,遵医嘱应用血管收缩药,以维持血压。③因术中牵拉内脏引起的反射性血压下降,应及时解除刺激,必要时给予阿托品治疗。

6.高血压 指麻醉期间舒张压高于 100mmHg、收缩压高于基础值的 30% 或高于 160mmHg。原因:除原发性高血压外,多与麻醉浅、镇痛药用量不足、未能及时控制手术刺激引起的应激反应有关。处理:①有高血压病史者,在全麻诱导前可静脉注射芬太尼,以减轻气管插管引起的心血管反应。②术中根据手术刺激的程度调节麻醉深度,对顽固性高血压者,可行控制性降压以维持循环稳定。

7.心律失常 以窦性心动过速和房性期前收缩多见。可因麻醉过浅、心肺疾病、麻醉药对心脏起搏系统的抑制、麻醉和手术造成的全身缺氧、心肌缺血而诱发。应保持麻醉深度适宜,维持血流动力学稳定,维持心肌氧供应平衡,处理相关诱因。

8.高热、惊厥和抽搐 可能与全身麻醉药引起中枢性体温调节失调有关,或与脑组织细胞代谢紊乱、患者体质有关,常见于小儿麻醉。由于婴幼儿的体温调节中枢尚未发育完善,体温极易受环境温度的影响,若高热处理不及时,可引起抽搐甚至惊厥,一旦发现体温升高,应积极进行物理降温,特别是头部降温以防发生脑水肿。恶性高热表现为持续肌肉收缩,$PaCO_2$ 迅速升高,体温急剧上升(速度可达 1℃/5min),可超过 42℃,病死率很高,应提高警惕。最容易诱发恶性高热的药物是琥珀胆碱和氟烷。

(三)麻醉恢复期护理

1.安置合理体位 全麻后未完全清醒时应取侧卧位或去枕平卧位头偏向一侧,以保持呼吸道通畅,防止呕吐物误吸引起窒息。麻醉作用消失,血压和脉搏平稳后,可根据手术部位改为其他卧位。

2.密切观察病情 全麻患者苏醒前应有专人护理,常规监测心电图、血压、脉搏、呼吸和 SpO_2,每15~30分钟测量1次,直至患者完全清醒,呼吸循环功能稳定。同时观察意识、皮肤色泽、末梢循环,正确连接各种引流管,保持引流通畅,观察及记录引流量。

3.呼吸功能的维护 常规吸氧,保持呼吸道通畅,及时清除口咽部分泌物,对痰液黏稠、量多的患者,应鼓励有效咳嗽,并使用抗生素、氨茶碱及雾化吸入等,帮助排痰和预防感染。

4.维持循环功能的稳定 在麻醉恢复期,血压容易波动,应严密监测血压变化,若血压下降、脉快、中心静脉压低,应加快输液,必要时应遵医嘱使用麻黄碱维持血压。若心动过缓可用阿托品。

5.保持正常体温 术中长时间的暴露和大量输液均可使体温过低,术后应注意保暖,必要时可用热水袋,但对未清醒患者要注意避免烫伤。小儿体温中枢尚不健全,所以小儿麻醉应注意体温监测,一旦体温升高,即应积极物理降温,头部加冰帽防止脑水肿。

6.防止意外伤害 患者苏醒过程中可出现躁动不安或幻觉等,易发生意外伤害。此时期应注意适当防护,必要时加以约束,防止患者发生坠床、碰撞及不自觉地拔出输液管或引流管等意外伤害。

第五节 术后镇痛管理

术后切口疼痛是机体对疾病和手术创伤的一种保护性反应,患者往往会经历一种不愉快的情感体验,并产生一系列生理和心理反应。传统观念认为切口疼痛是术后不可避免的经历,即便患者遭受着持续、剧烈的疼痛,也往往是默默忍受而不予以积极处理。这种不及时、不充分的处理,将会造成一系列不良的临床后果,严重影响患者术后身心康复,故有效的术后镇痛十分必要。

一、术后镇痛的意义和目的

术后疼痛会影响患者休息、睡眠、早期活动和饮食状况等,造成切口愈合延迟、康复过程减慢等,还可导致机体呼吸、循环等多个系统出现应激反应,引起一系列病理生理变化,增加术后并发症和病死率。术后镇痛的目的在于减轻疼痛,增加舒适度,减少应激反应和并发症的发生率,促进患者身心康复。

二、术后镇痛的方法

有效的术后镇痛能够减轻患者手术后的痛苦,预防术后并发症。因此术后镇痛方法的选择应根据术前评估结果、综合考虑患者的年龄、体重、体质、精神状态、重要脏器功能、手术部位和范围等,力求以最小用药剂量达到最佳镇痛效果。术后镇痛的方法包括传统镇痛和自控镇痛。

(一)传统镇痛方法

护理人员根据手术类型,遵医嘱在患者需要时给予镇痛药。一般小手术多给予解热镇痛剂,中、大型手术多肌内注射阿片类镇痛剂。该方法往往很少考虑患者个体、手术类型及手术时间差异等因素,且常不够及时,依赖性强,镇痛效果也不充分,大多数患者仍然存在不同程度的疼痛体验。

(二)自控镇痛方法

自控镇痛方法(PCA)是指将一个储药泵通过管道连接在患者身上,患者可根据自身疼痛感受自行按压开关增加镇痛药物的剂量,以达到镇痛目的的方法。自控镇痛方法与传统镇痛方法相比,患者能

笔记

够根据自身镇痛需求,在麻醉医师预先设定的安全剂量范围内自行给药,最大限度满足了不同患者的需求差异,镇痛效果充分,是目前临床普遍采用的术后镇痛方法。

1.镇痛药物　主要是阿片类药物,如吗啡、哌替啶、芬太尼等,或合用非甾体抗炎药。

2.给药途径

(1)静脉自控镇痛(PCIA):是利用 PCA 装置经静脉途径给药,使用药物以阿片类药物为主。

(2)硬膜外自控镇痛(PCEA):是利用 PCA 装置将药物应用于硬膜外隙,以局麻药为主。

(3)皮下自控镇痛(PCSA):是利用 PCA 装置经皮下给药,以阿片类药物为主。但哌替啶有组织刺激,故不宜用作皮下自控镇痛。

(4)神经干旁组织镇痛(PCNA):是利用 PCA 装置在神经丛或外周神经用药来治疗外周疼痛,常用药物为局麻药。

3.镇痛方法　患者自控镇痛方法需要专门设备,即 PCA 仪。PCA 仪由注药泵、自控装置(一般由微电脑控制)、输入管道和防止反流的单向活瓣等构成。麻醉医师根据患者情况和对疼痛的耐受力,预先配置好镇痛药液后,通过镇痛泵小剂量输入;同时允许患者根据自身对疼痛的感受,在需要时自行按压 PCA 装置键追加一定剂量的镇痛剂,达到有效的镇痛效果;仪器可在预先设定的时间内对患者第二次给药要求不作出反应,以防止药物过量。

三、术后镇痛的护理

(一)观察并记录镇痛效果

专人管理,注意观察并记录应用镇痛药物后的效果及病情变化,为有效调整镇痛方案提供依据。

(二)告知镇痛相关知识

(1)告知患者及家属镇痛药物的使用时间、剂量要求、镇痛泵使用方法及注意事项,教会其正确使用并保护镇痛装置。

(2)告知患者翻身、活动时应注意妥善固定导管,避免导管折叠、扭曲、受压或脱出。

(三)异常情况的观察及处理

(1)若镇痛效果不佳或患者需要做镇痛剂剂量调整,应及时联系麻醉医师。

(2)若遇到脱管、断管等异常情况,应立即停止使用镇痛泵,同时联系麻醉医师会诊处理。

(3)一旦患者出现呼吸抑制、心搏骤停等紧急情况,应立即报告医师并积极配合抢救。

(四)并发症的观察及处理

1.恶心、呕吐　术前用药、麻醉操作、手术牵拉以及使用阿片类镇痛药物都可能引起恶心、呕吐等胃肠道反应。应嘱患者深呼吸,遵医嘱使用止吐药、及时补充血容量。

2.呼吸抑制　阿片类药物对呼吸有明显的抑制作用,能降低呼吸频率和幅度。因此,应密切关注患者术后呼吸变化,尤其加强呼吸的频率、深度以及 SpO_2 的监测,一旦患者出现呼吸异常应立即联系医师并配合抢救。

3.内脏运动障碍　多由阿片类药物抑制内脏运动所致,患者可出现腹胀、便秘、尿潴留等表现。应嘱咐患者多翻身,在病情允许的情况下协助患者早期下床活动,适当增加饮食中蔬菜、水果和膳食纤维的摄入量来缓解腹胀、便秘。同时可通过热敷、针灸下腹部,或诱导排尿,必要时可留置导尿。

4.皮肤瘙痒　多是自限性,如瘙痒严重可遵医嘱使用抗组胺类药物或纳洛酮进行拮抗。

(马　睿　沈秀芬　张晓霞)

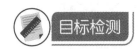 目标检测

笔 记

参考答案

1. 麻醉前禁饮禁食的主要目的是( )。
  A. 增强麻醉效果　　　　　B. 防止呕吐物反流、误吸　　　　　C. 防止术后腹胀
  D. 减少术后排便　　　　　E. 防止术后尿潴留

2. 为防止腰麻后头痛,应采取的措施是( )。
  A. 保持环境安静　　　　　B. 减少术中输液量　　　　　C. 垫枕平卧6小时
  D. 去枕平卧6~8小时　　　　　E. 做好麻醉前心理疏导

3. 全脊髓麻醉最主要的危险是( )。
  A. 低血压　　　　　B. 剧烈头痛　　　　　C. 呼吸心率骤停
  D. 高血压　　　　　E. 截瘫

4. 为防止全麻患者术后发生误吸,应采取的主要措施是( )。
  A. 继续禁饮禁食　　　　　B. 留置鼻饲管　　　　　C. 患者清醒前去枕平卧
  D. 继续用阿托品　　　　　E. 使用止吐药

5. 患者,男,48岁,无肺部疾病史,全麻下行腹部手术。术后麻醉未清醒,呼吸时有明显鼾声,此时应采取的措施是( )。
  A. 密切观察病情　　　　　B. 气管插管　　　　　C. 环甲膜穿刺
  D. 托起患者下颌　　　　　E. 吸痰并给予静脉注射阿托品

第五章　手术室管理和工作

课件　　思维导图

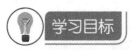

素质目标:具有主动保护患者安全、关爱患者的能力,团队合作意识以及手术室护理专业化发展的意识。
知识目标:掌握手术患者的准备、手术人员的准备、手术室无菌技术原则;熟悉手术室安全管理、手术室物品消毒灭菌方法;了解手术室布局与环境、手术人员职责。
能力目标:能执行外科手消毒、穿无菌手术衣及戴无菌手套、脱无菌手套;能在手术过程中执行无菌操作原则;能为不同手术患者安置手术体位;能识别与传递常用手术器械。

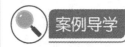

　　患者,女,36岁,因急性右下腹疼痛急诊入院,主诉入院前疼痛位于脐周。体格检查:体温37.3℃,脉搏85次/分,呼吸20次/分,血压90/60mmHg,神志清楚,痛苦面容,屈膝侧卧位,腹膜刺激征(+),疼痛点位于麦氏点。初步诊断为急性阑尾炎。送入手术室行急诊手术。
　　请思考:
　　1.如何为患者安置手术体位?
　　2.作为器械护士需做哪些术前准备?如何配合手术医师进行铺单?

　　手术室护理工作是医院护理工作的重要组成部分,也是为外科患者提供诊治和抢救的重要场所。作为医院的重要技术部门,具有业务面广、技术性高、无菌操作严格等特点。要求其建筑位置、结构和布局合理,仪器设备先进、齐全;同时,手术室还应建立严格的管理制度,以确保外科手术高效率、高质量完成。手术室护士要具有爱岗敬业的思想素质,严谨的业务素质,娴熟、敏捷、稳重的心理素质,良好的适应力和健康的体魄,才能默契地配合手术医师顺利地完成手术。

第一节　手术室的环境与管理

一、手术室的环境

(一)手术室的设置和布局

　　1.位置　手术室应安置在大气含尘浓度较低,自然环境较好,人员流动少的地方,方便接送患者。手术室与监护室、病理科、放射科、血库、检验科等科室相邻,最好有直接通道和通信联系设备。手术间应避免阳光直接照射,北向为宜,利于人工照明。

　　2.布局　手术室以手术间为中心,配备其他辅助房间和区域组成一个完整的手术室。为尽可能降低交叉感染的风险,手术室设有患者出入口、工作人员出入口、无菌物品出入口及污物出入口。根据洁净程度和功能将走廊分为洁净走廊和清洁走廊,洁净走廊供医护人员、患者和无菌物品供应使用;清洁走廊供术后手术器械、敷料等污物的运送。手术间、洗手间和无菌物品间等均设置在洁净走廊两侧。根据洁净程度将手术室分为3个区域。

(1)洁净区:包括手术间内走廊、手术间、洗手间、无菌物品间、药品间、麻醉准备室等。洁净要求最为严格,设在手术室的内侧。非手术人员或非在岗人员禁止入内,此区内的一切人员及其活动都必须严格遵守无菌原则。

(2)准洁净区:包括器械室、敷料室、洗涤室、消毒室、手术间外走廊、麻醉恢复室、石膏室等,设在手术室的中间。该区是非洁净区进入洁净区的过渡区域,进入者不得大声谈笑和高声喊叫,凡已做好手臂消毒或已穿无菌手术衣者,不可进入此区。

(3)非洁净区:包括办公室、会议室、实验室、标本室、污物室、资料室、值班室、更衣室、更鞋室、电视教学室、医护人员休息室、手术患者家属等候室等,设在手术室的外围。交接患者处应保持安静,患者在此换乘手术室平车进入手术间。

3.建筑要求 一般大手术间面积40～50m²,中小手术间面积20～40m²。大型手术,如心脏手术、器官移植手术因辅助仪器设备多,需要大手术间,约60m²左右。考虑手术人员在无影灯下工作的高度,手术间内净高为2.8～3.0m。手术室走廊宽为2.2～2.5m。门窗结构应确保密闭性,一般为封闭式无窗手术间,防止尘埃或飞虫进入,外走廊一般也不做开窗设计。手术间的门净宽不小于1.4m,便于平车进出,通常采用感应自动开启门。地面、天花板、墙壁应选用坚实、光滑无孔隙、耐湿、防火、不着色、易清洗、耐化学消毒液侵蚀的材料制成。墙角呈弧形,以减少灰尘蓄积。室内应设有隔音、空调过滤净化装置,防止手术间相互干扰,保持空气洁净。

(二)工作间的设施

1.手术间的装备与设施 手术间的数量与外科床位数比例一般为1:(20～25)。手术室内温度为21～25℃,相对湿度为40%～60%。手术间内只允许放置必需的器具和物品,各种物品应有固定的放置地点。手术间的基本配备包括多功能手术床、大小器械桌、升降台、麻醉机、无影灯、药品柜、敷料柜、读片灯、吸引器、输液轨、脚踏凳、各种扶托架及固定患者的物品。现代化的手术室有中心供氧、中心负压吸引和中心压缩空气等设施,配备各种监护仪、X线摄影、显微外科装置、多功能控制面板(包括空调、无影灯、手术台电源、照明、读片灯、呼叫系统、计时器、温湿度显示器及调节开关等),有电视录像装置或观摩设施供教学、参观使用。手术间内光线均匀柔和,手术灯光应为无影、低温、聚光、可调。

2.其他工作间的设置 麻醉准备间是供患者进入手术间前进行麻醉诱导用,麻醉复苏室供全身麻醉患者术后苏醒用,应配备必要的仪器设备和急救药品。物品准备用房包括器械清洗间、器械准备间、敷料间、无菌间等,应符合洁污流程,防止物品污染。手术室应配备快速灭菌装置,为紧急物品灭菌,设置无菌物品贮藏室以存放无菌敷料、器械等,设置特定区域存放必要的药品、器材和仪器。洗手间设备有感应式或脚踏式水龙头、无菌刷子、感应式外科消毒洗手液、无菌擦手巾及计时钟等。

(三)洁净手术室

洁净手术室是采用空气净化技术,使手术室内细菌浓度控制在一定范围,空气洁净度达到一定级别(表5-1)。

1.空气净化技术 是指采用不同的气流方式和换气次数,过滤进入手术室的空气以控制尘埃含量,使空气达到净化的一定级别。

(1)空气过滤器:空气在进入手术室前要经过初、中、高效3级过滤器。初效过滤器对空气中≥5μm微粒的滤除率在50%以上;中效过滤器对空气中1～10μm微粒的滤除率在50%～90%;高效过滤器对空气中≥0.5μm微粒的滤除率在95%以上。由于细菌多附着于1μm左右的尘埃上,高效过滤器过滤细菌的有效率可达99.95%以上。

（2）净化空气的气流方式,包括以下3种。

1）乱流式气流:气流不平行、方向不单一、流速不均匀,且有交叉回旋的气流。此方式除尘率较低,适用于万级以下的手术室,如污染手术间和急诊手术间。

2）垂直层流:将高效过滤器装在手术室顶棚内,垂直向下送风,两侧墙下部回风。

3）水平层流:在一个送风面上布满过滤器,空气经高效过滤,水平流经室内。

采用后两者层流方式的洁净手术室又称为单向流洁净室,其气流分布均匀,不产生涡流,除尘率高,适用于百级至万级的手术室。

表5－1　洁净手术室分级

等级	静态空气洁净度级别		细菌浓度	
	相应级别	≥0.5μm 微粒数（粒/m³）	浮游菌（菌落/m³）	沉降菌（菌落/30min·φ90 皿）
Ⅰ	100	≤35×100	≤5	≤1
Ⅱ	1000	≤35×1000	≤75	≤2
Ⅲ	10 000	≤35×10 000	≤150	≤3
Ⅳ	100 000	≤35×100 000	≤400	≤10

2. 洁净手术室适用范围　根据空气清洁度和细菌浓度可将手术间分为4个等级。

（1）特别洁净手术室（Ⅰ级）:适用于关节置换手术、器官移植手术及心脏外科、脑外科和眼科等无菌手术。

（2）标准洁净手术室（Ⅱ级）:适用于胸外科、整形外科、泌尿外科、肝胆胰外科、骨科和普外科（Ⅰ类切口手术）。

（3）一般洁净手术室（Ⅲ级）:适用于普外科（非Ⅰ类切口手术）、妇产科等手术。

（4）准洁净手术室（Ⅳ级）:适用于肛肠外科、污染类手术。

二、手术室的管理

手术室的管理工作包括对人员、物品及环境等方面的管理。

（一）人员管理

（1）除手术室人员及当日手术者外,其他人员不得擅自进入手术室。

（2）患有急性上呼吸道感染,手、上肢患皮肤病,有伤口或感染者,不得参加手术。上呼吸道感染者,如必须参加手术,应戴双层口罩。

（3）工作人员进入洁净区必须更换清洁鞋帽、衣裤、口罩;中途离开需换外出衣和外出鞋。

（4）手术人员保持肃静,尽量避免咳嗽和打喷嚏,术中尽量减少人员走动,不可在无菌区中间穿梭,或在无菌区内大声喧哗。

（5）所有手术人员应分工明确,认真执行清点、查对及交接班制度;严格执行无菌技术操作,并相互监督。

（二）物品管理

1. 物品配备

（1）手术间内的物品应整齐有序地摆放在固定位置,用后放回原处,并进行消毒和保养;同时,需备好各种急救物品及药物。

（2）无菌物品需定期严格消毒,按消毒日期的先后顺序摆放并使用,与非无菌物品分开存放。

（3）已开启或铺置的无菌物品不能再放回无菌容器内,并需在规定时间内使用;超过消毒期限者,无论是否开启均应重新灭菌。

2. 标本管理　手术中取下的组织或器官均需妥善保管,大标本放弯盘或标本盒内,小标本放纱布内,并用组织钳夹住保存。检查标本与填写的标本单是否一致。标本单上的病理号与标本容器上的是否一致。

3. 清点制度　任何手术均需对手术所需物品数目进行清点,如器械、敷料、缝针等;手术清点分别于术前、术中关闭体腔前、关闭体腔后和缝合皮肤后,由巡回护士和器械护士两人共同完成。术中增减的用物必须反复核对清楚并及时记录。

(三)环境管理

为保障手术室的无菌操作环境,必须建立严格的卫生、消毒隔离制度。

(1)无菌手术与有菌手术严格分开,若在同一手术间内接台,则应先安排无菌手术。

(2)对手术间进行清理,开启空调自净。采用湿式打扫,用消毒液擦拭地面、墙面的血液、药液,用含氯消毒液对手术间内的设备、物品进行消毒后再清洁。

(3)特殊感染(如肝炎病毒、艾滋病病毒、梅毒阳性患者)手术后,用有效氯消毒液擦拭地面及房间物品进行消毒后,再清洁。

第二节　手术室的物品准备

手术室的用物包括布单类、敷料类、手术用缝合针及缝合线、特殊物品及手术器械等。手术过程中使用的所有器械和物品都必须经过严格灭菌处理,以防伤口感染。灭菌方法很多,最常用的是高压蒸汽灭菌法,多用于耐高热、耐湿的物品。其他方法有环氧乙烷灭菌法、过氧化氢低温等离子灭菌法、干热灭菌法等。

一、物品的分类

(一)布单类

布单类包括手术衣和各种手术单。通常选择质地细密、柔软且厚实的棉布,颜色以深绿色或深蓝色为宜。临床上的布类物品也有一次性制品,由无纺布制成并经灭菌处理。

1. 手术衣　分大、中、小号。用于遮盖手术人员未经消毒的衣着和手臂。要求能遮至膝下,胸襟和腹部应双层,以防手术时被血水浸透。袖口为松紧口,便于手套腕部套住袖口。折叠时衣面向里,领子在最外侧,避免取用时污染无菌面。

2. 洗手衣　是手术人员外科刷手时穿的衣服。上衣为短袖,衣身扎入裤带中,裤子为长裤。巡回护士只穿洗手衣,所有上台的手术人员在完成刷手后再穿上手术衣。

3. 手术单　包括大单、中单、无菌巾、各部位手术孔单及各种包布等,均有各自的规格尺寸和一定的折叠方法,以免取用时污染。临床也可根据手术需求,将各种布单做成手术包,以提高工作效率。

(二)敷料类

敷料类包括吸水性强的脱脂纱布类和脱脂棉花类,用于术中止血、拭血及压迫、包扎等。也有一次性无纺布制品(多用于感染患者),均有不同规格及制作方法。

1. 纱布类　包括不同大小尺寸的纱布垫、纱布块、纱布球及纱布条。有干纱布和湿纱布之分。干纱布用于遮盖伤口两侧的皮肤,湿纱布有盐水纱布、碘仿纱布等,盐水纱布垫用于保护显露的内脏,防止损伤和干燥,碘仿纱布多用于感染创口的引流和止血等。术中用纱布带有显影线,如有纱布遗漏在患者体腔内通过 X 线可显影。

2. 棉花类　包括棉垫、带线棉片、棉球及棉签。棉垫用于胸、腹部及其他大手术后的外层敷料,起到保护切口的作用;带线棉片用于颅脑或脊椎手术后;棉球用于消毒皮肤、洗涤伤口、涂抹药物;棉签用作采集标本或涂抹药物。

（三）器械类

手术器械是外科手术操作的必备物品,分为基本器械和特殊器械。

1.基本器械 可分为5类,即切割及解剖器械、夹持及钳制器械、牵拉用器械、探查和扩张器、取拿异物钳。

（1）手术刀:分为刀片、刀柄两部分(图5-1),使用前需用持针器安装在一起。主要用于切开或解剖组织。刀柄和刀片均有不同的型号,手术时根据实际需要,选择合适的刀柄和刀片。刀柄通常与刀片分开存放和消毒。传递手术刀时,传递者应握住刀柄与刀片衔接处的背部,刀锋向下,尖端向后呈水平传递,不可将刀刃指向术者传递。

（2）手术剪:根据其结构特点有尖、钝,直、弯,长、短各型。据其用途分为组织剪、线剪及拆线剪。组织剪用来解剖、剪断或分离剪开组织;线剪用来剪断缝线、敷料、引流物等;拆线剪用于拆除缝线。传递时握住剪刀的锐利部,利于手腕部运动,将柄环部拍打在术者掌心上,弯剪刀应将弯曲部向上传递。

（3）手术镊:分有齿镊、无齿镊(图5-2)。有齿镊前端有齿,夹持牢固,但对组织有一定的损伤,用于提起皮肤、皮下组织、筋膜等坚韧组织;无齿镊用于神经、血管等脆弱组织和脏器的夹持。传递时手握镊子尖端,闭合开口,直立式传递。

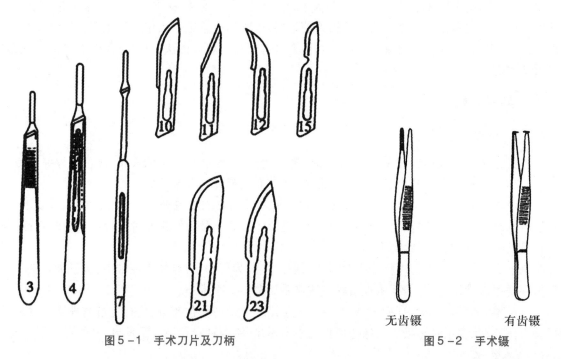

图5-1 手术刀片及刀柄　　　　　　　　图5-2 手术镊

（4）血管钳:又称止血钳。用于止血、分离组织、夹持组织等。弯血管钳用于夹持深部组织或内脏血管出血;直血管钳用于夹持浅层组织出血,协助拔针等。

（5）持针钳:又称持针器(图5-3)。用于夹持缝针缝合各种组织,也可用于器械打结。传递方法时手握持针钳的上、中部,将持针钳的柄端递给操作者。

（6）牵开器:又称拉钩(图5-4),用以牵开组织,显露手术野,便于探查和操作,可分为手持拉钩和自动拉钩两类。常用的拉钩有甲状腺拉钩、腹腔平头拉钩、S形拉钩等。

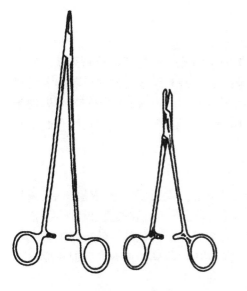

图5-3 持针器

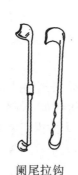
阑尾拉钩

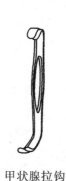
甲状腺拉钩

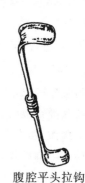
腹腔平头拉钩

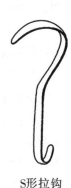
S形拉钩

图5-4 各种拉钩

2.特殊器械 包括吻合器类、内镜类、其他精密仪器(如高频电刀、电钻、激光刀等)。

(四)缝合针和缝合线

1.缝针 常用的有三角针、圆针、无损伤缝针等,三角针能穿透较坚硬的组织,用于缝合皮肤、韧带、软骨和瘢痕等坚韧组织。圆针对组织损伤较小,用于缝合血管、神经、腹膜和内脏等软组织。无损伤缝针,其针尾嵌有与针体粗细相似的线,针柄平滑,缝合时对组织损伤较小,用于缝合角膜、血管、神经等管状或环形构造。以上各种类型的缝合针均有直形和弯形两种。

2.缝线 用于缝合组织和脏器,促进伤口愈合;也可用来结扎、缝合血管,起到止血作用。缝线分为不可吸收和可吸收两类。不可吸收线是指不能被组织酶消化,如丝线、金属线、尼龙线等,黑色丝线是手术中最常用的线。可吸收线分为天然和合成两种,天然缝线有肠线和胶原线,肠线常用于胃肠、胆管、膀胱等黏膜和肌层的吻合;合成缝线比肠线更易吸收,组织反应更轻。缝线的粗细以号码标明,常用有1~10号线,号码越大线越粗。细线用0表示,0越多线越细。

(五)引流物

外科引流是指将人体组织间或体腔中积聚的脓、血或其他液体通过引流物导流至体外的技术。引流物有乳胶片引流条、纱布引流条、烟卷式引流条、引流管等。常根据手术部位、创口深浅、引流液量和性状等选择合适的引流物。目前使用最多的是各型号的橡胶、硅胶和塑料类引流管,如普通引流管、双腔(或三腔)引流套管、T形引流管、蕈状引流管等。

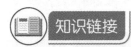知识链接

腹腔镜在临床外科的应用

腹腔镜可应用于外科的各个领域。目前用于胆囊切除、肝囊肿切除引流、肝脓肿插管引流术、肠粘连松解、胃穿孔修补、迷走神经切断治疗十二指肠溃疡、脾切除、疝修补、胃肠道手术;腹腔镜还用于泌尿科精索静脉曲张高位结扎、肾囊肿开窗、肾上腺肿瘤切除;妇产科的异位妊娠切除、子宫肌瘤、全子宫切除等。

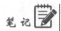

二、物品的处理

（一）布单类

布单类均采用高压蒸汽灭菌，保存时间在夏季为 7 日、冬季为 10～14 日，过期应重新灭菌。经环氧乙烷低温灭菌的密封包装纸及塑料袋，灭菌后的有效期可保持半年到 1 年。用过的布单类若污染严重，尤其是 HBeAg 阳性患者使用过的布单类，需先放入专用污物池，用 500mg/L 有效氯溶液浸泡 30 分钟后，再洗涤、灭菌。一次性无纺布的手术衣帽和布单类可直接使用，免去清洗、折叠、包装及再消毒所需的人力、物力和时间，但不能完全代替棉质布单。

（二）敷料类

各种敷料制作后包成小包，高压蒸汽灭菌，也可根据临床需求制成小包后用纸塑双层包装，采用射线灭菌。特殊敷料，如消毒止血用的碘仿纱布，因碘仿遇高温易升华而失效，故禁止高压灭菌，需在无菌的条件下制作，保存在消毒、密闭容器内或由厂家使用射线灭菌后一次性包装。使用过的敷料按医疗垃圾处理。感染性手术用过的敷料用大塑料袋集中包好，袋外注明"特异性感染"，及时送室外指定处焚烧。

（三）器械类

普通器械多为不锈钢制成，术后用多酶溶液浸泡刷洗，去除器械上的血渍、油垢，用流水冲洗再消毒、干燥。对有关节、齿槽和缝隙的器械，应尽量张开或卸后进行彻底洗刷。有条件的医院可采用超声清洗、压力清洗。洗净后的器械干燥后，表面涂抹水溶性润滑剂保护，分类打包后高压蒸汽灭菌。

特殊感染（朊毒体、气性坏疽及突发原因不明的传染病病原体污染的器械和物品）手术后的器械，按照国家卫健委的相关规定进行特殊处理。

1. 朊毒体污染的器械　先浸泡于 1mol/L 氢氧化钠溶液内作用 60 分钟，再按普通器械流程处理，压力蒸汽灭菌应选用 134～138℃ 18 分钟，或 132℃ 30 分钟，或 121℃ 60 分钟。

2. 气性坏疽污染的器械　先用 3% 过氧化氢或 0.2% 过氧乙酸或 2000～5000mg/L 的含氯消毒液浸泡 30～60 分钟，再按普通器械流程处理。

（四）缝合针及缝合线

手术室用的缝合针和缝合线多在出厂时已分别包装并灭菌，可在术中直接使用。

（五）引流物

可按橡胶类物品灭菌或压力蒸汽灭菌处理。

第三节　手术人员的准备

为确保手术患者切口感染，手术人员在术前需进行严格的无菌准备。包括外科手消毒，穿无菌手术衣，戴无菌手套。

一、一般准备

手术人员进手术室前，需在换鞋处更换手术室专用鞋，在更衣室内穿好洗手衣、裤，戴好手术帽和口罩。内衣不可露在洗手衣外面，口罩要盖住口、鼻，帽子盖住全部头发。修剪指甲，除去甲下污垢。手与手臂皮肤无破损、无感染、无皮肤病。

二、外科手消毒

皮肤表面的细菌可分为暂驻菌和常驻菌两类。暂驻菌分布于皮肤表面，易被清除；常驻菌深居毛囊、皮脂腺等处,不易清除,并可在手术过程中逐渐移至皮肤表面。因此在手臂清洗消毒后,还要穿无菌手术衣、戴无菌手套,以防细菌污染手术切口。

外科手消毒是指手术人员通过机械刷洗和化学消毒的方法,清除并杀灭双手及前臂的暂驻菌及部分常驻菌达到消毒皮肤的目的。常用的手消毒剂有乙醇、异丙醇、氯己定、碘伏等。消毒方法有刷洗法、冲洗法和免冲洗法。

1. 刷洗法　目前很少使用。操作流程为:①肥皂水或洗手液清洗双手及手臂,清水冲净。②用无菌刷接取适量洗手液或外科手消毒液,自手指开始向上刷至肘关节上10cm,顺序为指尖至手腕、手腕至肘部、肘部至肘上依次刷洗,左右臂交替,时间约3分钟(根据洗手液说明)。刷手时要注意甲缘、甲沟、指蹼处的刷洗。③流动水自指尖至肘部冲洗,用无菌巾从手至肘部依次擦干,不能超过刷手范围区域,不能回擦。④保持双手拱手姿势,自然干燥。双手不得下垂,不能接触非无菌物品。

2. 冲洗法　肥皂水清洗双手及手臂后,取适量手消毒剂揉搓双手的每个部位、前臂和上臂下1/3,并认真揉搓2~6分钟,用流动水冲净双手、前臂和上臂下1/3,无菌巾彻底擦干。流动水应达到国家规定标准,特殊情况水质不达标时,手术医师在戴手套前,应用醇类消毒剂消毒双手后戴手套。手消毒剂的取液量、揉搓时间及使用方法遵循产品使用说明。

3. 免冲洗法　肥皂水清洗双手及手臂后,取适量的手消毒剂涂抹至双手的每个部位、前臂和上臂下1/3,并认真揉搓直至消毒剂干燥。手消毒剂的取液量、揉搓时间及使用方法应遵循产品使用说明。

涂抹外科手消毒剂的步骤:①取适量的手消毒剂放置在左手掌上,将右手手指尖浸泡在手消毒剂中(≥5秒),将手消毒剂涂抹在右手、前臂直至上臂下1/3,确保通过环形运动环绕前臂至上臂下1/3,将手消毒剂完全覆盖皮肤区域,持续揉搓10~15秒,直至消毒剂干燥。②取适量的手消毒剂放置在右手掌上,左手重复上述过程。③取适量的手消毒剂放置在手掌上,揉搓双手直至手腕,揉搓方法按照"七步洗手法"(无须揉搓指尖)揉搓至手部干燥。④保持双手拱手姿势,自然干燥。此后双手不得下垂,不能接触未经消毒的物品。

若无菌手术完毕,手套未破,需连续进行另一台手术时,可不重新刷手,于双手及前臂涂抹适量消毒液,揉搓至干燥后更换手术衣及手套。若前一台为污染手术,则应重新洗手。

三、穿脱手术衣及戴手套

操作视频

(一)穿无菌手术衣

1. 传统对开式手术衣穿法　具体方法为:①外科手消毒后,选择较宽敞处用双手提起手术衣的衣领打开,衣内面朝向自己;②向上轻抛手术衣,双手顺势插入袖中,两臂向前平伸,不可高举过肩;③巡回护士在穿衣者背后抓住衣领内面,协助将袖口后拉,露出双手,并系住衣领后带;④穿衣者双手交叉,身体略向前倾,手指夹起左右腰带递向后方,由巡回护士接住并系好腰带;⑤穿好手术衣后,双手保持于腰以上、肩以下的胸前位置,避免触碰周围的人或物(图5-5)。

2. 全遮盖式手术衣穿法　具体方法为:①取手术衣,在较宽敞的地方双手持衣领打开手术衣,双手提住衣领两角,衣袖位向前将衣展开,衣内面朝向自己;②将手术衣向上轻轻抛起,双手顺势插入袖中,两臂前伸,双手不露出袖口,不可高举过肩,也不可向左右侧展开,以免碰触非无菌物品引起污染;③巡回护士在穿衣者背后抓住衣领内面,并系住衣领后带,同时系住左叶背部与右侧腋下的一对系带;④穿衣者戴好无菌手套;⑤解开腰间活结,将右侧腰带递给台上的手术人员或由巡回护士用无菌持物钳夹持腰带绕穿衣者一周后交穿衣者自行系于腰间(图5-6)。

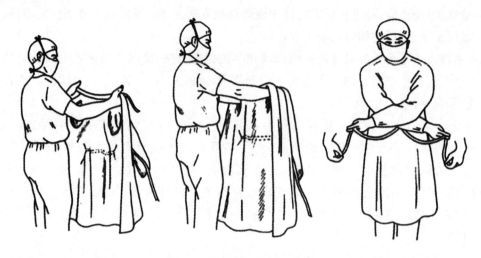

图 5-5　传统对开式手术衣穿法

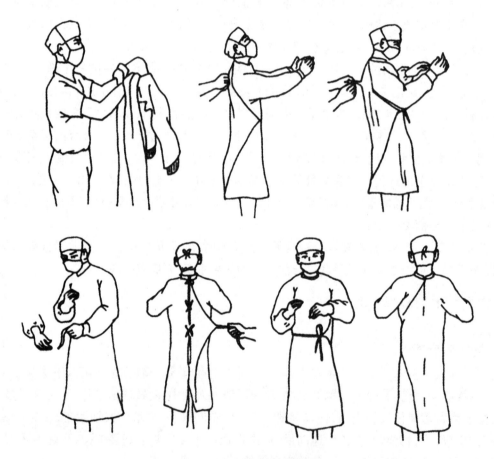

图 5-6　全遮盖式手术衣穿法

(二)戴无菌手套

无菌手套有干、湿两种,目前临床多采用前者,戴法分为无接触式和开放式两种。

1. 无接触式　具体方法为:①穿手术衣时,双手不伸出袖口。右手隔衣袖取左手手套,并放在左手袖口上,手套指端朝向手臂,各手指相互对应;②两手隔衣袖分别抓住手套上、下两侧的反折部,将手套翻套于袖口上,手伸出袖口顺势插入手套。同法戴右手手套(图 5-7)。

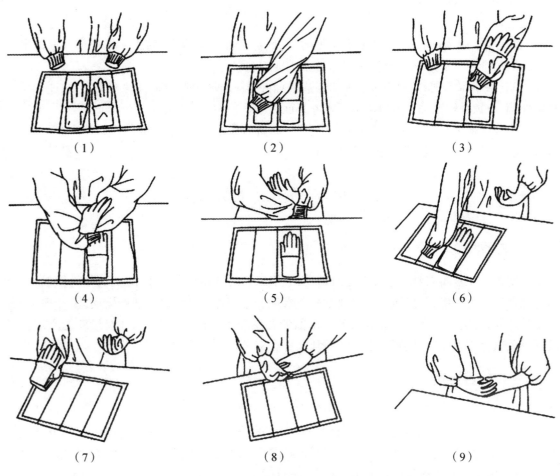

图 5-7 无接触式戴无菌手套法

2.开放式 具体方法为:①捏住手套口的向外翻折部分(即手套内面),取出手套,分清左、右侧;②左手捏住并显露右侧手套口,将右手插入手套内,戴上手套,注意未戴手套的手不可触及手套的外面(无菌面);③用已戴上手套的右手插入左手手套口翻折部的内面(即手套外面),帮助左手插入手套并戴上;④分别将左、右手套的翻折部翻回,并盖住手术衣的袖口,用无菌生理盐水冲净手套外面的滑石粉(图 5-8)。

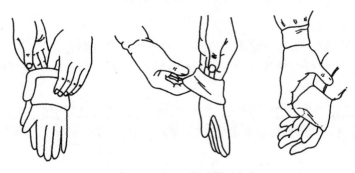

图 5-8 开放式戴无菌手套法

3.协助他人戴手套 被戴者的手自然下垂,由器械护士用双手撑开一手套,拇指朝向被戴者,协助其将手伸入手套顺势套住袖口。

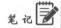

（三）脱手术衣及手套

1.脱手术衣

（1）他人帮助脱手术衣法：穿衣者双于抱肘，巡回护士面对脱衣者，将手术衣肩部向肘部翻转，再向手的方向拉扯脱下手术衣，手套的腕部亦随之翻转于手上。

（2）自行脱手术衣法：左手抓住手术衣右肩外面并拉下，使衣袖外翻，同法拉下左肩，脱下手术衣，使衣里外翻，保护手臂及洗手衣裤不被手术衣外面污染。

2.脱手套　戴手套的手抓取另一手的手套外面，翻转脱下；用已脱手套的拇指伸入另一手套的里面，翻转脱下。注意保持双手不触及手套外面。

第四节　患者的准备

一、一般准备

手术室护士在术前需对手术患者进行访视，了解患者的基本情况。手术当天，由巡回护士提前去病房将患者接入手术室，并按照手术安排表仔细核对患者，确保手术部位准确无误，清点携带药品及个人物品并妥善保管，认真做好麻醉前和手术前的各项准备工作。同时，加强对患者的心理护理，减轻其焦虑恐惧等心理反应，以利于手术的顺利进行。

二、手术体位准备

由巡回护士完成，根据患者手术部位调整手术床，选择适当的体位垫、体位架、固定带等物品安置合适的手术体位。基本要求是：①最大限度保证患者的舒适与安全；②充分暴露手术部位，避免不必要的暴露；③维持正常的呼吸、循环功能，不影响麻醉师的观察和监测；④妥善固定，避免压迫血管、神经、肌肉等。常用的手术体位如下所示。

（一）仰卧位

患者仰卧于手术床、头部置于枕上，双上肢置于身体两侧或自然伸开，双下肢自然伸直的一种体位。根据手术部位及方式不同，在标准仰卧位基础上演变有其他特殊仰卧位。

1.水平仰卧位　适用于胸部、腹部、下肢等手术（图5-9）。

2.头（颈）后仰卧位　适用于颈部手术（图5-10）。

3.上肢外展仰卧位　适用于上肢、乳房手术（图5-11）。

（二）侧卧位

将患者向一侧自然侧卧，头部向健侧方向，双下肢自然弯曲，前后分开放置。双臂自然向前伸展，患者脊柱处于水平线上，保持生理弯曲的一种手术体位。适用于颅脑、胸腔及肾脏等手术。常用的侧卧位如下所示。

1.一般侧卧位　适用于肺、食管、侧胸壁、侧腰部（肾及输尿管中上段）等手术（图5-12、图5-13）。

2.半侧卧位　适用于乳房和腋部手术（图5-14）。

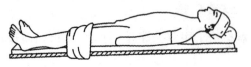

图5-9　水平仰卧位

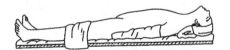

图5-10　头（颈）后仰卧位

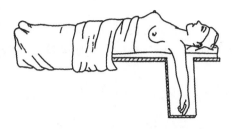

图5-11 上肢外展仰卧位

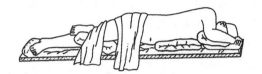

图5-12 胸部手术侧卧位

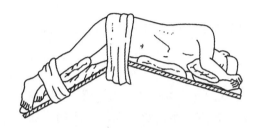

图5-13 肾脏手术侧卧位

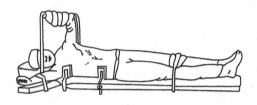

图5-14 半侧卧位

(三)俯卧位

患者俯卧于床面、面部朝下、背部朝上,保证胸腹部最大范围不受压、双下肢自然屈曲的手术体位。多用于头颈部、背部、脊柱后路、盆腔后路、四肢背侧等部位手术(图5-15、图5-16)。

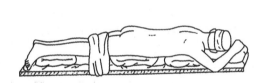

图5-15 俯卧位

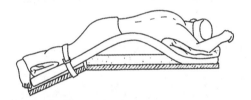

图5-16 腰椎手术俯卧位

(四)膀胱截石位

患者仰卧,臀部与手术台尾部摇折处平齐,臀下垫软枕;两腿屈膝、屈髋置于腿架上;腘窝部垫一软枕,约束带固定;摆正膝关节,以免损伤腓总神经(图5-17)。

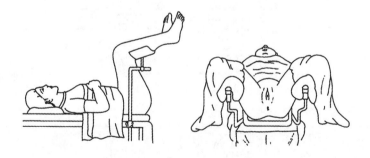

图5-17 膀胱截石位

三、手术区皮肤消毒

安置好手术体位后,需对手术区域皮肤进行消毒,以杀灭手术切口及其周围皮肤上的病原微生物。消毒前先检查手术区域皮肤的清洁程度、有无破损及感染。

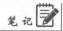

（一）消毒原则

具体原则为：①手术医师在手臂消毒后，未穿手术衣和戴手套之前进行；②以手术切口为中心向四周涂擦；③感染伤口或肛门会阴部皮肤消毒，应由外周向感染伤口或肛门会阴处涂擦；④已接触污染部位的药液纱球不能回擦。

（二）消毒方法

一般皮肤消毒选用0.5%碘伏，涂擦患者手术区域2遍；婴幼儿皮肤、面部、口鼻腔黏膜、会阴部手术消毒一般选用0.5%安尔碘；植皮时，供皮区用75%酒精消毒3遍。

（三）消毒范围

消毒范围包括手术切口周围15～20cm的区域。如术中需延长切口，应扩大消毒范围。

四、手术区铺单法

手术区皮肤消毒后，铺无菌单。目的是建立无菌区，显露手术切口所必需的皮肤区，遮盖其他部位，避免并减少手术中的污染。由消毒的医师及器械护士协助完成。也可在手术区的皮肤上粘贴无菌塑料薄膜，切开皮肤后切口边缘有薄膜覆盖，以防止皮肤常驻菌进入切口。

（一）铺单原则

铺单原则：①器械护士手持无菌单的两端传递，医师接时应手持中间；②手术区周围应有4～6层无菌单，外周至少2层；③铺好的无菌单边缘距离切口中心2～3cm，悬垂于手术台边缘下至少30cm；④术中手术单如被血、水浸湿，应加盖一层，隔离无菌区。

（二）铺单方法

以腹部手术为例：需无菌巾4块，薄膜手术巾1块，中单2条，剖腹单1条（图5-18）。

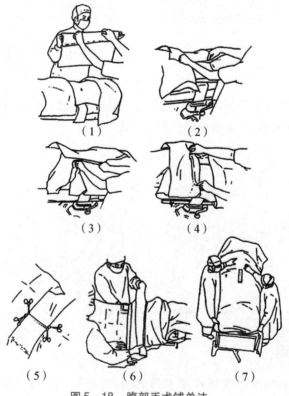

图5-18　腹部手术铺单法

1. 铺无菌巾　又称切口巾,由4块无菌巾铺盖在切口周围。①器械护士将第1、第2、第3块无菌巾的折边1/3朝向第一助手,第4块的折边朝向护士自己,依次递给第一助手;②第一助手接过4块无菌巾,按顺序分别铺在切口下方、上方、对侧,最后铺自身侧,无菌巾的内侧缘距切口线3cm以内;③无菌巾两两交接的4个角用巾钳夹住或是贴上无菌手术薄膜。铺巾完成后,第一助手应再次消毒手和手臂,穿手术衣、戴手套后铺其他无菌单。

2. 铺手术中单　将两块无菌中单分别铺在切口下、上方。铺巾者注意避免自己的手触及未消毒物品。

3. 铺手术洞单　将洞单的开口正对切口,短端对准头部,长端对准下肢,先向上展开,盖住麻醉架,再向下展开,盖住器械托盘及床尾。两侧和足端应垂下超过手术台边缘30cm。铺大洞单时,把手卷在手术单内展开,以免手被污染。无菌单铺好后只能由手术区向外移,不能向内移动。

第五节　手术中的无菌操作技术

一、手术中的无菌操作原则

(一)明确无菌区域

1. 手术人员无菌区　手术人员刷手后,手臂不可接触未经消毒的物品。穿好无菌手术衣、戴好无菌手套后的无菌区为肩以下、腰以上、双手、双臂、腋中线以前的区域。手术人员的手臂应肘部内收,靠近身体,既不可高举过肩,也不可下垂过腰或交叉于腋下。

2. 环境中无菌区　手术台边缘以上的台面视为无菌区,以下视为有菌区,布单和手术人员的手臂不可接触台面以下,凡下坠超过手术台边缘以下的器械、敷料等一概不可再取回使用。手术人员不得扶持无菌器械台的边缘。

(二)保持物品无菌

无菌区内所有物品均应严格灭菌。如疑有污染、破损、潮湿,应立即更换。一份无菌物品仅供一位患者使用1次,打开到手术台后即使未用,也不可给其他患者使用,均应重新包装、灭菌后使用。

(三)保护皮肤切口

切开皮肤前,可先用无菌塑料薄膜覆盖,再经薄膜切开皮肤,以保护切口。切开皮肤和皮下脂肪层后,用无菌纱布垫或手术巾遮盖固定。凡与皮肤接触的刀片和器械不应再用,如需延长切口或缝合前,需用75%乙醇再次消毒皮肤1次。术中因故暂停时,切口应用无菌巾覆盖。

(四)正确传递物品和调换位置

器械护士不可在手术人员背后或头顶方向传递器械。手术人员应面向无菌区,并在规定区域内活动。同侧手术人员如需调换位置,一人先退后一步,背对背转身到另一位置,防止接触对方背部;对侧手术人员如需调换位置,需经器械台侧交换。

(五)污染手术的隔离技术

进行胃肠道、呼吸道或宫颈等污染手术时,切开空腔脏器前,先用纱布垫保护周围组织,并随时吸除外流的内容物。被污染的器械和物品放在污染器械盘内,避免与其他器械接触。完成全部污染步骤后,手术人员应用灭菌用水冲洗或更换无菌手套,尽量减少污染机会。

(六)减少空气污染

手术进行时门窗应关闭,尽量减少人员走动。手术过程中保持安静,不高声说话嬉笑。咳嗽、打喷嚏时须将头转离无菌区。请他人擦汗时,头应转向一侧。口罩一旦潮湿立即更换。手术间内参观

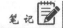

人员不超过 2 人,距离手术人员 30cm 以上,不可在室内频繁走动。

二、手术配合

根据手术中护士的职责将手术室护士分为两类:器械护士和巡回护士。

(一)器械护士

器械护士又称洗手护士,其工作范围限于无菌区内,主要职责包括术前访视、术前准备以及手术过程中所需器械、物品和敷料的供给,配合医师完成手术。

1. 术前访视 术前 1 日访视患者,根据手术种类和范围准备手术器械和敷料。

2. 术前准备 术前 15～20 分钟洗手、穿无菌手术衣、戴无菌手套;准备铺无菌器械台,检查所需器械和敷料是否齐全完好,并按分类、使用顺序合理摆放;协助医师进行手术区皮肤消毒和铺无菌手术单;连接并固定电刀刀头和吸引器头端等。

3. 清点、核对用物 分别于术前和术中关闭体腔前后及缝合皮肤后,与巡回护士共同清点核对、记录各种器械、敷料、缝针等数目,包括术中增填或掉落器械敷料,严防异物遗留在体腔。

4. 正确传递用物 手术开始后,密切观察手术进程,主动、准确、迅速地向手术医师传递器械、敷料、缝针等手术用物;传递时以器械柄端轻击术者伸出的手掌。

5. 保持器械和用物整洁 保持手术野、器械托盘、器械桌、器械及用物的整洁、干燥、无菌。器械用毕及时取回擦净,做到"快递、快收",分类排放整齐;随时清理缝线残端,防止带入创腔;吸引器头每次使用后需用盐水吸洗,以免血液凝固堵塞管腔;暂时不用的器械放在器械台一角;接触过污染部位的器械要分开放置,以防污染扩散。

6. 配合抢救 如术中患者出现大出血、心搏骤停等意外时,保持沉着、冷静,备好抢救用品,积极配合医师抢救。

7. 标本管理 手术中采集的组织或标本,妥善保管,术后及时送检。

8. 包扎和固定 术毕协助医师处理、包扎伤口,固定好各种引流物。

9. 术后工作 清点用物无误后在登记本上签名,手术的器械清点无误后清洗、打包或送供应室清洗、灭菌,贵重仪器或特殊仪器严格交接班。

(二)巡回护士

巡回护士工作范围是在无菌区外。主要职责是负责手术过程中器械、敷料等物品的准备和供给,主动配合手术和麻醉。根据手术需要,协助完成输液、输血及手术台上特殊物品、药品的供应,对患者实施整体护理。

1. 术前准备 术前认真检查手术间内各种药物、物品是否齐全,电源、吸引装置和供氧系统等固定设备是否安全有效。连接吸引器、电刀等特殊仪器电源。调节好手术间内光线和温度,创造最佳手术环境及条件。协助上台手术人员穿无菌衣。

2. 核对患者 核对床号、姓名、性别、年龄、住院号、诊断、手术名称、手术部位、术前用药。检查患者全身皮肤完整性、肢体活动情况及手术区皮肤的准备情况。了解病情,检查术前皮试结果并询问有无过敏史。建立静脉通路并输液,核对患者血型、交叉试验结果,做好输血准备。注意保暖和保护患者隐私。

3. 安置体位 根据手术部位,协助麻醉医师安置患者体位,充分暴露手术区,固定牢靠,确保患者安全舒适。若使用电刀,需将负极板与患者肌肉丰富处全面接触,以防灼伤。对意识清醒患者,予以解释,取得其合作。

4. 清点、核对物品 分别于手术开始前、关闭体腔前、关闭体腔后及缝合皮肤后,与器械护士共同清点、核对后登记。严格执行核对制度,避免异物存留于体内。

5.术中配合　随时观察手术进展情况,随时调整灯光。及时供应、补充手术台上所需物品。密切观察患者病情变化,保证输液、输血通路通畅,保证患者术中安全,主动配合抢救工作。认真填写手术护理记录单,严格执行术中用药制度,监督手术人员的无菌操作并及时纠正。注意观察吸引器瓶液量并及时处理。

6.术后整理　将术中采集的标本放在标本容器内,核对无误后送至相关科室。整理患者物品,护送患者回病房,将患者术中情况及物品与病区护士交接。整理手术间,补充手术间内的各种备用药品及物品,进行日常清扫及空气消毒。

(张　婷　臧雪红　宋丽艳)

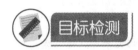

参考答案

1.患者手术区皮肤消毒时,正确的顺序是(　　)。

A.由手术区外周涂向瘘口周围　　　　B.有遗漏可回擦　　　　C.由手术患者头侧涂向足侧

D.由手术者一侧涂向对侧　　　　　　E.无需按一定的顺序,只要消毒彻底

2.器械护士王某配合一台甲状腺手术,手术中器械管理错误的是(　　)。

A.器械台要保持干燥、整齐、无菌

B.器械应按使用次序先后放置

C.各类物品应分类放置

D.器械用毕暂留在手术台周围

E.吸引器头用后及时用生理盐水冲洗,以免堵塞

3.穿无菌衣和戴无菌手套后,必须保持无菌的部位是(　　)。

A.整个胸、腹、背部和双上肢　　　　B.整个颈肩、胸、腹、背部　　　　C 腰部以上的前胸、后背和双上肢

D.腰部以上的前胸和肩部　　　　　　E.腰部以上的前胸、侧胸和双上肢

4.最常用的消毒手术敷料的方法是(　　)。

A.压力蒸汽灭菌　　　　　　　　　　B.甲醛蒸汽熏蒸法　　　　　　C.煮沸消毒

D 微波消毒法　　　　　　　　　　　E.消毒液浸泡法

5.手术人员无菌操作不正确的是(　　)。

A.帽子必须完全盖住头发

B.无菌区的布单若被水浸湿,应加盖无菌巾

C.不可在手术人员背后传递器械

D.手术人员若手套破损,应立即更换

E.坠落在手术台边缘以下的器械物品可捡回再用

第六章 手术前后患者的护理

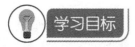

素质目标:具有关心手术患者心理和尊重手术患者隐私的态度和行为。

知识目标:掌握围手术期概念、术前呼吸道和消化道准备、手术区皮肤准备、术后体位要求、术后病情观察、术后引流管护理、手术伤口护理、术后不适护理和术后并发症的护理;熟悉手术分类、手术前后的心理护理、术前特殊准备与护理;了解手术前后的健康教育。

能力目标:能运用护理程序对围手术期患者实施整体护理。

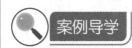

患者,男,61岁,半个月前无明显诱因出现进食时哽咽感,早期进食干燥食物尤为明显,近日出现饮水呛咳,声音嘶哑。经检查诊断为食管癌。体格检查:体温36.5℃,脉搏72次/分,呼吸21次/分,血压140/90mmHg,营养中等,神清合作,淋巴结无肿大,心肺腹检查无异常。

请思考:

1.针对该患者应该从哪几个方面进行护理评估?

2.该患者手术前需要提供哪些护理措施?

第一节　概　述

手术是治疗外科疾病的重要手段,但麻醉、手术创伤也会加重患者的生理负担,导致并发症、后遗症等不良后果。为获得良好的手术效果,除正确的手术操作外,还需要在手术前期、手术期、手术后期3个阶段进行精心的护理。因此,重视围手术期护理,对保证患者安全、提高治疗效果有重要意义。

一、围手术期的概念

围手术期是指从确定手术治疗时起,至与这次手术有关的治疗基本结束为止的一段时间。它包括手术前期、手术期、手术后期3个阶段。①手术前期:是指从患者决定接受手术到将患者送至手术台。②手术期:是指从患者被送上手术台到患者手术后被送入复苏室或外科病房。③手术后期:是指从患者被送到复苏室或外科病房至患者出院或继续追踪。

围手术期护理是指在围手术期为患者提供全程、整体的护理。其宗旨在加强术前至术后整个治疗期间患者的身心护理,通过全面评估,充分做好术前准备,并采取有效措施维护机体功能,提高手术安全性、减少术后并发症,促进患者康复。围手术期护理也包括手术前期、手术期、手术后期三个阶段的护理,每个阶段护理工作重点不同。

二、手术分类

1.按手术的时限分类

(1)择期手术:对手术时间没有限制,可在充分的术前准备后进行手术。如一般的良性肿瘤切除术、腹股沟疝修补术等。

(2)限期手术:手术时间可以选择,但有一定限度,不宜过久以免延误手术时机,应在限定时间内做好术前准备。如各种恶性肿瘤根治术、已用碘剂做术前准备的针对甲状腺功能亢进的甲状腺大部切除术等。

(3)急症手术:病情危急,需在最短时间内进行必要的准备后迅速实施手术,以抢救患者生命,如外伤性肝破裂、脾破裂、肠破裂、胸腹腔大血管破裂等。

2.按手术目的分类

(1)诊断性手术:以明确诊断为目的。如淋巴结活检、乳腺肿物针吸活检和剖腹探查术。

(2)根治性手术:以彻底治愈疾病为目的。如乳癌根治手术、阑尾切除术、肠穿孔修补术、骨折的复位与内固定术、腭裂修补术等。

(3)姑息性手术:以减轻症状为目的,用于条件限制而不能行根治性手术时。如为减轻疼痛,给晚期癌性疼痛患者实施的交感神经切除术,为解决进食问题给晚期胃癌患者实施的胃空肠吻合手术。

第二节 手术前患者的护理

手术前需要详细询问病史,进行全面的体格检查,了解各项辅助检查结果,以准确估计患者的手术耐受力,同时发现问题,在术前予以纠正,术后加以防治。

【护理评估】

(一)健康史

重点了解与本次疾病有关或可能影响患者手术耐受力及预后的病史。

1.一般资料 如性别、年龄、职业、生活习惯、烟酒嗜好等。

2.现病史 自患病以来健康问题发生、发展及应对过程。

3.既往史 如各系统伴随疾病、过敏史、外伤手术史等。

4.用药史 如抗凝药、抗生素、镇静药、降压药、利尿剂、皮质激素等的使用情况及不良反应。

5.月经、婚育史 如女性患者的月经情况,包括初潮年龄、月经周期、绝经年龄;婚育史主要包括初婚年龄、婚次,女性患者还包括妊娠次数、流产次数和生产次数等情况。

6.家族史 家庭成员有无同类疾病、遗传病史等。

(二)身体状况

1.各系统的功能状态及危险因素

(1)循环系统:评估患者脉搏速率、节律和强度,血压,皮肤的色泽、温度及有无水肿,体表血管有无异常,有无颈静脉怒张及四肢浅静脉曲张,有无心肌炎、心绞痛、心肌梗死、心力衰竭等。

(2)呼吸系统:评估患者呼吸频率、深度、节律和形态,呼吸运动是否对称,有无呼吸困难、发绀、咳嗽、咳痰、胸痛、哮鸣音等,有无肺炎、肺结核、支气管扩张、慢性阻塞性肺病或长期吸烟史。

(3)泌尿系统:评估患者尿液的量、颜色、比重及透明度,有无排尿困难、尿频及尿失禁,有无肾功能不全、前列腺增生或急性肾炎。

(4)神经系统:评估患者有无头痛、头晕、眩晕、耳鸣、瞳孔不等大或肢体活动障碍等,有无意识障

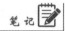笔记

碍或颅内压增高。

(5)消化系统:评估患者食欲及进食情况,有无恶心、呕吐、腹痛、腹胀、呕血及黑便等,有无消化道出血及腹水、黄疸或肝硬化。

(6)血液系统:评估患者有无鼻衄、牙龈出血、皮下紫癜或外伤性出血不止等。

(7)其他:评估患者有无内分泌系统疾病,如糖尿病、甲状腺功能亢进、肾上腺皮质功能不全,有无营养不良、体液平衡紊乱等。

2.辅助检查　了解实验室各项检查结果,如血、尿、大便三大常规和血生化检查结果,了解 X 线、超声、CT 及 MRI 等影像学检查结果,以及心电图、内镜检查报告和特殊检查结果。

3.手术耐受力　评估患者的手术耐受力。

(1)耐受良好:全身情况较好、无重要内脏器官功能损害、疾病对全身影响较小者,或重要脏器无器质性病变,其功能处于代偿阶段。

(2)耐受不良:全身情况不良、重要内脏器官功能损害较严重、疾病对全身影响明显,手术损害大,或重要脏器有器质性病变,其功能处于失代偿阶段。

(三)心理 - 社会状况

手术常伴有剧烈疼痛和其他严重不适或功能障碍,患者手术前最常见的心理反应为担忧手术效果、被误诊或误治、惧怕麻醉和手术、担心疼痛及术后并发症等。因此,手术前应全面评估患者的心理状况,正确引导和及时纠正不良的心理反应,保证各项医疗护理措施的顺利实施。同时要了解家庭成员、单位同事对患者的关心和支持程度,家庭经济承受能力等。

【常见护理诊断/问题】

1.焦虑/恐惧　与对医院环境陌生,对疾病的无知,害怕麻醉和手术意外,担心身体缺陷和术后并发症,考虑医疗费用和预后莫测等有关。

2.营养失调:低于机体需要量　与疾病消耗、营养摄入不足、丢失过多或机体分解代谢增强有关。

3.睡眠型态紊乱　与疾病导致的不适、环境改变和担忧有关。

4.体液不足　与疾病所致体液丢失、摄入量不足或体液在体内分布转移有关。

5.知识缺乏:缺乏手术、麻醉相关知识及术前准备知识。

【护理目标】

(1)患者情绪平稳,能配合各项检查和治疗。

(2)患者营养素摄入充分、营养状态改善。

(3)患者安静入睡,休息充分。

(4)患者体液得以维持平衡,无水、电解质及酸碱平衡失调,主要脏器灌注良好。

(5)患者对疾病有充分认识,能说出治疗及护理的相关知识及配合要点。

【护理措施】

(一)心理准备

1.入院宣教　向患者介绍病区的环境及经治的医师和责任护士,介绍患者结识同类手术的康复者,帮助患者安排好入院后的生活、起居以减轻患者由入院带来的焦虑和不适。及时了解患者的焦虑和恐惧,给予针对性的指导,同时通过认真、细致的工作态度和高超的护理技术取得患者的信任。

2.术前宣教　根据患者年龄、文化程度,用通俗易懂的语言,解释疾病及手术治疗的必要性和重要性。介绍术前准备、术中配合和术后注意点,必要时可邀请同病种的病友共同讲解接受治疗、护理的全过程及主动配合的经验和体会。

（二）一般准备与护理

1.**呼吸道准备** 吸烟者术前 2 周禁烟,防止呼吸道分泌物过多而阻塞气道。已有肺部感染者,术前 3～5 日应用抗生素;痰液黏稠者,可用雾化吸入,每日 2 或 3 次,并配合叩背排痰;有哮喘史的患者,可给口服地塞米松等药物,减轻支气管黏膜水肿。进行深呼吸和有效排痰的训练,如胸部手术者训练腹式呼吸,腹部手术者训练胸式呼吸。深呼吸有效排痰法,指导患者先轻咳数次,使痰液松动,再深吸气后用力咳嗽,排出痰液。

2.**胃肠道准备** 择期手术患者术前 12 小时禁食,4～6 小时禁水,以保证胃肠道的排空,防止在麻醉或手术过程中呕吐误吸而致窒息或吸入性肺炎。胃肠道手术患者术前 1～2 日开始进流质饮食,常规放置胃管。幽门梗阻患者术前 3 日每晚以温生理盐水洗胃,以排空胃内滞留物,减轻胃黏膜充血、水肿。结肠或直肠手术术前 3 日起口服肠道不吸收的抗生素,术前 1 日及手术当日清晨行清洁灌肠或结肠灌洗,以减少术后感染机会。

3.**排便练习** 术后患者因创伤和麻醉的影响,加之不习惯在床上大小便,易发生尿潴留和便秘,尤其老年男性患者。术前应练习床上排便。

4.**手术区皮肤准备** 皮肤准备的目的是防止手术后切口感染,要求清洁皮肤污垢,剃除皮肤上的毛发。病情允许时,患者在术前 1 日下午或晚上应洗澡,洗头和修剪指(趾)甲,并更换清洁的衣服,按各专科的要求剃除手术部位的毛发,范围一般应包括切口周围至少 15cm 的区域,剃毛时应避免损伤皮肤。若皮肤准备时间已超过 24 小时,应重新准备。部分骨、关节手术,皮肤的准备应连续进行 3 日。不同手术部位的皮肤准备范围见图 6-1。

(1)颅脑手术:剃除全部头发及颈部毛发,保留眉毛。

(2)颈部手术:上自唇下,下至乳头水平线,两侧至斜方肌前缘。

(3)乳房手术:上自锁骨上部,下至脐水平,包括患侧上臂 1/3 和腋下,两侧至腋后线。

(4)胸部手术:上自锁骨上部及肩上,下至脐水平,包括患侧上臂 1/3 和腋下,胸背均超过中线 5cm 以上。

(5)上腹部手术:上自乳头水平线,下至耻骨联合,两侧至腋后线。

(6)下腹部手术:上自剑突,下至大腿上 1/3 前内侧及会阴部,两侧至腋后线,剃除阴毛。

(7)腹股沟区手术:上自脐水平线,下至大腿上 1/3 内侧,两侧至腋后线,包括大会阴部,剃除阴毛。

(8)肾手术:上自乳头水平线,下至耻骨联合,前后均超过中线 5cm 以上。

(9)会阴及肛周手术:上自髂前上棘,下至大腿上 1/3,包括会阴及臀部,剃除阴毛。

(10)四肢手术:以切口为中心包括上、下方各 20cm 以上,一般超过远、近关节或为患侧整个肢体。

5.**休息** 充足的休息对患者的康复起着不容忽视的作用。术前正确评估患者睡眠型态、时间及质量,鼓励其表达失眠的原因。促进睡眠的有效措施包括:①消除引起不良睡眠的诱因;②创造良好的休息环境;③提供放松技术,如缓慢深呼吸、全身肌肉放松、听音乐等自我调节方法;④在病情允许下,适当增加白天的活动量;⑤必要时遵医嘱使用镇静安眠药,如地西泮、水合氯醛等。

6.**术日晨护理** 具体措施为:①测量生命体征,若发现患者有体温、血压升高或女性患者月经来潮时,及时通知医师,必要时延期手术;②检查手术野皮肤准备是否符合要求,遵医嘱进行术日晨灌肠或安置胃管;③进手术室前嘱患者排空膀胱,估计手术时间 4 小时以上或拟行下腹部、盆腔手术者,均应安置导尿管,妥善固定;④遵医嘱予以术前用药;⑤取下患者的义齿、发夹、眼镜、手表、首饰等,给予妥善保管;⑥将手术需要的物品,如病历、X 线片、CT 片、MRI 片、术中特殊用药和引流瓶等,随患者一起带入手术室;⑦与手术室接诊人员,仔细核对床号、姓名、性别、年龄、手术名称及手术部位等,做好交接;⑧准备麻醉床,备好床旁用物,如心电监护仪、吸氧装置等。

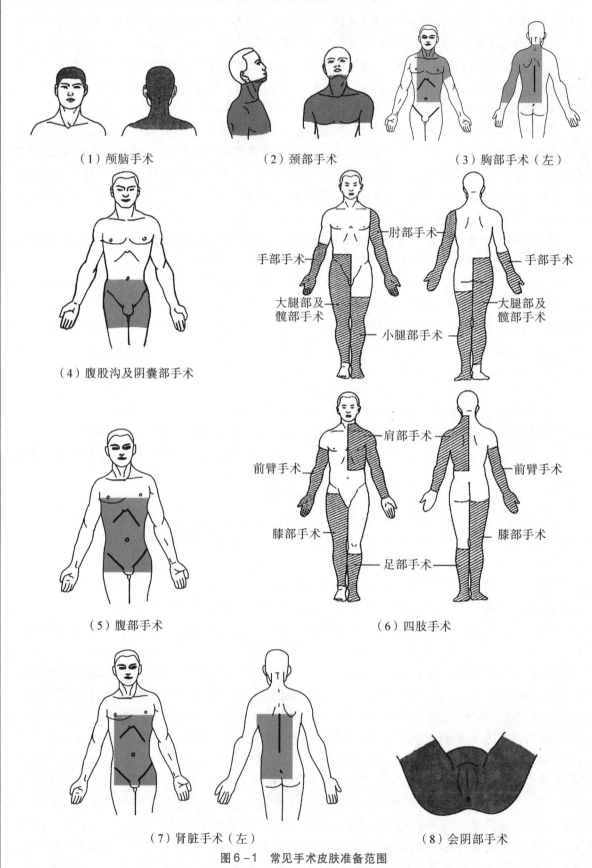

（1）颅脑手术　　　　（2）颈部手术　　　　（3）胸部手术（左）

（4）腹股沟及阴囊部手术

肘部手术
手部手术　　　　　　　　　　　　　手部手术
大腿部及髋部手术　　　　　　　　　大腿部及髋部手术
小腿部手术

（5）腹部手术

肩部手术
前臂手术　　　　　　　　　　　　　前臂手术
膝部手术　　　　　　　　　　　　　膝部手术
足部手术

（6）四肢手术

（7）肾脏手术（左）　　　　　　　（8）会阴部手术

图6-1　常见手术皮肤准备范围

7. 其他准备 拟行大手术前,做好血型鉴定和交叉配血试验,备好一定数量的全血、血浆及红细胞,根据麻醉与手术要求,准备好手术后床单位及监护、抢救等设备。

(三)特殊准备与护理

1. 急症手术 在最短的时间内做好急救处理的同时进行必要的术前准备,如立即输液,改善患者水、电解质及酸碱平衡失调状况。若患者处于休克状态,立即建立 2 条以上静脉通道,迅速补充血容量;尽快处理伤口等。

2. 营养不良 生化检查血清白蛋白低于 30g/L、血清转铁蛋白低于 15mg/L、体重 1 个月内下降 5% 者,存在营养不良。营养不良患者常伴低蛋白血症,可引起组织水肿,影响愈合;此外,营养不良者抵抗力低下,易并发感染。因此,术前尽可能行肠内或肠外营养支持,口服或静脉补充热量、蛋白质和维生素,以利于术后组织修复和创口愈合,提高机体抵抗力。

3. 高血压 血压在 160/100mmHg 以下者可不做特殊准备。若血压高于 180/100mmHg,术前应选用合适的降压药,使血压稳定在一定水平,但不要求降至正常后才做手术。若患者原有高血压病史,进入手术室时血压急骤升高,应及时告知手术医师和麻醉师,根据病情和手术性质决定实施或延期手术。

4. 心脏病 对伴有心脏疾患的患者,术前准备应注意:①长期低盐饮食和服用利尿剂者,加强水、电解质监测,发现异常及时纠正;②严重贫血者,可引起心肌供血不足,手术前应少量多次输血纠正;③心律失常者,遵医嘱给予抗心律失常药,心律控制在正常水平考虑手术;④急性心肌梗死患者发病后 6 个月内不宜择期手术,6 个月以上且无心绞痛发作者,在严密监测下可施行手术;⑤心力衰竭者最好在心力衰竭控制 3 ~ 4 周后再进行手术。

5. 肺功能障碍 肺部疾病或预期实施肺切除术、食管或纵隔肿瘤切除术者,术前应评估肺功能。当 $PaO_2 < 60mmHg$ 和 $PaCO_2 > 45mmHg$,易引起肺部并发症;红细胞增多可能提示慢性低氧血症;急性呼吸系统感染患者,若为择期手术应推迟至治愈后 1 ~ 2 周再手术;若为急症手术,需用抗生素并避免吸入麻醉;重度肺功能不全并发感染者,必须采取积极措施改善其呼吸功能,待感染控制后再施行手术。

6. 肝疾病 常见的是肝炎和肝硬化,另外手术创伤和麻醉都将加重肝负担。术前做各项肝功能检查,了解患者术前肝功能情况。①肝功能轻度损害者一般不影响手术耐受力;②肝功损害严重或濒于失代偿者,如有营养不良、腹水、黄疸等,或有急性肝炎患者,手术耐受力明显减弱,除急症抢救外,一般不宜手术。

7. 肾疾病 麻醉、手术创伤、某些药物等都会加重肾负担。术前进行各项肾功能检查,了解术前肾功能情况。根据 24 小时内肌酐清除率和血尿素氮测定值可将肾功能损害分为轻度、中度、重度三度。轻度、中度肾功能损害者,经过适当内科处理多能较好地耐受手术;重度肾功能损害者需在有效的透析治疗后才可耐受手术,但手术前应最大限度地改善肾功能。

8. 糖尿病 糖尿病患者易发生感染,手术前应积极控制血糖及相关并发症。一般施行大手术前要将血糖稳定于正常或轻度升高状态(5.6 ~ 11.2mmol/L)、尿糖 + ~ + + 为宜。如果患者应用口服降糖药物或长效胰岛素,术前均改为短效胰岛素皮下注射,每 4 ~ 6 小时 1 次,使血糖和尿糖控制在上述水平。为避免发生酮症酸中毒,尽量缩短术前禁食时间,静脉输液时胰岛素与葡萄糖的比例按 1U∶5g 给予。禁食期间定时监测血糖。

9. 妊娠 妊娠患者患外科疾病需手术治疗时,必须将外科疾病对母体和胎儿的影响放在首位。如果手术时机可以选择,妊娠中期相对安全。如果时间允许,术前应尽可能全面检查各系统、器官功能。需禁食时,应静脉补充营养,尤其是氨基酸和糖类,以保证胎儿的正常发育。必须使用药物时,尽量选择对孕妇、胎儿安全性较高的药物,如止痛药吗啡对胎儿呼吸有持久的抑制作用,可用哌替啶代替,但应控制剂量,且分娩前 2~4 小时内不用。

（四）健康教育

健康教育内容包括:①告知患者疾病相关的知识,使之理解手术的必要性,以取得患者的配合;②告知麻醉、手术的相关知识,使之掌握术前准备的具体内容;③术前加强营养,注意休息和活动,提高抗感染能力;④戒烟,早晚刷牙,饭后漱口,保持口腔卫生,注意保暖,预防上呼吸道感染;⑤指导患者术前进行相关适应性锻炼,包括呼吸功能锻炼、床上活动、床上使用便盆。

【护理评价】

通过治疗与护理,患者是否:①情绪及心理状态平稳;②营养不良得以纠正;③睡眠良好;④体液维持平衡,主要脏器功能处于良好状态;⑤对疾病有充分认识,能说出治疗及护理的相关知识及配合要点。

第三节　手术后患者的护理

手术损伤可导致患者防御能力下降,术后切口疼痛、禁食及应激反应等均可加重患者的生理、心理负担,不仅可能影响创伤愈合和修复过程,而且可能导致多种并发症的发生。手术后患者的护理重点是预防并发症,减少痛苦与不适,尽快恢复生理功能,促进康复。

【护理评估】

（一）术中情况

了解手术的麻醉类型和手术方式,手术过程是否顺利,术中出血、输血、补液情况,引流管安置的部位、名称、作用等,以判断手术创伤大小及对机体的影响。

（二）身体状况

主要从以下几方面进行评估。①生命体征:评估患者的体温、脉搏、呼吸、血压,同时观察意识状态;②切口状况:了解切口部位及敷料包扎情况,有无渗血、渗液;③引流管:了解引流管种类、数量、位置及作用,引流是否通畅,引流液的性质、颜色和量;④肢体功能:了解术后肢体感知觉恢复情况及四肢活动度;⑤出入水量:评估术后患者尿量、各种引流的丢失量、失血量及术后补液量和种类等;⑥营养状态:评估术后患者每日摄入营养素的种类、量和途径,了解术后体重变化;⑦术后不适及并发症:了解有无切口疼痛、恶心、呕吐、腹胀、呃逆、尿潴留等术后不适,评估不适的种类和程度,评估有无术后出血、感染、切口裂开、深静脉血栓形成等并发症及危险因素;⑧辅助检查:了解血、尿常规、生化检查、血气分析等结果,尤其注意尿比重、血清电解质水平、血清白蛋白及转铁蛋白的变化。

（三）心理－社会状况

评估术后患者及家属对手术的认识和看法,了解患者术后的心理感受,进一步评估有无引起术后心理变化的原因:①担心不良的病理检查结果、预后差或危及生命;②担心手术致正常生理结构和功能改变,如截肢、结肠造口等对今后生活、工作及社交带来不利影响;③术后出现切口疼痛等各种不适;④身体恢复缓慢,出现并发症;⑤担忧住院费用昂贵,经济能力难以维持后续治疗。

【常见护理诊断/问题】

1. 疼痛　与手术创伤、特殊体位等因素有关。

2. 舒适度减弱　与术后卧床、留置各类导管和创伤性反应等有关。

3. 有体液不足的危险　与手术导致失血、体液丢失、禁食禁饮、体液量补充不足有关。

4.低效性呼吸型态 与术后卧床、活动减少、切口疼痛、呼吸运动受限等有关。

5.营养失调:低于机体需要量 与术后禁食、创伤后机体代谢率增高有关。

6.焦虑/恐惧 与术后不适、术后并发症、担心生理结构和功能改变、预后差等有关。

7.知识缺乏:缺乏术后康复、锻炼和保健知识。

8.潜在并发症:术后出血、切口感染或裂开、肺部感染、泌尿系统感染或深静脉血栓形成等。

【护理目标】

(1)患者主诉疼痛减轻或缓解。

(2)患者术后不适程度减轻。

(3)患者体液平衡得以维持,循环系统功能稳定。

(4)患者术后呼吸功能改善,血氧饱和度维持在正常范围。

(5)患者术后营养状况得以维持或改善。

(6)患者情绪稳定,能主动配合术后治疗和护理。

(7)患者能说出术后康复锻炼的要点。

(8)患者术后并发症得以预防,或得到及时发现和处理。

【护理措施】

(一)一般护理

1.安置患者 患者手术完毕返回病室后,应与麻醉师和手术室护士做好床边交接;搬运患者时动作轻稳,注意保护头部、手术部位及各引流管和输液管,勿使牵拉或脱落;正确连接各引流装置;检查输液是否通畅;遵医嘱给氧;注意保暖,但避免贴身放置热水袋,以免烫伤。

2.体位 根据麻醉类型及手术方式安置患者的体位。全麻未清醒者,取平卧位,头偏向一侧,使口腔分泌物或呕吐物易于流出,避免误吸。蛛网膜下腔麻醉者,应平卧或头低卧位6~8小时,防止脑脊液外渗使颅内压降低而致头痛。硬脊膜外腔麻醉者平卧6小时后、局部麻醉、全麻清醒者,可根据手术部位及患者状况调整体位:①颅脑手术者,无昏迷或休克者,可取15°~30°头高脚低斜坡卧位;②颈、胸部手术者,取高半坐卧位,以利于呼吸和引流;③腹部手术者,取低半卧位或斜坡卧位,以减少腹壁张力,便于引流,并可使腹腔渗血渗液流入盆腔,避免形成膈下脓肿;④脊柱或臀部手术者,取俯卧或仰卧位;⑤腹腔内有污染者,在病情许可的情况下,尽早改为半卧位或头高脚低位;⑥休克患者,取中凹位或平卧位;⑦肥胖患者可取侧卧位,以利于呼吸和静脉回流。

3.病情观察

(1)生命体征:中、小型手术患者,手术当日每小时测量1次呼吸、脉搏、血压,监测6~8小时至生命体征平稳。对大手术、全麻及危重患者,必须密切观察,每15~30分钟测量1次呼吸、脉搏、血压及瞳孔、神志,直至病情稳定,随后改为每小时测量1次或遵医嘱定时测量,并做好记录。有条件者可使用床旁心电监护仪连续监测。术后24小时内,每4小时测量1次体温,稳定后8小时测量1次,直至体温正常后改为每日2次。

(2)体液平衡:对于中等及较大手术,术后需记录24小时出入水量。对于病情复杂的危重患者,留置尿管观察并记录每小时尿量。

(3)其他:特殊监测项目需根据原发病及手术情况而定。如对胰岛素瘤患者术后需定时监测血糖、尿糖,对颅脑手术后的患者监测颅内压及意识状态,对血管疾病患者手术后定时监测指(趾)端末梢循环状况等。

4.保持呼吸道通畅

(1)防止舌后坠:全麻后的患者,术后应口腔留置口咽通气管,避免舌后坠;患者清醒,喉反射恢复后,去除口咽通气管,以免诱发呕吐及喉痉挛。舌后坠者将下颌向前上托起,或用舌钳将舌拉出。

（2）促进排痰和肺扩张：麻醉清醒后,鼓励患者每2小时有效咳嗽1次,每小时深呼吸运动5～10次；根据病情协助患者2～3小时翻身1次,同时叩击背部,促进痰液排出；若痰液黏稠,可用超声雾化吸入（生理盐水20mL加α-糜蛋白酶5mg）每日2次或3次,每次15～20分钟,使痰液稀薄,易于咳出；呼吸道分泌物较多,可采取导管吸痰,必要时用纤维支气管镜或气管切开吸痰。

（3）吸氧：根据病情适当给氧,以提高动脉血氧分压。

5. 饮食护理

（1）非腹部手术：根据手术大小、麻醉方式及患者的全身反应而定。体表或肢体的手术,全身反应较轻者,术后即可进食；手术范围较大,全身反应明显者,待反应消失后方可进食。局部麻醉者,若无任何不适,术后即可进食；椎管内麻醉者,若无恶心、呕吐,术后3～6小时可进食；全身麻醉者,应待麻醉清醒,无恶心、呕吐后方可进食。一般先给予流质饮食,以后逐步过渡到半流质饮食或普食。

（2）腹部手术：尤其是消化道手术后,一般需禁食24～48小时,待肠道蠕动恢复、肛门排气后开始进食少量流质饮食,逐步递增至全量流质饮食,至第5～6日进食半流质饮食,第7～9日可过渡到软食,第10～12日开始普食。术后留置有空肠营养管者,可在术后第2日自营养管输注肠内营养液。

6. 休息与活动

（1）休息：保持病室安静,减少对患者的干扰,保证其安静休息及充足的睡眠。

（2）活动：术后早期活动有利于增加肺活量、减少肺部并发症；改善血液循环,促进伤口愈合,预防深静脉血栓形成；促进肠蠕动恢复,防止腹胀和肠粘连；促进膀胱收缩功能的恢复,防止尿潴留等。原则上应早期床上活动,争取短期内下床活动。麻醉清醒后即可鼓励患者在床上做深呼吸、间歇翻身、四肢主动与被动活动等。病情许可时,可鼓励患者下床活动,固定好各导管,防跌倒,并予以协助。有特殊制动要求（如脊柱手术后）、休克、心力衰竭、严重感染、出血及极度衰弱的患者则不宜早期活动。

7. 手术切口护理　观察切口有无渗血、渗液,切口及周围皮肤有无发红及切口愈合情况,及时发现切口感染、切口裂开等异常。保持切口敷料清洁干燥,并注意观察术后切口包扎是否限制胸部、腹部呼吸运动或指（趾）端血液循环。对烦躁、昏迷患者及不合作患儿,可适当使用约束带并防止敷料脱落。

（1）外科手术切口分为以下4类。

1）清洁切口（Ⅰ类切口）：手术未进入呼吸道、消化道、泌尿生殖道、口咽部位及感染炎症区,如甲状腺大部切除术等。

2）清洁-污染切口（Ⅱ类切口）：手术进入呼吸道、消化道、泌尿生殖道及口咽部位,但不伴有明显污染,如胃大部切除术等。皮肤不容易彻底消毒的部位、6小时内的伤口经过清创术缝合、新缝合的切口再度切开者,也属此类。

3）污染切口（Ⅲ类切口）：手术进入急性炎症但未化脓区域；开放性创伤手术；胃肠道、尿路、胆道内容物及体液有大量溢出污染；术中有明显污染,如开胸心脏按压。

4）感染切口：有失活组织的陈旧创伤手术；已有临床感染或脏器穿孔的手术,如阑尾穿孔的阑尾切除术、肠梗阻坏死的手术等。

（2）切口的愈合等级分为以下3级。

1）甲级愈合：用"甲"字代表,指愈合优良,无不良反应。

2）乙级愈合：用"乙"字代表,指愈合处有炎症反应,如红肿、硬结、血肿、积液等,但未化脓。

3）丙级愈合：用"丙"字代表,指切口化脓,需要做切开引流等处理。

应用上述分类、分级方法,记录切口愈合。如甲状腺大部切除术后愈合优良,则记为"Ⅰ/甲"；胃大部切除术切口曾发生红肿、硬结,但完全吸收而愈合,则记为"Ⅱ/乙"。

（3）缝线拆除时间：根据切口部位、局部血液供应情况、患者年龄和全身营养状况来决定。一般头、面、颈部为术后 4~5 日拆线,下腹部、会阴部为术后 6~7 日拆线,胸部、上腹部、背部、臀部为术后 7~9 日拆线,四肢为术后 10~12 日拆线(近关节处可适当延长),减张缝线 14 日拆线。青少年患者可适当缩短拆线时间,年老体弱、营养不良和糖尿病患者适当延长拆线时间。也可根据患者的实际情况采用间隔拆线。

8.引流管护理

(1)妥善固定:区分各种引流管放置的部位和作用,并做好标记。

(2)保持通畅:经常检查,防止引流管扭曲、移位、堵塞、受压,可定时挤压引流管。

(3)定时观察:观察记录引流液的性质、颜色及量。

(4)预防感染:置管期间保持置管周围皮肤清洁干燥,保持引流系统的密闭性,严格执行各种导管和引流袋的更换时间。更换时,注意无菌操作。

(5)根据病情拔管:熟悉不同引流管的拔管指征。置于皮下等表浅部位的乳胶片一般术后 1~2 日拔除;烟卷引流一般在术后 3 日拔除;作为预防性引流渗血的腹腔引流管,若引流液甚少,可于术后 1~2 日拔除;若作为预防性引流渗液用,则需要保留至所预防的并发症可能发生的时间后再拔除,一般为术后 5~7 日;胃肠减压管一般在胃肠道功能恢复、肛门排气后即可拔除。拔管后密切观察引流管伤口处,如有异常及时通知医师。

9.其他 做好口腔、皮肤等基础护理,保持口腔、皮肤清洁,预防感染。

(二)术后不适的护理

1.疼痛

(1)原因:麻醉作用消失后,患者开始感觉切口疼痛,在术后 24 小时内疼痛最为剧烈,2~3 日后逐渐减轻。任何增加切口张力的动作,如咳嗽、翻身等都会加重疼痛的程度。剧烈疼痛可影响机体各个器官的正常生理功能和患者休息。

(2)护理措施:具体如下。

1)评估和了解疼痛的程度:采用口述疼痛评分法、数字疼痛评分法、视觉模拟疼痛评分法等。

2)观察患者疼痛的时间、部位、性质和规律;鼓励患者表达疼痛的感受,简单解释切口疼痛的规律。

3)提供有效的术后疼痛缓解措施:①妥善固定各类引流管,防止其移动导致切口牵拉痛;②指导患者翻身、咳嗽和深呼吸时,用手按压切口部位,减少切口张力增加带来的疼痛;③尽可能满足患者对舒适的需要,如安置舒适体位、松弛肌肉、减少压迫等;④指导患者运用正确的非药物止痛措施,如按摩、听音乐等分散注意力的方法,减轻机体对疼痛的敏感性;⑤遵医嘱给予患者口服镇静、止痛药物,如地西泮、盐酸布桂嗪(强痛定)、哌替啶等;⑥大手术后 1~2 日,可持续使用患者自控镇痛泵进行止痛。患者自控镇痛(PCA)是指患者感觉疼痛时,通过按压计算机控制的微量泵按钮,向体内注射事先设定的药物剂量进行镇痛,给药途径以静脉、硬膜外最为常见,常用的药物有吗啡、芬太尼、曲马朵或合用非甾体抗炎药等。

2.发热 是术后患者最常见的症状。由于手术创伤的反应,术后患者的体温可略升高 0.5~1℃,一般不超过 38℃,称为外科手术热或吸收热,术后 1~2 日逐渐恢复正常。

(1)原因:术后 24 小时体温过高(>39℃),常为代谢性或内分泌异常、低血压、肺不张和输血反应等。术后 3~6 日仍持续发热或体温降至正常后再度发热,应警惕继发性感染的可能,如手术切口、肺部及尿路感染。如果发热持续不退,要密切注意有无严重的并发症,如体腔内残余脓肿等。

(2)护理措施:①监测体温及伴随症状,及时检查切口部位有无红、肿、热、痛或波动感;②遵医嘱应用退热药物和(或)物理降温,如冰袋降温、酒精擦浴等;③保证患者有足够的液体摄入;④及时更换潮湿的衣裤和床单;⑤结合病史进行胸部 X 线片、B 超、CT、切口分泌物涂片和培养、血培养、尿液检查等,寻找原因并针对性治疗。

3.恶心、呕吐

(1)原因:①最常见的原因是麻醉反应,待麻醉作用消失后常可消失;②腹腔手术对胃肠道的刺激或引起幽门痉挛;③药物影响,常见的如环丙沙星类抗生素、单独静脉使用复方氨基酸、脂肪乳剂等;④严重腹胀;⑤水、电解质及酸碱平衡失调等。

(2)护理措施:①呕吐时头偏向一侧,及时清除呕吐物;②暂停使用镇痛泵;③采用针灸治疗或遵医嘱给予止吐药物、镇静药物及解痉药物;④持续性呕吐者,应查明原因并处理。

4.腹胀

(1)原因:术后早期腹胀多为胃肠蠕动受抑制,肠腔内积气过多而致,随着胃肠蠕动功能恢复可自行缓解。若术后数日仍未排气且腹胀明显,可能是腹膜炎或其他原因所致的肠麻痹。若腹胀伴有阵发性绞痛,肠鸣音亢进,甚至出现气过水声,可能是早期肠粘连或其他原因所引起的机械性肠梗阻,应做进一步检查。

(2)护理措施:严重的腹胀可使膈肌抬高和下肢静脉回流受阻,影响呼吸和循环功能;并可增加胃肠吻合口和腹壁切口张力,而影响吻合口和切口的愈合,故须采取积极有效的措施解除腹胀。①禁食、胃肠减压,必要时肛管排气;②协助患者多翻身,下床活动,促进胃肠功能的恢复;③电针双侧足三里、艾灸脐部、热敷及按摩腹部等;④遵医嘱使用促进肠蠕动的药物,如新斯的明肌内注射;⑤若是因腹腔内感染或机械性肠梗阻导致的腹胀,经非手术治疗不能改善者,做好再次手术的准备。

5.呃逆

(1)原因:术后呃逆可能为神经中枢或膈肌直接受到刺激引起,多为暂时性。

(2)护理措施:①术后早期发生者,可经压迫眶上缘、抽吸胃内积气和积液;②遵医嘱给予镇静或解痉药物;③上腹部手术后出现顽固性呃逆者,要警惕有吻合口瘘或十二指肠残端瘘、膈下积液或感染的可能,做B超检查可明确病因。一旦明确,配合医师处理。

6.尿潴留 若患者术后6~8小时尚未排尿或虽排尿但尿量少,耻骨上区叩诊有浊音区,基本可确诊为尿潴留。

(1)原因:①合并前列腺增生的老年患者;②全身麻醉或蛛网膜下腔麻醉后,排尿反射受抑制;③切口疼痛引起膀胱和后尿道括约肌反射性痉挛,尤其是骨盆及会阴部手术后;④患者不习惯在床上排尿等;⑤镇静药物用量过大或低血钾等。

(2)护理措施:①稳定患者情绪,采用诱导排尿法,如变换体位、听流水声、下腹部热敷、轻柔按摩膀胱区等;②遵医嘱采用药物、针灸治疗;③上述措施均无效时在无菌操作下导尿,一次放尿不超过1000mL,尿潴留时间过长或导尿时尿量超过500mL者,留置导尿管1~2日,有利于膀胱逼尿肌收缩功能的恢复。

(三)术后并发症的护理

1.术后出血

(1)原因:术中止血不完善、创面渗血未完全控制、血管结扎线脱落、原先痉挛的小动脉断端舒张、凝血功能障碍等是术后出血的常见原因。

(2)表现:①术后少量出血者,仅表现为伤口敷料渗血或引流管引出少量血液;急性大量出血时,患者常突然出现面色苍白、四肢湿冷、脉搏持续加快、脉压缩小及尿量减少等失血性休克表现。②腹腔内出血,行腹膜腔穿刺时可抽出血性液体;胸腔术后引流血性液体超过100mL/h或胸部X线片显示胸腔积液征象等,均可明确诊断。

(3)护理措施:①严密观察患者生命体征、手术切口情况,及时更换被血液渗湿的伤口敷料;②注意观察引流液的性状、量和颜色变化;③少量出血时,一般经更换切口敷料、加压包扎或全身应用止血剂即可止血;出血量大时,应加快输液速度,遵医嘱输血或血浆,做好再次手术止血准备。

(4)预防:①手术操作中应严格止血,关闭切口前确认没有手术野活动性出血点是预防术后出血的关键;②术中大量渗血者,术后应酌情使用止血药物;③凝血功能障碍者,可输注新鲜全血、凝血因子或凝血酶原复合物等。

2. 切口感染　指清洁切口和可能污染切口并发感染,发病率为3%~4%,常发生于术后3~4日。

(1)原因:切口内留有无效腔、异物、血肿或局部组织供血不足,合并有贫血、营养不良、肥胖或糖尿病等。

(2)表现:术后3~4日切口疼痛加重或减轻后又加重,切口局部有红、肿、热、压痛或波动感等,伴有体温升高、脉搏加速和白细胞计数增高。

(3)护理措施:炎症早期予以局部热敷或理疗,使用有效抗生素;脓肿形成后,应拆除部分缝线,伤口敞开引流,定期换药,争取二期愈合。

(4)预防:①严格遵守无菌技术原则,严格止血,防止残留无效腔、血肿或异物等;②密切观察切口情况,保持切口清洁、敷料干燥;③加强营养支持,增强患者的抗感染能力;④遵医嘱合理使用抗生素。

3. 切口裂开

(1)原因:营养不良使组织愈合能力差、切口缝合不当、切口感染、腹内压突然增高(如剧烈咳嗽、打喷嚏、呕吐或严重腹胀等)。

(2)表现:多见于腹部及肢体邻近关节部位,常发生于手术后1周左右或拆除皮肤缝线后24小时内。患者在一次突然用力或有切口的关节伸屈幅度较大时,自觉切口剧痛和突然松开,随即有淡红色液体自切口流出,浸湿敷料。切口裂开可分为全层裂开和部分裂开(深层裂开而皮肤缝线完整)。腹部切口全层裂开可有内脏脱出。

(3)护理措施:一旦发生大出血,立即平卧,稳定患者情绪,避免惊慌,告知患者勿咳嗽和进食进饮;切口完全裂开肠管脱出者,切勿将其直接还纳腹腔,以免引起腹腔感染,用无菌生理盐水纱布覆盖切口及脱出的脏器,用腹带轻轻包扎,与医师联系,立即送往手术室重新缝合。切口部分裂开者,可用蝶形胶布固定伤口,并以腹带加压包扎。

(4)预防:①对于年老体弱、全身营养较差的患者给予术前、术后营养支持;②对张力较大的切口,应行减张缝合,同时用腹带适当加压包扎,减轻局部张力,延长拆线时间;③及时处理和消除慢性腹内压增高的因素,如咳嗽、腹胀和排便困难;④手术切口位于肢体关节部位者,拆线后避免大幅度动作。

4. 肺部感染　常发生在胸部、腹部大手术后,特别是老年患者、有长期吸烟史、术前合并急性或慢性呼吸道感染者。

(1)原因:术后疼痛以及胸腹带加压包扎导致呼吸运动受限、呼吸道分泌物积聚及排出不畅是引起术后肺部感染的主要原因。

(2)表现:术后患者体温增高,超过38℃,白细胞计数增加,伴有咳嗽、咳痰、胸痛及体液失衡等。

(3)护理措施:①保持病室适宜的温度(18~22℃)、湿度(50%~60%),维持每日液体摄入量在2000~3000mL;②术后卧床期间鼓励患者每小时重复做深呼吸5~10次,协助翻身、叩背,促进气道内分泌物排出;③教会患者保护好切口和进行有效的咳嗽、咳痰方法,即用双手按住季肋部或切口两侧,以限制咳嗽时胸部或腹部活动幅度,保护手术切口并减轻因咳嗽震动引起的切口疼痛,在数次短暂的轻微咳嗽后,再深吸气后用力咳痰,并作间断深呼吸;④协助患者取半卧位,病情许可尽早下床活动;⑤痰液黏稠者予以雾化吸入稀释痰液;⑥遵医嘱应用抗生素及祛痰药物。

(4)预防:①术前训练深呼吸,胸部手术者练习腹式呼吸,腹部手术者练习胸式呼吸;②有吸烟嗜好者,术前需戒烟2周以上,以减少呼吸道分泌物;③术前积极治疗原有的支气管炎和慢性肺部感染;④术后胸腹带包扎松紧适宜,避免限制呼吸运动;⑤注意口腔卫生及保暖。

5. 尿路感染　尿路感染常起自膀胱,若上行感染可引起肾盂肾炎。

（1）原因：尿潴留是术后并发尿路感染的基本原因，长期留置导尿管、反复多次导尿或身体抵抗力差等也易引起尿路感染。

（2）表现：①急性膀胱炎主要表现为尿频、尿急、尿痛，有时伴有排尿困难，一般无全身症状；②急性肾盂肾炎多见于女性，主要表现为畏寒、发热、肾区疼痛等。

（3）护理措施：①留置导尿管者，严格遵守无菌原则；②鼓励患者多饮水，使尿量保持在每日1500mL以上；③观察尿液，留取尿标本并及时送检，根据尿培养及药敏试验结果选择有效抗生素控制感染。

（4）预防：保持会阴部清洁，导尿、留置尿管、膀胱冲洗时严格无菌操作，术后指导患者自主排尿，防止和及时处理尿潴留是预防尿路感染的主要措施。

6. *深静脉血栓*

（1）原因：①术后腹胀、长时间制动、卧床等引起下腔静脉及髂静脉回流受阻、血流缓慢（特别是老年及肥胖患者）；②手术、外伤、反复穿刺置管或输注高渗性液体、刺激性药物等导致血管壁和血管内膜损伤；③手术导致组织破坏、癌细胞分解及体液的大量丢失致血液凝集性增高，机体呈现高凝状态。

（2）表现：多见于下肢，表现为腓肠肌疼痛和紧束感，或腹股沟区疼痛和压痛，继之出现下肢凹陷性水肿，沿静脉走行有触痛，可扪及条索状变硬的静脉。

（3）护理措施：①严禁经患肢静脉输液，严禁局部按摩，以防血栓脱落引起栓塞；②抬高患肢、制动，局部50%硫酸镁湿热敷，配合理疗和全身性抗生素治疗；③遵医嘱输入低分子右旋糖酐和复方丹参溶液，以降低血液黏滞度，改善微循环；④血栓形成3日内，遵医嘱使用溶栓剂（首选尿激酶）及抗凝剂（肝素、华法林）进行治疗，治疗期间加强出、凝血时间的监测。

（4）预防：手术后鼓励患者早期下床活动；卧床期间进行肢体的主动和被动运动；术后穿弹力袜以促进下肢静脉回流；对于血液处于高凝状态者，可预防性口服小剂量的阿司匹林或复方丹参片；告知患者避免久坐，避免翘腿姿势，以免妨碍血液回流。

（四）健康教育

1. *饮食与营养* 加强营养，摄入均衡饮食，避免辛辣刺激性食物。

2. *休息与活动* 恢复期注意休息，劳逸结合，避免劳累和重体力活动。

3. *康复锻炼* 告知患者康复锻炼的知识，指导术后康复锻炼的具体方法。

4. *用药指导* 指导患者按时、按量服药，告知药物的作用和服药注意事项。

5. *切口处理* 切口拆线后用无菌敷料覆盖1～2日，以保护局部皮肤；若带开放性伤口出院，应将门诊换药时间及次数向患者及家属交代清楚。

6. *心理保健* 指导患者学会自我调节、自我控制，提高心理和社会适应能力。

7. *复诊* 告知患者恢复期可能出现的症状，有异常及时返院检查。一般手术后1～3个月门诊随访1次，以评估和了解康复过程及切口愈合情况。

【护理评价】

通过治疗与护理，患者是否：①疼痛减轻；②术后不适如腹胀、尿潴留等减轻；③体液维持平衡；④呼吸功能改善；⑤营养状况改善；⑥情绪稳定，能配合术后治疗和护理；⑦掌握术后康复、锻炼和保健知识；⑧并发症得以预防，或在发生后得到及时处理。

（张　婷　王丽丽）

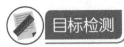

笔 记

参考答案

1. 最简单而有效的预防术后肺不张的方法是( )。

　　A. 吸氧 　　　　　　　　　　B. 应用有效的抗生素 　　　　　　　C. 应用祛痰药物

　　D. 雾化吸入 　　　　　　　　E. 鼓励患者深呼吸、有效咳嗽和排痰

2. 腹部手术后开始进流质饮食的时间是( )。

　　A. 腹痛消失后 　　　　　　　B. 患者有食欲时 　　　　　　　　　C. 恶心、呕吐消失后

　　D. 肛门排气后 　　　　　　　E. 体温降至37.5℃

3. 患者,男,35 岁,汽车司机。发生车祸 6 小时后就诊,考虑诊断为脾破裂,行脾切除术。术后第 1 日,自觉腹胀明显。导致腹胀的可能原因是( )。

　　A. 肠梗阻 　　　　　　　　　B. 腹痛 　　　　　　　　　　　　　C. 胃肠道蠕动受抑制

　　D. 禁食 　　　　　　　　　　E. 低钾血症

4. 患者,男,56 岁,上腹部术后第 6 日,出现顽固性呃逆,应警惕的是( )。

　　A. 切口感染 　　　　　　　　B. 肺不张 　　　　　　　　　　　　C. 膈下感染

　　D. 急性胃扩张 　　　　　　　E. 肠梗阻

5. 术后 1~2 日的发热,且不超过 38℃,可能原因是( )。

　　A. 代谢异常 　　　　　　　　B. 低血压 　　　　　　　　　　　　C. 外科手术热

　　D. 输血反应 　　　　　　　　E. 感染

第七章 营养支持患者的护理

课件　　思维导图

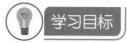

素质目标: 具有关注外科患者的营养需求及护理营养支持患者认真负责的态度和行为。

知识目标: 掌握肠内、外营养支持的适应证、禁忌证以及输注方式;熟悉营养不良的分类及营养支持途径;了解外科患者代谢特点、营养状态评定。

能力目标: 能正确运用所学知识,对营养支持患者进行护理评估,并实施整体护理。

案例导学

患者,男,43岁。消化性溃疡致瘢痕性幽门梗阻数月。近2日上腹部饱胀,呕吐较重,不能饮食。消瘦,全身情况较差。目前决定手术前拟行1周的营养支持治疗。

请思考:

1.你将为该患者实施何种营养支持,为什么?

2.该患者目前主要的护理问题是什么? 该采取什么护理措施?

营养支持是指针对饮食摄入不足或不能进食而致机体营养状况异常或营养不良的患者所采取的一系列治疗措施。其目的是补充或维持各种营养物质,特别是维持能量的需要和氮的平衡。临床上,大约有50%外科患者存在营养不良,其中不少患者因创伤、感染等应激状态导致营养代谢紊乱。

第一节 概　述

一、外科患者的代谢变化

单纯禁食、饥饿状态下,机体通过减少活动、降低基础代谢率、减少能量消耗从而减少机体组成的分解以维持生存。手术、创伤、感染后,机体通过神经-内分泌系统发生一系列应激反应,表现为交感神经系统兴奋,胰岛素分泌减少,肾上腺素、去甲肾上腺素、胰高血糖素、促肾上腺皮质激素、肾上腺皮质激素及抗利尿激素分泌均增加。这些神经内分泌改变使体内营养素处于分解代谢增强而合成代谢降低的状态。

外科患者机体代谢变化的特征是:①高血糖伴胰岛素抵抗。创伤后糖异生活跃,葡萄糖生成明显增加;胰岛素分泌受抑制,机体对胰岛素反应降低,出现胰岛素抵抗。②蛋白质分解加速,尿氮排出增加,出现负氮平衡。③脂肪分解明显增加。④水、电解质及酸碱平衡失调。⑤微量元素、维生素代谢紊乱。此种状态下,适当的营养支持是创伤、感染时合成代谢的必备条件。

二、营养状态的评定

营养评定是由专业人员对患者的营养代谢、机体功能等进行全面检查和评估。目的是判定机体营养状况,确定营养不良的类型与程度,估计营养不良所致后果的危险性,并监测营养支持的疗效。

（一）临床检查

通过病史和膳食调查,了解有无慢性消耗性疾病、手术创伤、感染等应激状态,注意摄食量、体重变化,评估是否有呕吐、腹泻等消化道症状;通过体格检查及时发现肌肉萎缩、毛发脱落、皮肤损害、水肿等营养素缺乏的体征。

（二）人体测量

1. 体重 综合反映蛋白质或能量的摄入、利用和储备情况。短期内出现的体重变化可受水钠潴留或脱水影响,故应根据患病前3~6个月的体重变化来判断。一般来说,3个月内体重下降>5%,或6个月内体重下降>10%,即存在营养不良。

2. 体质指数 是衡量人体胖瘦程度以及是否存在蛋白质－能量营养不良的可靠指标,计算方法为$BMI=$体重$(kg)/$身高$^2(m^2)$。中国成人BMI正常参考值为$18.5kg/m^2 \leqslant BMI < 24kg/m^2$,$<18.5kg/m^2$为消瘦,$\geqslant 24kg/m^2$为超重。

3. 握力测定 反映肌肉功能的有效指标,与机体营养状况及手术后恢复程度相关,可在整个病程中重复测定、随访其变化、正常男性握力$\geqslant 35kg$,女性握力$\geqslant 23kg$。

4. 其他 三头肌皮褶厚度是测定体脂储备的指标,上臂肌围用于判断骨骼肌或体内瘦体组织群的量。由于缺乏中国人群正常参考值,测量误差较大且与临床结局无确定关系,临床应用价值不高。人体成分分析是采用生物电阻抗分析法反映机体构成和营养状况,还能反映疾病的严重程度。

（三）实验室指标

1. 血浆蛋白 反映机体蛋白质营养状况,是预测疾病严重程度和手术风险的重要指标。血浆蛋白包括人血白蛋白(清蛋白)、转铁蛋白及前白蛋白。白蛋白浓度降低是营养不良最明显的生化特征,但其半衰期(18日)比转铁蛋白(8日)及前白蛋白(2日)的半衰期长,因此后两者能更好地反映短期营养状态变化,是营养不良早期诊断和营养支持效果评价的敏感指标。

2. 氮平衡实验 动态反映体内蛋白质的平衡情况,氮平衡=摄入氮[静脉输入氮量或口服蛋白质(g)/6.25]－排出氮(尿中尿素氮+4g)。若氮的摄入量大于排出量为正氮平衡,体内蛋白质合成量大于分解量;反之为负氮平衡,常见于慢性消耗性疾病、创伤或手术。

3. 免疫指标 营养不良时常伴有免疫功能降低。①周围血液总淋巴细胞计数:低于$1.5 \times 10^9/L$常提示营养不良;②延迟型皮肤超敏试验:接种5种抗原,观察皮肤迟发超敏反应以了解免疫功能,但因其影响因素较多,特异性较差。

三、营养不良的分类

营养不良是因能量、蛋白质及其他营养素缺乏或过度,导致营养不足或肥胖,影响机体功能乃至临床结局。目前,营养不良通常指能量或蛋白质摄入不足或吸收障碍造成的特异性营养缺乏症状,即蛋白质－能量营养不良,有以下3种类型。

1. 消瘦型营养不良 由于蛋白质和能量摄入不足,肌肉组织和皮下脂肪被消耗。表现为体重下降,人体测量值较低,但血浆蛋白指标基本正常。

2. 低蛋白型营养不良 因疾病应激状态下分解代谢增加、营养摄入不足所致。表现为人血清白蛋白、转铁蛋白测定值降低,总淋巴细胞计数及皮肤超敏试验结果异常。由于人体测量数值基本正常而易被忽视。

笔记

3. 混合型营养不良　是长期慢性营养不良发展的结果,兼有上述两种类型的表现,可致器官功能损害、感染等并发症。

第二节　肠内营养支持患者的护理

肠内营养是经胃肠道途径,包括口服或喂养管,提供人体代谢所需营养素的一种营养支持方法。优点除体现在营养素的吸收、利用更符合生理外,还有维持肠黏膜结构和屏障功能的完整性。

【适应证】

凡有营养支持指征、有胃肠功能并可利用的患者首选肠内营养。适应证包括:①不能经口进食,如吞咽和咀嚼困难、昏迷、意识障碍等;②高分解代谢状态,如复杂大手术后、严重感染、创伤及大面积灼伤等;③慢性消耗性疾病,如结核,肿瘤等;④消化道疾病病情稳定期,如消化道瘘、短肠综合征、胰腺炎等。

【禁忌证】

活动性消化道出血、严重肠道感染或腹腔感染、严重呕吐、腹泻或吸收不良,肠梗阻、休克等患者不宜使用。

【肠内营养制剂】

肠内营养制剂不同于通常意义的食品,它更易消化吸收或不需消化即可吸收。肠内营养制剂按营养素预消化的程度,可分为大分子聚合物和要素膳食两大类。①大分子聚合物:该类制剂包括自制匀浆膳食和大分子聚合物制剂,适合于胃肠功能完整或基本正常者;②要素膳食:是一种营养素齐全、无须消化、可直接被胃肠道吸收利用的无渣膳食,适合于消化功能弱的患者。

【投入途径】

因为营养剂的类型、患者的病情和耐受程度等不同,肠内营养投入途径分为经口和管饲两种。多数患者因经口摄入受限或不足而采用管饲,有经鼻置管和造瘘管两种输注途径。

【输注方式】

1. 按时分次给予　适用于喂养管尖端位于胃内和胃肠功能良好者。将配好的肠内营养液用注射器分次缓慢注入,每次 100～300mL,在 10～20 分钟内完成,每次间隔 2～3 小时,每日 6～8 次。

2. 间隙重力滴注　将营养液置于吊瓶内,经输注管与喂养管相连,借助重力缓慢滴注。每次 250～500mL,在 2～3 小时内完成,每次间隔 2～3 小时,每日 4～6 次。多数患者可耐受。

3. 持续连续输注　装置与间隙重力滴注相同,在 12～24 小时内持续滴注。适用于胃肠耐受性较差、导管尖端位于十二指肠或空肠内的患者。

【常见护理诊断/问题】

1. 有误吸的危险　与胃排空障碍、意识障碍、导管移位、体位不当等因素有关。

2. 有皮肤完整性受损的危险　与长期留置喂养管有关。

3. 有胃肠动力失调的危险　与不能经口摄食、管饲、患者不耐受等有关。

4. 潜在并发症:感染。

【护理措施】

1. 预防误吸

(1) 妥善固定:将营养管妥善固定,防止脱出及移位。在导管插入时一定要做 X 线检查以确定导管的正确位置,以后每次输注营养液、经管给药前及巡视患者时均应检查营养管的位置,以确定有无移位。如果是连续输注,至少每8小时检查1次。

（2）合适的体位:进行肠内营养时,抬高床头30°~45°取半卧位有助于防止营养液反流和误吸。

（3）评估胃内残留量:经胃进行肠内营养时,每次输注营养液前及连续输注过程中（每隔4小时）评估胃内残留量,若超过100~150mL,应减慢或暂停输注,适当调整喂养量,必要时遵医嘱使用胃动力药物,以防胃潴留引起反流和误吸。

（4）加强观察:若患者突然出现呛咳、呼吸急促或咳出类似营养液的痰液时,疑有误吸可能。鼓励和刺激患者咳嗽,排出吸入物和分泌物,必要时经鼻导管或气管镜清除误吸物。

2. 避免黏膜和皮肤损伤　经鼻置管常引起患者鼻咽部不适,可采用细软材质的喂养管,用油膏涂拭鼻腔黏膜起润滑作用,防止鼻咽部黏膜长期受压而产生溃疡;经肠造瘘者,保持造瘘口周围皮肤干燥、清洁,防止造瘘口周围皮肤损伤。

3. 保持营养管通畅　避免营养管扭曲、受压、打结。为避免管道堵塞,于输注营养液前、后用30mL温开水或生理盐水冲洗导管。如是连续输注,至少每隔4小时冲洗导管1次。药丸要研碎、溶解后注入营养管,不可与营养液混合注入,服药前、后均应冲洗导管。

4. 胃肠道并发症的护理　腹泻是肠内营养较常见的并发症。护理措施:①严格按医嘱控制营养液量、浓度和输注速度,一般由少量、低浓度开始输入,速度宜慢,使患者在3~4日内逐渐适应。量可由250~500mL/d开始,在5~7日内逐渐达到全量。速度以20mL/h起,视患者适应程度逐步加速并维持滴速在100~120mL/h,以输液泵控制滴速为佳。②控制好营养液的温度,以接近正常体位为宜,可在输注管加温。③无菌配置营养液,现用现配,每日更换输注用品。配好的营养液可在4℃冰箱中暂存,并于24小时内用完。

5. 密切观察和监测　准确记录患者的液体出入量,观察尿量、尿比重的变化及生命体征,定期测体重,定期测量血糖、尿糖、血尿素氮、血电解质、血浆蛋白等实验室指标,及时评估患者全身情况,发现并发症及时处理。

6. 健康教育

（1）提高依从性:告知患者肠内营养的重要性和必要性。

（2）饮食指导:告知患者术后恢复经口饮食是循序渐进的过程,指导患者和家属饮食护理的内容,保持均衡饮食。

（3）家庭护理:指导携带喂养管出院的患者及家属掌握居家喂养和自我护理方法,包括营养液的输注计数、营养状况的自我监测、导管的护理等。

（4）定期随访:监测家庭肠内营养支持的效果。

【护理评价】

通过治疗与护理,患者是否:①误吸得以预防,或得到及时发现和处理;②黏膜、皮肤的损伤得以预防;③维持正常的排便形态,腹胀或腹泻得以预防,或得到及时发现和处理;④与肠内营养支持相关的感染得以预防,或得到及时发现和处理。

第三节　肠外营养支持患者的护理

肠外营养是经静脉途径提供营养素的营养支持方式。所有营养素完全经肠外获得的营养支持方式称为全肠外营养。

【适应证】

需要维持或加强营养支持、但不能从胃肠道摄入或摄入不足的患者可进行肠外营养支持。适应证包括:①营养不良;②胃肠道功能障碍,如消化道瘘、溃疡性结肠炎等;③因疾病或治疗限制不能经胃肠道摄食或摄入不足;④高分解代谢状态,如严重感染、创伤或大手术;⑤抗肿瘤治疗期间。

【禁忌证】

严重水、电解质紊乱,酸碱平衡失调,休克,器官功能衰竭终末期等患者不宜或慎用。

【肠外营养制剂】

主要包括葡萄糖、脂肪乳剂、复方氨基酸溶液、电解质、维生素以及微量元素等。一些微量元素,如锌、铜、铁、硒、铬、锰、碘等均参与酶的组成、三大营养物质的代谢、上皮生长、创伤愈合等生理过程,长期全肠外营养时须注意补充。

【输注途径】

可经周围静脉或中心静脉两种途径给予。

1.经周围静脉　技术操作较简单、并发症较少,适用于肠外营养时间<2周、部分补充营养素的患者。

2.经中心静脉　适用于肠外营养时间>10日、全量营养支持时。

【输注方式】

1.全营养混合液输注　系将各营养素配制于3L塑料袋中,又称全合一营养液。这种方法保证多种营养素同时进入体内,对合成代谢有利,且可以简化输液步骤,节省护理时间,降低代谢性并发症的发生率,减少污染机会。

2.单瓶输注　不具备全营养素混合液输注条件时,可采用单瓶输注。但由于各营养素非同步输入,不利于所供营养素的有效利用。

【常见护理诊断/问题】

1.营养失调:低于机体需要量　与摄入不足、无能力摄入、疾病消耗过多等有关。

2.有感染的危险　与静脉置管、营养液污染等有关。

3.潜在并发症:气胸、血胸或胸导管损伤、糖或脂肪代谢紊乱等。

【护理措施】

1.与静脉穿刺置管相关的并发症

(1)表现:患者出现气胸、血管损伤、胸导管损伤、空气栓塞、导管错位或移位、血栓性静脉炎等。

(2)护理:置管并发症重在预防,因此必须做好静脉导管护理:掌握静脉导管留置技术,遵循静脉治疗临床实践指南规范;妥善固定静脉导管,防止导管扭曲、移位,每班查看体外导管长度,确保输注装置、接头紧密连接;在静脉穿刺置管、输液、更换输液瓶(袋)、冲管以及导管拔除过程中,应严格遵守操作流程,防止空气进入血液,引发空气栓塞;在应用不相溶的药物或液体前后采用脉冲式冲管,确保导管通畅,如果导管堵塞不能再通,不可强行推注通管,应拔除或更换导管;停止输注时采用脉冲式正压封管技术,防止回血凝固导致导管堵塞;出现静脉炎时可局部湿热敷、更换输液部位或外涂经皮吸收的抗凝消炎软膏后可逐渐消退。

2.感染性并发症

(1)导管性脓毒血症:常因静脉穿刺置管、营养液配置和局部护理过程中无菌操作技术不严所致。患者表现为突发性寒战、发热,甚至感染性休克。须立即停止输液,按无菌技术要求拔管,并将导管尖端剪下二段,同时采取周围血分别做细菌和真菌培养,细菌培养同时做抗生素敏感试验。拔管后立即建立周围静脉通道,更换输液系统和营养液,并根据病情选用抗生素。观察12~24小时后,可按需要重新更换部位穿刺置管。

（2）肠源性感染：与长期全肠外营养时肠道缺少食物刺激而影响胃肠激素分泌、体内谷氨酰胺缺乏等引起肠黏膜萎缩、肠屏障功能减退、肠内细菌和内毒素移位有关。因此，当患者胃肠功能恢复，应尽早开始肠内营养。

3.代谢性并发症

（1）高血糖和高渗性非酮症昏迷：常见原因为单位时间内输入过量葡萄糖或体内胰岛素相对不足。临床表现为血糖升高（>40mmol/L）、渗透性利尿（>1000mL/h）、脱水、电解质紊乱、中枢神经系统功能受损，甚至昏迷。处理措施：一旦血糖异常升高，立即报告医师，停止输注葡萄糖液或含大量糖的营养液；静脉输注低渗或等渗盐水以纠正高渗环境，内加适量胰岛素以降低血糖，但应避免血浆渗透压下降过快引起急性脑水肿。

（2）低血糖性休克：由于突然停止输注高浓度葡萄糖溶液或外源性胰岛素用量过大所致。临床表现为心率加快、面色苍白、四肢湿冷、乏力，甚至休克症状。予以静脉推注高渗葡萄糖或输注含糖溶液即可缓解。

4.高脂血症或脂肪超载综合征 脂肪乳剂输入过快或过量，可引起高脂血症。若患者出现发热、急性消化道溃疡、血小板减少、溶血、肝脾大、骨骼肌肉疼痛等症状时，应疑为脂肪超载综合征，并立即停输脂肪乳剂。对长期应用脂肪乳剂的患者应定期做脂肪廓清试验，以了解机体对脂肪的代谢和利用能力。

（杨盼盼 张晓霞）

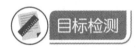目标检测

参考答案

1.外科患者进行营养支持时应首选（　　）。

A.肠内营养 　　　　B.周围静脉营养 　　　　C.中心静脉置管营养

D.完全肠外营养 　　E.部分肠外营养

2.关于肠外营养的叙述，正确的是（　　）。

A.肠外营养时，应首选中心静脉置管营养

B.不能经中心静脉导管给药、输血和取血

C.怀疑导管脓毒症时，继续观察并用大量抗生素

D.肠外营养能避免发生糖代谢紊乱

E.应将葡萄糖、氨基酸和脂肪乳剂依次单独输入

3.患者，女，行肠外营养第5日，出现寒战、高热、恶心呕吐。血压曾降至50mmHg，脉搏细数。请问最可能发生的并发症是（　　）。

A.损伤性并发症 　　　B.感染性并发症 　　　C.代谢性并发症

D.胃肠道并发症 　　　E.过敏性并发症

4.患者，男，68岁。在鼻胃管管饲过程中突然频咳，咳泡沫样痰，心悸。口唇发绀。脉搏120次/分，呼吸30次/分，胸部可闻及少许湿啰音。应首先考虑（　　）。

A.患者对食物过敏 　　B.管饲液误吸 　　　C.肺水肿

D.心力衰竭 　　　　　E.患者精神紧张

5.肠内营养的严重并发症是（　　）。

A.误吸 　　　　　　　B.高血糖 　　　　　C.补水不足

D.肠道功能紊乱 　　　E.低血糖

第八章 外科感染患者的护理

课件　　　思维导图

 学习目标

素质目标:理解关爱患者,树立保护患者隐私的意识。
知识目标:掌握常见软组织化脓性感染、全身化脓性感染、破伤风患者的临床表现和护理措施;熟悉外科感染的概念、特点、病因及发病机制、转归和分类;了解气性坏疽患者的护理评估和护理措施。
能力目标:能应用护理程序对外科感染患者实施整体护理。

案例导学

患者,女,70岁,因"颌下急性蜂窝织炎"入院。患者颈部明显红肿、疼痛,伴严重全身感染症状,自感心慌、气紧、胸闷、口唇发绀。既往有冠心病及慢性支气管炎病史。入院后予以补液、抗感染治疗。
请思考:
1.目前患者最可能发生什么并发症?
2.导致患者发生该并发症的原因是什么?
3.预防该并发症的最重要措施是什么?
4.对该并发症首要的处理措施是什么?

第一节 概　述

感染是由病原菌侵入人体内生长繁殖所导致的局部或全身性炎症反应,其病原体包括病毒、细菌、真菌和寄生虫等。外科感染是指需要外科手术治疗的感染,包括创伤、烧伤及手术等并发的感染。

外科感染的特点:①常为多种细菌引起的混合感染;②感染多数与损伤或手术有关,细菌通过皮肤或黏膜伤口入侵;③大部分感染患者有明显的局部症状和体征,严重时可有全身表现;④感染常集中于局部,发展后可导致化脓、坏死等,需要控制感染源及合理使用抗生素物。

一、分类

外科感染的致病菌种类较多,可侵及人体不同部位的组织器官而引起多种病变。临床可按照致病菌种类、病变性质、病程及发生情况进行分类。

1. 按致病菌种类和病变性质分类

(1)非特异性感染:又称化脓性感染或一般感染,外科感染大多数属于此类。常见的有疖、痈、丹毒、手部感染和急性淋巴结炎等。多由金黄色葡萄球菌、溶血性链球菌、大肠埃希菌、变形杆菌和铜绿假单胞菌(绿脓杆菌)等非特异性致病菌引起。感染可由单一病菌引起,也可由数种病菌共同致病引起混合感染。

（2）特异性感染：是由结核分枝杆菌、破伤风梭菌、产气荚膜杆菌、炭疽杆菌、白念珠菌等特异性致病菌引起的感染。特点是一种致病菌仅引起一种特定性的感染，由不同菌引起的感染的病程演变和防治措施各有特点。

2. 按感染病程分类

（1）急性感染：病变以急性炎症为主，病程在 3 周以内的外科感染，大多数为非特异性感染。

（2）慢性感染：病程超过 2 个月的外科感染。部分急性感染迁延不愈可转为慢性感染。

（3）亚急性感染：病程介于急性与慢性感染之间，除由急性感染迁延形成外，还常因致病菌毒力虽弱但却有相当的耐药性或宿主抵抗力较弱而致。

3. 其他分类

（1）按病原体入侵时间分类：由伤口直接污染引起的感染为原发性感染；在伤口愈合过程中发生的感染为继发性感染。

（2）按病原体来源分类：病原体由体表或外环境侵入人体造成的感染为外源性感染；由原存体内的病原体引起的感染为内源性感染。

（3）按发生感染的条件分类：通常条件下为非致病菌或致病力低的病菌，由于数量多和毒力增大或机体免疫力下降而引起的感染为条件性感染，又称机会性感染；在医院内因致病菌侵入人体引起的感染为医院内感染；在应用广谱抗生素或联合应用抗生素治疗感染的过程中，原有的致病菌被抑制，但耐药菌株，如金黄色葡萄球菌或白念珠菌等则大量繁殖引起的为二重感染，又称菌群交替症。

二、病因

1. 致病菌入侵及其致病因素

（1）黏附因子及荚膜或微荚膜：致病菌入侵人体后，其产生的黏附因子有利于其附着于人体组织细胞并入侵。很多病菌具有荚膜或微荚膜，能抗拒吞噬细胞的吞噬或杀菌作用而在组织内生存繁殖，并导致组织细胞损伤。

（2）致病菌的数量与增殖速率：侵入人体组织的病菌数量越多，导致感染的概率越高。人体在健康状况下，若污染伤口的细菌数低于 10^5，则发生感染概率较小。若细菌数量在短时间内迅速增殖，则易引起感染。

（3）病菌毒素：多种病菌可释放多种胞外酶、外毒素和内毒素，统称病菌毒素。这些毒素可导致感染扩散、组织结构破坏、细胞功能损害和代谢障碍等，是引起临床症状和体征的重要因素。

2. 机体防御功能减弱

（1）局部因素：包括以下常见因素。①皮肤或黏膜破损，如开放性损伤、烧伤、胃肠穿孔、手术、穿刺等可破坏局部防御屏障，使病菌易于入侵。②血管或体腔内的留置导管处理不当，可为病菌入侵开放路径。③管腔阻塞，可导致管腔内容物淤积，细菌大量繁殖而入侵组织。④异物与坏死组织的存在，可抑制吞噬细胞功能。⑤局部组织血供障碍或水肿、积液，可降低组织防御和修复能力。局部组织缺氧不仅抑制吞噬细胞的功能，还有助于致病菌的生长。

（2）全身因素：凡能引起全身抗感染能力下降的因素均可能促使感染发生，包括以下常见因素。①严重创伤或休克。②糖尿病、尿毒症及肝硬化等慢性消耗性疾病。③严重营养不良、贫血、低蛋白血症、白血病或白细胞过低等。④长期使用免疫抑制剂或大剂量肾上腺皮质激素、长期接受化疗及放疗。⑤先天性或获得性免疫缺陷综合征。

三、病理生理

1. 炎症反应　局部组织损伤后，致病菌入侵引起局部急性炎症反应。致病菌侵入组织并繁殖，产生多种酶与毒素，激活凝血、补体、激肽系统和巨噬细胞等，导致炎症介质生成；组织细胞释放的组胺、激肽和血管活性物质等引起血管扩张和通透性增加,白细胞游出血管和吞噬细胞进入感染部位发挥吞噬作用。渗出液中的抗体与细菌表面抗原结合,激活补体,参与炎症反应。炎症反应的结果是入侵病菌被局限化并最终被清除,同时引发效应症状,即局部出现红、肿、热、痛等炎症的特征性表现。部分炎症介质、细胞因子和病菌毒素等也可经血流引起全身性炎症反应。

2.感染的结局　感染的病程演变与结局取决于致病菌的数量、毒性、机体抵抗力、感染部位以及治疗、护理措施是否恰当。

(1)炎症消退:当机体抵抗力较强、抗生素治疗及时和有效时,吞噬细胞和免疫成分能较快地抑制病原菌,清除组织细胞崩解产物与死菌,使炎症消退,感染痊愈。

(2)炎症局限:在人体抵抗力较强、治疗及时和有效时,炎症消退、局限或形成局部脓肿。小脓肿可被机体自行吸收,较大的脓肿破溃或经手术引流脓液后肉芽组织逐渐生长,形成瘢痕而愈合。

(3)炎症扩散:当致病菌数量多、毒性大和(或)机体抵抗力较差时,感染迅速扩散,引起菌血症或脓毒症等,严重者可危及生命。

(4)转为慢性炎症:病菌大部分被消灭,但尚存少量细菌。在机体抵抗力与病菌毒力相持的情况下,组织炎症持续存在,局部中性粒细胞浸润减少而成纤维细胞和纤维细胞增加,形成慢性炎症。一旦人体抵抗力降低,致病菌可再次繁殖,慢性感染又可再次演变为急性感染。

四、临床表现

1.局部表现　急性炎症有红、肿、热、痛和局部功能障碍的典型表现。体表或较表浅化脓性感染均有局部疼痛和触痛,皮肤出现肿胀、发红、温度升高,还可出现肿块或硬结;体表脓肿形成后,触之有波动感;深部组织感染者局部症状不明显;某些器官感染时,可出现该器官受损的相应症状,如胆道感染或肝脓肿时,患者可出现腹痛和黄疸。

2.全身表现　随感染程度不同而表现各异。轻者可无全身症状,较重者常有发热、呼吸、心跳加快、头痛乏力、食欲减退等一系列全身不适的症状;严重感染导致脓毒症时,可并发感染性休克和多器官功能障碍或衰竭。

3.特异性表现　特异性感染的患者可出现特殊的临床表现,如破伤风患者表现为强直性肌痉挛,气性坏疽和其他产气菌感染时,局部可出现皮下捻发音等。

五、辅助检查

1.实验室检查　血常规检查示白细胞计数及中性粒细胞比例增加,若白细胞计数大于 $12 \times 10^9/L$ 或低于 $4 \times 10^9/L$ 或发现未成熟白细胞,常提示感染严重。血生化检查有助于明确患者营养状况和各脏器功能状态。血、尿、痰、分泌物、渗出液、脓液或穿刺液做涂片、细菌培养及药物敏感试验,可明确致病菌。

2.影像学检查　超声检查可用于探测肝、胆、胰、肾等部位的化脓性病灶及胸、腹腔和关节腔内的积液。X线、CT、MRI检查有助于诊断胸腹部或骨关节等处的病变,也可了解有无膈下游离气体等。

六、处理原则

消除导致感染的病因和毒性物质(脓液和坏死组织)等,控制病菌生长,增强机体防御能力,促进组织修复,局部与全身性治疗并重。

1.非手术治疗　去除病因、对症处理,并治疗相关疾病,如糖尿病或高糖血症等。

(1)局部处理:包括局部制动、局部用药和物理疗法。

1)局部制动:避免感染部位受压;肢体感染时,适当抬高患肢,局部制动,必要时加以固定,以利炎症局限和消退。

　　2）局部用药:浅表的急性感染在未形成脓肿阶段可选用鱼石脂软膏、金黄膏等作局部敷贴,组织肿胀明显者,可予以50%硫酸镁湿热敷,以促进局部血循环、加速肿胀消退和感染局限。伤口或创面的感染需予以局部清洁和换药。

　　3）物理疗法:炎症早期,可予以局部热敷、超短波或红外线辐射等物理治疗,以改善局部血循环,促进炎症吸收、消退或局限。

　　(2)全身处理:包括应用抗生素、支持治疗和对症治疗。

　　1）应用抗生素:较轻或局限性的感染可不用或仅口服抗生素,较重或有扩散趋势的感染,则需全身用药。应根据细菌培养和药物敏感试验结果选用有效抗生素。在未获得细菌培养和药物敏感试验结果时,可根据感染部位、临床表现及脓液性状等估计病原菌种类,选用适当的抗生素。

　　2）支持治疗:①保证患者充足的休息与睡眠,保持良好的免疫防御能力。②维持体液平衡,避免水电解质、酸碱平衡失调。③加强营养支持,包括摄入足够的能量、蛋白质和维生素等;对不能进食、明显摄入不足或高分解代谢者,酌情提供肠内或肠外营养支持,以纠正负氮平衡。④严重贫血、低蛋白血症或白细胞减少者,适当输全血或成分输血。⑤对并发多器官功能障碍或衰竭者,应加强对脏器功能的支持和监护。

　　3）对症治疗:①体温过高时,予以物理降温或镇静退热药。②体温过低时则需保暖。③疼痛剧烈者,予以镇痛剂。④并发感染性休克时,应及时抗休克治疗。

　　2.手术治疗

　　(1)脓肿引流:脓肿形成后应及时切开引流。深部脓肿可在B超、CT引导下穿刺引流。

　　(2)手术去除引起感染的病因或处理严重感染的病灶。

第二节　浅部软组织化脓性感染患者的护理

　　浅部软组织的化脓性感染是指发生于皮肤、皮下组织、淋巴管、淋巴结、肌间隙及其周围疏松结缔组织等处,由化脓性致病菌引起的各种感染。

一、疖的护理

　　疖为单个毛囊及其周围组织的化脓性感染,好发于毛囊和皮脂腺丰富的部位,如颈、头、面、背、腋、腹股沟及会阴和小腿等处,炎热季节多见。多由金黄色葡萄球菌或表皮葡萄球菌引起。疖常与皮肤不洁、局部擦伤、皮下毛囊与皮脂腺分泌物排泄不畅或机体抵抗力降低有关。

　　若多个疖同时或反复发生在身体各部,称为疖病。常见于营养不良、糖尿病、免疫缺陷等全身免疫力低下的患者。

【临床表现】

　　1.局部表现　病初局部出现红、肿、热、痛的小结节,逐渐肿大呈锥形隆起,疼痛加重。数日后中央因组织坏死、软化,在顶端出现黄白色脓栓,继而脓栓脱落、破溃,脓液排出后炎症消退。

　　2.全身表现　一般无明显全身症状。面部特别是上唇、鼻部及周围所谓"危险三角区"的疖,若被挤压,致病菌可沿内眦静脉、眼静脉进入颅内,引起化脓性海绵状静脉窦炎,可出现颜面部进行性肿胀、头痛、呕吐、寒战、高热甚至昏迷等,可危及生命。

【处理原则】

　　一般以局部治疗为主,并根据病情适当配合全身治疗。病情较重或患疖病,可局部治疗和全身性治疗并重。

疖初起,可涂擦碘酊,外敷鱼石脂软膏、玉露膏或金黄膏等。也可在患处选用50%硫酸镁湿热敷,超短波、红外线等理疗措施。出现脓头时,可用碘伏点涂脓点。有波动时,应及早切开引流,排脓后敷以呋喃西林湿纱条或以化腐生肌的中药膏,直至炎症消退。对未成熟的疖,禁忌挤压,以免引起感染扩散。

【护理措施】

1. 控制感染

(1)局部处理:保持周围皮肤清洁;避免挤压未成熟的疖,尤其是"危险三角区",防止感染扩散;对脓肿切开引流者,在严格无菌操作下,及时更换敷料。

(2)用药护理:遵医嘱及早合理应用抗生素,协助行细菌培养和药物敏感试验。

2. 提高机体抵抗力　注意休息,加强营养,鼓励进食高能量、高蛋白、丰富维生素的饮食,提高机体抵抗力。

3. 维持正常体温　高热患者给予物理或药物降温,鼓励患者多饮水。

4. 健康教育　注意个人卫生,保持皮肤清洁;炎热环境中要勤洗澡,及时更换衣服;对免疫力差的老年人、婴幼儿及糖尿病患者应加强防护。

二、痈的护理

痈是邻近的多个毛囊及其周围组织的急性化脓性感染,或由多个疖融合而成。好发于颈部、背部等皮肤厚韧处。金黄色葡萄球菌为主要致病菌。痈的发生与皮肤不洁、擦伤、机体抵抗力低下有关。多见于糖尿病及免疫力低下的成年患者。

【临床表现】

1. 局部表现　早期为皮肤小片暗红硬肿、热痛,其中可有多个脓点。随着病情进展,皮肤硬肿范围扩大,局部疼痛加剧,脓点增大增多,中心处破溃流脓、组织坏死脱落,疮口呈蜂窝状如同"火山口"。病灶可向周围和深部组织浸润,出现浸润性水肿,区域淋巴结肿大,局部皮肤因组织坏死可呈现紫褐色。

2. 全身表现　患者多伴有寒战、高热、食欲不振、乏力等全身症状。严重者可致全身化脓性感染而危及生命。唇痈容易引起颅内化脓性海绵状静脉窦炎,常可危及生命。

【处理原则】

1. 局部处理　初期仅有红肿时,可用50%硫酸镁或75%乙醇溶液湿敷,外敷鱼石脂软膏、金黄膏等。已有破溃者,需及时切开,可采用"＋"或"＋＋"形切口,直达深筋膜,保留皮瓣,清除坏死组织,伤口内用生理盐水、碘伏或凡士林纱布填塞止血,术后24小时更换敷料,改呋喃西林纱布湿敷抗感染。以后每日换药,控制炎症后伤口内可用生肌膏,促进肉芽生长。

2. 全身治疗　及时给予足量和有效的广谱抗生素以控制感染,注意休息,加强营养。

【护理措施】

参见本节疖的护理。

三、急性蜂窝织炎的护理

急性蜂窝织炎是皮下、筋膜下、肌间隔或深部蜂窝组织的急性弥漫性化脓性感染。致病菌主要为溶血性链球菌,其次为金黄色葡萄球菌或厌氧菌。常因皮肤、黏膜损伤或皮下疏松结缔组织受感染引起。病变发展迅速,炎症不易局限;与周围正常组织界限不清,常累及附近淋巴结,可致明显的毒血症。

【临床表现】

表浅者初起时,局部红、肿、热、痛,并向四周迅速蔓延,肿痛加剧并出现大小不一的水疱。红肿边缘界限不清,中央部位颜色较周围深,中央因缺血常有组织坏死,化脓后软而有波动感。深部感染者,初起局部红肿多不明显,可有局限水肿和深部压痛,常有高热、寒战、头痛、全身乏力等全身中毒症状。

因致病菌的种类、毒力和发病的原因、部位不同,可有几种特殊类型。

1. 产气性皮下蜂窝织炎 致病菌以厌氧菌为主。多发生在会阴部或下腹部,常因皮肤受损处严重污染而发生。病变主要局限于皮下结缔组织,不侵犯肌层。早期表现类似一般性蜂窝织炎,但病变进展快,局部可触及皮下捻发感,蜂窝组织和筋膜出现坏死,且伴进行性皮肤坏死,脓液恶臭,全身症状严重。

2. 颌下急性蜂窝织炎 多见于小儿,感染起自口腔或面部。除红、肿、热、痛等局部症状和高热、乏力、精神萎靡等全身症状外,还可发生喉头水肿和气管受压,引起呼吸困难,甚至窒息。

【处理原则】

1. 局部治疗 ①早期蜂窝织炎,可用50%硫酸镁溶液湿敷,或以金黄散、鱼石脂膏外敷等,若形成脓肿切开引流;②颌下急性蜂窝织炎,及早切开减压,以防喉头水肿,压迫气管;③其他各型皮下蜂窝织炎,可在病变处做多个小切口,以浸有药液的湿纱条引流;④对产气性皮下蜂窝织炎,伤口用3%过氧化氢溶液冲洗和湿敷。

2. 全身治疗 注意休息,加强营养,必要时给予解热镇痛药物。应用磺胺药或广谱抗生素,合并厌氧菌感染者加用甲硝唑。

【护理措施】

1. 预防窒息 特殊部位,如口底、颌下、颈部等的蜂窝织炎可影响患者呼吸,应注意观察患者有无呼吸费力、呼吸困难、窒息等症状,及时发现并处理;警惕突发喉头痉挛,做好气管插管等急救准备。

2. 健康教育 婴幼儿和老年人应重视生活护理,受伤后及时就医。

四、急性淋巴管炎与淋巴结炎的护理

急性淋巴管炎是指致病菌经破损的皮肤、黏膜,或其他感染灶侵入淋巴管,引起淋巴管及其周围组织的急性炎症。急性淋巴管炎波及所属淋巴结时,即为急性淋巴结炎。急性淋巴结炎好发于颈部、腋窝和腹股沟,也可见于肘内侧或腘窝等处,可化脓形成脓肿。急性淋巴管炎发生在皮下结缔组织层内,沿集合淋巴管蔓延,很少发生局部组织坏死或化脓。

致病菌可来源于口咽部炎症、足癣、皮肤损伤以及各种皮肤、皮下化脓性感染灶,主要有乙型溶血性链球菌、金黄色葡萄球菌等。

【临床表现】

1. 急性淋巴管炎 分为网状淋巴管炎和管状淋巴管炎。

(1)网状淋巴管炎:又称丹毒,起病急,蔓延较快,但很少发生组织坏死或化脓,治愈后易复发。好发于下肢和面部。下肢常由足癣、丝虫感染及外伤诱发。鼻、咽、口腔黏膜、牙齿及耳等处的感染病灶可引起颜面丹毒。

患者有头痛、畏寒、发热、全身不适等。皮肤出现鲜红色片状红斑,微隆起,可伴有水疱,中间颜色稍淡,周围较深,边界清楚。局部烧灼样疼痛,区域淋巴结肿大疼痛。病程一周左右,预后一般良好。

下肢丹毒常反复发作,导致淋巴水肿,在含高蛋白淋巴液刺激下局部皮肤粗厚,肢体肿胀,甚至发展成"象皮肿"。

（2）管状淋巴管炎:管状淋巴管炎好发于四肢内侧,尤以下肢多见。局部表现可因管状淋巴管深、浅不同而异。浅层淋巴管炎,在伤口近侧出现一条或多条"红线",向近心端延伸,硬而有压痛。深层淋巴管炎,无"红线"表现,但可出现患肢肿胀,有条形压痛区。两种淋巴管炎都可引起畏寒、发热、头痛、乏力、全身不适、食欲减退等全身症状。轻者1～2日可愈,若病情严重,可出现脓毒症征象。

2.急性淋巴结炎 轻者仅有局部淋巴结肿大、触痛,与周围组织分界清楚,多能自愈。重者可有多个淋巴结肿大,可融合形成肿块,疼痛加重,表面皮肤发红发热,并伴有全身症状。淋巴结炎可发展为脓肿,脓肿形成时有波动感,少数可破溃流脓。

【处理原则】

积极治疗原发感染病灶,如足癣、手部感染、扁桃腺炎、龋齿等。急性淋巴管炎与急性淋巴结炎可局部外敷黄金散、玉露膏或用碘伏稀释后湿敷。急性淋巴结炎已形成脓肿,应穿刺抽脓或切开引流。有全身症状应加用抗菌药物。

【护理措施】

1.治疗原发病灶 积极治疗原发病灶,如足癣、丝虫病及鼻、咽、口腔黏膜、牙齿及耳等处的感染。注意保持个人卫生和皮肤清洁。

2.防止接触性传染 接触丹毒患者或换药后,应当洗手消毒,防止医源性感染。

3.预防复发 应用大剂量磺胺药或青霉素治疗丹毒时,应在全身或局部症状消失后继续应用3～5日,以防复发。

知识链接

丹毒的中医知识

丹毒,也是中医病名,是以患部突然皮肤鲜红成片,色如涂丹,灼热肿胀,迅速蔓延为主要表现的急性感染性疾病。《诸病源候论·丹毒病诸候》云:"丹者,人身忽然掀赤,如丹涂之状,故谓之丹。或发于足,或发腹上,如手掌大,皆风热恶毒所为。重者,亦有疽之类,不急治,则痛不可堪,久乃坏烂。"本病发无定处,生于胸腹腰胯部者,称内发丹毒;发于头面部者,称抱头火丹;发于小腿足部者,称流火;新生儿多生于臀部,称赤游丹。其中医治疗方法为用金黄散或玉器散冷开水或金银花露调敷;或用新鲜野菊花叶、鲜地丁全草、鲜蒲公英等捣烂外敷。皮肤坏死者,若有积脓,可在坏死部位切一二个小口,以引流排脓,掺九一丹。其他疗法包括砭镰法,用于下肢复发性丹毒。患部消毒后,用七星针或三棱针叩刺患部皮肤,放血泄毒。配合拔火罐,以减少丹毒的复发。

第三节 甲沟炎和脓性指头炎患者的护理

临床常见的手部急性化脓性感染包括甲沟炎、指头炎、腱鞘炎、滑囊炎和掌深间隙感染,多由手部轻微外伤,如擦伤、刺伤、切割伤、剪指甲过深和逆剥皮刺等引起。主要致病菌为常存于皮肤表面的金黄色葡萄球菌。手是从事多种活动的重要器官,手部感染引起的肌腱和腱鞘缩窄或瘢痕形成可严重影响手功能,严重者可致残。

甲沟由甲的近侧(甲根)与皮肤紧密相连、皮肤沿指甲两侧向远端延伸而形成。甲沟炎是指甲沟或其周围组织的化脓性感染。脓性指头炎是手指末节掌面皮下组织的化脓性感染。

【病因】

致病菌多为金黄色葡萄球菌。甲沟炎多因手指的轻微外伤,如刺伤、剪指甲过深和逆剥皮刺等引起。指头炎可由甲沟炎扩展、蔓延所致,也可发生于指尖或手指末节皮肤受伤后。

【临床表现】

1.甲沟炎 初起时,一侧甲沟皮肤出现红肿、疼痛,一般无全身症状,部分可自行或经过治疗后消退,部分可迅速发展形成脓肿。红肿区有波动,且出现白点,但不易破溃流脓。感染可发展至甲根部或对侧甲沟,形成半环形脓肿。若未及时切开排脓,感染向深层蔓延可形成指头炎或指甲下脓肿(图8-1)。

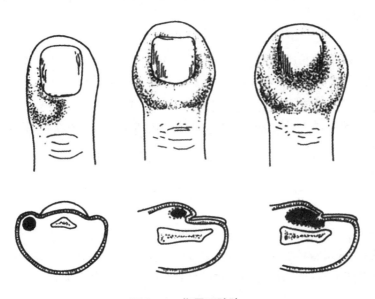

图8-1 指甲下脓肿

2.脓性指头炎 早期表现为指头发红、轻度肿胀、刺痛,继之指头肿胀加重,出现剧烈跳痛,尤以肢体下垂时为甚,患者多伴寒战、发热、全身不适等全身症状。感染进一步加重时,局部组织缺血坏死,神经末梢因受压和营养障碍而麻痹,指头疼痛反而减轻,皮色由红转白。若治疗不及时,常可引起指骨缺血性坏死,形成慢性骨髓炎,伤口经久不愈。

【辅助检查】

1.实验室检查 血常规检查示白细胞计数和中性粒细胞比例增加。指头炎者可采集脓液检测致病菌种类。

2.X线检查 感染手指的X线检查可明确有无指骨坏死。

【处理原则】

1.局部治疗 甲沟炎早期尚未化脓时,局部热敷、理疗,外敷鱼石脂软膏、金黄散等,并口服敏感抗菌药物。甲沟脓肿形成可在甲沟处纵行切开引流。甲床下积脓,应将指甲拔除,或将脓腔上的指甲剪去,以利于脓液充分引流。脓性指头炎应悬吊前臂、平置患手,避免下垂以减轻疼痛。患指一旦出现剧痛、肿胀明显,及时切开减压和引流,以免发生指骨坏死和骨髓炎。

2.全身治疗 感染加重或伴有全身症状者,给予青霉素、磺胺药等抗生素,注意休息,对症处理。

【护理措施】

1. 维持体温正常

（1）严密监测体温、脉搏变化,高热时给予物理或药物降温。

（2）协助治疗,局部给予热敷、理疗、外敷药物等,促进炎症消退,行脓肿切开引流者要保持脓腔引流通畅。

（3）保证休息和睡眠,多饮水,加强营养,提高患者的抗感染能力。

（4）遵医嘱及时合理使用抗生素。

2. 缓解疼痛　患指制动并抬高,以促进静脉和淋巴回流,减轻局部充血、水肿,缓解疼痛。创面换药时,动作轻柔、避免加重疼痛,并严格无菌操作,必要时换药前适当应用镇痛剂以减轻疼痛。

3. 病情观察　观察伤口渗出物和引流物颜色、性状及量的变化;患手局部有无肿胀、疼痛和肤色改变;有无感染扩散的征象。

4. 健康教育

（1）功能锻炼:炎症消退或切开引流1周左右,指导患者进行按摩、理疗和手功能的锻炼,以防止肌肉萎缩、肌腱粘连、关节僵硬等手功能的失用性改变,促进手功能尽早恢复。

（2）日常防护:保持手部清洁,加强劳动保护,预防手损伤。

（3）损伤处理:重视手部任何微小的损伤,伤后应用碘伏消毒,无菌纱布包扎,以防发生感染;手部感染应及早就诊。

第四节　全身性外科感染患者的护理

全身性感染是指致病菌侵入人体血液循环,并在体内生长繁殖或产生毒素而引起的严重的全身性感染或中毒症状,通常指脓毒症和菌血症。脓毒症是伴有全身性炎症反应,如体温、循环、呼吸等明显改变的外科感染的统称;在此基础上,血培养检出致病菌者,称为菌血症。

【病因】

外科患者的全身性感染常继发于严重创伤后的感染和各种化脓性感染治疗效果不佳或治疗不及时,如大面积烧伤创面的感染、急性弥漫性腹膜炎等。致病菌数量多、毒力强和(或)机体抵抗力低下是引起全身性感染的主要诱发因素。引起全身性感染的常见致病菌包括以下几种。

1. 革兰氏阴性杆菌　最常见,主要有大肠埃希菌、绿脓杆菌、变形杆菌,其次为克雷伯菌、肠杆菌等。

2. 革兰氏阳性球菌　主要为金黄色葡萄球菌,其次为表皮葡萄球菌和肠球菌。

3. 无芽孢厌氧菌　常见的有拟杆菌、梭状杆菌、厌氧葡萄球菌和厌氧链球菌。

4. 真菌　外科常见的真菌感染的致病菌为白念珠菌、曲霉菌、毛霉菌及新型隐球菌等。

【临床表现】

全身性感染的表现包括原发感染病灶、全身炎症反应和器官灌注不足3个方面。其共性表现是:①骤起寒战,继之高热,体温可高达40~41℃,老年人及衰弱患者可出现体温不升(低于36℃);②头痛、头晕、恶心、呕吐、腹胀、腹泻、面色苍白或潮红、出冷汗,神志淡漠、谵妄甚至昏迷;③心率加快、脉搏细速,呼吸急促或困难;④肝脾可肿大,严重者出现黄疸或皮下出血瘀斑等。如病情发展,患者出现意识模糊、体温不升、面色苍白或发绀、四肢冰凉、血压降低、白细胞计数减少,常提示为革兰氏阴性菌引起的感染性休克。感染如未能控制,可发展为多器官功能不全乃至衰竭。

【辅助检查】

1.血常规检查　白细胞计数显著增高或降低,中性核左移、幼稚型粒细胞增多,出现中毒颗粒。

2.生化检查　肝、肾功能检查可示不同程度的受损,血脂和血糖水平可发生异常。

3.尿常规检查　可见蛋白、血细胞和酮体等。

4.血细菌或真菌培养和药物敏感试验　在患者寒战、高热时采血行细菌或真菌培养,较易发现致病菌。

【处理原则】

采用综合治疗措施,重点是处理原发感染灶。

1.处理原发感染灶　及时、彻底处理原发感染灶,包括清除坏死组织和异物、消灭无效腔、充分引流脓肿等,尽早去除与感染相关的因素,如血循环障碍、梗阻等。对暂时不明确原发感染灶者,应全面检查。

2.应用抗生素　在未获得细菌培养结果前,应先根据原发感染灶的感染特点和性质,尽早、足量、联合应用两种以上的抗生素;以后再根据细菌培养及药物敏感试验结果予以调整。对于真菌性脓毒症,应尽量停用广谱抗生素,改用针对性强的窄谱抗生素,并全身应用抗真菌药物。

3.支持治疗　对严重营养不良者,提供富含能量、蛋白质和维生素的易消化饮食,必要时提供肠内外营养支持,亦给予反复多次输血、输液,以纠正贫血、低蛋白血症和水电解质失衡。

【护理措施】

1.防治感染,维持正常体温

(1)密切观察:注意患者的体温、脉搏变化及原发感染灶的处理效果等。高热患者,给予物理降温或按医嘱应用降温药。

(2)加强静脉留置导管的护理:严格无菌操作,坚持每天常规消毒、清洁静脉留置导管入口部位和更换敷料,以免并发导管性感染。

(3)根据医嘱及时、准确应用抗生素。

(4)加强营养支持:按医嘱合理安排输血、输液或肠内外营养支持,以增强机体抗感染能力。

(5)及时做血培养:患者寒战、高热发作时,协助医师采集血标本做细菌或真菌培养,以利于确定致病菌和及时治疗。

2.并发症的护理

(1)感染性休克:密切观察病情,若发现患者意识障碍、体温降低或升高、脉搏及心率加快、呼吸急促、面色苍白或发绀、尿量减少、白细胞计数明显增多等感染性休克的表现,应及时报告医师,并积极配合抢救。

(2)水电解质代谢紊乱:注意观察有无口渴、皮肤弹性降低、尿量减少及红细胞比容增高等脱水表现。对高热和大量出汗的患者,若病情许可,应鼓励其多饮水,按医嘱及时补充液体和电解质。定时监测血电解质水平的变化,发现异常及时报告医师处理。

3.健康教育

(1)注意个人卫生。加强饮食卫生,避免肠源性感染。发现局部感染灶或受伤后应及早就诊。

(2)积极治疗糖尿病、氮质血症等全身性疾病。

(3)加强营养、锻炼身体,提高机体抵抗力。

笔记

第五节　特异性感染患者的护理

一、破伤风的护理

破伤风是由破伤风梭菌侵入人体伤口并生长繁殖,产生毒素所引起的一种急性特异性感染。常继发于各种创伤后,亦可发生于不洁条件下分娩的产妇和新生儿。

【病因】

破伤风梭菌为革兰氏阳性厌氧芽孢杆菌,其广泛存在于泥土、人畜粪便和尘埃中。破伤风梭菌及其毒素无法侵入正常皮肤和黏膜,一旦发生开放性的损伤,如烧伤、挤压伤、烟花爆竹炸伤、开放性骨折,甚至细小的木刺或锈钉刺伤等造成的皮肤黏膜完整性受损,加之创面局部的缺氧环境,则易感染破伤风;若侵入体内的破伤风梭菌数量多,且伤口狭深、缺血,伤口内有坏死组织、血块堵塞、引流不畅,或填塞过紧、局部缺氧等,细菌可大量繁殖,导致发病;在同时混有其他需氧菌感染并因此而消耗伤口内残留的氧气时,则更利于破伤风的发生。

【病理生理】

破伤风梭菌的主要致病因素为外毒素,即痉挛毒素和溶血毒素。痉挛毒素与神经组织有特殊亲和力,可经血液循环和淋巴系统作用于脊髓前角细胞和脑干运动神经核,抑制突触释放抑制性传递介质。运动神经元因失去中枢抑制而兴奋性增强,致使随意肌紧张与痉挛;同时还可阻断脊髓对交感神经的抑制而致血压升高、心率增快、体温升高、大汗等。溶血毒素则可引起局部组织坏死和心肌损害。

【临床表现】

破伤风的临床表现分为潜伏期、前驱期和发作期三期。

1. 潜伏期　通常为 3～21 日,多数在 10 日左右。一般潜伏期越短,预后越差。新生儿破伤风常在断脐后 7 日左右发病,故俗称"七日风"。

2. 前驱期　表现为全身乏力、头晕、头痛、咀嚼肌紧张、烦躁不安、打哈欠等,常持续 12～24 小时,以张口不便为主要特征。

3. 发作期　典型的症状是在肌肉紧张性收缩(肌强直、发硬)的基础上,呈阵发性的强烈痉挛。通常最先受影响的肌群是咀嚼肌,以后依次为面部表情肌、颈项肌、背腹肌、四肢肌和膈肌。患者相继出现咀嚼不便、张口困难(牙关紧闭)、蹙眉、口角下缩、咧嘴"苦笑"、颈项强直、头后仰;当背腹肌紧张性收缩时,因背部肌群较为有力,躯干因此扭曲成弓、腰部前凸、足后屈,形成"角弓反张"或"侧弓反张"状;四肢呈屈膝、弯肘、半握拳等痉挛姿态;膈肌痉挛可致患者面唇青紫、呼吸困难,甚至呼吸暂停。在肌肉持续紧张收缩的基础上,任何轻微的刺激,如光线、声音、接触或饮水等,均可诱发全身肌群强烈的阵发性痉挛。发作时,患者口吐白沫、大汗淋漓、呼吸急促、口唇发绀、流涎、牙关紧闭、磨牙、头颈频频后仰,手足抽搐不止。每次发作持续数秒至数分钟不等,间歇时间长短不一。发作时意识清楚,表情痛苦。发作频繁者,提示病情严重。

强烈肌痉挛可致肌断裂,甚至骨折。膀胱括约肌痉挛可引起尿潴留。持续呼吸肌群和膈肌痉挛可致呼吸骤停,甚至窒息。肌痉挛及大量出汗可导致水电解质、酸碱平衡失调,严重者可发生心力衰竭。患者的主要死亡原因为窒息、心力衰竭或肺部感染。

病程一般为 3～4 周。自第 2 周起症状逐渐缓解,肌紧张和反射亢进可持续一段时间。部分患者在恢复期间可出现一些精神症状,如幻觉、言语及行为错乱等,多能自行恢复。

【辅助检查】

实验室检查很难诊断破伤风,合并化脓性细菌感染者可有血白细胞计数和中性粒细胞比值增高。

【处理原则】

破伤风是一种极为严重的疾病,病死率高,故应采取积极的综合治疗措施,包括清除毒素来源、中和游离毒素、控制并解除痉挛和防治并发症等。

1.清除毒素来源 在良好麻醉、控制痉挛的情况下进行彻底的清创术。清除坏死组织和异物,局部可用3%过氧化氢溶液冲洗。伤口完全敞开,并充分引流。对伤口已愈合者,须仔细检查痂下有无窦道或无效腔。

2.中和游离毒素

(1)注射破伤风抗毒素(TAT):目的是中和游离毒素,但若破伤风毒素已与神经组织结合,则难以起效,故应早期使用。一般用量为50 000～200 000U,肌内注射或加入5%葡萄糖溶液500～1000mL缓慢静脉滴注。剂量不宜过大,以免引起过敏反应或血清病。

(2)注射破伤风人体免疫球蛋白(TIG):早期应用有效,剂量为3000～6000U,一般只用1次。

3.控制并解除肌痉挛 是治疗的重要环节。目的是使患者镇静,降低其对外界刺激的敏感性,控制或减轻痉挛。

(1)镇静及解痉药:常用药物有10%水合氯醛20～40mL保留灌肠,或苯巴比妥钠0.1～0.2g肌内注射,或地西泮10～20mg肌内注射或静脉滴注,每日1次。病情严重者,可予以冬眠1号合剂静脉缓慢滴注,但低血压者禁用。

(2)痉挛发作频繁且不易控制者,可用2.5%硫喷妥钠0.25～0.5g缓慢静脉注射,但需警惕喉头痉挛和呼吸抑制的发生。

(3)肌松剂:病情严重者进行肌松治疗,并进行有创机械通气支持。如氯化琥珀胆碱、粉肌松等。

4.防治并发症

(1)防治呼吸道并发症:保持呼吸道通畅,抽搐频繁的严重患者,尽早行气管切开术,必要时行人工辅助呼吸。

(2)防治水电解质代谢紊乱和营养不良:补充水和电解质以纠正因痉挛、出汗及不能进食等导致的水和电解质代谢失衡。必要时予以全肠外营养支持。

(3)防治感染:青霉素和甲硝唑对抑制破伤风梭菌最为有效。青霉素120万U,每6～8小时1次,肌内注射或大剂量静脉滴注;可同时给予甲硝唑2.5g,分次口服或静脉滴注,连续7～10日。有其他混合感染者,则选用相对应的敏感抗生素。

【预防】

由于破伤风痉挛毒素能迅速与神经组织发生不可逆性结合,一旦发病治疗困难,但破伤风是可以预防的疾病。

1.正确处理伤口 创伤后早期彻底清创,改善局部血液循环,是预防破伤风发生的关键。

2.主动免疫 亦称自动免疫,方法是注射破伤风类毒素作为抗原,使机体产生针对性抗体而达到免疫的目的,是目前最有效最可靠、最经济的预防方法。小儿可经计划免疫,注射白百破疫苗而获得免疫力。主动免疫共注射3次,第1次皮下注射,间歇6～8周,再进行第2次注射,可获得基础免疫;在半年至一年后注射第3次,可获得较稳定的免疫力;以后每5年加强注射1次。有基础免疫力的伤员,伤后只要皮下注射类毒素0.5mL,便可迅速强化机体的抗破伤风免疫力,而不需要注射破伤风抗毒素。

3.被动免疫 对伤前未接受主动免疫者,尽早皮下或肌内注射破伤风抗毒素(TAT)1000～3000U

或人体破伤风免疫球蛋白（TIG）。因为破伤风的发病有一个潜伏期,尽早注射有预防作用,但其作用短暂,有效期为10日左右,因此,对深部创伤污染严重的患者,可在一周后再注射1次。破伤风抗毒素注射前必须常规做过敏试验,以免发生过敏反应。过敏试验结果为阳性者,则应进行脱敏注射。目前最佳的被动免疫是肌内注射250～500U的TIG,一次注射后在人体可存留4～5周,免疫效能10倍于TAT。TIG由人体血浆中免疫球蛋白提纯或基因重组技术制备而成,过敏反应率低,效价高。

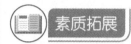

践行国家规范指南,推动我国非新生儿破伤风防控工作

我国自1978年开始实行儿童计划免疫,常规接种百白破疫苗,至2012年已基本消除了新生儿破伤风,但非新生儿破伤风仍是一个严重的公共卫生问题。为规范外伤后破伤风疫苗和被动免疫制剂的使用,国家免疫规划委员会于2019年5月9日审议通过了我国首部《外伤后疫苗和被动免疫制剂使用指南》,为我国消除非新生儿破伤风指明了方向,必将对我国非新生儿破伤风防控产生重大而深远的影响。为进一步规范全国非新生儿破伤风的诊疗行为,2019年11月5号国家卫健委又发布了由北京大学人民医院王传林教授牵头、全国专家共同出台的《非新生儿破伤风诊疗规范》,并经国家卫健委医政医管局下发至各省、自治区、直辖市及新疆生产建设兵团卫生健康委,要求各级机构遵照执行和进行推广。综上所述,我国破伤风防治的核心理念:破伤风防控应变被动为主动、变盲目为精准;破伤风诊疗应早发现、强化干预、填补缺口。贯彻破伤风防治核心理念将为降低我国非新生儿破伤风发病率做出应有的贡献。

【护理评估】

1. 健康史

(1)受伤史和相关因素:询问患者有关开放性损伤病史,如火器伤、烧伤、开放性骨折、木刺或锈钉刺伤等,尤其注意了解伤口的污染程度、深度、开口大小、是否及时进行彻底清创及引流是否通畅等信息;询问有无产后感染或新生儿脐带消毒不严等历史。

(2)发病情况:评估患者的前驱症状、肌肉收缩和痉挛症状发作的持续时间、间隔时间、严重程度等。

(3)了解破伤风预防接种史等。

2. 身体状况

(1)局部状况:评估患者身体各部位有无损伤、刺伤、扎伤或骨折等,损伤的部位、范围、深度和有无红肿、污染等。若为新生儿,注意其脐带残端有无红肿等感染迹象。

(2)全身状况:评估患者的肌痉挛和呼吸状况。注意患者有无呼吸困难、窒息或肺部感染等并发症。

3. 辅助检查 了解伤口渗出物的涂片检查结果。了解实验室和影像学检查结果,以评估患者的重要脏器功能状态和有无肺不张、骨折等。

4. 心理－社会状况 破伤风发病突然、病情严重,且反复肌痉挛发作使患者极为痛苦,加之肌痉挛可引起窒息、骨折等并发症,患者多有焦虑、恐惧甚至濒死感;隔离性治疗措施可使患者产生孤独和无助感;开口困难又使其难于及时表达需求。故护士应注意观察患者的躯体语言,善于通过其眼神或形体动作等了解患者的情绪反应,同时应了解家属对疾病的认识和对患者的身心支持程度。

【常见护理诊断/问题】

1. 有窒息的危险 与持续性喉头和呼吸肌痉挛、误吸、痰液堵塞气道有关。

2. 有体液不足的危险 与反复肌痉挛消耗、大量出汗等有关。

3.有受伤的危险 与强烈的肌痉挛有关。

4.尿潴留 与膀胱括约肌痉挛有关。

5.营养失调:低于机体需要量 与肌痉挛消耗、摄入障碍等有关。

【护理目标】

(1)患者呼吸道通畅,呼吸平稳。

(2)患者维持体液平衡,生命体征及尿量正常。

(3)患者未发生坠床、舌咬伤及骨折等意外伤害。

(4)患者能正常排尿。

(5)患者营养摄入能满足机体代谢需要,恢复经口饮食。

【护理措施】

1.环境安置 将患者置于单人隔离病室,保持安静、室内遮光、减少探视。医护人员说话、走路要低声轻巧,使用器具时避免发出噪声。合理、集中安排各项治疗和护理操作,尽量在使用镇静剂后30分钟内完成,以免刺激患者引起抽搐。

2.保持呼吸道通畅

(1)急救准备:床旁常规备好气管切开包及氧气吸入装置,急救药品和物品准备齐全。

(2)有效排出呼吸道分泌物:对频繁抽搐、无法咳痰者,必要时采用吸引器吸出呼吸道分泌物。对频繁抽搐不易控制者,应尽早行气管切开并供氧,及时清除呼吸道分泌物,必要时进行人工辅助呼吸。痉挛发作控制后,应协助患者翻身、叩背,以利排痰。

(3)饮食:频繁抽搐者,禁止经口进食,以防误吸,予以鼻饲或静脉输液,必要时予以全肠外营养支持。对能经口饮食者,给予高热量、高蛋白和高维生素的流质或半流质饮食,进食应少量多餐,避免呛咳和误吸。

(4)加强观察:详细记录抽搐发作的症状、持续时间和间隔时间等。注意痉挛发作前的征兆,以便及时调整药量,控制痉挛发作。

3.维持体液平衡

(1)按医嘱补液,纠正水电解质失衡:保持输液通畅,在每次抽搐发作后应检查静脉管道,防止因抽搐引起的输液管堵塞或脱落而影响治疗。

(2)加强观察:设专人护理,密切观察患者的生命体征、意识、尿量等变化,加强心肺功能的监护,警惕有无并发心力衰竭。

4.防止意外损伤 患者发生抽搐时,应用合适的牙垫防止舌咬伤。使用带护栏的病床,必要时加用约束带固定患者,防止痉挛发作时坠床或自我伤害。关节部位放置软垫保护,防止肌腱断裂或骨折。

5.严格消毒隔离 破伤风梭菌具有传染性,应严格执行接触隔离措施,防止播散。护士接触患者时应穿隔离衣、戴帽子、口罩和手套等,身体有伤口者不能参与护理。所有器械及敷料均须专用,使用后予以灭菌处理,用后的敷料须焚烧。患者的用品和排泄物均应严格消毒,防止交叉感染。严格执行无菌技术,预防继发感染。

6.防治并发症 院内感染是最常见的并发症,表现为肺部感染、泌尿系统感染或伤口感染。床头抬高30°~45°预防误吸、翻身拍背及震动排痰、分泌物吸引、口腔护理、加强呼吸机内外管道的清洁消毒、在进行与气道相关的操作时严格遵守无菌技术操作规范等,有助于院内感染的控制。如发生呼吸机相关性肺炎,给予合理抗感染治疗。

7. 健康教育

（1）宣传破伤风的发病原因和预防知识，指导公众加强自我保护意识，避免创伤；普及科学接生；按期接受破伤风主动免疫的预防注射等。

（2）伤后须及时正确地处理伤口，及时就诊。

二、气性坏疽的护理

气性坏疽指由梭状芽孢杆菌引起的一种以肌坏死或肌炎为特征的急性特异性感染。感染发展迅速，预后差。

【病因】

气性坏疽为一种厌氧菌感染，病菌为革兰氏阳性梭状芽孢杆菌，主要有产气夹膜梭菌、水肿杆菌、腐败杆菌和溶组织杆菌等，常为多种致病菌的混合感染。梭状芽孢杆菌广泛存在于泥土和人畜粪便中，伤后污染此菌的机会很多，但发生感染者却很少。人体是否发生气性坏疽感染除取决于梭状芽孢杆菌的存在外，还取决于机体抵抗力和伤口是否处于缺氧环境。因此，开放性骨折伴血管损伤、挤压伤伴深部肌损伤、长时间使用止血带或石膏包扎过紧、邻近肛周和会阴部的严重创伤等易继发气性坏疽。

【病理生理】

梭状芽孢杆菌可产生多种有害的外毒素和酶。部分酶能通过脱氮、脱氨、发酵作用产生大量不溶性气体，如硫化氢等，积聚在组织间。某些酶能使组织蛋白溶解，造成组织细胞坏死、渗出，产生恶性水肿。因气、水夹杂，组织急剧膨胀，局部张力迅速增高，皮肤表面变硬，似木板样；筋膜下张力急剧增加、压迫微血管，进一步加重组织缺血、缺氧和失活，更有利于细菌生长繁殖，形成恶性循环。此外，该类细菌产生的卵磷脂酶、透明质酸酶等使细菌易于穿透组织间隙而加速扩散。感染一旦发生，即可沿肌束或肌群向上、下扩散，肌组织转为砖红色，失去弹性，外观似熟肉。若感染侵犯皮下组织，气肿、水肿和组织坏死可迅速沿筋膜扩散。活体组织检查可见肌纤维间大量气泡和革兰氏阳性粗短杆菌。

【临床表现】

气性坏疽的临床特点是病情发展迅速，患者全身情况可在 12～24 小时内全面、迅速恶化。潜伏期一般为 1～4 日，最短在伤后 8～10 小时，最长至伤后 5～6 日发病。

1. 局部表现　早期，患者自诉伤肢沉重，有包扎过紧或疼痛感。随疾病发展，伤处出现"胀裂样"剧痛，难以忍受，一般止痛剂不能缓解。局部肿胀明显、呈进行性加剧，有明显压痛。伤口周围皮肤肿胀、苍白、发亮，迅速转为紫红色，继而呈紫黑色，并出现大、小不等的小水疱。轻压常有气泡从伤口溢出，并有稀薄、恶臭的浆液性或血性液体流出。皮下若有积气，手触可有捻发感。伤口内肌坏死，呈暗红或土灰色，刀割时肌纤维不收缩，也无出血。

2. 全身表现　患者神志清醒，但软弱无力、表情淡漠或烦躁不安，常可伴有恐惧或欣快感，并出现高热、脉速、呼吸急促、皮肤和口唇苍白、大汗和进行性贫血；晚期患者可出现严重中毒症状，如溶血性黄疸、感染性休克、外周循环障碍和多器官功能衰竭等。

【辅助检查】

1. 实验室检查

（1）细菌学检查：伤口渗出物涂片可检出革兰氏阳性粗大杆菌，同时可行伤口渗出物的细菌培养。

（2）血常规检查：可见红细胞计数和血红蛋白降低，白细胞计数增加。

（3）生化检查：有助于了解各脏器功能状态。

2. X 线检查　常显示软组织间有积气。

【处理原则】

气性坏疽一旦确诊,应立即予以积极的治疗,以挽救患者生命,减少组织坏死和降低截肢率。

1. 彻底清创　在积极抗休克和防治严重并发症的同时,紧急在全麻下施行彻底清创术。病变区应作广泛、多处切开,清创范围应达正常组织,切口敞开、不予缝合。若整个肢体已广泛感染、病变不能控制时,应果断进行截肢以挽救生命,残端不予缝合。术后采用氧化剂冲洗、湿敷,经常更换敷料,必要时再次行清创术。

2. 应用抗生素　首选大剂量青霉素静脉滴注,1000 万 ~ 2000 万 U/d。大环内酯类(琥乙红霉素、麦迪霉素)和硝基咪唑(甲硝唑、替硝唑)也有一定疗效。

3. 高压氧治疗　可提高组织和血液含氧量,造成不适合该菌生长繁殖的环境,提高治愈率,降低伤残率。

4. 全身支持治疗　包括纠正水、电解质失衡,少量多次输血,营养支持,对症处理(包括解热、镇痛)等,以改善机体全身状况。

【护理措施】

1. 缓解疼痛　对疼痛剧烈者,可按医嘱给予麻醉镇痛剂或采用自控镇痛泵止痛。对截肢后出现幻肢痛者,应耐心解释相关问题,消除其幻觉。

2. 控制感染,维持正常体温　动态观察和记录体温、脉搏等变化。遵医嘱及时、准确、合理应用抗生素。高热者予以物理降温,必要时按医嘱应用退热药物。

3. 伤口护理　观察伤口周围皮肤的色泽、局部肿胀程度和伤口分泌物性质等。对切开或截肢后的敞开伤口,应用3% 过氧化氢溶液冲洗、湿敷,及时更换伤口敷料。对接受高压氧治疗的患者,需注意观察其氧疗后的伤口变化情况。

4. 严格消毒隔离　严格按照接触隔离原则护理患者,具体措施参见本节破伤风护理的相关内容。

5. 健康教育

(1)加强公众预防性宣教,内容包括气性坏疽发病原因和预防知识;加强劳动保护,避免创伤;伤后及时、正确处理伤口并及时就诊。

(2)指导患者进行患肢按摩及功能锻炼,促进患肢功能尽快恢复。

(3)指导截肢者正确安装、使用义肢和进行适当的肢体功能训练。

(赵宏宇)

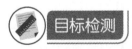
目标检测

1. 疖病好发于(　　)。
　　A. 高血压患者　　　　　　　　B. 糖尿病患者　　　　　　　　C. 气管炎患者
　　D. 甲状腺功能亢进症患者　　　E. 胃溃疡患者

2. 脓性指头炎如未及时切开引流易导致(　　)。
　　A. 掌中间隙感染　　　　　　　B. 鱼际间隙感染　　　　　　　C. 化脓性腱鞘炎
　　D. 指骨缺血坏死　　　　　　　E. 毒血症

3. 痈的特殊表现是(　　)。
　　A. 好发于毛囊上脂腺丰富的部分　B. 致病菌为溶血性链球菌　　C. 病变处隆起鲜红色
　　D. 全身表现不明显　　　　　　　E. 病变中心区有多个脓栓、破溃后呈蜂窝状

参考答案

4. 破伤风最早累及的肌肉是(　　)。

    A. 面肌　　　　　　　　　　B. 膈肌　　　　　　　　　　C. 咀嚼肌

    D. 四肢肌　　　　　　　　　E. 颈项肌

5. 脓性指头炎,切开引流的指征是(　　)。

    A. 搏动性疼痛　　　　　　　B. 有波动感　　　　　　　　C. 整个手指肿胀

    D. 整个前臂肿胀　　　　　　E. 整个手背肿胀

6. 患者,男,25岁,因颈部蜂窝织炎入院,患者颈部肿胀明显,观察中应特别注意(　　)。

    A. 呼吸　　　　　　　　　　B. 体温　　　　　　　　　　C. 神志

    D. 血压　　　　　　　　　　E. 吞咽

7. 冲洗破伤风创口的溶液为(　　)。

    A. 3%碘酊　　　　　　　　　B. 3%双氧水　　　　　　　　C. 5%盐水

    D. 10%硝酸银溶液　　　　　E. 生理盐水

8. 患者,男,30岁,下肢急性蜂窝织炎伴全身化脓性感染,需抽血做血培养及抗生素敏感试验,最佳时间应是(　　)。

    A. 高烧时　　　　　　　　　B. 间歇期　　　　　　　　　C. 寒战时

    D. 静脉滴注抗生素时　　　　E. 抗生素输入后

9. 指甲下脓肿应采取的最佳措施是(　　)。

    A. 理疗　　　　　　　　　　B. 热敷　　　　　　　　　　C. 抗生素

    D. 拔除指甲　　　　　　　　E. 在甲沟处切开引流

10. 患者,女,19岁,鼻部疖受挤压后,出现头痛、高热、昏迷、眼部红肿,应首先考虑(　　)。

    A. 面部蜂窝织炎　　　　　　B. 菌血症　　　　　　　　　C. 毒血症

    D. 颅内海绵状静脉窦炎　　　E. 脓毒症

第九章 外科损伤患者的护理

课件　　思维导图

 学习目标

素质目标: 关心、关爱患者,具有敏锐的观察能力及解决问题的能力。

知识目标: 掌握创伤、烧伤患者的临床表现和护理措施;熟悉创伤、烧伤患者的病理生理、治疗要点和身心状况;了解创伤的病因和分类。

能力目标: 学会运用护理程序,对烧伤患者实施整体护理。

 案例导学

患者,男,39 岁,因火焰烧伤致疼痛、口渴、胸闷 1 小时急诊入院。体格检查:体温 37℃,脉搏 110 次/分,呼吸 22 次/分,血压 106/94mmHg,体重 65kg。患者烦躁不安,表情痛苦,面部、胸、腹部、两前臂、双手、两小腿、双足部烧伤,背部散在烫伤面积约 3 手掌,均有水疱。

请思考:

1. 作为现场目击者,应采取哪些救护措施?

2. 该患者烫伤面积、深度及严重程度如何?

3. 目前患者存在哪些护理诊断/问题?

损伤是指各种致伤因素对人体组织器官造成的结构破坏和功能障碍。引起损伤的原因有机械性因素、物理性因素、化学性因素、生物性因素四大类。①机械性损伤:临床最常见的类型,又称为创伤,如锐器切割、钝器打击、重力挤压、火器射击等所致的损伤。②物理性损伤:如高温、寒冷、电流、放射线、激光、声波等引起的损伤。③化学性损伤:如强酸、强碱、毒气等化学物质的损伤。④生物性损伤:如毒蛇、犬、昆虫等咬伤或螯伤。

第一节　创伤患者的护理

创伤是指由机械性致伤因子所致的损伤,是最常见的损伤类型。随着社会的发展,日益发达的交通运输和不断提高的机械化程度,导致创伤的发生率不断提高,对人类的健康构成了很大的威胁。

【分类】

(一)按伤后皮肤完整性分类

1.闭合性损伤　伤后皮肤、黏膜保持完整,无伤口,常见类型有以下 4 种。

(1)挫伤:暴力作用于人体致皮下软组织损伤。局部表现为发红或青紫、肿胀、触痛等。

(2)扭伤:外力作用使关节活动超过正常范围,造成关节囊、韧带、肌腱等组织损伤,局部疼痛、肿胀、瘀斑和关节功能障碍。

（3）挤压伤：肢体或躯干肌肉丰富部位较长时间受挤压，严重时肌肉组织广泛缺血、坏死、变性，可导致休克、高钾血症及急性肾衰竭，临床称为挤压综合征。

（4）爆震伤：也称冲击伤，乃爆炸产生的强烈冲击波作用于机体，体表无明显损伤，但胸腹腔内脏器可发生破裂、出血、水肿。

2.开放性损伤　伤后皮肤、黏膜有破损，有出血，易发生感染。

（1）擦伤：皮肤与粗糙物摩擦后造成的表层组织损伤。局部有擦痕、出血点及少量浆液渗出。

（2）刺伤：由尖锐器物刺入组织所致，伤口窄而深，常伴有深部组织、器官损伤。

（3）切割伤：由锐器切割所致，创缘整齐，周围组织损伤较轻。

（4）砍伤：也由锐器所致，但作用力较大，伤口较深。

（5）裂伤：钝器打击所致，创缘不整齐，周围组织损伤较重。

（6）撕脱伤：由旋转外力或碾压、牵拉造成皮肤及深部组织的撕脱，损伤多严重出血多，易发生休克和感染。

（7）火器伤：由弹片或枪弹所致，按伤道情况可分为贯通伤（既有入口，又有出口者）、盲管伤（只有入口，没有出口者）等。

（二）按病情轻重分类

1.轻度　组织创伤小，主要是局部软组织损伤，全身反应轻，可自行修复。

2.中度　组织创伤较大，全身反应明显，但一般无生命危险，多需治疗。

3.重度　组织创伤重，有严重并发症，处理不及时有生命危险或治愈后有严重残疾者。

【病理生理】

创伤可导致机体出现一系列局部和全身性防御性反应，目的是维持机体内环境的稳定。

（一）局部反应

创伤后组织破坏释放各种炎性介质，引起毛细血管壁通透性增高，血浆成分外渗；白细胞等趋化因子迅速聚集于伤处，吞噬和清除病原微生物或异物，出现疼痛，发热等炎症表现。一般3~5日后趋于消退。局部反应的轻重与致伤因素的种类、作用时间、组织损害程度、性质、污染程度以及是否有异物存留等有关。

（二）全身反应

1.神经-内分泌系统反应　在疼痛、精神紧张、有效血容量不足等因素综合作用下，下丘脑-垂体-肾上腺皮质轴和交感神经-肾上腺髓质轴分泌大量儿茶酚胺、肾上腺皮质激素、抗利尿激素、生长激素和胰高血糖素；同时，肾素-血管紧张素-醛固酮系统也被激活。上述3个系统相互协调，共同调节全身各器官功能和代谢，动员机体的代偿能力，对抗致伤因素的损害作用，保证重要脏器的灌注。

2.体温变化　创伤后大量释放的炎症介质如肿瘤坏死因子、白细胞介素等作用于下丘脑体温调节中枢引起机体发热。

3.代谢变化　创伤后，由于神经内分泌系统的作用，机体分解代谢增强，主要表现为基础代谢率增高，能量消耗增加，糖、蛋白质、脂肪分解加速，糖异生增加，水电解质代谢紊乱。

4.免疫反应　严重创伤后，机体防御能力下降，对感染的易感性增加。

（三）组织修复和创伤愈合

1.创伤的修复过程　一般分为3个既相互区分又相互联系的阶段。

（1）炎症反应阶段：伤后立即发生，常持续3~5日。主要是血管和细胞反应、免疫应答、血液凝固和纤维蛋白的溶解，目的在于清除坏死组织，为组织再生和修复奠定基础。

（2）组织增生和肉芽形成阶段：局部炎症开始不久，即可有新生细胞出现。成纤维细胞、上皮细胞等增殖、分化、迁移，分别合成、分泌胶原等组织基质和逐渐形成新生毛细血管，并共同构成肉芽组织，充填伤口，形成瘢痕愈合，常持续1~2周。

（3）组织塑形阶段：主要是胶原纤维交联增加、强度增加；多余的胶原纤维被胶原蛋白酶降解；过度丰富的毛细血管网消退，伤口黏蛋白和水分减少，最终达到受伤部位外观和功能的改善，此期常持续1年左右。

2.创伤愈合的类型

（1）一期愈合：组织修复以原来细胞为主，仅含少量纤维组织，局部无感染、血肿及坏死组织，伤口边缘整齐、严密、呈线状，组织结构和功能修复良好。多见于创伤程度轻、范围小，无感染的伤口和创面。

（2）二期愈合：以纤维组织修复为主，修复较慢，瘢痕明显，愈合后对局部结构和功能有不同程度的影响。多见于损伤程度重、范围大、坏死组织多及伴有感染的伤口。

3.影响创伤愈合的因素

（1）局部因素：伤口感染是最常见的影响因素。若伤口感染，损伤范围大、坏死组织多等会导致继发性损伤。

（2）全身因素：主要有高龄、营养不良、大量使用细胞增生抑制剂（如皮质激素）等。

【临床表现】

（一）局部表现

1.疼痛　疼痛的程度与损伤程度、部位、性质、范围、炎症反应强弱及个人耐受力等有关。活动时疼痛加剧，制动后减轻，受伤2~3日后逐渐缓解。

2.肿胀　由局部出血及液体渗出所致，常伴有皮肤青紫、瘀斑、血肿，伤后2~3日达到高峰。严重肿胀可致局部或远端肢体血供障碍。

3.功能障碍　由局部组织结构破坏、疼痛、肿胀或神经系统损伤等原因所致。

4.伤口和出血　开放性创伤多有伤口和出血。按伤口清洁度可分为3类。

（1）清洁伤口：通常指无菌手术切口，也包括经清创术处理的无明显污染的创伤伤口。

（2）污染伤口：指有细菌污染，但未构成感染的伤口。

（3）感染伤口：伤口有脓液、渗出液及坏死组织等，周围皮肤常有红、肿、热、痛。

（二）全身表现

1.体温增高　中、重度创伤患者常有发热，体温一般不超过38.5℃，并发感染时可有高热，颅脑损伤致中枢性高热体温可高达40℃。

2.全身炎症反应综合征　主要表现为体温增高或过低，意识障碍，呼吸急促或困难，脉搏微弱，脉率过快或心律不齐，收缩压或脉压过低，面色苍白或口唇、肢端发绀。

【辅助检查】

1.实验室检查　血常规可判断失血、血液浓缩或感染等情况。尿常规有助于判断有无泌尿系统损伤和糖尿病。血清电解质和血气分析有助于了解有无水、电解质，酸碱平衡失调。对疑有肾损伤者，可进行肾功能检查。血、尿淀粉酶有助于判断是否有胰腺损伤等。

2.影像学检查　X线检查可了解有无骨折、脱位、胸腹腔有无积液积气、伤处异物情况等。超声、CT和MRI有助于实质性器官损伤及脊髓、颅底、骨盆底部等处损伤的诊断。

3.诊断性穿刺和导管检查　胸腔穿刺可明确血胸或气胸；腹腔穿刺或灌洗可明确内脏破裂、出血；心包穿刺可证实心包积液或积血。放置导尿管或膀胱灌洗可诊断尿道或膀胱的损伤，留置中心静脉导管可监测中心静脉压,辅助判断血容量和心功能。

【处理原则】

1.现场急救 遵循抢救生命第一、恢复功能第二、保全解剖完整性第三的原则。妥善的现场救护是挽救各种类型创伤患者生命的重要保证,为进一步救治奠定基础。优先抢救的急症主要包括心跳、呼吸骤停,窒息,大出血,张力性气胸和休克等,常用的急救措施包括心肺复苏、通气、止血、包扎、固定(制动)等。

2.闭合性损伤 单纯软组织闭合性损伤,多不需特殊处理;合并内脏损伤,则按相应的治疗原则处理。

3.开放性损伤 单纯软组织开放性损伤,应及早行清创术,争取一期愈合;如伤口已有明显感染表现,则应积极控制感染,加强换药,促其尽早二期愈合;合并深部组织、内脏损伤,则按相应的治疗原则处理。

4.全身处理 积极抗休克、保护重要脏器功能、加强支持疗法、预防感染等。

【护理评估】

1.健康史

(1)一般情况:了解患者的年龄、性别、职业、饮食及睡眠情况等。

(2)外伤史:了解患者的受伤原因、时间、地点、部位,伤后表现,有无危及生命的损伤,现场救治及转运途中伤情变化等。

(3)既往史:了解患者伤前是否饮酒,是否合并高血压、糖尿病、营养不良等慢性疾病,是否长期使用皮质激素类、细胞毒性类药物,有无药物过敏史等。

2.身体状况 了解受伤部位,检查受伤处有无伤口、出血,有无血肿、异物、青紫、瘀斑、肿胀、疼痛及功能障碍,有无合并伤及其他脏器损伤等。观察伤者意识、生命体征、尿量等变化,有无休克及其他并发症发生。

3.辅助检查 了解实验室检查、影像学检查及穿刺、导管等各项检查有无异常。

4.心理社会-状况 患者及家属对突受创伤打击的心理承受程度以及心理变化,有无紧张、恐惧或焦虑等。同时了解患者对创伤的认知程度及对治疗的信心。

【常见护理诊断/问题】

1.疼痛 与组织损伤、伤口感染有关。

2.体液不足 与创伤出血、失液等因素有关。

3.组织完整性受损 与组织、器官受损,结构破坏有关。

4.潜在并发症:感染、休克、器官功能障碍等。

【护理目标】

(1)患者疼痛得到缓解或控制。

(2)患者生命体征平稳,有效循环血量恢复。

(3)患者受损组织逐渐修复,伤口得到妥善处理。

(4)患者无并发症发生或发生时能及时发现并得到妥善处理。

【护理措施】

1.急救护理

(1)抢救生命:在现场简单的评估,找出危及生命的紧迫问题,立即就地救护。必须优先抢救的急症主要包括心跳和(或)呼吸骤停、窒息、大出血、开放性或张力性气胸、休克等。

(2)包扎:目的是保护伤口,减少污染,压迫止血,固定骨折和减轻疼痛。一般用无菌敷料或清洁布料包扎。如有腹腔内脏脱出,应先用干净器皿保护后再包扎,勿轻易还纳,以防污染。

(3)固定:肢体骨折或脱位可使用夹板,就地取材或利用自身肢体、躯干进行固定,以减轻疼痛,防止再损伤,方便搬运。较重的软组织损伤也应局部固定制动。

(4)搬运:经过现场初步处理后迅速、安全、平稳地转送伤员,多用担架或徒手搬运。搬运脊柱损伤者应保持伤处稳定,勿弯曲或扭动,以免加重损伤;搬运昏迷患者应将头偏向一侧,或采取半卧位或侧卧位,以保持呼吸道通畅。

2. 闭合性软组织创伤的护理

(1)一般护理:①损伤处 24 小时内给予局部冷敷,24 小时后热敷或理疗;②局部制动,抬高患肢15°~30°,以减轻肿胀和疼痛;③血肿较大者,无菌操作下穿刺抽吸,加压包扎。必要时可遵医嘱外敷中西药物消肿止痛。

(2)饮食护理:指导患者进食高热量、高蛋白、高维生素的易消化饮食,必要时遵医嘱静脉补充营养。

(3)功能锻炼:病情稳定后,可指导患者配合理疗、按摩进行功能锻炼,以促进功能恢复。

3. 开放性软组织创伤的护理　做好清创术前必要的准备,如备皮、皮试、备血、禁食水等,积极配合医师进行清创术,有效预防感染,使伤口一期愈合。

4. 深部组织或器官损伤的护理　按颅脑损伤、胸部损伤、腹部损伤、盆腔损伤、脊柱脊髓损伤有关章节的知识和技术,对患者做好相应的护理工作。

5. 心理护理　多与患者交流,及时了解患者的心理状态。安慰、疏导患者,减轻其焦虑、恐惧心理,增强其战胜疾病的信心,更好地配合治疗。

6. 健康教育

(1)指导患者加强营养,以促使组织修复和脏器功能恢复。

(2)指导功能锻炼的方法,以促使患部功能得到最大恢复。

(3)普及防止创伤、创伤后现场急救知识。

第二节　清创术及更换敷料

开放性损伤的伤口一般分为清洁伤口、污染伤口和感染伤口 3 类。清洁伤口一般指无菌手术的手术切口,手术完毕时直接缝合即可;污染伤口一般指受伤后 6~8 小时以内,伤口有细菌污染而尚未发展成感染,但伤口内的细菌、失活组织、异物等,不利于伤口愈合;感染伤口指伤口已感染甚至化脓,包括未能及时处理的开放伤口和继发感染的手术伤口,需经换药处理方能愈合。

一、清创术

清创术是对伤口进行清洗、扩创、缝合等处理,将污染伤口变为清洁伤口,使其达到一期愈合的外科基本手术操作。清创时间越早越好,争取在伤后 6~8 小时内进行。血运丰富、污染轻、失活组织少的伤口,清创时限可延长至 12 小时甚至 24 小时以上。反之,血运差、污染重,则伤后 4~6 小时即可发生感染,已不宜按污染伤口进行清创处理。

清创术一般分为以下 5 个步骤。

1. 准备　根据损伤程度和部位选择麻醉方式。无菌纱布覆盖伤口,剃除伤口周围毛发,清除油污等。污染重者应预防性使用抗生素。注射破伤风抗毒素,轻者 1500U,重者 3000U。

2. 清洗消毒　依次用肥皂水和等渗盐水清洗伤口周围皮肤。去除伤口内敷料,用生理盐水、3%

过氧化氢溶液反复交替冲洗伤口,最后再用生理盐水冲洗,无菌纱布擦干伤口周围皮肤。手术人员更换无菌手套后常规消毒,铺无菌巾。

3.清创 仔细检查伤口,去除血凝块或异物,切除失活或已游离组织,修剪出较整齐的健康组织创面和边缘,冲洗干净伤口各层,并注意严格止血。尽可能保留重要的血管神经和肌腱。

4.修复 更换已用过的手术物品,重新消毒铺单实施手术。对清创彻底的新鲜伤口,可按组织层次即时将伤口缝合,此为一期缝合;对污染重,清创不彻底,感染危险大的伤口可只缝合深层组织,放置引流48小时后无感染后考虑二期缝合(又称延期缝合)。清创后的伤口内还应酌情放置各种引流物,如引流条、引流管等,以促使分泌物排出、减少毒素吸收、控制感染、促进肉芽生长。

5.包扎 目的是保护伤口、减少污染、固定敷料和有助止血。包扎时应注意引流物的固定并记录其数量。

二、更换敷料

更换敷料又称换药,是指对伤口做进一步处理的总称。其目的是观察伤口变化,保持伤口引流通畅,控制局部感染,使肉芽组织健康生长,有利于伤口愈合或为植皮做好准备。

(一)换药原则

1.遵守无菌原则 严格遵守无菌操作原则,防止发生医院内感染。

2.换药环境和时间 换药时要求室内空气清洁,光线明亮,温度适宜。一般下列情况不安排换药,如晨间护理时,患者进餐时、睡眠时,家属探视时,手术人员参加手术前。

3.换药顺序 先换清洁伤口,再换污染伤口,最后换感染伤口。特异性感染伤口安排专人换药,换下的敷料应焚毁。

4.换药次数 根据伤口情况而定。对清洁伤口,术后第3日换药1次,如无感染或渗出可至拆线。分泌少,肉芽组织生长良好,每日或隔日换药1次。脓肿切开引流次日可不换药,以免出血。对感染重、脓性分泌物多的伤口,及时更换敷料,保持外层敷料干燥。

(二)换药步骤

1.换药前准备 核对患者姓名、换药部位,向患者做好解释,对于剧烈疼痛的伤口换药,可在换药前应用镇静剂或止痛剂。换药者先了解创口情况,然后准备换药用物。操作前按要求着装,戴好帽子、口罩,清洁双手。

2.去除伤口敷料 用手揭去外层敷料,将污面向上或折放于弯盘内。沿伤口长轴方向用镊子揭去内层敷料,如有分泌物干结粘着可用生理盐水湿润后再揭下。

3.处理创面 双手持镊操作。左手持镊(无菌镊)自换药碗中取物品,递至右手镊子中,两把镊子不可碰撞。挤压清洗棉球或纱布时,无菌镊应在上方,另一镊子在下方,避免挤压的液体污染镊子。先用乙醇或碘伏棉球消毒伤口周围皮肤,清洁伤口由内向外,感染伤口由外到内,消毒范围应大于无菌敷料覆盖处;再用生理盐水棉球清洗伤口分泌物及脓液,较深及分泌物较多的伤口应放置引流物。

4.包扎固定伤口 用乙醇或碘伏棉球再次消毒周围皮肤一遍,用无菌敷料覆盖伤口并加以固定,敷料大小达伤口外3cm左右,胶布固定,必要时加以绷带包扎。

5.换药后整理 协助患者取舒适体位。整理用物、洗手。

(三)不同伤口的处理

1.缝合伤口的处理 无引流物的缝合伤口,如无感染现象,可至拆线时更换伤口敷料。对于手术中渗血较多或有污染的伤口,伤口内常放置橡皮片或橡皮管引流,如渗血、渗液湿透外层纱布,应随时更换敷料,引流物一般术后24~48小时取出。局部以酒精或碘伏消毒后,更换敷料。

术后3~4日若患者自觉伤口疼痛或有发热,应及时检查伤口,是否有感染发生。如出现缝线反应,针眼周围发红,可用酒精湿敷或红外线照射,使炎症吸收。出现线眼处小脓疱时,即刻拆去此针缝线并去除伤处脓液,再涂以碘伏。伤口感染初期给予物理疗法,化脓时应拆除部分缝线,进行引流。

2. 肉芽创面的处理　具体处理方法:①生长健康的肉芽为鲜红色,较坚实,呈颗粒组织、分泌物少,触之易出血,处理时先以生理盐水棉球蘸吸除去分泌物,外敷生理盐水纱布或凡士林纱布即可。较窄的伤口可用蝶形胶布拉拢创缘,以利尽早愈合,减少瘢痕形成。面积较大的新鲜肉芽创面,应尽早植皮覆盖。②肉芽生长过度,高于创缘者,阻碍周围上皮生长,可将其剪平,以棉球压迫止血,或用硝酸银烧灼后再用生理盐水湿敷,数小时后肉芽可复原,再拉拢创缘或植皮。③肉芽水肿者,创面淡红表面光滑,质地松软,触之不易出血,宜用3%~5%高渗氯化钠液湿敷,并注意患者全身营养状况。④创面脓液量多而稀薄时多用抗菌溶液的纱布湿敷,促进水肿消退。⑤创面脓液稠厚,坏死组织多,且有臭味者,应用含氯石灰硼酸溶液等湿敷。

3. 脓肿伤口的处理　伤口深而脓液多者,换药时必须保持引流通畅,必要时冲洗脓腔。可向脓腔插入引流管,选用生理盐水、碘伏溶液等进行有效的脓腔冲洗。根据创面、伤口情况选用引流物,浅部伤口常用凡士林或液状石蜡纱布;伤口较小而深时,应将凡士林纱条送达创口底部,但不可堵塞外口,个别小的引流口需再切开扩大。由于肉芽组织有一定的抗感染能力,一般无须在局部使用抗生素。

(四)拆线

一期愈合的伤口或切口,根据预期愈合的时间及缝合方法,按清洁伤口操作并拆除皮肤缝线。消毒皮肤和缝线后,以手术镊夹起缝合线结,用线剪在线结下紧贴皮肤处剪断缝线,随即将其向切口方向抽出(图9-1)。再消毒切口,用无菌敷料覆盖,胶布固定。

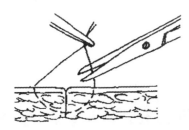　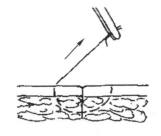

(1)提起缝线并剪断　　　(2)沿切口方向抽出缝线

图9-1　拆线技术

第三节　烧伤患者的护理

广义的烧伤泛指由热力、电流、化学物质、激光、放射线等所造成的组织损伤。狭义的烧伤特指热力烧伤,即由火焰、热液、热蒸汽、热固体等引起的组织损伤,是最为常见的类型。一般情况下,烧伤特指热力所造成的狭义烧伤。

【病理生理】

根据烧伤病理生理特点,病程大致分为4期,各期之间往往互相重叠和互相影响,分期的目的是突出各阶段临床处理的重点。

1. 体液渗出期　又称休克期,组织烧伤后毛细血管通透性增加,体液大量渗出,有效循环血量锐减,从而发生低血容量性休克。一般以伤后6~12小时内最快,持续24~48小时,以后渐趋稳定并开始回吸收。低血容量性休克是烧伤早期患者死亡的主要原因。

2. 急性感染期　烧伤渗出液回吸收开始,感染即上升为主要矛盾。此时由于经历了休克期的打击,患者的全身免疫功能低下,早期发生全身感染的概率较高。伤后2~3周,深度烧伤形成的凝固性坏死及焦痂开始溶解,此时是全身感染的另一高峰。若因烧伤创面处理不当,病原菌大量侵入,可形成烧伤创面脓毒症,此时创面表现晦暗、凹陷,出现坏死斑,即使细菌未进入血液,也可使患者死亡。

3.创面修复期　烧伤后组织修复在炎症反应的同时即已开始。创面的修复与烧伤的深度、面积及感染的程度密切相关。浅度烧伤多能自行修复,无瘢痕形成;深Ⅱ度烧伤靠残存的上皮岛融合修复,如无感染,3~4周逐渐修复,留有瘢痕;Ⅲ度烧伤形成瘢痕或挛缩,可导致肢体畸形和功能障碍,需要皮肤移植修复。

4.康复期　深度创面愈合后,可形成瘢痕,严重者影响外观和功能,需要锻炼、工疗、体疗和整形以期恢复。某些器官功能损害及心理异常也需要一个恢复过程。深Ⅱ度和Ⅲ度创面愈合后,常有瘙痒或疼痛、反复出现水疱,甚至破溃,并发感染,形成残余创面,这种现象的终止往往需要较长时间。严重大面积深度烧伤愈合后,由于大部分汗腺被毁,机体调节体温能力下降,在夏季,这类伤员多感全身不适,常需2~3年的调整适应过程。

【临床表现】

患者的病情轻重与烧伤面积、烧伤深度、烧伤部位及是否合并有其他复合伤有关。

1.烧伤面积　以相对于体表面积的百分率表示。估计方法有多种,目前国内多采用中国新九分法和手掌法。

(1)中国新九分法:将全身体表面积划分为11个9%的等份,另加1%,其中头颈部为9%(1个9%)、双上肢为18%(2个9%)、躯干(包括会阴)为27%(3个9%)、双下肢(包括臀部)为46%(5个9%+1%)(表9-1,图9-2)。儿童头较大,下肢相对短小,可按下法计算:头颈部面积=[9+(12-年龄)]%,双下肢面积=[46-(12-年龄)]%。

(2)手掌法:用患者自己的手掌测量其烧伤面积。不论年龄或性别,若将五指并拢、单掌的掌面面积占体表面积的1%。此法适用于小面积烧伤的估计,也可辅助九分法评估烧伤面积(图9-3)。

表9-1　中国新九分法

部位		占成人体表面积(%)	占儿童表面积(%)
头颈部	发部	3	9×1
	面部	3	9+(12-年龄)
	颈部	3	
双上肢	双上臂	7	9×2
	双前臂	6	9×2
	双手	5	
躯干	躯干前	13	9×3
	躯干后	13	9×3
	会阴部	1	
双下肢	双臀*	5	9×5+1
	双大腿	21	9×5+1-(12-年龄)
	双小腿	13	
	双足*	7	

*注:成年女性的双臀和双足均为6%

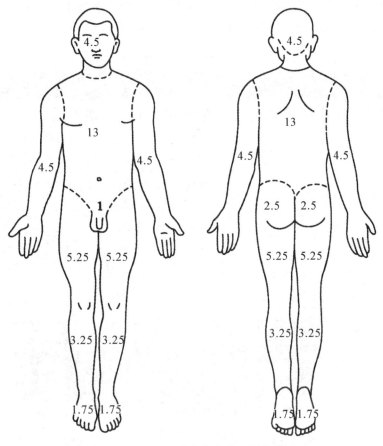

图9-2 成人体表各部位表面积的估计

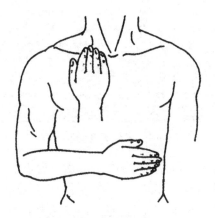

图9-3 手掌法

知识链接

皮肤的结构

皮肤分为表皮和真皮,表皮又分为角化层、颗粒层、粒细胞层、基底细胞层等,其中基底细胞层对皮肤的修复起重要作用。真皮分为真皮浅层和真皮深层。真皮浅层含有丰富的神经末梢和感受器,真皮深层有毛囊、皮脂腺、汗腺等皮肤附属器。

2.烧伤的深度判断 按组织损伤的层次,采用国际通用的三度四分法将烧伤分为Ⅰ度、浅Ⅱ度、深Ⅱ度和Ⅲ度,前两者属浅度烧伤,后两者属深度烧伤(表9-2,图9-4)。

表9-2 烧伤深度及其临床表现

烧伤深度		组织损伤	局部表现	预后
红斑性	Ⅰ度	表皮浅层	皮肤红斑,干燥、灼痛,无水疱	3~7日脱屑痊愈
水疱性	浅Ⅱ度	表皮全层、真皮浅层	红肿明显,疼痛剧烈,有大小不一的水疱,疱壁薄,创面红润、潮湿	1~2周内愈合,多有色素沉着,无瘢痕
	深Ⅱ度	真皮深层	水肿明显,痛觉迟钝,水疱较小,疱壁较厚,创面微湿、红白相间	3~4周愈合,常有瘢痕形成和色素沉着
焦痂性	Ⅲ度	皮肤全层,皮下、肌肉或骨骼	痛觉消失,创面无水疱,干燥如皮革样坚硬,呈蜡白或焦黄色甚至炭化,形成焦痂,痂下可见树枝状栓塞的血管	3~4周后焦痂自然脱落,愈合后留有瘢痕或畸形

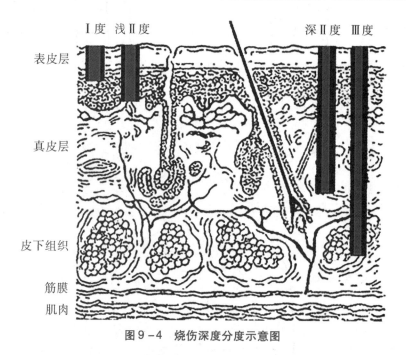

图9-4 烧伤深度分度示意图

3.烧伤的严重程度 根据烧伤面积、深度、部位及是否合并有其他复合伤,将烧伤程度分为4类。

(1)轻度烧伤:Ⅱ度烧伤面积10%以下。

(2)中度烧伤:Ⅱ度烧伤面积11%~30%,或Ⅲ度烧伤面积10%以下。

(3)重度烧伤:烧伤总面积达31%~50%,或Ⅲ度面积达11%~20%或烧伤总面积未达到上述百分比,但已发生休克或存在吸入性损伤、较严重的复合伤等。

(4)特重度烧伤:烧伤总面积50%以上,或Ⅲ度面积20%以上,或存在较重的吸入性损伤、复合伤等。

4.吸入性烧伤 又称呼吸道烧伤,是指吸入火焰、蒸汽或化学性烟尘、气体等所引起的呼吸系统损伤。其致伤因素为热力或燃烧时烟雾中的化学物质,如一氧化碳、氰化物等,这些化学物质能引起局部腐蚀和全身中毒。多见于头面部烧伤患者,面、颈、口鼻周围常有深度烧伤创面,鼻毛烧毁,口鼻有黑色分泌物;有呼吸道刺激症状,咳炭末样痰,呼吸困难,声音嘶哑,肺部可闻及哮鸣音;多死于吸入性窒息。

吸入性烧伤难以观测,明确病变范围和严重程度比较困难,临床诊断主要依据致伤情况和临床征象。应用喉镜或纤维支气管镜检查,对吸入性烧伤可作准确诊断,可直视观察咽喉,气管直至三级支气管的黏膜和管腔内的变化。

【辅助检查】

1.实验室检查

(1)血常规:体液不足时,血液有浓缩;感染时白细胞、中性粒细胞增加。

(2)电解质、血气分析:了解患者有无水、电解质、酸碱平衡失调。

2.影像学检查　胸部 X 线检查可了解患者肺部有无损伤及感染。

【处理原则】

1.小面积浅表烧伤　按外科原则,清创、保护创面、防治感染,促进愈合。

2.大面积深度烧伤　①早期及时输液,维持呼吸道通畅,积极纠正低血容量性休克;②深度烧伤组织是全身性感染的主要来源,应早期切除,自、异体皮移植覆盖;③及时纠正休克,控制感染,维护重要脏器功能,防治多系统器官功能衰竭;④重视形态、功能的恢复。

【护理评估】

1.健康史　了解患者烧伤原因和性质,受伤时间,现场情况,有无吸入性损伤;评估有无合并危及生命的损伤;现场采取的急救措施,效果如何,途中运送情况。

2.身体状况　评估生命体征是否平稳,有无口渴、面色苍白或发绀,皮肤湿冷,尿量减少,烦躁不安或意识障碍等血容量不足的表现;评估烧伤面积、深度和程度;有无声音嘶哑,呼吸困难,哮鸣音等吸入性烧伤的迹象;有无寒战、高热或体温不升,中性粒细胞比例升高等全身感染的征象。

3.辅助检查　了解血细胞比容、尿比重、血生化检查及电解质水平、血气分析、影像学检查有无异常发现。

4.心理社会-状况　大面积烧伤可能会给患者造成畸形,功能障碍;头面部烧伤患者因担心面部留下瘢痕,影响以后的生活和工作,会出现恐惧、焦虑、绝望等负性情绪,尤其是未婚女青年表现更为突出,甚至会产生自杀的意念。故需评估患者及家属对突受打击的心理承受程度和心理变化,以及对治疗及康复费用的经济承受能力;评估患者对康复期功能锻炼知识的知晓程度。

【常见护理诊断/问题】

1.有窒息的危险　与头面部呼吸道或胸部等部位烧伤有关。

2.体液不足　与烧伤创面渗出液过多,血容量减少有关。

3.皮肤完整性受损　与烧伤导致组织破坏有关。

4.有感染的危险　与皮肤完整性受损有关。

5.自我形象紊乱　与烧伤后毁容,肢残及躯体活动障碍有关。

【护理目标】

(1)患者呼吸道通畅,呼吸平稳。

(2)患者生命体征平稳,平稳度过休克期。

(3)患者烧伤创面逐渐愈合。

(4)患者未发生感染。

(5)患者情绪稳定,能配合治疗及护理,敢于面对伤后的自我形象。

【护理措施】

1. 现场急救

(1)迅速脱离热源:如火焰烧伤应尽快灭火,脱去燃烧衣物,就地翻滚或跳入水池,熄灭火焰,以阻止高温继续向深部组织渗透,并减轻创面疼痛,也可近用棉被或毛毯覆盖,忌用手扑打火焰、奔跑呼叫,以免增加损伤。热液浸渍的衣裤,可冷水冲淋后剪开取下,以免强力剥脱而撕脱水疱皮。小面积烧伤立即用清水连续冲洗或浸泡,既可止痛,又可带走余热。酸、碱烧伤,即刻脱去或剪开沾有酸、碱的衣服,以大量清水冲洗,且冲洗时间宜适当延长。生石灰烧伤,可先去除石灰粉粒,再用清水长时间冲洗,以避免石灰遇水产热加重损伤。磷烧伤时立即将烧伤部位浸入水中或用大量清水冲洗,同时在水中拭去磷颗粒;不可将创面暴露在空气中,避免剩余磷继续燃烧,创面注意忌用油质敷料,以免磷在油中溶解而被吸收中毒。

(2)抢救生命:配合医师首先处理窒息、心搏骤停、大出血、休克、张力性气胸等危及生命的情况。对头、颈部烧伤或疑有呼吸道烧伤时,应备齐氧气和气管切开包等抢救物品,必要时协助医师做气管切开手术。

(3)预防休克:伤后应尽早实施补液方案,轻者口服淡盐水或烧伤饮料。病情严重者,及早静脉输入生理盐水或平衡盐溶液等。切忌口服大量白开水或单纯输入葡萄糖溶液,以免造成低渗,加重组织水肿。

(4)保护创面:用无菌敷料或清洁的布类包裹创面,保护创面,避免再污染和损伤。创面不宜涂任何有色药物,以免影响患者入院后对其烧伤面积、烧伤深度的判断。

(5)妥善转运:在现场急救后,轻患者即可转运。烧伤面积较大者,应在原地积极抗休克治疗。

 素质拓展

特别能战斗——烧伤科护士冯苹

冯苹,1978年3月出生,1999年毕业于复旦大学护理学院,现任海军军医大学第一附属医院门急诊、烧(战)创伤片总护士长。针对吸入性损伤气道护理技术要点、大面积烧伤静脉置管维护技术难点、烧伤休克复苏护理动态监测重点等关键护理环节,冯苹摸索出一套完整且切实可行的长海烧伤护理模式,相关经验在全国、全军会议上报道、推广。2018年5月—2019年1月,冯苹执行为期255天、3万余海里的"和谐使命-2018"任务,担任海上医院病房护士长,完善护理规范、制度,带领团队高质量完成多病种、多专科近300例围手术期患者的监护。个人荣立三等功,先后获"军队科学技术进步奖二等奖""中华护理学会科技奖二等奖""2023年上海杰出护理工作者"等奖项多余项。冯苹扎实的管理和专科救护能力先后受到上级领导的表彰和肯定,她用热情、专业和敬业,服务于多次公共卫生突发事件,彰显了巾帼之光。

2. 密切观察病情变化 密切观察患者神志、呼吸、血压、脉搏、尿量及体温的变化,判断有无休克、感染的发生;密切观察创面情况,发现异常及时报告医师。

3. 静脉补液的护理 烧伤后48小时内,因创面大量渗出易出现休克。静脉补液疗法是治疗烧伤休克的主要措施。

(1)早期补液方案:我国常用的烧伤补液按烧伤面积和体重计算。

1)伤后第1个24小时:补液总量(mL)=烧伤面积(Ⅱ度、Ⅲ度)×体重(kg)×1.5(小儿1.8,婴儿2.0)+日生理需要量(成人2000mL,小儿按年龄、体重计算)。其中1.5为烧伤系数,即每1%的Ⅱ、Ⅲ度烧伤面积、每千克体重需补电解质液和胶体液1.5mL,另加每日生理需要量2000mL。电解质液和胶体液的比例一般为2:1,特重烧伤1:1。

2)伤后第2个24小时:电解质液和胶体液为第1个24小时的一半,再加每日生理需要量

2000mL。伤后第3个24小时,根据患者具体情况而定。

3)补液速度:烧伤后第1个8小时内渗液最快,故应在首个8小时内输入胶体、电解质液总量的1/2,其余分别在后16小时内输入,每日生理需要量应在24小时内均匀输入。

(2)液体的种类与安排:电解质液首选平衡盐液,其次选用等渗盐水等。胶体液首选血浆,以补充渗出丢失的血浆蛋白,也可用代血浆和全血。电解质液、胶体和水分应交替输入。

(3)液体复苏有效的指标:包括尿量和其他指标。①尿量:如肾功能正常,尿量是判断血容量是否充足的简便而可靠的指标,所以大面积烧伤患者补液时应常规留置导尿进行观察。成人每小时尿量大于40mL,有血红蛋白尿时每小时尿量要维持在50mL以上,但儿童,老年人、心血管疾病患者,输液要适当限量。②其他指标:成人脉搏在120次/分(小儿140次/分)以下,心音强而有力,肢端温暖,收缩压在90mmHg以上,中心静脉压5~12cmH_2O。

4. 创面护理

(1)初期清创:在控制休克之后尽早清创,即清洗、消毒、清理创面。Ⅰ度烧伤创面不需要特殊处理,能自行消退。浅Ⅱ度创面的小水疱可不予处理,大水疱可用无菌注射器抽吸,疱皮破裂可用无菌油性敷料包扎。深Ⅱ度及Ⅲ度创面坏死表皮应去除。清创后创面根据烧伤的部位、面积及医疗条件等选择采用包扎疗法或暴露疗法。

(2)包扎疗法:包扎可以保护创面、减少污染和及时引流创面渗液。适用于面积小或四肢的浅Ⅱ度烧伤。创面清创后用油性纱布覆盖创面,再用多层吸水性强的干纱布包裹,包扎厚度为2~3cm,包扎范围应超过创面边缘5cm。包扎松紧适宜,压力均匀,为避免发生粘连或畸形,指(趾)之间要分开包扎。

要求:①抬高肢体并保持各关节功能位。②保持敷料清洁和干燥,敷料潮湿时,立刻予以更换。③密切观察创面,及时发现感染征象,如发热、伤口异味、疼痛加剧、渗出液颜色改变等,需加强换药及抗感染治疗,必要时改用暴露疗法。④包扎松紧适宜,压力均匀,达到要求的厚度和范围,注意观察肢体末梢血液循环情况,如肢端动脉搏动、皮肤颜色及温度。

(3)暴露疗法:将患者暴露在清洁、温暖、干燥的空气中,使创面的渗液及坏死组织干燥成痂,以暂时保护创面。适用于头面、会阴部烧伤及大面积烧伤或创面严重感染者。创面可涂1%磺胺嘧啶银霜、碘伏等外用药物。

要求:①严格消毒隔离制度,保持病室清洁,空气流通,室内温度维持在28~32℃,湿度适宜,每日空气消毒2次,床单、被套等均经高压蒸汽灭菌处理。②保持创面干燥,渗出期应定时以消毒敷料吸去创面过多的分泌物,若发现痂下有感染,应立即去痂引流,清除坏死组织。③定时翻身或使用翻身床,避免创面长时间受压而影响愈合。④创面已结痂时注意避免痂皮裂开引起出血或感染。⑤极度烦躁或意识障碍者,适当约束肢体,防止抓伤。

5. 特殊烧伤部位的护理

(1)眼部烧伤:及时用无菌棉签清除眼部分泌物,局部涂烧伤膏或用烧伤纱布覆盖加以保护,以保持局部湿润。

(2)耳部烧伤:及时清理流出的分泌物,耳周部烧伤应用无菌纱布铺垫,尽量避免侧卧,以免耳郭受压导致中耳炎或耳软骨炎。

(3)会阴部烧伤:多采用暴露疗法。及时清理创面分泌物,保持创面干燥,清洁;在严格无菌操作下留置导尿管,并每日行会阴擦洗,预防尿路及会阴部感染。

6. 防治感染

(1)遵医嘱应用抗生素:观察全身情况及创面变化,若患者出现寒战高热、脉搏加快,创面出现脓性分泌物,坏死或异味等,应警惕创面感染、全身性感染的发生。及时判断创面是否真菌感染。

(2)严格执行感染控制措施,减少院内烧伤感染的发生:可使用单独隔离病房,接触患者时穿戴无菌衣和手套,并在访视每位患者前后洗手等。

(3)营养支持,增强抗感染能力:烧伤患者予以高蛋白、高能量、高维生素、清淡易消化饮食、少量多餐,经口摄入不足者需经肠内或肠外补充营养,以保证摄入足够的营养素。

7.心理护理 耐心倾听患者对烧伤的不良感受,给予真诚的安慰和劝导,取得患者的信任。耐心解释病情,并消除顾虑、积极合作。利用社会支持系统的力量,鼓励患者面对现实,树立战胜疾病的信心,并鼓励患者积极参与社交活动和工作,减轻心理压力,放松精神。

8.康复护理 指导或协助患者做好功能锻炼,对防治烧伤后的关节僵直、肌肉萎缩、肌腱粘连,提高神经反射能力,增强免疫力具有重要作用。在烧伤早期维持并固定肢体于功能位,如颈部烧伤应取后伸位,四肢烧伤取伸直位,手部固定在半握拳的姿势且指间垫油纱以防粘连。防止紫外线和红外线过多照射,防止加重瘢痕增殖,避免瘢痕创面机械性刺激。创面愈合后,鼓励患者尽早下床活动,逐步进行肢体和关节的锻炼。

9.健康教育

(1)宣传防火、灭火和自救等安全知识。

(2)尽早开始运动和功能训练,最大限度恢复机体的生理功能。

(3)创面愈合过程中,可能出现皮肤干燥、痒痛等,告知患者避免使用刺激性肥皂清洗,水温不宜过高,勿抓挠。烧伤部位在一年内避免太阳暴晒。

(4)指导生活自理能力训练,鼓励参与一定的家庭和社会活动,重新适应生活和环境,树立重返工作岗位的信心。

第四节　冻伤患者的护理

冻伤,也称冷伤,是机体遭受低温侵袭所引起的局部或全身性损伤,可分为二大类:一是非冻结性冻伤,指由10℃以下至冰点以上的低温,多兼有潮湿条件造成,包括冻疮、战壕足、水浸足(手)等;二是冻结性冻伤,指由冰点以下的低温所致,又可分为局部冻伤(冷伤)和全身性冻伤(冻僵)。

【病因】

寒冷是导致冷伤的主要原因;潮湿、刮风可加速身体散热;长时间静止不动、衣服单薄等均可造成局部血液循环障碍;饥饿、失血、创伤、休克、营养不良等可使全身抵抗力降低,减弱对温度变化的调节和适应能力。

【病理生理】

1.非冻结性冻伤 冷刺激引起血管长时间的收缩或痉挛,导致血管功能障碍;复温后发生血管持续扩张、血流淤滞和体液渗出,重者形成水疱,皮肤坏死。

2.冻结性冻伤 当局部接触冰点以下低温时,发生强烈的血管收缩反应,严重者可在细胞内外液形成冰晶。组织内冰晶使细胞外液渗透压增高、细胞脱水、蛋白变性、酶活性降低以致坏死,同时机械性破坏组织细胞结构,发生坏死及炎症反应。全身受低温侵袭时,外周血管发生强烈收缩和寒战反应,体温由表及里降低,使心血管、脑和其他器官均受害,如不及时抢救,可直接致死。

【临床表现】

1.非冻结性冻伤 最常见的是冻疮,在我国常发生在冬季与早春的长江流域,好发部位是肢体末端和暴露部位,如耳郭、面部、手背、足趾等处。主要表现为紫红色斑、变凉、肿胀,可出现结节,局部有灼热、痒感或胀痛,在温暖环境中更明显,随病情进展,可出现水疱、糜烂或溃疡,易复发。

2.冻结性冻伤

(1)局部冻伤:按其损伤的不同程度分为3度。

1)Ⅰ度冻伤:又称红斑性冻伤,伤及表皮层,局部出现红肿、充血,自觉热、痒、痛等症状,数日后消失,愈合后表皮脱落,不留瘢痕。

2)Ⅱ度冻伤:又称水疱性冻伤,伤及真皮层,局部明显充血、水肿,伴有水疱形成,疱液呈血清样,局部疼痛较明显,但感觉迟钝,2~3周后痂皮脱落,可有轻度瘢痕形成。

3)Ⅲ度冻伤:又称坏死性冻伤,伤及皮肤全层,严重者可深达皮下组织、肌肉、骨骼,甚至整个肢体,复温后皮肤变为黑褐色,感觉消失,创面周围红、肿、痛并有水疱形成。严重冻伤创面表面呈死灰色,无水疱,坏死组织与健康组织的分界较明显,常呈干性坏死,若并发感染则为湿性坏疽。治愈后多留有功能障碍或伤残。

(2)全身性冻伤:首先表现为冷应激反应,如心跳、呼吸加快,血压升高,外周血管收缩、寒战等,随着核心温度的下降,逐渐出现寒战停止、意识模糊或丧失、脉搏及呼吸减缓、心律失常,最终可因多器官功能衰竭而死亡。

【治疗原则】

迅速脱离寒冷环境,防止继续冻伤。抓紧时间尽早快速复温。

【护理措施】

1.急救和复温　尽快使伤员脱离寒冷环境,去除潮湿的衣服、鞋袜,尽早进行全身和局部复温。轻度冻伤者一般置于室温下,加盖被服保暖;冻伤较重者,可置于30℃左右的暖室中或浸泡于40~42℃的温水中复温,时间一般为20~30分钟。如无复温条件,可将伤肢放在救护者怀中复温,切忌用火烤、雪搓或拍打。全身性冻僵的复温至肛温32℃时即可停止。能进食者可给予热饮料,但不可饮酒,以免增加散热。

2.妥善处理创面　Ⅰ度、Ⅱ度冻伤以保护和预防感染为主,小水疱待其吸收;大水疱用注射器抽出疱内液体后,用软干纱布包扎,或涂冻伤膏后暴露局部创面;已感染者则先用抗菌纱布湿敷,再涂冻伤膏;Ⅲ度冻伤采用暴露疗法,等坏死组织与正常组织的界限清楚后,切除坏死组织,进行植皮手术。

3.减轻疼痛　在复温过程中及复温后,冻伤肢体会出现剧烈的疼痛,可遵医嘱给予镇痛剂等。

4.心理护理　对患者态度和蔼,耐心倾听重度冻伤患者对预后的担忧等不良感受,给予真诚的安慰和劝导,取得患者的信任;耐心解释病情,以消除顾虑;利用社会支持系统的力量,鼓励患者树立战胜疾病的信心。

5.健康教育　宣传冻伤的预防知识,在寒冷环境中要注意防寒、防湿,避免久站或蹲地不动,避免发生冻伤。平时锻炼身体加强耐寒能力,补充营养,提高机体抵抗力。一旦发生冻伤,首先要脱离危险环境,积极采取复温措施,避免冻伤进一步加重。

第五节　咬伤患者的护理

自然界中的动物,如蛇、狗、毒蜘蛛、蝎、蜂、蜈蚣等,常常利用其齿、爪、刺、角等对人类进行袭击,造成咬伤、蜇(刺)伤,严重者可致残或致死。最常见的是犬咬伤、蛇咬伤和虫蜇伤。

一、犬咬伤患者的护理

随着我国生活水平的不断提高,养宠物的人越来越多,被犬咬伤的人也迅速增多。被病犬咬伤后,其唾液中携有的致病病毒,可以引发狂犬病。狂犬病又称恐水症,是国家法定报告管理的乙类传

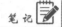

染病,多见于犬、狼、猫等食肉动物咬伤。人感染一旦发病,病死率近乎100%,因此预防狂犬病的发生尤为重要。

【病因与病理】

狂犬病病毒对环境的抵抗力非常弱,常在表面活性剂、消毒剂(如甲醛、碘伏等)及酸碱性环境下会很快失去活性,并且对热和紫外线也极其敏感。

狂犬病病毒主要存在于病畜的脑组织及脊髓中,其涎腺和涎液中也含有大量病毒,并随涎液向体外排出。故被病犬咬、抓后,病毒可经唾液-伤口途径进入人体导致感染。狂犬病病毒对神经组织具有强大的亲和力,在伤口入侵处及其附近的组织细胞内可停留1~2周,并生长繁殖,若未被迅速灭活,病毒会沿周围组织传入神经上行到达中枢神经系统,引发狂犬病。

【临床表现】

感染病毒后是否发病与潜伏期的长短、咬伤部位、入侵病毒的数量、毒力及机体抵抗力有关。潜伏期可以从10日到数月,一般为30~60日。咬伤越深,部位越接近头面部,其潜伏期越短、发病率越高。

1.症状　发病初期时伤口周围麻木,疼痛,逐渐扩散到整个肢体;继之出现发热、烦躁、乏力、恐水、怕风、咽喉痉挛;最后导致肌瘫痪、昏迷、循环衰竭甚至死亡。

2.体征　有利齿造成的窄而深的伤口、出血,伤口周围组织水肿。

【处理原则】

1.局部处理　咬伤后迅速彻底清洗伤口极为重要。浅小伤口常规消毒处理;深大伤口需立即彻底清创,用大量生理盐水或稀释的碘伏冲洗伤口,再用3%过氧化氢溶液充分地清洗;伤口应开放引流,不予缝合或包扎。

2.全身治疗

(1)免疫治疗:于伤后当日和第3日、第7日、第14日、第28日各注射1剂狂犬病疫苗。严重咬伤如头、面、颈、上肢等,经彻底清创后,在伤口底部及其四周注射抗狂犬病免疫血清或狂犬病免疫球蛋白,同时按上述方法全程免疫接种狂犬病疫苗。

(2)防治感染:常规使用破伤风抗毒素,必要时使用抗生素防止伤口感染。

【护理措施】

1.预防和控制痉挛　保持室内安静、避免风、光、声、水的刺激。各种检查、治疗及护理尽量集中进行,或在应用镇静药后进行。一旦发生痉挛,立即遵医嘱使用镇静药物等,必要时适当约束肢体,以防受伤。

2.保持呼吸道通畅　及时清除口腔及呼吸道分泌物,保持呼吸道通畅,做好气管插管或气管切开的准备。

3.输液和营养支持　发作期患者因多汗、流涎和不能饮水,常呈缺水状态,需静脉输液,补充能量,维持水电解质及酸碱平衡。

4.预防感染　遵医嘱应用抗生素并观察用药效果。严格执行接触性隔离制度,接触患者应穿隔离衣、戴口罩和手套。患者的分泌物及排泄物须严格消毒。

5.健康教育　宣传狂犬病的预防措施,加强对犬的管理。不挑逗猫、犬等动物,以防发生意外。被犬或其他动物咬伤后,应及时进行伤口处理及注射狂犬病疫苗。

二、蛇咬伤患者的护理

蛇分为无毒蛇和毒蛇。蛇咬伤以南方农村和山区为主,我国有毒蛇有50余种,其分布遍及国内大部分地区。毒蛇咬伤后若不及时救治,患者可中毒死亡。

【病因】

蛇毒从咬伤处沿淋巴管迅速扩散并进入血液循环,引起局部及全身中毒症状,重者可致死亡。蛇毒中含有毒性蛋白、多肽和酶类,按照毒性可分为 3 类。

1. 神经毒素 能阻断中枢神经和神经肌接头的递质传递,引起呼吸麻痹和肌瘫痪,常见于金环蛇、银环蛇及海蛇等。

2. 血液毒素 有溶组织、溶血或抗凝作用,导致机体广泛出血和溶血,血压下降甚至休克,常见于竹叶青、五步蛇等。

3. 混合毒素 兼有神经毒素和血液毒素的作用,常见于蝮蛇、眼镜蛇等。

【临床表现】

1. 神经毒致伤的表现 伤口局部出现麻木,知觉丧失,伤口红肿不显,出血不多,约在伤后半小时后,觉头昏,嗜睡,恶心、呕吐及乏力;重者出现吞咽困难及失语、眼睑下垂及复视;更严重者甚至可出现呼吸困难、血压下降及休克,如抢救不及时则最后出现呼吸及循环衰竭,患者可迅速死亡。

2. 血液毒致伤的表现 咬伤的局部迅速肿胀,并不断向近侧发展,伤口剧痛,流血不止,伤口周围的皮肤常伴有水疱或血疱,皮下瘀斑,组织坏死;严重时全身广泛性出血,如皮下淤血、鼻出血、呕血、咯血及血尿等;个别患者还会出现胸腔、腹腔出血及颅内出血,最后导致出血性休克。患者可伴头晕、恶心、呕吐及腹泻,关节疼痛及高热。

3. 混合毒致伤的表现 兼有神经毒及血液毒的症状。

【处理原则】

1. 局部处理 伤口上方绑扎,阻断毒素吸收;伤口局部抽吸、冲洗、清创,促进毒素排出;伤口周围用胰蛋白酶局部封闭,破坏蛇毒。

2. 全身治疗

(1)解蛇毒中成药:常用南通蛇药、上海蛇药或广州蛇药等,可口服亦可局部敷贴。一些新鲜草药,如半边莲、七叶一枝花、白花蛇舌草等也有解蛇毒作用。

(2)抗蛇毒血清:有单价和多价两种,应尽早使用。对已明确毒蛇种类的咬伤首选针对性强的单价血清,如不能确定毒蛇的种类,则可选用多价抗蛇毒血清。用前需做过敏试验,阳性者采用脱敏注射法。

(3)其他治疗:①使用破伤风抗毒素和抗生素防治感染;②快速、大量静脉输液,或用呋塞米或甘露醇等利尿药,加快蛇毒排出,减轻中毒症状;③积极抗休克、改善出血倾向,或治疗心、肺、肾等功能障碍。

【护理措施】

1. 急救护理

(1)伤肢绑扎:蛇咬伤后忌奔跑,伤肢要求制动、放置低位,立即用布带或止血带等在伤口的近心端即伤口上方绑扎,以阻断淋巴、静脉回流。一般在急救处理结束或服用有效蛇药 30 分钟后去除绑扎。

(2)伤口排毒:现场用大量清水或肥皂水冲洗伤口及其周围皮肤,挤出毒液。入院后用 3% 过氧化氢溶液或 0.05% 高锰酸钾溶液反复冲洗伤口,清除残留的毒牙及污物。伤口较深者,可切开或以三棱针扎刺伤口周围皮肤(血液毒禁止),再以拔火罐、吸乳器等抽吸促使毒液流出,并将肢体放在低位,以利于伤口渗液引流。

（3）局部冷敷:减轻疼痛,减慢毒素吸收,降低毒素中酶的活性。将伤肢浸入 4～7℃冷水中,3～4小时后改用冰袋冷敷,持续 24～36 小时。

（4）破坏毒素:根据伤口局部反应大小,用胰蛋白酶 2000～5000U 加入 0.05% 普鲁卡因 5～10mL 做局部环形封闭,能够降解蛇毒。也可给予抗蛇毒药物外敷。

2.**伤口护理** 将伤肢置于低垂位并制动,保持创面清洁和伤口引流通畅。注意观察伤口渗血、渗液情况,有无继续坏死或脓性分泌物等。

3.**抗毒排毒** 迅速建立静脉通道,遵医嘱尽早使用抗蛇毒血清、利尿剂、中草药茅根等促进毒素排出,缓解中毒症状。若患者出现血红蛋白尿,遵医嘱予 5% 碳酸氢钠静脉输入,以碱化尿液。使用抗蛇毒血清时,密切观察患者有无畏寒、发热、胸闷、气促、腹痛不适、皮疹等过敏症状。

4.**病情观察** 密切监测生命体征、意识、面色、尿量及伤肢温度的变化等。

5.**心理护理** 安慰患者,告知毒蛇咬伤的治疗方法及治疗效果,帮助患者树立战胜疾病的信心,以减轻恐惧,保持情绪稳定,积极配合治疗和护理。

6.**健康教育** 宣传毒蛇咬伤的有关知识,强化自我防范意识。在野外作业时,做好自我防护,如戴帽子、穿长衣长裤,穿雨靴,戴橡胶手套等,随身携带解蛇毒药片,以备急用。勿轻易尝试抓蛇或玩蛇。露营时选择空旷干燥地面,晚上在营帐周围点燃火焰。

（赵宏宇）

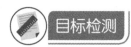
目标检测

参考答案

1.开放性损伤与闭合性损伤的主要区别( )。
   A.是锐性暴力还是钝性暴力所致　　B.皮肤或黏膜是否保持完整　　C.是否合并有内脏损伤
   D.是否引起局部感染　　E.直接暴力还是间接暴力所致

2.患者,男,27 岁,踢球时不慎脚扭伤,局部肿痛,不能步行,当即采取了处理措施,正确的是( )。
   A.局部按摩　　　　　　　　B.伤处热敷　　　　　　　　C.伤处冷敷
   D.伤处敷贴活血镇痛　　　　E.局部理疗

3.易致急性肾衰竭的创伤是( )。
   A.扭伤　　　　　　　　　　B.挤压伤　　　　　　　　　C.冲击伤
   D.裂伤　　　　　　　　　　E.挫伤

4.患者,男,30 岁,被开水烫伤手背部,局部起小水疱,痛觉迟钝,其烧伤深度为( )。
   A.Ⅰ度　　　　　　　　　　B.浅Ⅱ度　　　　　　　　　C.深Ⅱ度
   D.Ⅲ度　　　　　　　　　　E.Ⅳ度

5.烧伤早期发生休克的最主要原因是( )。
   A.败血症　　　　　　　　　B.创面大量血浆样液体渗出　　C.疼痛
   D.大量红细胞溶解破坏　　　E.紧张恐惧

6.烧伤休克期调整补液速度最可靠的指标是( )。
   A.血压　　　　　　　　　　B.脉搏　　　　　　　　　　C.末梢循环情况
   D.尿量　　　　　　　　　　E.精神状态

7.患者,火焰烧伤,一手和双足全部烧伤,其面积为( )。
   A.8%　　　　　　　　　　　B.8.5%　　　　　　　　　　C.9%
   D.9.5%　　　　　　　　　　E.10%

8.吸入性烧伤最危险的并发症是( )。
   A.感染　　　　　　　　　　B.肺炎　　　　　　　　　　C.窒息

D. 毒血症   E. 心力衰竭

9. 毒蛇咬伤现场急救的首要措施是(   )。

  A. 高锰酸钾冲洗伤口   B. 伤口上方绑扎   C. 普鲁卡因局部封闭

  D. 扩大伤口使毒液外流   E. 服用蛇药

10. 毒蛇咬伤的护理错误的是(   )。

  A. 抬高肢体   B. 严密观察病情变化   C. 卧床休息

  D. 创口持续湿敷   E. 中草药内服

第十章　肿瘤患者的护理

课件　　思维导图

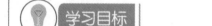

素质目标:具有分析恶性肿瘤患者不同阶段的心理反应,并采取有效护理措施的能力。

知识目标:掌握肿瘤患者的术前评估、术后护理及放射治疗、化学治疗的护理;熟悉肿瘤的病因、分类及处理原则;了解恶性肿瘤的病理生理过程及恶性肿瘤的临床表现。

能力目标:能举例说明恶性肿瘤患者三级预防的措施。

案例导学

患者,女,45 岁,5 个月前无明显诱因出现上腹隐痛不适,近 1 周自觉腹痛加重,餐后尤为明显,伴呕血和黑便。发病以来,患者食欲不振,体重较前减轻约 5kg。

体格检查:体温 36.1℃,脉搏 77 次/分,呼吸 16 次/分,血压 120/75mmHg,左锁骨上窝触及 4 个肿大淋巴结,质硬,固定。心肺腹检查无异常。

辅助检查:胃镜示胃大弯近幽门处局部隆起,黏膜皱襞消失,中央有一 4cm×5cm 溃疡,边缘不规则隆起,质硬,底部凸凹不平,伴有出血坏死。

请思考:

1.该患者的临床诊断可能是什么?

2.该患者存在最主要的护理问题有哪些?

3.该患者拟采取手术治疗,术后应采取哪些护理措施?

肿瘤(tumor)是机体正常细胞在不同始动与促进因素长期作用下过度增生与异常分化形成的新生物。可发生在除毛发外的任何组织和器官,生长不受正常生理调控,也不因致瘤因素的消除而停止,常破坏正常组织和器官。

【分类】

根据肿瘤的形态及对机体的影响,可分为良性肿瘤、恶性肿瘤、交界性肿瘤 3 类。

1.良性肿瘤　一般称为"瘤",如脂肪瘤、纤维瘤等,无浸润和转移能力。通常有包膜或边界清楚,呈膨胀性生长,生长速度缓慢,色泽和质地接近正常组织。瘤细胞分化成熟,组织和细胞形态变异较小,很少有核分裂象,彻底切除后复发概率小,对机体危害小。

2.恶性肿瘤　源于上皮组织的肿瘤称为"癌",如肺癌、结肠癌、乳癌等;源于间叶组织的肿瘤称为"肉瘤",如骨肉瘤;胚胎性肿瘤常称母细胞瘤,如神经母细胞瘤、肾母细胞瘤等。但某些恶性肿瘤仍沿用传统名称"瘤"或"病",如恶性淋巴瘤、白血病、霍奇金病等。恶性肿瘤具有浸润和转移能力,常无包膜,边界不清,向周围组织浸润生长,生长速度快,瘤细胞分化不成熟,有不同程度的异型性,对机体危害大,患者常因肿瘤复发、转移而死亡。

3.交界性肿瘤　还有少数肿瘤虽然在形态学上属良性,但呈浸润性生长,切除后易复发,有的多次复发后出现转移,生物学行为介于良、恶之间,因此称交界性或临界性肿瘤,如包膜不完整的纤维瘤、黏膜乳头状瘤、唾液腺多形性腺瘤等。有的良性肿瘤,显示出恶性生物学行为,如颅内良性肿瘤伴颅内高压、肾上腺髓质肿瘤伴恶性高血压及胰岛素瘤伴低血糖等。

【病因】

肿瘤的病因迄今尚未完全明确。目前认为肿瘤是多因素协同作用的结果。大量流行病学调查、实验研究及临床观察发现,环境与行为对人类恶性肿瘤的发生发展有重大影响。据统计,约80%以上恶性肿瘤与环境因素有关,环境因素有致癌因素与促癌因素,而个体是否发生癌症还与致癌因素对人体作用的时间和人体的反应性、保护性等密切相关。

1. 环境因素

(1)物理因素:①电离辐射,如防护不当,长期接触射线可导致皮肤癌、白血病等,吸入放射性粉尘可致骨肉瘤和甲状腺肿瘤等,是医源性致癌的原因之一。②紫外线,可导致皮肤癌,对易感个体(着色性干皮病患者)作用明显。③其他因素,如烧伤深瘢痕长期存在易癌变,皮肤慢性溃疡可导致皮肤鳞癌,石棉纤维可导致肺癌,滑石粉与胃癌有关等。

(2)化学因素:①烷化剂,如硫芥、有机农药等,可导致肺癌及造血器官肿瘤等。②亚硝胺类,与食管癌、胃癌和肝癌的发生有关。③多环芳香烃类化合物(3,4 - 苯并芘),如煤焦油、沥青等导致皮肤癌与肺癌。④植物毒素和真菌毒素,如黄曲霉毒素易污染粮食可致肝癌、肾癌、胃与结肠的腺癌。⑤氨基偶氮类,易诱发膀胱癌、肝癌。⑥其他,如某些金属(镍、铬、砷)可致肺癌等,氯乙烯诱发人肝血管肉瘤,二氯二苯基、三氯乙烷和苯可致肝癌。

(3)生物因素:主要为病毒,可分为两类。①DNA 肿瘤病毒:如 EB 病毒导致鼻咽癌、伯基特(Burkitt)淋巴瘤,单纯疱疹病毒反复感染导致宫颈癌,乙型肝炎病毒导致肝癌。②RNA 肿瘤病毒:如 C 型 RNA 病毒导致白血病、霍奇金病。

(4)寄生虫和细菌因素:如埃及血吸虫可致膀胱癌,华支睾吸虫导致肝癌,日本血吸虫可引起大肠癌,幽门螺杆菌可导致胃癌。

2. 机体因素

(1)遗传因素:肿瘤有遗传易感性,如结肠息肉病、乳腺癌、胃癌等。BRCA - 1 基因突变者易患乳腺癌,APC 基因突变者易患肠道息肉病。相当数量的乳腺癌、鼻咽癌、食管癌、胃癌或肝癌患者有家族史。

(2)内分泌因素:某些肿瘤发生与一些激素有关,如雌激素和催乳素与乳腺癌有关,长期服用雌激素可导致子宫内膜癌,生长激素可刺激癌的发展。

(3)免疫因素:具有先天或获得性免疫缺陷者易发生恶性肿瘤,如艾滋病患者易患恶性肿瘤,器官移植后长期使用免疫抑制剂者,肿瘤发生比正常人群高 50 ~100 倍。

(4)心理 - 社会因素:人的性格、工作压力、情绪及环境变化等,可通过影响人体内分泌、免疫功能等诱发肿瘤。流行病学调查发现,经历重大精神刺激、剧烈情绪波动或抑郁者患恶性肿瘤的概率比其他人更高。

【病理】

1. 发生发展　主要包括 3 个阶段,分别是癌前期、原位癌及浸润癌。癌前期表现为上皮明显增生,伴有不典型增生;原位癌指癌细胞局限于上皮层、未突破基底膜的早期癌;浸润癌指原位癌突破基底膜向周围组织浸润、发展,破坏周围组织的正常结构。

2. 细胞分化　根据肿瘤细胞分化程度不同,恶性肿瘤细胞可分为 3 类,即高分化、中分化和低分化(或未分化),或称Ⅰ、Ⅱ、Ⅲ级。高分化(Ⅰ级)细胞形态接近正常,恶性程度低;低分化或未分化(Ⅲ级)细胞核分裂较多,恶性程度高,预后不良;中分化(Ⅱ级)的恶性程度介于两者之间。

笔记

3. 生长方式 恶性肿瘤呈浸润性生长,肿瘤沿组织间隙、神经纤维间隙或毛细血管扩展,边界不清,实际浸润范围远较肉眼所见大,局部切除后极易复发;良性肿瘤呈膨胀性生长,压迫周围组织,形成包膜样纤维包绕,彻底切除后少有复发。

4. 生长速度 恶性肿瘤生长快,发展迅速,病程较短;良性肿瘤生长慢,病程长,良性肿瘤发生恶变也可迅速增大,若合并出血、感染,肿块可于短期内明显增大。

5. 转移方式 恶性肿瘤易发生转移,主要方式有4种。

(1)直接蔓延:肿瘤细胞向周围组织扩散生长,如胃癌侵犯横结肠、直肠癌侵犯膀胱等。

(2)淋巴转移:大多数先转移至邻近区域淋巴结,如乳腺癌向腋窝淋巴结转移;也可出现"跳跃式"越级转移,如食管癌发生胸腔外淋巴结转移;还可发生皮肤淋巴管转移,如乳腺癌可呈橘皮样改变;毛细淋巴管内的癌栓致相邻毛细血管扩张充血,可呈炎症表现,如炎性乳腺癌;皮肤淋巴管转移还可使局部呈卫星结节。

(3)血行转移:肿瘤细胞侵入血管随血流转移,如肠道肿瘤经门脉系统转移到肝,肝癌经上腔静脉转移至肺,四肢肉瘤可经体循环静脉系统转移到肺。

(4)种植性转移:肿瘤细胞脱落在体腔和空腔脏器发生种植转移,最多见的是胃癌种植到盆腔。

6. 肿瘤分期 恶性肿瘤的临床分期有助于制订合理治疗方案、正确评价治疗效果和判断预后。目前广泛使用的是国际抗癌联盟提出的TNM分期法。T代表原发肿瘤(tumor)、N代表淋巴结(lymph node)、M代表远处转移(metastasis)。再根据肿块大小、浸润深度等在字母后标以$0 \sim 4$的数字,表示肿瘤发展程度。0代表无,数字越大,恶性程度越高。无远处转移为M_0,有远处转移为M_1。无原发肿瘤为T_0,临床无法判断肿瘤体积时则以Tx表示。根据不同组合的TNM,临床诊断为Ⅰ、Ⅱ、Ⅲ、Ⅴ期。

【临床表现】

肿瘤的性质、组织类型、所在部位及发展程度决定了肿瘤的临床表现。早期一般无明显症状,患者有特征性症状时通常已属晚期,不同类型肿瘤表现不一,但也有共同特点。

1. 局部表现

(1)肿块:是体表或浅表肿瘤的首要症状。肿瘤性质不同,肿块的硬度、移动度及边界也不同。位于深部或内脏的肿块不易触及,但患者会表现为脏器受压或空腔器官梗阻的症状。

(2)疼痛:肿块膨胀性生长、破溃或感染等侵犯和刺激神经末梢或神经干,会导致患者出现局部隐痛、刺痛、跳痛、烧灼痛或放射痛。空腔脏器肿瘤引起梗阻时可导致患者产生绞痛,如肿瘤引发肠梗阻后引发的肠绞痛。晚期肿瘤引起疼痛常难以忍受。

(3)溃疡:体表或空腔器官的肿瘤若生长迅速,可因供血不足继发坏死,或因继发感染溃烂,出现血性分泌物或恶臭。

(4)出血:体表肿瘤及与体外相交通的肿瘤发生破溃、血管破裂可导致出血。如上消化道肿瘤可导致呕血或黑便,下消化道肿瘤可导致血便,肺癌导致咯血或血痰,泌尿道肿瘤导致血尿,肝癌破裂导致腹腔内出血,子宫颈癌导致阴道出血或血性白带。

(5)梗阻:肿瘤可堵塞或压迫空腔器官如胆管、胃肠道及泌尿道以及邻近器官导致梗阻,而出现不同的临床表现,如食管癌可出现进行性吞咽困难,胃癌伴幽门梗阻可致呕吐,肠肿瘤可致肠梗阻,胰头癌或壶腹部癌可压迫胆总管而出现黄疸。

(6)转移症状:表现为区域淋巴结肿大、局部静脉曲张、肢体水肿。若发生骨转移可有疼痛、肿块或病理性骨折等;肺转移可出现咳嗽、血痰、咯血等;肝转移可表现为肝大、黄疸、腹水、肝性脑病等。

2. 全身表现 早期患者一般没有明显的全身症状,或仅有非特异性表现,如乏力、消瘦、体重短期急剧下降、低热、贫血等;晚期患者可出现恶病质。某些部位的肿瘤可伴有器官功能紊乱,如胰岛素瘤引起低血糖综合征,嗜铬细胞瘤引起高血压,甲状旁腺瘤引起骨质改变等。

【辅助检查】

1. 实验室检查

(1)常规检查:包括血、尿及大便常规检查。常规检查阳性结果虽然不是恶性肿瘤的特异性标志,但可为诊断提供线索。如白血病患者血常规明显改变,恶性肿瘤患者常伴血沉加快,泌尿系统肿瘤患者可见血尿,胃肠道肿瘤患者可伴贫血及大便隐血试验阳性等。

(2)血清学检查:即用生化方法测定患者血液、体液中肿瘤细胞产生的肿瘤标志物(tumor marker),可以是酶、激素、糖蛋白、胚胎性抗原或肿瘤代谢产物,但由于特异性差,多用于肿瘤的诊断和鉴别、疗效判断和预后判断、提示治疗后复发和转移。常用的血清酶学检查有乳酸脱氢酶(LDH)、碱性磷酸酶(AKP)、酸性磷酸酶(ALP)等,AKP 有助于肝癌、骨肿瘤的诊断,ALP 有助于前列腺癌的诊断。

(3)肿瘤相关抗原:结肠癌、胃癌、肺癌、乳腺癌患者可见癌胚抗原(CEA)增高,CEA 对预测大肠癌复发有较好的作用。甲胎蛋白(AFP)对肝癌、前列腺特异抗原(PSA)对前列腺癌、抗 EB 病毒抗原的 IgA 抗体(VCA – IgA 抗体)对鼻咽癌、人绒毛膜促性腺激素(HCG)对滋养层肿瘤的诊断均有较高的特异性及敏感性,但也不排除假阳性。

(4)流式细胞分析术:分析染色体 DNA 倍体类型、DNA 指数等,结合肿瘤病理类型可以判断肿瘤的恶性程度并推测其预后。

(5)基因或基因产物检查:核酸中碱基排列具有严格的特异序列,基因诊断就是利用这个特性,检测样品中有无特异序列,以此来确定是否存在肿瘤或癌变的特定基因,从而做出诊断。基因检测敏感而特异,常发生在临床症状出现之前,如早期发现尿液中存在突变的 p53 基因,数年后才发现癌症。基于敏感的特性,可对手术切缘组织进行检测,结果阳性则易发生局部复发,从而评估预后。

2. 影像学检查 应用 X 线、钡剂灌肠、气钡双重造影、放射性核素、超声、电子计算机断层扫描(CT)、磁共振成像(MRI)等各种方法可明确有无肿块及其部位、形态、大小等性状,有助于肿瘤及其性质的诊断。

3. 内镜检查 可直接观察病变,并可直接取活体组织行病理学检查,对于肿瘤的诊断具有重要价值,临床常用的有支气管镜、胃镜、结肠镜、膀胱镜、腹腔镜、关节镜等。

4. 病理学检查 是目前确定肿瘤最直接、可靠的方法,包括细胞学检查、组织学检查和免疫组织化学检查。细胞学检查是指用各种方法取得肿瘤细胞,如体液自然脱落细胞、黏膜细胞、细针吸取(fine – needle aspiration,FNA)或超声引导穿刺吸取肿瘤细胞涂片进行染色检查。组织学检查是指通过活检钳取或施行手术切取肿瘤组织,进行活体组织检查,该检查有一定的损伤性,可能导致恶性肿瘤扩散,因此宜在术前短期内或术中实施,如小手术完整切除肿块送病检,术中冰冻切片检查等。免疫组织化学检查有助于提高肿瘤诊断的准确率,判断组织来源,正确分期和判断恶性程度。

【处理原则】

肿瘤一般采用综合治疗的方法,包括手术治疗、放射治疗、化学治疗、生物治疗、中医中药及内分泌治疗等。良性和交界性肿瘤一般以手术切除为主,良性肿瘤应连同包膜切除,交界性肿瘤应连同周围正常组织切除,以免复发或恶变。恶性肿瘤具体的治疗方案应经多学科协作诊疗模式(MDT)讨论,结合肿瘤性质、分期和患者的全身状态决定。

1. 手术治疗 是早期实体肿瘤的首选。根据目的不同可分为 7 类。

(1)预防性手术:主要用于治疗癌前病变,防止其发生恶变或发展为进展期癌。如家族性结肠息肉患者为降低结肠癌的发生率可切除结肠。

(2)诊断性手术:采用不同方式获取肿瘤组织标本并经病理学检查以明确诊断,如活检术或剖腹探查术。

（3）根治性手术：指将全部肿瘤组织及可能累及的周围组织和区域淋巴结切除，以达到彻底治愈的目的。广义的根治性手术如广泛切除术、根治术及扩大根治术等。

（4）姑息性手术：适用于恶性肿瘤已超越根治性手术切除的范围，无法切除彻底，如晚期大肠癌伴肠梗阻时行肠造口术以减轻患者痛苦、延长患者生存时间。

（5）减瘤手术：是指对于体积较大、单纯手术无法根治的恶性肿瘤，给予大部分切除，术后给予辅助化学治疗、放射治疗、生物治疗等控制残余肿瘤细胞。减瘤手术仅适用于原发病灶大部切除后，残余肿瘤可用其他治疗方法有效控制的肿瘤，如卵巢癌、Burkitt 淋巴瘤等。

（6）复发或转移灶手术：复发肿瘤应根据具体情况及手术治疗、化学治疗、放射治疗的疗效而定，能手术应考虑再行手术治疗，转移肿瘤的手术切除适合于原发灶已得到较好控制，而转移病灶可切除者。

（7）重建和康复手术：如何提高恶性肿瘤患者生活质量是极其重要的问题，而外科手术在患者术后的重建和康复方面起着独特而重要的作用。如乳腺癌改良根治术后经腹直肌皮瓣转移乳房重建，头颈部肿瘤术后局部组织缺损的修复等。

手术中应采取措施防止可能的肿瘤播散，如"无瘤技术"、切口保护、有创面的癌表面的封闭隔离，以及术中、术后腹腔内灌洗等。

2. 化学治疗　简称化疗，指应用化学药物杀灭肿瘤细胞或组织的治疗方法，是中晚期肿瘤患者综合治疗的重要手段。某些肿瘤可以通过单独应用化疗达到治愈的目的，如绒毛膜上皮癌、睾丸精原细胞瘤、急性淋巴细胞白血病等。某些肿瘤可以通过化疗使肿瘤缓解或缩小，从而缩小手术范围，如颗粒细胞白血病、肾母细胞瘤、乳腺癌等。某些肿瘤可以通过辅助化疗提高疗效，如胃肠道癌、鼻咽癌、宫颈癌、前列腺癌和非小细胞肺癌等。化学治疗药物种类很多，应根据肿瘤特性、病理类型选用敏感的药物制订联合化疗方案，并采用同时给药或序贯给药的方式，以提高疗效，减少不良反应。

（1）药物分类：根据药物的化学结构、来源及作用机制可将抗癌药物分为 7 类。①细胞毒素类：烷化剂类，如白消安、环磷酰胺、氮芥等。②抗代谢类药物：如氟尿嘧啶、甲氨蝶呤、阿糖胞苷等。③抗肿瘤抗生素类：如吡柔比星、多柔比星、丝裂霉素等。④植物碱类：如长春地辛、长春瑞滨、紫杉醇等。⑤激素类：常用的有托瑞米芬、阿那曲唑、己烯雌酚等。⑥分子靶向药物：单克隆抗体常用的有曲妥珠单抗（赫赛汀）、利妥昔单抗、西妥普单抗和贝伐单抗等；小分子化合物常用的有厄洛替尼、伊马替尼、吉非替尼等。⑦其他：如丙卡巴肼、羟基脲、铂类等。

从细胞动力学角度可分为：①细胞周期非特异药物，如烷化剂和抗肿瘤抗生素类。②细胞周期特异性药物，如植物碱类和抗代谢类药物。③细胞周期时相特异性药物，如吉西他滨、甲氨蝶呤抑制 S 期，紫杉醇抑制 M 期。

（2）治疗方式：联合用药可以控制肿瘤的临床复发。根据化疗在治疗中的地位和治疗对象的不同，有以下 4 种用药方式。

1）诱导化学治疗：用于可治愈肿瘤或晚期播散性肿瘤，此时化疗是首选。

2）辅助化学治疗：又称保驾化疗。肿瘤根治术后或治愈性放疗后，针对可能残留的微小病灶进行治疗，达到进一步提高治疗效果的目的。是肿瘤局部控制满意后给予的治疗。

3）初始化学治疗：也称为新辅助化学治疗，用于尚可选用手术或放疗的局限性肿瘤，可使肿瘤缩小，进而缩小手术范围、减少放疗剂量或提高局部治疗的疗效。

4）特殊途径化学治疗：可静脉滴注或注射、口服、肌肉注射，还可作腔内注射、动脉内灌注、瘤体内注射等，可以提高肿瘤局部的药物浓度，降低全身不良反应。

（3）禁忌证：①年老、体衰、营养状况差、恶病质；②白细胞低于 $3 \times 10^9/L$，血小板低于 $30 \times 10^9/L$ 或有出血倾向；③骨髓转移；④肝功能障碍或严重心血管疾病；⑤贫血或血浆蛋白低下。

3. 放射治疗　简称放疗，指利用放射线的电离辐射作用，破坏或杀灭肿瘤细胞，是治疗恶性肿瘤的主要手段之一。放射治疗技术包括远距离治疗（外照射）、近距离治疗（内照射）、立体定向放射治疗(X线或γ刀)和适形放射治疗等。

根据肿瘤细胞对放射线的敏感性不同,可归纳为3类。①高度敏感:分化程度低、代谢旺盛的癌细胞,如淋巴造血系统肿瘤、性腺肿瘤等。②中度敏感:如基底细胞癌、鼻咽癌、宫颈癌、乳腺癌、食管癌、肺癌等,放疗可作为综合治疗的一部分。③低度敏感:如胃肠道腺癌、软组织及骨肉瘤等,放疗对其效果不佳。

4. 生物治疗 应用生物学技术改善个体对肿瘤的应答反应及直接效应的治疗,按照其作用机制不同,可归为:①免疫治疗;②基因治疗;③分子靶向治疗;④内分泌治疗;⑤诱导分化治疗;⑥组织工程和干细胞治疗。

5. 中医中药治疗 应用中医中药达到补气扶正、化瘀散结、清热解毒、通经活络的目的,以配合手术及放化疗,促进肿瘤患者的康复。

6. 内分泌治疗 也称激素治疗,通过干扰体内激素水平进而影响肿瘤的发生、发展,如乳腺癌可用他莫昔芬辅助治疗,某些肿瘤可采用内分泌去势治疗,如亮丙瑞林治疗卵巢癌。

7. 预防 恶性肿瘤是多种因素作用导致的,目前尚无单一预防措施。国际抗癌联盟认为1/3癌症可以预防,1/3癌症可以治愈,1/3癌症可以改善症状,延长生命,并在此基础上提出了癌症的三级预防概念。

(1)一级预防:即病因预防,是指消除或减少致癌因素,可降低发病率。如戒烟、戒酒,多食新鲜蔬菜、水果,忌高盐、霉变食物,减少职业性暴露(如石棉、苯等),接种疫苗等。

(2)二级预防:即早发现、早诊断、早治疗,提高生存率,降低死亡率。一般以某种肿瘤的高发区及高危人群为对象进行定期筛查,可改善检出肿瘤患者的预后。

(3)三级预防:即治疗后的康复,包括提高生存质量、减轻痛苦、延长生命,重在对症治疗,如癌症三阶梯止痛治疗方案。

【常见护理诊断/问题】

1. 疼痛 与肿瘤生长侵及神经、肿瘤压迫及手术创伤有关。

2. 焦虑/恐惧 与担忧疾病预后和手术治疗、治疗费用、家庭和社会地位以及经济状况改变有关。

3. 营养失调:低于机体需要量 与肿瘤所致高分解代谢状态及摄入减少、吸收障碍、放化疗导致恶心呕吐、味觉改变、食欲下降等有关。

4. 潜在并发症:感染、出血、皮肤和黏膜受损、静脉炎、静脉栓塞及脏器功能障碍。

5. 知识缺乏:缺乏肿瘤预防、术后康复、放疗和化疗等相关知识。

【护理目标】

(1)患者疼痛得到有效控制,舒适程度有所改善。

(2)患者的焦虑、恐惧程度减轻。

(3)患者营养失调有所预防或改善,营养状况得以维持。

(4)患者未发生感染、出血、皮肤和黏膜受损、静脉炎、器官功能障碍等并发症,或并发症得到及时发现和处理。

(5)患者掌握肿瘤预防、术后康复、放化疗等相关知识。

【护理措施】

(一)手术患者的护理

1. 术前护理

(1)疼痛护理:术前疼痛为肿瘤迅速生长、浸润神经或压迫邻近的脏器导致。护理人员除观察患者疼痛的部位、性质、持续时间,还应为患者创造安静舒适的环境,安置舒适的体位,鼓励患者适当参与娱乐活动以分散注意力,并与患者共同制订镇痛计划,指导患者用不同的方法控制疼痛,如松弛疗法、音乐疗法、冥想疗法等,鼓励家属参与治疗。

(2)减轻焦虑和恐惧:护理人员应通过交流,深入了解其心理和情感变化,并有针对性地进行心理疏导,消除负性情绪的影响,增强患者战胜疾病的信心。肿瘤患者的心理变化归纳为以下 5 期,各期持续时间、出现顺序也不尽相同,可重叠或反复。

1)否认期:患者突然获知诊断时,会表现为目光呆滞,少言寡语,知觉减退甚至晕厥,继之极力否认,怀着侥幸的心情四处求医问诊。对此期患者,护士应鼓励家属给予生活上的关心和情感上的支持,使之有安全感。

2)愤怒期:当癌症成为不可否认的事实时,患者会产生恐慌、哭泣,继而不满、烦躁、愤怒,甚至出现冲动性行为。对此期患者,护士和家属应给予患者宽容、关爱和理解,通过交谈和沟通尽量诱导患者表达自身的感受和想法,纠正其感知错误,并请其他病友介绍成功治疗的经验,教育和引导患者正视现实。

3)协议期:又称"讨价还价"阶段,患者常心存幻想,希望奇迹出现,奢望生命的延长。此期患者容易接受他人的劝慰,有良好的遵医行为。因此,护士应维护患者的自尊,兼顾其隐私和身心需要,引导患者科学正规地治疗,并提供心理护理。

4)抑郁期:当治疗效果不佳时,患者会感到无助和绝望,甚至意志消沉,对治疗失去信心,表现为少言寡语、黯然泪下,甚至有自杀倾向,对抑郁期的患者,护士应给予更多关爱和安慰,诱导其发泄不满,鼓励家人陪伴。同时加强巡视,避免患者独处,防止意外发生。

5)接受期:患者经过一段时间激烈的内心挣扎,心境变得平静,慢慢接受事实,并能积极配合治疗和护理。对于接受期的患者,护士和家属应加强交流,了解并满足其需求,尽可能提高其生活质量。

(3)纠正营养不良:患者因肿瘤消耗、食欲不振或慢性失血可引起贫血、水电解质紊乱等,应积极纠正营养失调,提高对手术的耐受性,保证手术安全。创造舒适的进食环境,鼓励患者增加蛋白质、碳水化合物和维生素的摄入;伴疼痛或恶心不适者餐前可适当用药物控制症状;对口服摄入不足者,遵医嘱给予肠内、肠外营养支持改善营养状况。

2. 术后护理

(1)饮食和营养支持:术后能经口进食者鼓励尽早进食,并给予清淡易消化且营养的饮食。术后消化功能未恢复前,可遵医嘱给予肠外营养,支持和促进胃肠道功能恢复。指导术后康复患者少食多餐、循序渐进恢复饮食。

(2)镇痛护理:术后随麻醉作用消失切口疼痛加重,会影响患者的身心康复,应遵医嘱及时给予镇痛治疗。晚期癌痛难以控制者,可按 WHO 三级阶梯止痛方案处理。①一级止痛法:疼痛较轻者,可用阿司匹林等非阿片类解热消炎镇痛药;②二级止痛法:适用于中度持续性疼痛者,可用可待因等弱阿片类药物;③三级止痛法:疼痛进一步加剧,用强阿片类药物,如吗啡、哌替啶等。癌痛给药应遵循口服、按时、按阶梯顺序、用药剂量个体化、注意具体细节的原则。根据患者的疼痛程度和需要予以镇痛药物,通过剂量滴定逐渐增加药物剂量直至患者疼痛消失为止,不应对药物限制过严,导致用药不足。

(3)并发症的护理:根治性手术范围广、创伤大,且多数肿瘤患者年龄较大,机体免疫功能低下,全身营养状况差,手术耐受性差,术后易并发呼吸系统、泌尿系统、切口或腹腔内感染等。故术后护理人员应严密观察生命体征;观察切口渗血、渗液情况,保持伤口敷料干燥;观察切口的颜色、温度,尤其是皮瓣移植术后,如发现颜色苍白或青紫、局部变冷应及时处理;加强引流管护理;加强皮肤和口腔护理;鼓励患者早期床上肢体活动及下床活动,以促进肠蠕动、减轻腹胀、预防肠粘连,并增进食欲、促进血液循环及切口愈合。

（二）化疗患者护理

1. 胃肠道反应

（1）恶心、呕吐的护理：化疗患者出现恶心、呕吐较为普遍，减少其发生主要包括以下护理措施。①根据医嘱在化疗前给予预防性止吐药物，同时严密观察患者症状，根据呕吐轻重，遵医嘱给予相应的止吐药；②昏迷患者如发生呕吐须仰卧头偏向一侧，以防止误吸；③鼓励患者漱口，注意口腔清洁；④治疗期间鼓励患者少食多餐，食物多样化，注意食物的色、香、味，进食营养、清淡易消化的流质或半流质食物，并多进食蔬菜水果等绿色食品。

（2）腹泻的护理：腹泻是化疗常见的不良反应，会导致营养流失，代谢紊乱，严重时易导致肠出血及穿孔等不良反应。护士应密切观察化疗患者腹痛及排便情况，及时发现不良反应，遵医嘱用药并给予相应护理措施。饮食以易消化、低纤维食物为主，鼓励多饮水。

2. 骨髓抑制　此为化疗最严重的毒性反应。化疗期间应定期查血常规，骨髓抑制严重者，护士应密切观察患者有无感染和出血征象：①若白细胞计数低于 $1.0 \times 10^9/L$ 时，应做好保护性隔离，预防交叉感染，遵医嘱应用升高白细胞的药物，加强病室空气及物品消毒，减少探视；②密切观察患者有无皮肤瘀斑、齿龈出血、血尿、血便等出血倾向，血小板计数低于 $50 \times 10^9/L$ 时避免外出，低于 $20 \times 10^9/L$ 时绝对卧床休息；④协助做好生活护理，注意安全、避免受伤，同时监测患者的生命体征和神志的变化。

3. 静脉炎、静脉栓塞　化疗最常见的给药途径为静脉给药，通常经深静脉、中心静脉置管或输液港给药。许多抗肿瘤药物如氮芥、长春新碱等均对血管有较强的刺激性，使用外周静脉输注容易导致静脉炎的发生。经外周静脉留置针输入化疗药物时，应有计划地左右交替、由远至近选择静脉，妥善固定针头以防滑脱、药物外渗。根据药物性质合理安排给药顺序，一旦发生药物外渗，应立即停止药物输注，保留针头并使用注射器回抽外渗药物。根据外渗药物特性，局部用 0.5% 普鲁卡因溶液进行封闭治疗。局部注射解毒剂，如氮芥、丝裂霉素、放线菌素 D 外渗者注射硫代硫酸钠，多柔比星、长春新碱外渗者注射碳酸氢钠。根据药物性质选择局部冷敷或热敷等措施。

4. 脏器功能损害　化疗过程中不仅要注意速度，严密观察患者的反应，还要密切观察生命体征、监测肝肾功能、了解患者的不适、准确记录 24 小时出入量，鼓励患者多饮水，必要时遵医嘱水化、碱化尿液等，减轻化疗的不良反应。

5. 皮肤黏膜护理　化疗期间嘱患者多饮水以减轻药物对黏膜的毒性刺激。出现口腔炎或溃疡时，遵医嘱给予 2% 利多卡因喷雾止痛，用吸管吸食流食；如合并真菌感染，用 3% 碳酸氢钠溶液或制霉菌素含漱，溃疡面涂 0.5% 金霉素甘油；出现皮肤干燥、瘙痒或斑丘疹时，可用炉甘石洗剂止痒，防止皮肤破损；严重者出现剥脱性皮炎时，可用无菌单保护隔离。

6. 脱发护理　关怀体贴患者，可用冰帽局部降温法，防止药物损伤毛囊，对预防脱发有一定作用。帮助脱发患者选购合适的发套，告诉患者脱发是暂时的，化疗停止后 3～6 个月可再生，避免因自我形象改变而产生负面情绪。

（三）放疗患者的护理

1. 预防皮肤、黏膜损伤

（1）皮肤反应：①干反应，即局部出现红斑、烧灼和刺痒感、皮肤脱屑；②湿反应，即局部充血、水肿、水疱、渗出、糜烂；③溃疡形成或坏死，难以愈合。

患者放疗期间应注意：①照射野皮肤保持清洁干燥，忌理化刺激，洗澡时局部用软毛巾吸干，禁用肥皂或澡巾搓擦；②选择宽松、柔软、吸水性强的棉质衣服，及时更换；③局部皮肤出现红斑瘙痒时禁搔抓，禁用酒精、碘酒等涂擦；④照射野皮肤有脱皮现象时，禁用手撕脱，应让其自然脱落，一旦撕破难以愈合；⑤外出时注意防晒，避免阳光直射，减少阳光对照射野皮肤的刺激。

2. 预防感染　①每周查血常规 1 次，密切监测患者有无感染症状和体征，白细胞 $< 3.0 \times 10^9/L$，

血小板＜80×10⁹/L 时需暂停治疗。②严格无菌操作,预防交叉感染,室内通风每日 2 次。③指导患者注意个人卫生,如会阴清洁、口腔清洁等。④外出时注意保暖,避免去人多拥挤的地方,预防感冒诱发肺部感染。⑤鼓励患者营养丰富易消化饮食,增强免疫力。

3. 照射器官功能障碍观察　肿瘤所在器官或照射野内的正常组织受射线影响可产生一系列反应,如胸部照射后的放射性肺纤维化,膀胱照射后的血尿,胃肠道照射后的便血、溃疡及放射性肠炎等。放疗期间对照射器官功能状态应加强观察,出现症状时应及时报告医师给予对症治疗及护理,必要时暂停放疗。

(四)健康教育

1. 保持心情舒畅　良好的心态可减缓肿瘤的发生和发展。因此应指导患者保持良好心态,避免情绪刺激和波动。

2. 加强社会支持　家庭支持是社会支持系统最基本的形式,应鼓励患者亲属给予患者更多的关心和照顾,增强患者自尊感和被爱感,提高其生活质量。

3. 加强营养　均衡饮食,摄入高热量、高蛋白、富含膳食、纤维、清淡易消化的食物,忌油腻、辛辣等刺激性食物,多食新鲜蔬菜、水果。

4. 适量运动　运动可改善患者的精神面貌,同时有助于增强抵抗力,减少各种并发症。对于因术后器官、肢体残缺而引起生活不便者,应早期协助和鼓励其进行功能锻炼,如全喉切除术后的食管发音训练、截肢术后的义肢锻炼等,使其具备基本的自理能力,减少对他人的依赖。

5. 继续治疗　肿瘤治疗采取手术为主,放疗、化疗为辅的综合治疗手段。应鼓励患者积极配合治疗,勇敢面对现实,克服治疗带来的不适,坚持接受治疗。为患者及家属提供有针对性的放疗、化疗等方面的资料,提高其对各种治疗反应的识别和自我照顾能力。督促患者按时遵医嘱用药及后续治疗,以此缓解临床症状、减少并发症、降低复发率和致残率。

6. 复诊指导　对肿瘤患者应建立定期随访制度,如开设随访门诊、进行电话随访等。在手术治疗后最初 3 年内至少每 3 个月随访 1 次,之后每半年随访 1 次,5 年后每年随访 1 次。随访可早期发现复发或转移征象。

【护理评价】

通过治疗与护理,患者是否:①疼痛减轻,舒适度增加;②焦虑、恐惧程度减轻,能够有效应对,并且情绪平稳;③营养摄入适当,体重得以维持;④皮肤黏膜完整,并发症得以预防,或能够及时发现和处理;⑤掌握肿瘤手术治疗、化疗、放疗等相关知识。

(张佳佳　陈　忻　陈　凯)

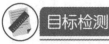 目标检测

1. 与白血病发病无关的是( )。

 A. 药物化学因素　　　　　B. 病毒因素　　　　　C. 物理因素

 D. 免疫功能亢进　　　　　E. 遗传因素

2. 患者,女,42 岁。白血病入院化疗 3 个周期后出现足趾麻木,腱反射消失等外周神经炎的表现,引起此不良反应的化疗药物为( )。

 A. 长春新碱　　　　　　　B. 泼尼松　　　　　　　C. 柔红霉素

 D. 阿霉素　　　　　　　　E. 甲氨蝶呤

参考答案

（3、4 题共用题干）

患者，女，32 岁。在得知自己被确诊为乳腺癌早期时，忍不住躺在病床上失声痛哭。这时护士问："你现在觉得怎么样？"但患者一直低头不语，不愿意和护士沟通。之后的几日内，患者情绪很低落，常为一些小事伤心哭泣。

3.当护士试图和患者沟通时，目前影响护患沟通的核心问题是患者的（   ）。

    A.个性　　　　　　　　　B.态度　　　　　　　　　C.能力

    D.情绪　　　　　　　　　E.生活背景

4.当患者因沮丧而哭泣时，护士不恰当的沟通行为是（   ）。

    A.在她停止哭泣时，鼓励她说出悲伤的原因

    B.坐在她身边，轻轻递给她纸巾

    C.轻轻地握住她的手，默默陪伴她

    D.制止她哭泣，告诉她要坚强面对

    E.当她表示想独自一人安静一会时，为她提供一个适当的环境

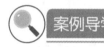
第十一章　颅脑疾病患者的护理

课件　　思维导图

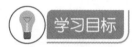

素质目标:在观察和护理过程中,充分体现关爱患者的理念,具备严谨求实的循证思维,具备认真负责、细致耐心的态度。

知识目标:掌握颅内压增高、脑疝、颅脑损伤的概念、临床表现及护理措施;熟悉颅脑疾病的处理原则;了解颅脑疾病的病因和损伤机制。

能力目标:能运用护理程序为颅脑疾病患者实施整体护理。

案例导学

患者,男,50岁。因颅内肿瘤收治入院,早晨解大便后突然出现烦躁不安、头痛加剧、呕吐等症状。

请思考:

1.该患者可能发生了什么情况?

2.将该如何处理?

第一节　颅内压增高患者的护理

颅内压是指颅腔内容物对颅腔壁所产生的压力。颅腔内容物(脑组织、脑脊液、血液)的体积与颅腔容积相适应,使颅内保持稳定的压力。一般以脑脊液静水压代表颅内压,可通过腰椎穿刺或直接穿刺脑室测定。成人正常颅内压为 $70\sim200mmH_2O(0.69\sim1.96kPa)$,儿童正常颅内压为 $50\sim100mmH_2O$ $(0.49\sim0.98kPa)$ 。正常颅内压可随血压和呼吸而有小范围波动。心脏收缩期略增,舒张期略降;呼气时略增,吸气时略降。颅内压的调节除部分依靠颅内静脉血被排挤到颅外血液循环外,主要依靠脑脊液量的增减变化来实现。当颅内压 $>70mmH_2O(0.69kPa)$ 时,部分脑脊液被挤入脊髓蛛网膜下腔并被吸收,与此同时,脑脊液分泌减少,从而代偿增加的颅内压。相反,当颅内压 $<70mmH_2O$ $(0.69kPa)$ 时,脑脊液的分泌增加、吸收减少,使颅内脑脊液量增多,以维持颅内压不变。脑脊液总量约占颅腔总容积的 10% ,血液占总容积的 $2\%\sim11\%$ 。颅内增加临界容积约为 5% ,当颅内容物体积增加或颅腔容积缩减超过颅腔可代偿的容量,则会导致颅内压增高。当颅内压持续升高,成人超过 $200mmH_2O(1.96kPa)$ 、儿童超过 $100mmH_2O(0.98kPa)$,并出现相应的临床综合征时,即称为颅内压增高。它是许多颅脑疾病共有的综合征,如不及时救治往往危及患者生命。颅脑损伤、肿瘤、血管疾病、脑积水等多种病理损害发展到一定阶段,都可能导致颅内压持续增高,从而出现相应的临床表现。及时处理导致颅内压增高的病因,并采取措施有效降低颅内压是治疗和护理的关键。

【解剖生理】

颅腔是由颅骨借缝隙或软骨紧密相连构成的腔隙,借枕骨大孔与椎管相通,成人颅骨闭合后,颅腔容积基本不变。颅腔被大脑镰、小脑幕分隔为 3 个彼此相通的分腔。小脑幕以上为幕上腔,幕上腔又分左、右两个分腔,分别容纳大脑左、右半球;小脑幕以下为幕下腔,容纳脑桥、延髓。中脑在小脑幕切迹裂孔中通过,紧邻海马回和沟回。动眼神经自中脑腹侧的大脑脚内侧发出,也通过小脑幕切迹,在海绵窦的外侧壁上前行至眶上裂。

【病因】

1.颅腔内容物体积或量的增加　①脑水肿:为颅内压增高的最常见因素;②颅内占位性病变:如脑肿瘤、颅内血肿、脑脓肿等在颅腔内占据一定体积,使空间相对变小;③脑脊液增多:如脑脊液分泌过多、吸收障碍或脑脊液循环受阻导致脑积水;④脑血流量增加:如颅内静脉回流受阻、过度灌注等。

2.颅腔体积减小　如小脑扁桃体下疝畸形、颅底凹陷症、狭颅症等,是颅内压增高的少见原因。

【分类】

1.根据颅内压增高的范围分类

(1)弥漫性颅内压增高:由于颅腔狭小或脑实质体积增大而引起,其特点是颅腔内各部位及各分腔之间压力均匀升高,不存在明显的压力差,因此脑组织无明显移位。见于弥漫性脑水肿、交通性脑积水、静脉窦血栓等。

(2)局灶性颅内压增高:因颅内有局限的扩张性病变(如颅内血肿、肿瘤等),病变部位压力增高,使附近的脑组织受到挤压而发生移位,并把压力传向远处,造成颅内各腔隙间的压力差,导致脑室、脑干及中线结构移位,更易形成脑疝。

2.根据病变进展速度分类

(1)急性颅内压增高:见于急性颅脑损伤引起的颅内血肿、高血压性脑出血等,病情发展快,颅内压增高所引起的症状和体征严重,生命体征变化剧烈。

(2)亚急性颅内压增高:多见于颅内恶性肿瘤、转移瘤及各种颅内炎症等,病情发展较快,颅内压增高的反应较轻。

(3)慢性颅内压增高:多见于生长缓慢的颅内良性肿瘤、慢性硬脑膜下血肿等,病情发展较慢,可长期无颅内压增高的症状和体征。

【病理】

颅内压增高可引起一系列中枢神经系统功能紊乱和病理变化。

1.脑血流量减少　正常成人每分钟约有1200mL血液进入颅内并自行调节颅内血流量,即脑血流量＝脑灌注压/脑血管阻力,其中脑灌注压＝平均动脉压－颅内压。颅内压增高时,脑灌注压下降,机体通过脑血管扩张来降低脑血管阻力,维持脑血流量稳定。但当颅内压急剧增高,脑血管的自动调节功能丧失,脑血流量急剧下降,造成脑缺血;当颅内压增高接近平均动脉压时,颅内血流几乎完全停止,脑组织处于严重缺血缺氧状态,最终可导致脑死亡。

2.脑水肿　颅内压增高可直接影响脑的代谢和血流量导致脑水肿,使脑的体积增大,进而加重颅内压增高;严重的颅内高压导致脑缺血与缺氧而加重脑水肿,脑水肿加重又使颅内压进一步增高,两者相互影响,互为因果。

3.脑移位和脑疝　颅内压增高达到一定程度时,可推移脑组织,使部分脑组织被挤入颅内生理性空间或裂隙形成脑疝,是导致患者死亡的主要原因。

4.库欣反应　颅内压急剧增高时,患者出现心率变慢、呼吸减慢、血压升高(又称"两慢一高"),称为库欣反应。这种危象多见于急性颅内压增高病例,慢性者则不明显。

5.胃肠功能紊乱及消化道出血　部分颅内压增高患者因下丘脑自主神经中枢缺血而致功能紊乱,可出现胃肠道功能紊乱,呕吐、胃及十二指肠出血及溃疡和穿孔等。

6.神经源性肺水肿　部分急性颅内压增高患者因下丘脑、延髓受压导致 α－肾上腺素能神经活性增强、血压反应性增高、左心室负荷过重、左心房及肺静脉压增高、肺毛细血管压力增高、液体外渗，引起肺水肿，出现呼吸急促、痰鸣，并有大量泡沫状血性痰液。

【临床表现】

头痛、呕吐和视神经盘水肿是颅内压增高的典型表现，称为颅内压增高"三主征"。但三大主征与颅内压增高的程度并非完全一致。

1. 头痛　颅内压增高的最常见症状之一，因颅内压增高使脑膜血管和神经受到刺激与牵拉所引起。早晨或晚间较重，多位于额部及颞部。头痛多为阵发性跳痛，随颅内压的增高而进行性加重。当用力、咳嗽、弯腰或低头活动时头痛加重。

2. 呕吐　常在头痛剧烈时出现，呈喷射性，可伴有恶心，与进食无直接关系，呕吐后头痛可有所缓解。

3. 视神经盘水肿　是颅内压增高的重要客观体征之一，因视神经受压、眼底静脉回流受阻引起。一般于颅内压增高后 2 日出现，表现为视神经乳头充血，边缘模糊不清，中央凹陷消失，视盘隆起，静脉怒张。若视神经盘水肿长期存在，则视盘颜色苍白，视力减退，视野向心性缩小，称为视神经继发性萎缩。如不能及时解除颅内压增高，严重者可致失明。

4. 意识障碍及生命体征变化　急性颅内压增高时常有明显的进行性意识障碍，由嗜睡、昏睡逐渐发展成昏迷。慢性颅内压增高时表现为神志淡漠、反应迟钝和呆滞，症状时轻时重。严重病例可伴有瞳孔散大、对光反射消失、发生脑疝和去大脑强直。生命体征变化为血压升高、脉搏徐缓、呼吸不规则、体温升高等病危状态甚至呼吸停止，终因呼吸循环衰竭而死亡。

5. 其他症状和体征　婴幼儿可有头颅增大、头皮和额眶部浅静脉扩张、颅缝增宽或分离、前囟饱满隆起，头颅叩诊时呈破罐音。

【辅助检查】

1. 影像学检查

(1) CT 和 MRI 检查：CT 快速、精确、无创伤，是诊断颅内病变的首选检查。CT 和 MRI 检查均能较准确地定位诊断，并可帮助定性诊断。

(2) 数字减影血管造影 (DSA)：用于诊断脑血管性疾病和血运丰富的颅脑肿瘤。

(3) X 线检查：慢性颅内压增高患者，可见脑回压迹增多、加深，蛛网膜颗粒压迹增大、加深，蝶鞍扩大，颅骨的局部破坏或增生等；小儿可见颅缝分离。

2. 腰椎穿刺　可直接测量颅内压力，同时取脑脊液检查。但颅内压增高明显时，腰椎穿刺有导致枕骨大孔疝的危险，应避免进行。

3. 颅内压监测　临床需要监测颅内压者，可置入颅内压力传感器，进行持续监测，指导药物治疗和手术时机选择。

知识链接

库欣反应

库欣 (Cushing) 是一个美国外科医师，专长于脑外科，并在神经系统、血压、垂体和甲状腺领域有重大发现。1900 年，库欣在狗身上做了一个实验，即向狗的蛛网膜下腔灌注等渗盐水以致颅内压增高。库欣发现，当狗的颅内压增高到接近动脉血压时，即出现血压升高、脉搏增大、脉搏减慢，继之出现潮式呼吸、血压下降、脉搏细弱，最终呼吸停止、心跳停止而死亡。这一实验结果与临床上急性颅内压增高患者的反应非常相似，故将急性颅内压增高患者出现的生命体征变化称为库欣反应。

【处理原则】

颅内压增高的处理原则为积极治疗原发病,降低颅内压。

1.非手术治疗　适用于病因不明或一时不能解除病因者。

(1)一般处理:①凡有颅内压增高的患者,应留院观察;②密切观察神志、瞳孔、血压、呼吸、脉搏及体温的变化;③符合颅内压监测指征者,宜通过监测指导治疗;④频繁呕吐者应暂禁食,以防吸入性肺炎;⑤补液应量出为入,补液过多可促使颅内压增高恶化,补液不足可引发血液浓缩;⑥用轻泻剂来疏通大便,避免用力排便,禁止高位灌肠,以免颅内压骤然增高;⑦对昏迷的患者及咳嗽困难者要考虑行气管切开术,防止因呼吸不畅而使颅内压更加增高;⑧给予氧气吸入,有助于降低颅内压。

(2)脱水治疗:适用于颅内压增高病因不明,或虽已查明病因但仍需非手术治疗者,或作为手术前准备。使用高渗性脱水剂(如20%甘露醇、高渗性盐水),使脑组织间的水分通过渗透作用进入血液循环再由肾脏排出,达到减轻脑水肿和降低颅内压的目的。

(3)激素治疗:应用肾上腺皮质激素可稳定血－脑脊液屏障,预防和缓解脑水肿,并能减少脑脊液生成,降低颅内压。但对于严重颅脑外伤、脑卒中患者,颅内压改善作用不明显。

(4)亚低温治疗:其原理是利用具有中枢神经系统抑制作用的药物,使患者进入睡眠状态,再配合物理降温减少脑耗氧量和能量代谢,从而降低颅脑损伤患者的颅内压。

(5)脑脊液体外引流:经脑室缓慢放出过多的脑脊液,可有效降低颅内压。

(6)巴比妥治疗:大剂量注射巴比妥可降低脑的代谢,减少氧耗及增加脑对缺氧的耐受力,使颅内压降低。

(7)过度通气:目的是使体内 CO_2 排出。$PaCO_2$ 每下降 1mmHg,可使脑血流量递减 2%,从而使颅内压相应下降。

(8)对症治疗:头痛者可给予镇痛剂,但忌用吗啡和哌替啶等药物,以防止呼吸中枢抑制。有抽搐发作者,给予抗癫痫药物治疗。患者烦躁时,在排除颅内压增高持续进展、气道梗阻、排便困难等前提下,给予镇静剂。

2.手术治疗　手术去除病因是最根本和最有效的治疗方法。如手术切除颅内肿瘤、清除颅内血肿、处理大片凹陷性骨折等;有脑积水者行脑脊液分流术;大量脑出血者、脑疝形成者,可采用去骨瓣减压术。

【护理评估】

(一)术前评估

1.健康史

(1)一般情况:包括年龄、性别、职业等。应特别注意患者的年龄,婴幼儿及小儿的颅缝未闭合或融合尚未牢固,老年人脑萎缩,均可使颅腔代偿能力增加,延缓病情进展。了解有无致颅内压急骤升高的相关因素存在,如便秘剧烈咳嗽、呼吸道梗阻、癫痫发作、高热等。

(2)既往史:了解有无引起颅内压增高的相关病史,如头部外伤、颅内感染、脑肿瘤、高血压及脑动脉硬化等;有无其他全身性严重疾病,如尿毒症、肝性脑病、菌血症、酸碱平衡失调等。

(3)家族史:了解家族中有无颅内肿瘤、高血压等疾病的患者。

2.身体状况

(1)症状与体征:需要评估以下5个方面。①头痛的部位、性质、程度、持续时间及变化,有无诱因及加重因素,是否影响患者休息和睡眠;②有无意识障碍、复视(展神经麻痹)、一过性黑蒙或视力障碍等;③是否因呕吐影响进食,有无水、电解质紊乱及营养不良的表现;④是否因肢体功能障碍而影响自理能力;⑤有无生命体征的改变,是否出现库欣反应,即呼吸、脉搏减慢,血压升高。

（2）辅助检查：了解实验室检查是否显示水、电解质紊乱，CT 或 MRI 等检查是否证实颅脑损伤或占位性病变等。如行颅内压监测，还应了解监测结果及其变化。

3. 心理－社会状况　了解患者对疾病的认知程度，了解患者是否因头痛、呕吐等不适导致烦躁不安、焦虑等心理反应。

（二）术后评估

1. 术中情况　了解患者的手术、麻醉方式与效果，血肿清除、肿瘤切除、骨折碎片摘除等情况，术中出血、补液、输血情况和术后诊断。

2. 身体状况　评估生命体征是否平稳，了解意识、瞳孔及神经系统症状和体征，了解颅内压的变化情况；评估伤口是否干燥，有无渗液、渗血；各引流管是否通畅，引流液的颜色、性状与量等。

3. 心理－社会状况　了解患者有无紧张；康复训练和早期活动是否配合；对出院后的继续治疗是否清楚。

【常见护理诊断/问题】

1. 急性/慢性疼痛：头痛　与颅内压增高有关。

2. 有脑组织灌注无效的危险　与颅内压增高、脑疝有关。

3. 有体液不足的危险　与颅内压增高引起剧烈呕吐及应用脱水剂有关。

4. 潜在并发症：脑疝、心搏骤停。

【护理目标】

（1）患者自述头痛减轻，舒适感增强。

（2）患者脑组织灌注正常，未因颅内压增高造成脑组织的进一步损害。

（3）患者体液恢复平衡，生命体征平稳，无脱水症状和体征。

（4）患者未发生并发症，或并发症得到及时发现和处理。

【护理措施】

（一）非手术治疗的护理/术前护理

1. 休息与体位　保持病室安静、舒适；抬高床头 30°，以利于颅内静脉回流，减轻脑水肿；注意保持头部置于正中位，避免扭曲和压迫其颈部，以免影响颈静脉回流；昏迷患者取侧卧位，便于呼吸道分泌物排出。

2. 给氧　保持呼吸道通畅，持续或间断吸氧，使脑血管收缩，减少脑血流量，降低颅内压。

3. 饮食与补液　成人每日静脉输液量在 1500～2000mL，其中等渗盐水不超过 500mL，保持每日尿量不少于 600mL，应控制输液速度，防止短时间内输入大量液体，加重脑水肿。对于不能经口进食者可鼻饲。神志清醒者给予普食，但要限制钠盐摄入量。频繁呕吐者应暂时禁食，以防吸入性肺炎。

4. 避免意外损伤　加强生活护理，适当保护患者，躁动不安者忌强制约束，以免患者挣扎导致颅内压增高。

5. 维持正常体温和防治感染　遵医嘱应用抗生素预防和控制感染。高热可使机体代谢率增高，加重脑缺氧，对高热患者应及时给予有效的降温措施。

6. 病情观察　观察患者意识、生命体征、瞳孔和肢体活动变化，警惕颅高压危象的发生，有条件者可监测颅内压。

（1）意识状态：意识反映大脑皮质和脑干的功能状态，评估意识障碍的程度、持续时间和演变过程，是分析病情进展的重要指标。

1）按照觉醒状态分类：可分为嗜睡、昏睡、昏迷。①嗜睡：程度最轻的意识障碍。患者处于持续睡眠状态,可被唤醒,醒后能正确回答问题和做出各种反应,当刺激停止后很快又入睡。②昏睡:为病理性的嗜睡状态。患者处于熟睡状态,不易唤醒。在强刺激下(如压迫框上神经等)可被唤醒,但很快再入睡。醒时答话含糊或答非所问。③昏迷:为最严重的意识障碍,按程度又分为轻度昏迷、中度昏迷、重度昏迷。

2)格拉斯哥昏迷评分法(Glasgow coma scale,GCS)(表11-1):依据患者睁眼、语言及运动反应进行评分,三者得分相加表示意识障碍程度。最高15分,表示意识清醒,8分以下为昏迷,最低3分,分数越低表明意识障碍越严重。

表11-1 格拉斯哥昏迷评分法

睁眼反应	计分	言语反应	计分	运动反应	计分
正常睁眼	4	回答正确	5	遵命动作	6
呼唤睁眼	3	回答错误	4	定位动作	5
刺痛睁眼	2	含混不清	3	肢体回缩	4
无反应	1	唯有叹声	2	肢体屈曲	3
		不能发声	1	肢体过伸	2
				无动作	1

(2)生命体征:密切观察患者体温、脉搏、呼吸、血压的变化。急性颅内压增高早期患者的生命体征常有"两慢一高"现象,即呼吸、脉搏减慢,血压升高。由于颅内压增高,导致下丘脑的体温调节中枢受到影响,患者可出现持续性高热,常达39℃以上。

(3)瞳孔:瞳孔的观察对判断病变部位具有重要的意义,要注意双侧瞳孔是否等大、等圆及对光反射是否正常。颅内压增高患者出现病侧瞳孔先小后大,对光反射迟钝或消失,应警惕小脑幕切迹疝的发生。

(4)颅内压监护:有创颅内压监测探头放置位置有脑室内、脑实质内、蛛网膜下腔、硬膜下和硬膜外,脑室内和脑实质内放置最为常用。监护过程中,如无特殊医嘱,床头抬高30°,保持呼吸道通畅;躁动患者适当使用镇静药,避免外来因素干扰监护;防止管道阻塞、扭曲、打折及传感器脱出;严格无菌操作,预防感染,监护时间一般为7~14日。临床上颅内压除了有创监测外,还有新型无创监测方法。

 知识链接

无创颅内压监测技术

无创颅内压监测主要方法有以下3种。①眼压测定法:当颅内压力影响到海绵窦的静脉回流时,房水回流会受到影响,进而影响到眼压,因此提示眼压可反映颅内压。②经颅多普勒超声检查法:通过监测脑底大动脉血流量速度间接反映颅内压。③闪光视觉诱发电位监测:采用闪光眼罩对人眼发出标准光刺激信号,经视网膜光感受后转换成神经电信号,颅内压升高时,神经电信号传导阻滞,闪光视觉诱发电位波峰潜伏期延长,延长时间与颅内压成正比。监测中不论患者合作与否,均能完成检查,尤其适合重症患者的监护。

7.预防颅内压增高

(1)卧床休息:保持病室安静,提醒患者不要用力坐起或提重物。

(2)稳定情绪:避免患者情绪剧烈波动,以免血压骤升而加重颅内压增高。

(3)保持呼吸道通畅:预防呕吐物吸入气道,及时清除呼吸道分泌物;有舌后坠影响呼吸者,应及时安置口咽通气管;昏迷或排痰困难者,应配合医师及早行气管切开术;定时为患者翻身拍背,预防肺部并发症。

（4）避免剧烈咳嗽和用力排便:剧烈咳嗽和用力排便可加重颅内压增高。应预防和及时治疗呼吸道感染,避免咳嗽;能进食者鼓励其多吃蔬菜和水果等粗纤维素类食物,预防因限制水分摄入及脱水治疗而出现大便干结、便秘;已发生便秘者嘱其勿用力屏气排便,可用轻泻剂或低压小量灌肠通便,避免高压大量灌肠。

（5）处理躁动和控制癫痫发作:躁动可使患者颅内压进一步增高,应及时妥善处理。了解引起躁动的原因并予以解除,适当使用镇静剂,避免强制约束导致患者剧烈挣扎而加重病情。做好安全护理,防止坠床等。癫痫发作可加重脑缺氧和脑水肿,应遵医嘱按时给予抗癫痫药物,并要注意观察有无癫痫发作。一旦发生,应报告医师,按医嘱定时、定量给予抗癫痫药物及降颅压处理。

8. 用药护理

（1）脱水剂:最常用高渗性脱水剂,如20%甘露醇和高渗盐水,甘露醇成人每次250mL,10~20分钟内静脉滴注,每日2~4次,滴注后10~20分钟开始起效,维持4~6小时,可重复使用。对甘露醇无效的患者可使用高渗盐水,常用3% NaCl 溶液 25~50mL/h 静脉滴注。若同时使用利尿剂效果更好,如呋塞米 20~40mg,静脉注射每日 1~2 次。脱水治疗期间应准确记录 24 小时出入量,并遵医嘱合理输液。

（2）类固醇皮质激素:常用地塞米松 5~10mg 静脉注射,每日 1 或 2 次。在治疗中应注意防止发生高血糖、感染和应激性溃疡等并发症。

（3）巴比妥类:常用苯巴比妥,但此类药物应用剂量过大时可引起严重的呼吸抑制和呼吸道引流不畅,使用中应严密监测患者的意识、脑电图、血药浓度及呼吸情况。

9. 亚低温治疗的护理　亚低温治疗适用于心脏外科体外循环术中的脑保护、脑灌注压下降相关的颅脑损伤、心肺复苏后脑病、新生儿缺氧缺血性脑病、颅脑损伤(创伤性脑损伤、癫痫持续状态等)、缺血性脑卒中、脑出血、蛛网膜下腔出血、各种高热状态等。但儿童、年老体弱者、生命体征不平稳者慎用。

（1）环境和物品准备:将患者安置于单人病房,室温 18~20℃。室内备冰袋或冰毯、冬眠药物、水温计、吸氧装置、吸痰装置、急救药物及器械和护理记录单等。

（2）实施降温:先进行药物降温。按医嘱静脉滴注冬眠药物(如氯丙嗪 50mg、异丙嗪 50mg、哌替啶 50~100mg),待自主神经被充分阻滞,患者御寒反应消失,进入昏睡状态后,方可加用物理降温措施。若未进入冬眠状态即开始降温,患者会出现寒战,使机体代谢率增高、耗氧量增加,反而增高颅内压。物理降温可使用冰帽、降温毯,若腋温 >38℃可在体表大动脉处(如股动脉、腋动脉等)放置冰袋。降温速度以每小时下降 1℃为宜,体温降至肛温 33~35℃较为理想,体温过低易诱发心律不齐。降温过程中应使患者体温稳定在治疗要求的范围内,避免波动过大。亚低温疗法时间一般为 3~5 日,停止治疗时,先停物理降温,再逐渐停用冬眠药物,同时为患者加盖被毯,或使用变温水毯、提升室温等,让其缓慢复温。复温速度控制在每 4 小时升高 1℃,12 小时后使肛温恢复到 36~37℃。

（3）病情观察:实施亚低温治疗前,应观察并记录患者生命体征、意识及瞳孔,以作为治疗后观察对比的基础。在亚低温维持期间持续监测生命体征(体温、血压、呼吸、心率、脉搏、血氧饱和度)、中心静脉压、直肠温度、血糖;监测心电图、血气分析、血常规、电解质、凝血、肝肾功能、尿量等;持续或间断监测脑电图。若脉搏超过 100 次/分,收缩压低于 100mmHg,呼吸慢而不规则时,应及时通知医师停药。

（4）饮食护理:亚低温治疗期间机体代谢率降低,对能量及水分的需求减少,胃肠蠕动减弱,因此每日液体入量不宜超过 1500mL;鼻饲液或肠内营养液温度应与当时体温相同;观察胃排空情况,每 6 小时评估胃残留量,防止反流和误吸。

（5）并发症的护理：因冬眠药物作用，患者肌肉松弛，吞咽、咳嗽反射减弱，护理中应注意加强呼吸道管理，以防发生肺部并发症；物理降温时，加强局部皮肤的观察与护理，防止压力性损伤和冻伤发生。

（二）术后护理

1.病情观察 监测生命体征，观察神志、瞳孔、肢体活动、呼吸道通畅等情况；妥善连接并固定颅外引流管，观察引流液性质和量；必要时监护颅内压、心电和血氧饱和度等；准确记录24小时液体出入量。

2.卧位 术后卧位应根据患者意识状况和手术部位而定。全麻未清醒前，取侧卧位，以利于呼吸道分泌物排出；意识清醒、血压平稳后，抬高床头15°～30°，以利于颅内静脉回流，减轻脑水肿；幕上开颅术后，取健侧卧位，以防止伤口受压；幕下开颅术后，早期宜取去枕侧卧位或侧俯卧位；若后组脑神经受损，只能取侧卧位，防止口咽分泌物误入气管；较大肿瘤切除术后，24小时内应保持手术区在高位，勿翻动患者，以免脑组织移位引起颅内出血或脑干衰竭。安置或变动体位时，应有专人负责托头部，保证头颈与躯干在同一轴线上，避免扭曲。

3.营养与补液 一般手术可于术后1日进流质饮食，第2～3日半流质饮食，再逐渐过渡到普食；较大手术或全麻术后，应禁食1～2日，待病情稳定后再逐步进食，禁食期间给予静脉补液；术后长期昏迷者，可采取肠内、肠外营养支持。因术后患者有脑水肿反应，故每日应限制补液总量在2000mL以内，且生理盐水不超过500mL；术后有脑室引流、气管切开、高热呕吐及使用脱水剂者，应注意补充体液的丢失量，以保持水、电解质和酸碱平衡。

4.对症护理 颅脑术后患者常出现头痛、躁动及发热等反应，应遵医嘱给予对症治疗与护理。头痛及躁动者，保护患者防止意外伤害，必要时给予镇静止痛药，但注意尽可能不使用吗啡或哌替啶，防止影响通气或抑制呼吸；高热者，给予降温措施；呕吐者，防止误吸，并做好口腔护理。

5.脑室引流的护理

（1）引流管安置：无菌操作下接引流瓶（袋），妥善固定，使引流瓶（袋）高于侧脑室平面10～15cm，以维持正常颅内压。搬动患者时，应夹闭引流管，防止脑脊液反流引起颅内感染。

（2）控制引流速度和量：术后早期应抬高引流袋，缓慢引流，每日引流量以不超过500mL为宜，使颅内压平稳降低，避免放液过快导致脑室内出血、硬膜外血肿或硬膜下血肿，诱发脑疝等。但在抢救脑疝等危急情况下，可先快速引流脑脊液，再接引流袋缓慢引流。颅内感染患者脑脊液分泌增多，引流量可适当增加，但同时应注意补液，以免水电解质紊乱。

（3）观察记录引流液情况：正常脑脊液无色透明、无沉淀。术后1～2日为血性后逐渐转清。若脑脊液中有大量血液或颜色逐渐加深，提示脑室持续出血，应及时报告医师进行处理；若脑脊液混浊，呈毛玻璃状或有絮状物，提示有颅内感染，应及时引流脑脊液并送检。

（4）严格无菌，防止感染：保持穿刺部位敷料干燥，穿刺点敷料和引流袋每日更换，如有污染则随时更换；更换引流袋时夹闭引流管，防止逆行感染。

（5）保持引流通畅：防止引流管受压、扭曲、折叠或阻塞，尤其在搬运患者或翻身时，防止引流管牵拉、滑脱。若引流管内不断有脑脊液流出、管内的液面随患者呼吸、脉搏等上下波动表明引流管通畅。若引流管无脑脊液流出，可能的原因有：①颅内压低于120～150mmH$_2$O，可降低引流袋高度，观察是否有脑脊液流出；②引流管在脑室内盘曲成角，可请医师对照X线片，将过长的引流管缓慢向外抽出至有脑脊液流出，再重新固定；③管口吸附于脑室壁，可将引流管轻轻旋转，使管口离开脑室壁；④引流管被小凝血块或破碎的脑组织阻塞，可在严格消毒管口后，用无菌注射器轻轻向外抽吸，切不可注入生理盐水冲洗，以免将管内阻塞物冲至脑室系统，引起脑脊液循环受阻。经上述处理后若仍无脑脊液流出,按需更换引流管。

(6)及时拔管:持续引流时间通常不超过1周,时间过长易发生颅内感染。拔管前行CT检查,并先试行夹闭引流管24小时,观察患者有无头痛、呕吐等颅内压升高的症状。如出现上述症状,立即开放引流;如未出现上述症状,患者脑脊液循环通畅,即可拔管。拔管时先夹闭引流管,防止逆行感染。拔管后加压包扎,嘱患者卧床休息和减少头部活动,观察穿刺点有无渗血、渗液,严密观察患者意识、瞳孔、肢体活动变化,发现异常及时通知医师给予处理。

6.心理护理 鼓励患者和家属说出其心理感受,帮助接受疾病带来的改变。介绍疾病有关的知识和治疗方法,消除疑虑和误解,指导学习康复知识和技能。

7.健康教育

(1)生活指导:指导颅内压增高的患者要避免剧烈咳嗽、用力排便、提重物等,防止颅内压骤然升高而诱发脑疝。

(2)康复训练:对有神经系统后遗症者,要调动他们心理和躯体的潜在代偿能力,鼓励其积极参与各项治疗和功能训练,如肌力训练、步态平衡训练、膀胱功能训练等,最大限度地恢复其生活自理能力。

(3)复诊指导:头痛进行性加重,经一般治疗无效,并伴呕吐,应及时到医院做检查以明确诊断。

【护理评价】

通过治疗与护理,患者是否:①头痛减轻,舒适感增强;②脑组织灌注正常,未因颅内压增高造成脑组织的进一步损害;③体液恢复平衡,生命体征平稳,无脱水症状和体征;④未发生并发症,或并发症得到及时发现和处理。

第二节　脑疝患者的护理

当颅内压增高到一定程度时,尤其是局部占位性病变使颅内各分腔之间的压力不平衡,脑组织从压力高处向压力低处移位,并被挤入颅内生理性或病理性间隙或孔道中,从而出现一系列严重的临床症状,称为脑疝。脑疝是颅内压增高的严重并发症,移位的脑组织压迫脑的重要结构或生命中枢,如不及时救治常危及患者生命。

【解剖生理】

脑分为大脑、中脑、小脑。在脑组织外围有一层坚韧的颅骨保护着脑组织,在大脑和小脑之间有一层膜叫作小脑幕,小脑幕以上为幕上腔,小脑幕以下为幕下腔,在两侧小脑幕之间有一个生理性空隙叫作小脑幕裂孔,脑组织被挤到这里形成小脑幕切迹疝。此外,在颅底骨最中间有一个生理性空隙叫作枕骨大孔,下接椎管。枕骨大孔疝是当幕下腔出现一占位性病变的时候,靠近枕骨大孔周围的脑组织就容易被挤入枕骨大孔,压迫相应的脑组织,这里被挤入的脑组织主要是小脑扁桃体,因此枕骨大孔疝又被称为小脑扁桃体疝。

【病因】

颅内任何部位占位性病变发展到严重程度均可引起脑疝。常见病因有:①外伤所致各种颅内血肿;②各类型脑出血、大面积脑梗死;③颅内肿瘤;④颅内脓肿、颅内寄生虫病及各种肉芽肿性病变;⑤医源性因素,对已有颅内压增高者处理措施不当,如行腰椎穿刺或放出脑脊液过多过快,使各分腔间的压力差增大,亦可促使脑疝形成。

【分类】

根据移位的脑组织及其通过的硬脑膜间隙和孔道,可将脑疝分为以下常见的3类(图11-1):①颞叶钩回疝或小脑幕切迹疝,为颞叶海马回、钩回通过小脑幕切迹被推移至幕下;②枕骨大孔疝或小脑扁桃体疝,为小脑扁桃体及延髓经枕骨大孔推挤向椎管内;③大脑镰下疝或扣带回疝,一侧半球的扣带回经镰下孔被挤入对侧。

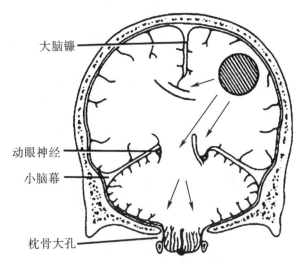

图11-1 大脑镰下疝(上)、小脑幕切迹疝(中)和枕骨大孔疝(下)的示意图

【病理】

当发生脑疝时,移位的脑组织在小脑幕切迹或枕骨大孔处挤压脑干,脑干受压移位可致其实质内血管受牵拉,严重时基底动脉进入脑干的中央支可被拉断致脑干内部出血。由于同侧的大脑脚受到挤压而造成病变对侧偏瘫,同侧动眼神经受到挤压可产生动眼神经麻痹症状。小脑幕切迹裂孔及枕骨大孔被移位的脑组织堵塞,使脑脊液循环通路受阻,则进一步加重了颅内压增高,形成恶性循环,病情迅速恶化。

【临床表现】

不同类型的脑疝临床表现各有不同,临床以小脑幕切迹疝和枕骨大孔疝最多见。

(一)小脑幕切迹疝

常由一侧颞叶或大脑外侧的占位性病变引起(如硬脑膜外血肿),因疝入的脑组织压迫中脑的大脑脚,引起锥体束征和瞳孔变化。

1. 颅内压增高症状 剧烈头痛,进行性加重,伴烦躁不安、频繁喷射性呕吐,与禁食无关。

2. 瞳孔改变 早期由于患侧动眼神经受刺激导致患侧瞳孔变小,对光反射迟钝,随病情进展患侧动眼神经麻痹,患侧瞳孔逐渐散大,直接和间接对光反射均消失,并有患侧上睑下垂、眼球外斜。如果脑疝进行性恶化,影响脑干血供时,脑干内动眼神经核功能丧失可致双侧瞳孔散大,对光反射消失。

3. 运动障碍 表现为病变对侧肢体的肌力减弱或麻痹,病理征阳性。脑疝进展时可致双侧肢体自主活动消失,严重时可出现去大脑强直发作,这是脑干严重受损的信号。

4. 意识改变 由于脑干内网状上行激动系统受累,患者随脑疝进展可出现嗜睡、昏睡甚至不同程度的昏迷。

5. 生命体征紊乱 由于脑干受压,生命中枢功能紊乱或衰竭,可出现生命体征异常。表现为心率减慢或不规则,血压忽高忽低,呼吸不规则、大汗淋漓或汗闭,面色潮红或苍白。体温可高达41℃以上或体温不升。最终因呼吸循环衰竭而致呼吸停止、血压下降、心搏骤停。

（二）枕骨大孔疝

枕骨大孔疝临床上缺乏特异性表现，容易被误诊，患者常剧烈头痛，以枕后部疼痛为甚，反复呕吐，颈项强直，生命体征改变出现较早，常迅速发生呼吸和循环障碍，瞳孔改变和意识障碍出现较晚。当延髓呼吸中枢受压时，患者可突然呼吸停止而死亡。

【辅助检查】

1. CT检查　小脑幕切迹疝时可见基底池（鞍上池）、环池、四叠体池变形或消失。下疝时可见中线明显不对称和移位。

2. MRI　可观察脑疝时脑池的变形、消失情况，直接观察到脑内结构如钩回、海马旁回、间脑、脑干及小脑扁桃体。

【处理原则】

1. 对症治疗　立即给予脱水治疗以缓解病情。
2. 手术治疗　当确诊后，根据病情迅速完成开颅术前准备，尽快手术去除病因，如清除颅内血肿或切除脑肿瘤等。如难以确诊或虽确诊而病因无法去除时，可行姑息性手术，以降低颅内压和抢救脑疝。

【护理措施】

一旦确诊，立即紧急降低颅内压。遵医嘱立即使用20%甘露醇200～500mL，并快速静脉滴注地塞米松10mg，静脉推注呋塞米40mg，以暂时降低颅内压，同时做好手术前准备。保持呼吸道通畅，给予氧气吸入，枕骨大孔疝发生呼吸骤停者，立即进行气管插管和辅助呼吸。密切观察意识、生命体征、瞳孔变化和肢体活动。用药护理、亚低温治疗的护理和脑室引流的护理等其他措施参见本章第一节颅内压增高患者的护理。

第三节　颅脑损伤患者的护理

颅脑损伤是常见的外科急症，可分为头皮损伤、颅骨骨折和脑损伤，三者可单独或合并存在。颅脑损伤发生率在全身各部位损伤中居第2位，仅次于四肢损伤，其病死率和致残率高居身体各部位损伤之首。

一、头皮损伤患者的护理

头皮损伤均由直接外力造成，是最常见的颅脑损伤，包括头皮血肿、头皮裂伤和头皮撕脱伤。

【解剖生理】

头皮是覆盖于颅骨之外的软组织，在解剖学上可分为五层，分别是皮层、皮下层、帽状腱膜层、帽状腱膜下层和骨膜层。其中，皮层、皮下层和帽状腱膜层紧密结合在一起，临床上可同时发生损伤，因此常被看为一层。头皮血供丰富，动、静脉伴行，各分支之间有广泛吻合支，故抗感染及愈合能力较强。

【病因】

头皮损伤的主要原因是直接暴力损伤，钝器或锐器损伤，旋转撕脱伤等。

【病理】

1.头皮血肿按出现于头皮的层次分类

(1)皮下血肿:血肿位于头皮和帽状腱膜之间,因皮肤借纤维隔与帽状腱膜紧密连接,血肿不易扩散,范围局限。

(2)帽状腱膜下血肿:位于帽状腱膜和骨膜之间,常因头皮遭受斜向暴力而发生剧烈滑动,引起层间血管破裂、出血。其帽状腱膜下层组织疏松,血液可扩散至整个头部。

(3)骨膜下血肿:位于骨膜和颅骨外板之间,常因钝性损伤时头颅发生明显变形之后引起,如新生儿产伤、婴幼儿乒乓球样颅骨骨折、成人颅骨线性骨折等。

2.头皮裂伤 利器切割引起者,切缘整齐,切口深浅不一;钝器打击引起者创缘不规则,常同时引起皮肤、皮下组织和帽状腱膜损伤。

3.头皮撕脱伤 是最严重的头皮损伤,多因发辫受机械力牵拉,使大块头皮自帽状腱膜下层或连同骨膜一并撕脱,可分为不完全撕脱和完全撕脱两种。有时可合并颈椎损伤。患者可因剧烈疼痛、急性失血而导致休克。

【临床表现】

1.头皮血肿

(1)皮下血肿:常见于产伤或撞击伤,血肿比较局限,无波动。周边较中心区更硬,易误诊为凹陷性骨折。

(2)帽状腱膜下血肿:血肿张力低,波动明显,疼痛较轻,婴幼儿巨大帽状腱膜下血肿有引起休克的可能。

(3)骨膜下血肿:范围局限于某一颅骨,以骨缝为界,血肿张力较高,可有波动感。

2.头皮裂伤 伤口大小、深度不一,创缘多不规则,可有组织缺损,出血量大,不易自行停止,严重者可伴有休克。

3.头皮撕脱伤 最严重的头皮损伤,头皮缺失,颅骨外露,剧烈疼痛及大量出血可导致休克。

【辅助检查】

头颅 X 线检查可判断有无颅骨骨折。

【处理原则】

1.头皮血肿

(1)皮下血肿:可观察或伤后立即冰敷,数日后可自行吸收。

(2)帽状腱膜下血肿:血肿较小者可加压包扎,待其自行吸收;若血肿较大,则应在严格皮肤准备和消毒下穿刺抽吸,然后再加压包扎。经反复穿刺加压包扎血肿仍不能缩小者,需注意是否有凝血功能障碍或其他原因。对已有感染的血肿,需切开引流。

(3)骨膜下血肿:处理原则与帽状腱膜下血肿相仿,但对伴有颅骨骨折者不宜强力加压包扎,以防血液经骨折缝流入颅内,引起硬脑膜外血肿。

2.头皮裂伤 立即加压包扎止血,尽早清创缝合。注射破伤风抗毒素,应用抗生素预防感染。注意观察有无颅骨损伤和脑损伤。

3.头皮撕脱伤 及时止血、止痛及补充血容量防治休克;给予抗生素、破伤风抗毒素预防感染。根据伤后时间、撕脱是否完全、撕脱头皮的条件、颅骨是否裸露等采用不同的方法处理。①头皮不完全撕脱且时间较短者,彻底清创、消毒后直接缝回原处。②头皮完全撕脱在 6 小时内、皮瓣完整未污染、血管断端整齐,可清创后行头皮血管吻合,再全层缝合头皮。③撕脱的皮瓣已不能利用,可取自体中厚皮片,做游离植皮。④撕脱时间长,创面感染或经上述处理失败者,可先行创面清洁和更换敷料,待肉芽组织生长后再植皮。如颅骨裸露,还需做多处钻孔至板障层,待钻孔处长出肉芽后植皮。

【常见护理诊断/问题】

1.疼痛 与头皮损伤有关。

2.组织完整性受损 与损伤有关。

3.体像紊乱 与头皮撕脱伤后致头发缺失有关。

4.潜在并发症:失血性休克、感染。

【护理措施】

1.急救护理 头皮血肿应及时加压包扎,以阻止继续出血。头皮裂伤时出血较多,加压包扎止血,并尽早协助医师施行清创缝合。注意骨膜下血肿伴有颅骨骨折者不宜加压包扎,以防止血液经骨折缝流入颅内。头皮撕脱伤者应用无菌敷料覆盖创面后,加压包扎止血,同时使用抗生素和止痛剂。完全撕脱的头皮应注意保存,避免污染,可用无菌敷料包裹后隔水放置于有冰块的容器内,随患者一起速送医院,争取清创后再植。

2.局部护理 头皮血肿经加压包扎后24小时内冷敷。头皮裂伤或头皮撕脱伤,经清创缝合后,遵医嘱使用抗生素和破伤风抗毒素。保持敷料清洁、干燥,注意伤口有无渗血。若创口内放有橡皮引流片,应在术后24~48小时拔除。

3.病情观察 头皮损伤如合并颅骨骨折或颅内血肿,应注意有无颅内压增高的症状。

4.心理护理 护理中要做好心理安抚、正面疏导,消除紧张情绪。耐心解释患者的疑问,指导患者装饰自己,保持较好的自我形象,配合有效治疗。

5.健康教育 告知患者及家属出现头痛、呕吐、发热、意识模糊等,应及时就医。加强安全教育,增强生产安全防护。

二、颅骨骨折患者的护理

颅骨骨折指颅骨受暴力作用致颅骨结构的改变。其严重性并不在于骨折本身,而在于可能同时存在颅内血肿和脑、神经、血管损伤而危及生命。

【解剖生理】

颅骨分为颅盖和颅底两部分。颅盖由内、外骨板和板障构成,外板厚,内板较薄,内、外骨板表面有骨膜覆盖。在颅骨的穹隆部,内骨膜与颅骨板结合不紧密,故颅顶部骨折时易形成硬脑膜外血肿。颅底被蝶骨嵴和岩骨嵴分为颅前窝、颅中窝和颅后窝。颅骨的气窦,如额窦、筛窦及乳突气房等均贴近颅底,颅底骨折越过气窦时,相邻硬脑膜常被撕裂,形成脑脊液漏。

【病因】

颅骨遭受外力时是否造成骨折,主要取决于外力大小、作用方向和致伤物与颅骨接触的面积以及颅骨的解剖结构特点。当颅骨受外界暴力作用时,着力点局部下陷变形,并使整个颅腔也随之变形,先是颅骨内板折断,外力持续作用,外板也随之折裂,形成凹陷性或粉碎性骨折。当外力引起颅骨整体变形,常在较薄弱的颞骨鳞部或颅底发生线性骨折,骨折线沿暴力作用方向或颅骨脆弱处延伸,造成脑血管或脑组织损伤,颅底硬脑膜撕裂,引起脑脊液鼻漏或耳漏。

【分类】

颅骨骨折按其部位分为颅盖骨折与颅底骨折;按骨折形态分为线形骨折、凹陷骨折、粉碎骨折、洞形骨折;依骨折部位是否与外界相通分为闭合性骨折和开放性骨折。

【临床表现】

1.颅盖骨折 线形骨折局部压痛、肿胀,患者可能伴有局部骨膜下血肿;凹陷骨折好发于额、顶部,多为全层凹陷,范围较大者,多可触及下陷区。若骨折片陷入颅内,使局部脑组织受压或产生挫裂伤,临床上可出现相应的病灶症状和局限性癫痫。如并发颅内血肿,可产生颅内压增高症状。凹陷骨折刺破静脉窦可引起致命的大出血。

2.颅底骨折 颅底骨折大多由颅盖骨折延伸而来,少数可因头部挤压伤或着力部位于颅底水平的外伤所造成。颅底骨折绝大多数为线形骨折。颅底部的硬脑膜与颅骨贴附紧密,故颅底骨折时易撕裂硬脑膜,产生脑脊液外漏而成为开放性脑损伤。依骨折的部位可分为颅前窝、颅中窝和颅后窝骨折,主要临床表现为皮下或黏膜下瘀斑、脑脊液外漏和脑神经损伤3个方面(表11-2)。

表11-2 颅底骨折的临床表现

骨折部位	脑脊液漏	瘀斑部位	可能损伤的脑神经
颅前窝	鼻漏	眼睑(熊猫眼征) 球结膜下(兔眼征)	嗅神经、视神经
颅中窝	鼻漏或耳漏	无	面神经、听神经
颅后窝	无	乳突部和枕下部(Battle征)、咽后壁黏膜下	少见,偶有第IX~XII对脑神经损伤

【辅助检查】

颅盖骨折依靠头颅正侧位X线检查确诊。CT检查有助于了解有无合并脑损伤。颅底骨折做X线检查的价值不大。

【处理原则】

1.颅盖骨折 颅盖线形骨折本身不需要处理。但如骨折线通过脑膜血管沟或静脉窦时,应警惕发生硬脑膜外血肿的可能。对于凹陷骨折,目前一般认为以下情况应手术治疗:①凹陷深度>1cm;②位于重要功能区;③骨折片刺入脑内;④骨折引起瘫痪、失语等功能障碍或局限性癫痫。通过手术将陷入的骨折片撬起复位,或摘除碎骨片后作颅骨成形。非功能区的轻度凹陷,或无脑受压症状的静脉窦处凹陷骨折,可暂不手术。

2.颅底骨折 颅底骨折本身无须特殊处理,重点是预防颅内感染,脑脊液漏一般在1~2周内愈合。脑脊液漏4周未自行愈合者,需行硬脑膜修补术。对伤后视力减退、疑为碎骨片挫伤或血肿压迫视神经者,应争取在24小时内行视神经探查减压术。出现脑脊液漏时即属开放性损伤,应使用破伤风抗毒素及抗生素预防感染。

【常见护理诊断/问题】

1.恐惧/焦虑 与伤痛及担心预后有关。
2.有感染的危险 与脑脊液外漏有关。
3.潜在并发症:颅内出血、颅内压增高、颅内低压综合征。

【护理措施】

1.预防颅内感染 开放性颅骨骨折,遵医嘱应用抗生素预防感染,并注射破伤风抗毒素,注意观察用药疗效。

2.病情观察

(1)出现头痛、呕吐、生命体征异常、意识障碍等颅内压增高症状常提示骨折线越过脑膜中动脉沟或静脉窦,引起硬脑膜外血肿。偏瘫、失语、视野缺损等局灶症状和体征,常提示凹陷性骨折压迫脑组织。

（2）明确有无脑脊液外漏。为鉴别脑脊液与血液,可将血性液滴于白色滤纸上,若血迹外周有月晕样淡血色浸渍圈,则为脑脊液漏。由于脑脊液含糖而鼻腔分泌物不含糖,用尿糖试纸测定或葡萄糖定量检测以鉴别脑脊液和鼻腔分泌物。

（3）存在脑脊液漏者,观察并记录脑脊液外漏量、性质、颜色。注意有无颅内感染迹象。

（4）判断有无颅内低压综合征。若脑脊液外漏多,可因颅内压过低、脑血管扩张而出现剧烈头痛眩晕、呕吐、厌食、反应迟钝、血压偏低等表现。应遵医嘱大量补液以缓解症状。

3. 脑脊液漏的护理

（1）体位:采取抬高床头30°患侧卧位,凭借重力作用使脑组织移到颅底硬脑膜裂口处,使局部粘连而封闭漏口,维持此体位至停止漏液后3~5日,以后可变换其他体位。

（2）维持局部清洁干燥:生理盐水棉球清洁外耳道、鼻腔、口腔。在鼻前庭或外耳道口疏松放置干棉球,随湿随换,记录24小时浸湿的棉球数,以估计脑脊液漏出量。

（3）预防脑脊液反流:禁忌堵塞、冲洗、滴药入鼻腔和耳道。脑脊液鼻漏者,严禁经鼻腔置管（胃管、吸痰管、鼻导管）,防止外漏脑脊液引流受阻而反流。禁忌行腰椎穿刺,避免用力咳嗽、打喷嚏和擤鼻涕,避免挖耳、抠鼻,避免屏气排便,以免引起气颅或颅内感染。

（4）用药护理:遵医嘱应用抗生素及破伤风抗毒素或破伤风类毒素。

4. 心理护理　向患者介绍病情、治疗方法及注意事项,取得配合,满足其心理、身体上的安全需要,消除紧张情绪。

5. 健康教育　指导门诊患者和家属颅骨缺损者应避免局部碰撞,以免损伤脑组织,嘱咐患者在伤后半年左右做颅骨成形术。若出现剧烈头痛、频繁呕吐、发热、意识模糊等,应及时就诊。对于脑脊液漏者,应向其讲解预防脑脊液逆流颅内的注意事项。

三、脑损伤患者的护理

脑损伤是指脑膜、脑组织、脑血管以及脑神经的损伤,是颅脑损伤中最为重要、最易导致患者出现神经功能障碍的损伤。

【病因和分类】

1. 根据脑损伤发生的时间和机制分类　分为原发性脑损伤和继发性脑损伤。前者指暴力作用于头部时立即发生的脑损伤,如脑震荡、脑挫裂伤;后者指头部受伤一段时间后出现的脑受损病变,主要有脑水肿和颅内血肿。

2. 根据伤后脑组织与外界是否相通分类　分为闭合性脑损伤和开放性脑损伤。凡硬脑膜完整的脑损伤均属闭合性脑损伤,多为头部接触钝性物体或间接暴力所致;有硬脑膜破裂、脑组织与外界相通者为开放性脑损伤,多由锐器或火器直接造成,常伴有头皮裂伤和颅骨骨折。

3. 根据血肿引起颅内压增高及早期脑疝症状的出现时间分类　分为急性型、亚急性型和慢性型。急性型一般于伤后3日内出现症状;亚急性型一般于伤后3日至3周出现症状;慢性型一般在伤后3周以上才出现症状。

【损伤机制】

脑损伤的发生机制甚为复杂,可简单概括为由两种因素作用所造成。①接触力:暴力作用于头部时,由于颅骨内陷和回弹或骨折引起的脑损伤,这种损伤常发生在着力点,称冲击伤。②惯性力:来源于头部遭受暴力后的瞬间,脑与颅骨之间的相对运动造成的损伤。这种损伤发生在着力点对侧脑组织,称对冲伤（图11-2）。

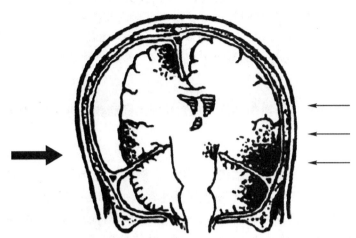

粗箭头表示头部运动方向;细箭头表示头部受到外界物体的阻止。

图11-2　头部做减速运动时的脑损伤机制

【病因与病理】

(一)脑震荡

脑震荡是最轻的脑损伤,其特点为伤后即刻发生短暂的意识障碍和近事遗忘。

(二)脑挫裂伤

脑挫裂伤是常见的原发性脑损伤,既可发生于着力部位,也可在对冲部位。脑挫裂伤包括脑挫伤及脑裂伤,前者指脑组织遭受破坏较轻,软脑膜完整;后者指软脑膜、血管和脑组织同时有破裂,伴有外伤性蛛网膜下腔出血。两者常同时存在,合称为脑挫裂伤。

脑挫裂伤轻者仅见局部软脑膜下皮质散在点片状出血。较重者损伤范围较广泛,常有软脑膜撕裂,深部白质亦受累。严重者脑皮质及其深部的白质广泛挫碎、破裂、坏死,局部出血、水肿,甚至形成血肿。脑挫裂伤的继发性改变脑水肿和血肿形成具有更为重要的临床意义。

(三)颅内血肿

颅内血肿是颅脑损伤中最常见、最严重、可逆性的继发病变,发生率约占闭合性颅脑损伤的10%和重型颅脑损伤的40%～50%。由于血肿直接压迫脑组织,引起局部脑功能障碍及颅内压增高,如不能及时诊断处理,多因进行性颅内压增高形成脑疝而危及生命。

1.硬脑膜外血肿　出血积聚于颅骨与硬脑膜之间。与颅骨损伤有密切关系,多见于穹隆部线性骨折。常因为颞部骨折或颅骨的短暂变形撕破硬脑膜中动脉或静脉窦而引起出血或骨折的板障出血。常见于颅盖骨折,以颞部、额顶部和颞顶部多见。

2.硬脑膜下血肿　急性和亚急性硬脑膜下血肿的出血来源主要是脑皮质血管,大多由对冲性脑挫裂伤所致,好发于额极、颞极及其底面。

3.脑内血肿　比较少见,常与枕部着力时的额、颞对冲性脑挫裂伤同时存在,少数位于着力部位。脑内血肿有两种类型:浅部血肿多由于挫裂的脑皮质血管破裂所致,常与硬脑膜下血肿同时存在,多伴有颅骨凹陷骨折;深部血肿系脑深部血管破裂引起,脑表面无明显挫裂伤,很少见。

【临床表现】

(一)脑震荡

伤后立即出现短暂的意识丧失,持续数分钟至十余分钟,一般不超过30分钟。有的仅表现为瞬间意识混乱或恍惚,并无昏迷。同时伴有面色苍白、瞳孔改变、出冷汗、血压下降、脉弱、呼吸浅慢等自主神经和脑干功能紊乱的表现。意识恢复后,对受伤当时和伤前近期的情况不能回忆,而对往事记忆清楚,称为逆行性遗忘。患者多有头痛、头晕、疲乏无力、失眠、耳鸣、心悸、畏光、情绪不稳、记忆力减退等症状,一般持续数日、数周,少数持续时间较长。

（二）脑挫裂伤

脑挫裂伤患者的临床表现可因损伤部位、范围、程度不同而相差悬殊。轻者仅有轻微症状,重者深昏迷,甚至迅速死亡。

1. 症状

（1）意识障碍:是脑挫裂伤最突出的临床表现之一。伤后立即发生,持续时间长短不一,绝大多数超过半小时,常持续数小时、数日不等,甚至发生迁延性昏迷,与脑损伤程度轻重相关。

（2）局灶症状和体征:脑皮质功能区受损时,伤后立即出现与伤灶区相应的神经功能障碍或体征,如语言中枢损伤出现失语,运动区损伤出现锥体束征、肢体抽搐、偏瘫等。但额叶和颞叶前端等"哑区"损伤后,可无明显局灶症状和体征。

（3）头痛、恶心、呕吐:疼痛可局限于某一部位（多为着力部位）,也可为全头性疼痛,呈间歇性或持续性,伤后1~2周内明显,以后逐渐减轻。可能与颅内压增高、脑血管运动功能障碍或外伤性蛛网膜下腔出血有关。早期的恶心、呕吐可由受伤时第四脑室底的脑干呕吐中枢受到脑脊液冲击、蛛网膜下腔出血对脑膜的刺激或前庭系统受刺激等原因引起,较晚发生的呕吐可能是颅内压增高所致。

2. 体征

（1）轻度和中度脑挫裂伤患者的血压、脉搏、呼吸多无明显改变。

（2）严重脑挫裂伤,出现血压升高、脉搏缓慢、呼吸深而慢。伴有下丘脑损伤者,可出现持续高热。

（三）颅内血肿

1. 硬脑膜外血肿

（1）意识障碍:进行性意识障碍为颅内血肿的主要症状,其变化过程与原发性脑损伤的轻重和血肿形成的速度密切相关。典型病例意识状态改变有"中间清醒期",即昏迷 – 清醒 – 再昏迷;患侧瞳孔进行性散大;对侧肢体瘫痪以及生命体征变化。

（2）颅内压增高:患者在昏迷前或中间清醒期常有头痛、呕吐等颅内压增高症状,伴有血压升高、呼吸和脉搏变慢等生命体征改变。

（3）瞳孔改变:颅内血肿所致的颅内压增高达到一定程度,便可形成脑疝。幕上血肿大多先形成小脑幕切迹疝,除意识障碍外,出现瞳孔改变,早期因动眼神经受到刺激,患侧瞳孔缩小,随即由于动眼神经受压,患侧瞳孔散大,对侧肢体偏瘫进行性加重;若脑疝继续发展,脑干严重受压,中脑动眼神经核受损,则双侧瞳孔散大。幕上血肿者大多先经历小脑幕切迹疝,然后合并枕骨大孔疝,故严重的呼吸循环障碍常发生在意识障碍和瞳孔改变之后。幕下血肿者可直接发生枕骨大孔疝,较早发生呼吸骤停。

（4）神经系统体征:伤后立即出现的局灶症状和体征,多为原发脑损伤的表现。单纯硬脑膜外血肿,除非血肿压迫脑功能区,否则早期较少出现体征。但当血肿增大引起小脑幕切迹疝时,则可出现对侧锥体束征。脑疝发展,脑干受压严重时导致去大脑强直。

2. 硬脑膜下血肿

（1）急性或亚急性硬脑膜下血肿:因多数与脑挫裂伤和脑水肿同时存在,故表现为伤后持续昏迷或昏迷进行性加重,少有"中间清醒期",较早出现颅内压增高和脑疝症状。伤后立即出现偏瘫等征象是由挫裂伤导致;逐渐出现的神经系统体征,则是由血肿压迫功能区或脑疝的表现。

（2）慢性硬脑膜下血肿:病情进展缓慢,病程较长。临床表现差异很大,主要表现为3种类型:

①慢性颅内压增高症状;②偏瘫、失语、局限性癫痫等局灶症状;③头昏、记忆力减退、精神失常等智力障碍和精神症状。

3.脑内血肿 常与硬脑膜下血肿同时存在,临床表现与脑挫裂伤和急性硬脑膜下血肿的症状很相似。表现以进行性加重的意识障碍为主。

【辅助检查】

(一)脑震荡

神经系统检查多无阳性体征;脑脊液检查示颅内压和脑脊液均在正常范围;CT 检查颅内亦无异常发现。

(二)脑挫裂伤

1.影像学检查

(1)CT 检查:能清楚地显示脑挫裂伤的部位、范围和程度,还可了解脑室受压、中线结构移位等情况,是目前最常应用、最有价值的检查手段。其典型的表现为局部脑组织内有高、低密度混杂影,点片状高密度影为出血灶,低密度影则为水肿区。

(2)MRI 检查:一般很少用于急性颅脑损伤的诊断,但对较轻的脑挫伤灶的显示优于 CT。

(3)X 线检查:虽然不能显示脑挫裂伤,但可了解有无骨折,对着力部位、致伤机制、伤情判断有一定意义。

2.腰椎穿刺 腰椎穿刺检查脑脊液是否含血,可与脑震荡鉴别。同时可测定颅内压或引流血性脑脊液以减轻症状。但对颅内压明显增高者,禁用腰椎穿刺。

(三)颅内血肿

CT 检查有助于明确诊断。不同类型血肿各具特点。

1.硬脑膜外血肿 表现为颅骨内板与硬脑膜之间的双凸镜形或弓形高密度影,CT 检查还可了解脑室受压和中线结构移位的程度及并存的脑挫裂伤、脑水肿等情况,应及早应用于疑有颅内血肿患者的检查。

2.硬脑膜下血肿 ①急性或亚急性硬脑膜下血肿:表现为脑表面新月形高密度、混杂密度或等密度影,多伴有脑挫裂伤和脑受压。②慢性硬脑膜下血肿:CT 可见脑表面新月形或半月形低密度或等密度影。

3.脑内血肿 表现为脑挫裂伤区附近或脑深部白质内类圆形或不规则高密度影,周围有低密度水肿区。

【处理原则】

(一)脑震荡

脑震荡一般无须特殊治疗。卧床休息 5~7 日,适当使用镇静、镇痛药物,多数患者在 2 周内恢复正常,预后良好。

(二)脑挫裂伤

1.非手术治疗 包括防治脑水肿,保持呼吸道通畅,加强营养支持,处理高热、躁动和癫痫,做好脑保护、促苏醒和功能恢复治疗。

2.手术治疗 出现以下情况应考虑手术治疗:①经脱水治疗,颅内压持续升高;②伤区脑组织继续水肿或肿胀,中线移位明显;③进行性神经功能恶化,意识障碍加深;④病情恶化出现脑疝征象。常用手术方法包括脑挫裂伤灶清除、额极或颞极切除、去骨瓣减压术或颞肌下减压术。

（三）颅内血肿

1.硬脑膜外血肿

（1）非手术治疗：适用于脑组织损伤较轻、病情稳定的患者。严密观察病情变化，采用脱水降颅压等非手术方法对症处理。治疗期间出现颅内压增高脑疝早期症状应及时手术。

（2）手术治疗：急性硬脑膜外血肿一经确诊，立即手术。手术方法可采用骨瓣或骨窗开颅，清除血肿，妥善止血。血肿清除后，如硬脑膜张力高或疑有硬脑膜下血肿时，应切开硬脑膜探查。对少数病情危急，来不及做 CT 等检查者，应直接手术钻孔探查，再扩大成骨窗清除血肿。

2.硬脑膜下血肿　急性和亚急性硬膜下血肿的治疗与硬脑膜外血肿相似。慢性硬膜下血肿行颅骨钻孔引流术，术后在包膜内放置引流管继续引流，利于脑组织膨出和消灭无效腔，必要时冲洗。

3.脑内血肿　治疗与硬脑膜下血肿相同，多采用骨瓣或骨窗开颅。

【常见护理诊断问题】

1.急性意识障碍　与脑损伤、颅内压增高有关。

2.清理呼吸道无效　与脑损伤后意识障碍有关。

3.营养失调：低于机体需要量　与脑损伤后高代谢、呕吐、高热等有关。

4.躯体移动障碍　与脑损伤后意识和肢体功能障碍及长期卧床有关。

5.潜在并发症：颅内压增高、脑疝。

【护理措施】

（一）脑震荡

1.镇静镇痛　遵医嘱对疼痛明显者给予镇静、镇痛药物。

2.心理护理　患者因缺乏疾病知识特别是对预后情况未知，常伴有焦虑情绪。护士及时解答患者疑问，介绍相关知识，加强心理疏导，帮助其正确认识疾病，树立信心。

3.病情观察　少数患者可合并严重颅脑损伤（如颅内血肿），故应密切观察其意识状态、生命体征、瞳孔和神经系统体征。

4.健康教育　嘱患者保证充足的睡眠，避免过度用脑；适当增加体育锻炼，以舒缓运动为主，避免劳累；增加营养，补充健脑食品；结合病因，加强安全教育和指导。

（二）脑挫裂伤

1.术前护理

（1）现场急救：首先抢救心搏骤停、窒息、开放性气胸、大出血等危重患者。

1）保持呼吸道通畅：及时清除呼吸道异物；开放气道，维持呼吸；加强呼吸道管理。

2）抗休克：应快速补充血容量，注意保暖，协助医师检查有无头部以外的合并伤。

3）包扎伤口：开放性损伤有脑组织从伤口膨出时，可在外露的脑组织周围用消毒纱布卷保护，再用纱布架空包扎，避免脑组织受压。

4）记录：详细记录生命体征、意识、瞳孔；受伤经过、初期检查、阳性体征；急救处理和应用的药物等，为进一步的处理提供参考。

（2）病情观察：动态观察病情变化，尤其是伤后 3 日左右，及时发现继发性脑损伤、脑疝等，不失抢救时机。

1）意识障碍：意识障碍是最常见的变化之一，意识障碍的程度可反映脑损伤的程度，其出现的早晚及有无加重是判断原发或继发脑损伤的依据。伤后立即昏迷是原发性脑损伤；伤后清醒转为昏迷或意识障碍不断加深，是颅内压增高或脑疝形成的表现；躁动患者突然昏睡怀疑病情恶化。

2）生命体征：伤后可出现持续的生命体征紊乱。为避免躁动对测量结果的影响，在测量时应先测呼吸、再测脉搏后测血压。①体温：伤后早期，由于组织创伤反应，可出现中等程度发热，为吸收热；若间脑或脑干损伤，可导致体温调节紊乱，出现体温不升或中枢性高热；伤后即发生高热，多系视丘下部或脑干损伤；伤后数日体温升高，常提示有感染性并发症。②呼吸、脉搏、血压：若出现血压上升、脉搏缓慢而有力、呼吸深而慢，应警惕颅内血肿或脑疝征象，应检查有无内脏出血，如脾破裂、消化道出血等。

3）瞳孔：观察瞳孔大小和对光反射是判定脑疝以及脑干功能损害程度的主要指标之一。要注意伤后使用某些药物会影响瞳孔的观察，如使用阿托品、麻黄碱使瞳孔散大，吗啡、氯丙嗪使瞳孔缩小。

4）锥体束征：原发性脑损伤时，伤后立即出现一侧上下肢运动障碍而且相对稳定，多为对侧大脑皮质运动区损伤所致。继发性脑损伤时，伤后一段时间出现的一侧肢体运动障碍且进行性加重，多为幕上血肿引起的小脑幕切迹疝，是中脑受压、锥体束受损所致。

5）其他：剧烈头痛、频繁呕吐是颅内压增高的表现，尤其是躁动、脉搏增快，应警惕脑疝的形成。注意 CT 检查及颅内压等监测结果的变化，以指导临床治疗。

（3）保持呼吸道通畅：及时清除呼吸道分泌物，分泌物黏稠不易排出时，行超声雾化吸入；呕吐时将头偏向一侧；深昏迷患者应抬起下颌或置入口咽通气道，以免舌后坠阻碍呼吸；若短期不能清醒者，宜行气管插管或气管切开，必要时使用呼吸机辅助呼吸，并做好气管插管、气管切开的护理。

（4）并发症的预防及护理。

1）外伤性癫痫：任何部位脑损伤都可能引起癫痫，早期癫痫发作的原因是颅内血肿、脑挫裂伤、蛛网膜下腔出血等；晚期癫痫发作主要是脑的瘢痕、脑萎缩、感染、异物等引起。可预防性使用苯妥英钠等抗癫痫药物。

2）暴露性角膜炎：眼睑闭合不全者，可涂眼药膏保护或用生理盐水湿纱布遮盖上眼睑，必要时行眼睑缝合术。

3）废用综合征：脑损伤患者因意识不清或肢体功能障碍，可发生关节挛缩和肌萎缩。应保持患者肢体于功能位，每日做四肢关节被动活动及按摩 2 次或 3 次。

昏迷患者长期卧床可引起压力性损伤、呼吸道感染、肺部及泌尿系统感染、便秘、深静脉血栓等多种并发症，应加强观察与护理。

（5）做好术前准备：重点是皮肤准备（剃去全部头发、清洗头皮、涂擦 75% 酒精后用无菌巾包扎）、交叉配血、抗生素过敏试验、麻醉前用药等。

2. 术后护理

（1）体位：全麻未清醒者，应取平卧位、头偏向一侧；意识清醒、血压平稳后，改为床头抬高 15°～30° 斜坡卧位；小脑幕上开颅术后，取健侧或仰卧位，避免切口受压；小脑幕下开颅术后可取侧卧或侧俯卧位。昏迷患者或吞咽功能障碍者宜取侧卧位或侧俯卧位维持头与脊柱在同一直线上，减轻术后脑水肿。

（2）观察病情：严密观察意识、生命体征、瞳孔、神经系统体征等；必要时做颅内压、心电图等监护。

（3）营养支持：创伤后的应激反应使机体处于高分解代谢状态，应给予营养支持。术后病情平稳可进食者，由流质、半流质饮食逐步过渡到普食。吞咽困难、不能进食者，可行肠内、肠外营养。营养支持期间，应定期测量患者的体重、氮平衡、血浆蛋白、血糖、血电解质等，以便及时调整治疗方案。

（4）做好引流管及切口的护理：严格无菌操作，妥善固定，保持引流通畅，准确记录引流量及性质。

3. 健康教育

（1）心理指导：鼓励患者或亲属树立战胜疾病的信心，争取家庭和社会的支持。

（2）安全防护：指导外伤性癫痫患者遵医嘱按时服药，不可突然中断服药；癫痫患者不宜单独外出或做危险的活动；防止跌倒、碰撞、坠落等。去骨瓣减压者，外出时需戴安全帽，以防意外事故损伤减压窗。

（3）生活指导：鼓励患者坚持正确康复训练；树立正确的人生观，养成良好的生活习惯；指导家属生活护理方法及注意事项。

（三）颅内血肿

颅内血肿为继发性脑损伤，在护理中首先根据病情做好原发性脑损伤的相关护理措施。此外，根据颅内血肿的类型做好以下护理。

1. 病情观察　密切观察生命体征、意识状态、瞳孔变化和肢体活动等。出现颅内压增高表现时，降低颅内压，并做好术前准备。术后患者观察血肿清除效果。

2. 加强引流管护理　①患者取平卧位或头低足高患侧卧位，以利引流。②保持引流通畅，引流袋低于创腔 30cm。③保持无菌，预防逆行感染。④观察引流液颜色、性质和量。⑤术后 3 日左右行 CT 检查，血肿消失后即可拔管。

3. 健康教育　参见本节脑挫裂伤患者的健康教育。

（许　阳）

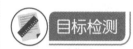

1. 护士正在遵医嘱对颅脑外伤引起体温过高患者进行冬眠低温疗法，在为患者降温时，采取的正确速度是（　　）。
   A. 每日下降 1℃　　　　　　B. 每日下降 2℃　　　　　　C. 每小时下降 0.5℃
   D. 每小时下降 1℃　　　　　E. 每小时下降 2℃

2. 某颅脑外伤患者，遵医嘱应用冬眠低温治疗，护士在对其进行护理的过程中错误的护理措施是（　　）。
   A. 需专人护理
   B. 治疗前后均应测量生命征并做好记录
   C. 肛温降至 33℃
   D. 物理降温 30 分钟内不用冬眠合剂
   E. 撤除冬眠合剂时应先停物理降温

3. 某急性颅内压增高患者，早期能观察到的典型生命体征表现是（　　）。
   A. 脉快，呼吸急促　　　　　B. 脉快，血压降低　　　　　C. 脉快，血压高
   D. 脉慢，呼吸慢，血压高　　E. 脉慢，血压低

4. 脑出血患者，医嘱给予 20% 甘露醇静脉滴注，其主要作用是（　　）。
   A. 降低血压　　　　　　　　B. 营养脑细胞　　　　　　　C. 帮助止血
   D. 降低颅内压　　　　　　　E. 保护血管

5. 患者，女，68 岁。因颅内压增高，头痛逐渐加重，行腰椎穿刺脑脊液检查。术后突然呼吸停止，血压下降。该患者最可能发生了（　　）。
   A. 小脑幕切迹疝　　　　　　B. 枕骨大孔疝　　　　　　　C. 大脑镰下疝
   D. 脑干缺血　　　　　　　　E. 脑血管意外

6. 小脑幕切迹疝患者早期瞳孔变化为（　　）。
   A. 患侧瞳孔缩小　　　　　　B. 双侧瞳孔散大　　　　　　C. 双侧瞳孔缩小
   D. 对侧瞳孔散大　　　　　　E. 对侧瞳孔缩小

7. 小脑幕切迹疝患者呼吸脉搏变化呈（　　）。
   A. 呼吸不规则，脉搏不规则　B. 呼吸深慢，脉搏变快　　　C. 呼吸浅慢，脉搏变快
   D. 呼吸深快，脉搏变慢　　　E. 呼吸浅快，脉搏变慢

参考答案

8. 患者,女,42 岁。从高处跌下,头部着地。当时昏迷约 10 分钟后清醒,左外耳道流出血性液体,被家属送来急诊。经过急救后,患者意识清楚,拟采取进一步治疗。患者因认为医院过度治疗,故拒绝治疗。正确的处理措施是( )。

    A. 强迫治疗   B. 请医师处理   C. 请护士长处理

    D. 与家属共同劝慰   E. 冷处理,待患者平静后进行劝说

9. 患者,女,25 岁。前额及眶部被车撞伤,眼睑青肿,结膜下出血,鼻部不断流出血性液体。考虑诊断为( )。

    A. 颅顶骨折   B. 颧骨骨折   C. 颅前窝骨折

    D. 鼻骨骨折   E. 面部挫伤

10. 外伤后急性硬脑膜外血肿患者典型的意识障碍形式是( )。

    A. 清醒与朦胧状态交替出现   B. 持续性昏迷加重   C. 早期清醒,随后逐渐昏迷

    D. 清醒,随后昏迷,再次清醒   E. 昏迷,随后清醒,再次昏迷

第十二章　颈部疾病患者的护理

课件　　思维导图

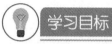

学习目标

> **素质目标:**具有关心甲状腺癌患者心理、理解甲状腺功能亢进患者情绪变化的态度和行为。
> **知识目标:**掌握甲状腺癌、甲状腺功能亢进的临床表现、处理原则以及围手术期护理;熟悉甲状腺切除术后并发症的常见原因及发生机制;了解甲状腺癌、甲状腺功能亢进的分类及辅助检查。
> **能力目标:**能运用护理程序为颈部疾病患者实施整体护理。

案例导学

> 患者,女,48 岁,因原发性甲状腺功能亢进于全麻下行"甲状腺次全切除术"。术后 24 小时患者出现恶心、呕吐、大汗、烦躁、腹泻。体格检查:体温 39.6℃,脉搏 160 次/分,呼吸 28 次/分,血压 156/82mmHg。
> 请思考:
> 1.该患者出现了何种并发症,引起该并发症的可能原因是什么?
> 2.作为该患者的责任护士应如何进行处理?

第一节　甲状腺功能亢进患者的护理

甲状腺功能亢进简称甲亢,是由各种原因引起循环中甲状腺素异常增多而出现的以高代谢为主要特征的临床综合征。女性多于男性,男、女发病比例为 1:4。

【解剖生理】

(一)甲状腺解剖

甲状腺位于颈前区甲状软骨下方、气管的两旁,由左右两侧叶和中央峡部构成。成人甲状腺重约 30g,做吞咽运动时,甲状腺可随之上下移动。在甲状腺两叶的背面、两层被膜间隙间,一般附有 4 个甲状旁腺。甲状旁腺分泌甲状旁腺素(PTH),调节体内钙的代谢,维持血钙和磷的平衡。甲状腺附近的神经主要有喉返神经和喉上神经,均来自迷走神经。喉返神经穿行于甲状腺下动脉的分支之间,喉上神经分内支和外支。内支(感觉支)分布于喉黏膜;外支(运动支)行走同甲状腺上动脉贴近,支配环甲肌,使声带紧张。

(二)甲状腺生理功能

甲状腺有合成、贮存和分泌甲状腺素的功能。甲状腺素分三碘甲状腺原氨酸(T_3)和四碘甲状腺原氨酸(T_4)两种。合成完毕后便与甲状腺球蛋白结合,贮存于甲状腺滤泡中,释放入血的甲状腺素与血清蛋白结合,其中 90% 为 T_4,10% 为 T_3。甲状腺素主要参与人体物质和能量的代谢,甲状腺功能的主要调节机制包括下丘脑－垂体－甲状腺轴控制系统和甲状腺自身调节系统。

【分类】

1.原发性甲亢 临床最常见,好发于 20～40 岁女性。患者甲状腺肿大的同时出现功能亢进症状,表现为腺体弥漫性、两侧对称性肿大,常伴有眼球突出,故又称"突眼性甲状腺肿"。

2.继发性甲亢 临床较少见,年龄多在 40 岁以上。如继发于结节性甲状腺肿的甲亢,患者先有结节性甲状腺肿多年,以后逐渐出现功能亢进症状。腺体呈结节性肿大,两侧不对称,无眼球突出,容易发生心肌损害。

3.高功能腺瘤 临床少见,甲状腺内有单个或多个自主性高功能结节,无突眼,结节周围的甲状腺组织呈萎缩改变。放射性碘扫描显示结节的聚碘量增加,呈现"热结节"。

【病因】

目前认为原发性甲亢是一种自身免疫性疾病,其淋巴细胞产生的多种 G 类免疫球蛋白,能抑制垂体前叶分泌促甲状腺激素(TSH),并能与甲状腺滤泡壁细胞膜上的 TSH 受体结合,导致甲状腺分泌大量甲状腺素。继发性甲亢和高功能腺瘤的发病原因还未完全明确。

【病理】

甲状腺病理学改变主要表现为甲状腺腺体内血管增多、扩张,淋巴细胞浸润;滤泡壁细胞多呈高柱状增生,并形成乳头状突起伸入滤泡腔内,腔内胶质减少。

【临床表现】

轻重不一,典型表现有甲状腺素分泌过多综合征、甲状腺肿大及眼征。

1.甲状腺素分泌过多综合征 由于甲状腺素分泌过多和交感神经兴奋,患者可出现高代谢综合征和各系统功能受累,表现为性情急躁、易激惹、失眠、双手颤动、疲乏无力、怕热多汗、皮肤潮湿;食欲亢进却体重减轻,肠蠕动亢进和腹泻;月经失调或阳痿;心悸、脉快有力(脉率常在 100 次/分以上,休息与睡眠时仍快)、脉压增大。其中脉率增快及脉压增大常作为判断病情程度和治疗效果的重要指标。合并甲状腺功能亢进性心脏病时,出现心律失常、心脏肥大和心力衰竭。少数患者伴有胫前黏液性水肿。

2.甲状腺肿大 呈弥漫性、对称性,质地不等,无压痛,多无局部压迫症状。甲状腺触诊可扪及震颤,听诊时可闻及血管杂音。

3.眼征 典型表现为双侧眼球突出,眼裂增宽,严重者上、下眼睑难以闭合。但突眼的严重程度与甲亢轻重无明显关系。

【辅助检查】

1.基础代谢率测定 用基础代谢率测定器测定较可靠。临床上常根据脉压和脉率计算,计算公式为:基础代谢率(%)=(脉率＋脉压)－111。正常值为±10%,＋20%～＋30%为轻度甲亢,＋30%～＋60%为中度甲亢,＋60%以上为重度甲亢。须在清晨、空腹和静卧时测定。

2.实验室检查 ①血清 TSH 测定:国际上公认的诊断甲亢的首选指标,可作为单一指标进行甲亢筛查。一般甲亢患者 TSH<0.1mIU/L。②血清 T_3 和 T_4 含量测定:甲亢时 T_3 上升较早而快,约高于正常值的 4 倍;T_4 上升则较迟缓,仅高于正常的 2.5 倍,故测定 T_3 对甲亢的诊断具有较高的敏感性。

3.甲状腺摄[131]I 率测定 正常甲状腺 24 小时内摄取的[131]I 量为总入量的 30%～40%,若 2 小时内甲状腺摄[131]I 超过 25%,或 24 小时内超过 50%,且吸收[131]I 高峰提前出现,都表示有甲亢,但不反映甲亢的严重程度。

4. 甲状腺核素静态显像　对多结节性甲状腺肿伴甲亢和自主高功能腺瘤诊断意义较大。

5. 超声检查　可确定甲状腺体积的大小及结节数目、大小、位置等。

【处理原则】

1. 非手术治疗

(1)抗甲状腺药物治疗,是甲亢的首选治疗方法。抗甲状腺药物主要为硫脲类衍生物,目前国内使用较多的是丙硫氧嘧啶和甲巯咪唑(他巴唑)。全部疗程为 1.5 年或更长,最短不少于 1 年。

(2)放射性^{131}I 治疗。^{131}I 大量聚集在甲状腺,使甲状腺受到集中辐射,腺体功能受到抑制,甚至部分坏死、机化,而使甲状腺缩小。与其他治疗方法相比,放射性^{131}I 治疗整体有效率和价格效益比较高。目前,由于^{131}I 治疗病例增加,手术治疗病例在逐渐减少。

2. 手术治疗　双侧甲状腺次全切术是目前治疗中度以上甲亢的一种常用而有效的方法,有传统手术和腔镜手术两种方式。

(1)适应证:①继发性甲亢或高功能腺瘤;②中度以上的原发性甲亢;③腺体较大,伴有压迫症状或胸骨后甲状腺肿;④抗甲状腺药物或^{131}I 治疗后复发者或坚持长期用药有困难者;⑤妊娠早、中期的甲亢患者具有上述指征者,应考虑手术治疗。

(2)禁忌证:①青少年患者;②症状较轻者;③老年患者或具有严重器质性疾病不能耐受手术治疗者。

【护理评估】

(一)术前评估

1. 健康史

(1)一般情况:包括年龄、性别、婚姻和职业。

(2)既往史:了解发病过程、病程长短,既往有无单纯性甲状腺或甲状腺瘤病史;有无其他自身免疫性疾病;有无手术史等。

(3)家族史:有无甲状腺疾病家族史。

2. 身体状况

(1)症状与体征:评估有无甲状腺肿大,肿块的位置、大小、质地、边界、活动度、疼痛等。患者有无怕热多汗、血糖升高、易于激动,有无腱反射活跃、平举双手及伸舌有细震颤和突眼征症状,了解患者营养状况,重要器官功能状态。

(2)辅助检查:了解血常规、超声、甲状腺^{131}I 摄取率、血清 T_3 和 T_4 测定检查结果。

3. 心理-社会状况　了解患者对疾病的心理反应、认知程度;了解患者情绪是否稳定,是否容易激动,是否因外形改变及面临手术而出现紧张、烦躁、焦虑等心理反应;了解亲属对本病及治疗、预后的认知程度;了解家庭经济支持状况。

(二)术后评估

1. 术中情况　了解患者手术、麻醉方式与效果、病变组织切除情况、术中出血、补液、输血情况和术后诊断。

2. 身体状况　评估生命体征是否平稳,患者是否清醒,末梢循环、呼吸状态等;伤口是否干燥,有无渗液、渗血;各引流管是否通畅,引流量、颜色与性状等。

3. 心理-社会状况　了解患者有无焦虑;康复训练和早期活动是否配合。

【常见护理诊断/问题】

1. 焦虑　与担心疾病预后或手术预后有关。

2. 营养失调: 低于机体需要量　与甲亢高代谢和消化吸收障碍有关。

3. 体像紊乱　与甲状腺肿大有关。

4. 知识缺乏: 缺乏甲亢治疗及疾病康复的相关知识。

5. 潜在并发症: 呼吸困难和窒息、喉返神经损伤、喉上神经损伤、甲状旁腺功能减退、甲状腺危象等。

【护理目标】

(1)患者焦虑减轻或消失。

(2)患者营养状况改善。

(3)患者能够积极面对自我形象的变化。

(4)患者了解甲亢治疗和康复相关知识并能积极配合。

(5)患者未发生并发症或并发症得到及时发现和处理。

【护理措施】

(一)术前护理

1. 心理护理　关心、体贴患者,耐心解答其提出的问题,对有恐惧、焦虑心理者,要鼓励其配合治疗,打消顾虑。

2. 休息与饮食　指导患者进食高热量、高蛋白、高维生素且易消化的食物,减少活动,适当卧床以减少体力消耗。保持病房安静、光线柔和、温度适宜,避免外来刺激,保持患者情绪稳定,精神过度紧张或失眠者,适当给予镇静剂和安眠药。

3. 完善术前检查　除常规的术前检查外,还需做内分泌专科检查了解甲亢程度,有无心脏并发症及甲状旁腺的功能异常。进行心、肝、肾、肺等器官功能检查及其他相关检查,以了解患者对手术的承受能力。

4. 药物准备　通过药物降低基础代谢率是甲亢患者手术准备的重要环节,通常有4种方法。

(1)单用碘剂:适合症状不重、继发性甲状腺功能亢进和高功能腺瘤患者。①常用的碘剂与用法:复方碘化钾溶液口服,3次/日,从3滴/次开始,逐日每次增加1滴,至16滴/次为止,然后维持此剂量。服药2~3周后甲亢症状得到基本控制,表现为患者情绪稳定、睡眠好转、体重增加、脉率稳定在90次/分以下、脉压恢复正常、基础代谢率+20%以下,便可进行手术。②碘剂的作用:抑制蛋白水解酶,减少甲状腺球蛋白的分解,逐渐抑制甲状腺素的释放,有助于避免术后甲状腺危象的发生。但由于碘剂不能抑制甲状腺素的合成,一旦停服,贮存于甲状腺滤泡内的甲状腺球蛋白大量分解,将使甲亢症状重新出现甚至加重。因此,不准备施行手术治疗的甲亢患者不宜服用碘剂。

(2)硫脲类药物加用碘剂:先用硫脲类药物,一般用药2~4个月,待甲亢症状控制后停药,再用碘剂2周左右后手术。由于硫脲类药物能使甲状腺肿大充血,手术时极易发生出血,增加手术困难和危险;而碘剂能减少甲状腺的血流量,减少腺体充血,使腺体缩小变硬,因此服用硫脲类药物后必须加用碘剂。此法安全可靠,但准备时间较长。

(3)碘剂加用硫脲类药物后再加用碘剂:少数患者服碘剂2周后症状改善不明显,可加服硫脲类药物,待甲亢症状基本控制、停用硫脲类药物后再继续单独服用碘剂1~2周后手术。在此期间应严密观察用药效果与不良反应。

(4)普萘洛尔:对于常规应用碘剂或合并应用硫氧嘧啶类药物不能耐受或无效者,可单用普萘洛尔或与碘剂合用做术前准备。

5. 突眼护理　突眼者注意保护眼睛,经常滴眼药水,防止干燥、外伤和感染。外出戴墨镜或眼罩以免强光、风沙及灰尘刺激。睡前用抗生素眼膏敷眼,戴黑眼罩或以油纱布遮盖,以免角膜过度暴露后干燥受损,发生溃疡。减少食盐摄入量,使用利尿剂减轻眶周水肿等。

6.其他准备

(1)测定基础代谢率,了解甲亢程度。

(2)体位训练 指导每日数次进行头颈过伸体位训练(将软枕垫于肩部,保持头低,颈过伸位),以适用手术时体位的改变,减轻手术后颈肩部的酸痛。

(二)术后护理

1.体位和引流 术后取平卧位,待全麻清醒生命体征平稳后逐步取半卧位,以利呼吸和引流。

2.活动 术后清醒即可适量床上活动,无特殊不适鼓励患者尽早下床活动,逐步开展个体化颈部功能锻炼。

3.饮食与营养 患者清醒后可少量饮水,但不宜饮热水,以免手术部位血管扩张,加重切口渗血;若无呛咳,可给予微温流质饮食,以后逐渐过渡到半流质饮食和高热量、高蛋白、高维生素的软质饮食。

4.保持呼吸道通畅 指导患者进行深呼吸和有效咳嗽,及时排出痰液,预防呼吸道阻塞及肺部并发症。

5.用药护理 甲亢患者术后继续服用复方碘化钾溶液,由3次/日,16滴/次开始,逐日每次减少1滴,直至病情平稳。年轻患者术后遵医嘱口服甲状腺素,每日30~60mg,连服6~12个月,预防复发。

6.并发症的护理 密切监测呼吸、体温、脉搏和血压的变化,观察患者发音和吞咽情况,及早发现术后并发症,并通知医师,配合抢救。

(1)呼吸困难和窒息:是最危急的并发症,多发生于术后48小时内。

1)原因:①出血及血肿压迫气管,多因手术时止血(特别是腺体断面止血)不完善,偶尔为血管结扎线滑脱所引起;②喉头水肿,主要是手术创伤所致,也可因气管插管引起;③气管塌陷,是气管壁长期受肿大甲状腺压迫,发生软化,切除甲状腺体的大部分后软化的气管壁失去支撑的结果;④声带麻痹,由双侧喉返神经损伤导致。

2)表现:患者出现呼吸频率增快,呼吸费力,出现三凹征,甚至窒息死亡。

3)护理:积极协助医师,针对病因进行处理。①血肿压迫者,立即拆除缝线、清除血肿手术止血;②喉头水肿者,给予大量激素;③痰液堵塞气道者,应首先吸痰;④对上述措施无效或由双侧喉返神经损伤引起者,行气管插管或气管切开,因此术后常规在患者床旁放置无菌气管插管和气管切开包以备急用。

(2)喉返神经损伤:发生率约为0.5%。多数系手术直接损伤,如神经被切断、扎住、挤压或牵拉等,少数为术后血肿压迫或瘢痕组织牵拉所致。

1)表现:单侧喉返神经损伤表现为声音嘶哑;双侧喉返神经损伤可出现失声、呼吸困难或窒息。

2)护理:①钳夹、牵拉或血肿压迫所致损伤多为暂时性,在术后2周至2个月内宜进行声音评估,声音异常者宜行喉镜检查,经理疗等及时处理后,一般在3~6个月内可逐渐恢复;②严重呼吸困难时应立即行气管切开。

(3)喉上神经损伤:多在处理甲状腺上极时损伤喉上神经内支(感觉)或外支(运动)所致。

1)表现:若损伤外支,可使环甲肌瘫痪,引起声带松弛、声调降低、无力;损伤内支,则使咽喉黏膜感觉丧失,患者进食特别是进水时,丧失喉部的反射性咳嗽,易引起误咽或呛咳。

2)护理:要加强患者进食过程的观察和护理,鼓励其多食固体类食物,一般经康复治疗后可逐渐

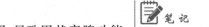

恢复。

(4)甲状旁腺功能减退:多系手术时甲状旁腺被误切、挫伤或其血液供应受累,导致甲状旁腺功能低下、血钙浓度下降、神经肌肉应激性显著提高,引起手足抽搐。

1)表现:多数患者临床表现不典型,起初仅有面部、唇部或手足部的针刺感、麻木感或强直感,症状轻且短暂,经过2~3周,未损伤的甲状旁腺增生、代偿后症状可消失。严重者可出现面肌和手足伴有疼痛的持续性痉挛,每日多次发作,每次持续10~20分钟或更长,甚至可发生喉和膈肌痉挛,引起窒息而死亡。

2)护理:①预防的关键在于切除甲状腺时注意保留腺体背面的甲状旁腺;②一旦发生应适当限制肉类、乳品和蛋类等食品,因其含磷较高,影响钙的吸收;③症状轻者可口服钙剂或静脉注射钙剂,并同时服用维生素 D_2 或维生素 D_3,严重低血钙、手足抽搐时,立即遵医嘱予以10%葡萄糖酸钙或氯化钙10~20mL缓慢静脉推注,必要时4~6小时后重复注射。补钙期间需定期监测血清钙浓度,以调节钙剂的用量。

(5)甲状腺危象:多与术前准备不足、甲亢症状未能很好控制及手术应激有关。

1)表现:起病急、发展快,以多系统受累为特点。术后12~36小时内出现高热(>39℃)、心率增快(>120~140次/分),可出现烦躁不安、谵妄,也可表现为神志淡漠、嗜睡、大汗、呕吐、腹泻。若不及时处理,可迅速发展至昏迷、虚脱、休克甚至死亡。

2)护理:预防的关键在于术前应准备充分、完善,使血清甲状腺素水平及基础代谢率降至正常范围后再手术。术后早期加强巡视和病情观察,一旦发现患者出现甲状腺危象,立即通知医师予以下处理。①碘剂:口服复方碘化钾溶液3~5mL,紧急时将10%的碘化钠5~10mL加入10%葡萄糖500mL中静脉滴注,以降低循环血液中甲状腺素水平。②氢化可的松:分次静脉滴注,以拮抗过多甲状腺素的反应。③肾上腺素能阻滞药:利血平肌内注射或普萘洛尔静滴,以降低周围组织对甲状腺素的反应。④镇静剂:常用苯巴比妥钠或冬眠合剂Ⅱ号肌内注射,每6~8小时1次。⑤降温:用退热、冬眠药物或物理降温等综合措施,保持体温在37℃左右。⑥每日补充液体3000~6000mL,保证足够热量、葡萄糖和水分的补充,并迅速纠正电解质及酸碱平衡失调。⑦氧气吸入:减轻组织缺氧。⑧心力衰竭者,加用洋地黄制剂及利尿剂等。

(三)健康教育

1.康复指导 指导患者正确面对疾病,自我控制情绪,保持心情愉快。合理安排休息与饮食,维持机体代谢需求。鼓励患者学会自我护理方法,促进康复。

2.用药指导 告知甲亢术后继续服药的重要性并督促执行。教会患者正确服用碘剂的方法,不可将碘剂与口腔黏膜直接接触,因其口味不佳,碘剂可与食物或饮料混合服用,可指导患者于饭后用冷开水稀释后服用,或在用餐时将碘剂滴在饼干、馒头等食物上一同服用,以保证剂量正确,减轻胃肠道不良反应。

3.饮食指导 甲亢患者应该限制碘的摄入,尽可能忌用富碘食物和药物。如果应用放射性碘治疗甲亢,含碘多的食物,如海带、紫菜等海藻类应该禁用至少7日。

4.复诊指导 指导患者定期至门诊复查,了解甲状腺功能,出现心悸、手足震颤、抽搐等症状及时就诊。

【护理评价】

通过治疗与护理,患者是否:①焦虑减轻或消失;②营养状况改善;③能够积极面对自我形象的变化;④了解甲亢治疗和康复相关知识并能积极配合;⑤未发生并发症或并发症得到及时发现和处理。

第二节　甲状腺肿瘤患者的护理

一、甲状腺腺瘤患者的护理

甲状腺腺瘤是最常见的甲状腺良性肿瘤,临床以 20～40 岁女性多见。

【病因】

目前尚无明确病因,认为部分病例与地方性甲状腺肿有关。

【病理】

甲状腺腺瘤可分为滤泡状和乳头状囊性腺瘤两种病理类型,临床以前者多见。甲状腺腺瘤周围有完整包膜。

【临床表现】

腺瘤多为单发,呈圆形或椭圆形,局限在一侧腺体内,表面光滑,稍硬,无压痛,边界清楚,随吞咽上下移动。腺瘤生长缓慢,多数患者无不适症状。当乳头状囊性腺瘤发生囊内出血时,肿瘤可在短期内迅速增大,局部出现胀痛。

【辅助检查】

1. 超声检查　可发现甲状腺肿块;伴囊内出血时,提示囊性变。
2. 放射性^{131}I 或^{99m}Tc 扫描　多呈温结节,伴囊内出血时可为冷结节或凉结节,边缘一般较清晰。

【处理原则】

甲状腺腺瘤有诱发甲亢(约20%)和恶变(约10%)的可能,原则上应早期行包括腺瘤的患侧甲状腺大部切除(腺瘤大)或部分切除(腺瘤小)。切除标本必须立即行冷冻切片检查,以判定有无恶变。

【护理措施】

术前护理如术前准备、饮食指导及术前适应性训练等,术后护理如体位、引流、饮食、呼吸道护理和并发症的护理等,参见本章第一节中甲状腺功能亢进患者的护理。

二、甲状腺癌患者的护理

甲状腺癌是最常见的甲状腺恶性肿瘤,占全球癌症发病率的3.1%,是目前发病率增长最快的恶性肿瘤之一,在女性中的发病率是男性的2～3倍。除髓样癌外,大多数甲状腺癌起源于滤泡上皮细胞。

【病理】

1. 乳头状癌　是成人甲状腺癌的最主要类型,儿童甲状腺癌几乎全部为乳头状癌。多见于30～45 岁的中青年女性,低度恶性,生长缓慢,较早出现颈部淋巴结转移,预后较好。

2. 滤泡状癌　占15%。多见于50 岁左右妇女,中度恶性,发展较快,有侵犯血管倾向,可经血运转移至肺、肝、骨及中枢神经系统,预后不如乳头状癌。

3. 未分化癌　占5%～10%。多见于70 岁左右的老年人,高度恶性,发展迅速,约50%早期便有颈部淋巴结转移,或侵犯喉返神经、气管或食管,常经血运向肺、骨等远处转移,预后较差。

4. 髓样癌　仅占7%,常有家族史。来源于滤泡旁降钙素分泌细胞,可分泌大量降钙素。恶性程度中等,可经淋巴结转移和血运转移,预后不如乳头状癌及滤泡状癌,但较未分化癌预后好。

【临床表现】

发病初期多无明显症状,仅在颈部出现单个、质硬、固定、表面高低不平,腺体在吞咽时上下移动性小、肿块生长速度快。晚期癌肿因喉返神经、气管或食管受压而出现声音嘶哑、呼吸困难或吞咽困难等,如颈交感神经受压可引起 Horner 综合征。若颈丛浅支受累可出现耳、枕和肩等部位疼痛。甲状腺癌远处转移多见于扁骨(颅骨、椎骨、胸骨、盆骨等)和肺。未分化癌肿块可在短期内迅速增大,并侵犯周围组织。因髓样癌组织可产生降钙素、前列腺素等,患者可出现腹泻、心悸、脸面潮红、多汗等类癌综合征,并伴其他内分泌失调的表现。

【辅助检查】

1.实验室检查 除血生化和尿常规检查外,髓样癌可测定甲状腺功能和血清降钙素。甲状腺球蛋白检查一般用于曾做手术或核素治疗的分化型癌患者,检测是否存在早期复发。

2.影像学检查

(1)超声检查:是分化型甲状腺癌的首选检查方法,可测定甲状腺大小,探测结节的位置、大小、数目及与邻近组织的关系。结节若为实质性且呈不规则反射,则恶性程度可能大。

(2)X 线检查:颈部 X 线片可了解有无气管移位、狭窄、肿块钙化及上纵隔增宽。胸部及骨骼摄片有助于排除肺和骨转移的诊断。

3.放射性核素扫描 放射性^{131}I 或^{99m}Tc 扫描多呈冷结节,边缘较模糊。

4.活组织病理学检查 细针抽吸细胞学检查是明确甲状腺结节性质的有效方法,诊断正确率可达 80% 以上。

【处理原则】

手术切除是各型甲状腺癌(除未分化癌外)的基本治疗方法。根据患者情况再辅以放射性核素治疗、TSH 抑制治疗及放射外照射等疗法。

1.非手术治疗

(1)放射性核素治疗:^{131}I 已成为分化型甲状腺癌术后治疗的主要手段之一,^{131}I 发射出的 β 射线的电离辐射生物效应可破坏甲状腺组织和癌细胞,从而达到治疗目的。适用于 45 岁以上高危乳头状癌、滤泡状癌接受甲状腺全切术后者。

(2)TSH 抑制治疗:甲状腺行近全切或全切术者应终身服用甲状腺素片或左甲状腺素,以预防甲状腺功能减退和抑制 TSH。剂量以保持 TSH 低水平但不引起甲亢为原则。

(3)放射外照射治疗:是一种采用高能量的射线来杀死颈部或者癌灶转移部位的癌细胞的疗法。主要用于未分化型甲状腺癌。

(4)射频消融治疗:主要用于甲状腺癌复发及术后淋巴结转移,拒绝二次手术或手术风险高不能耐受手术的患者。

(5)其他治疗:对于合并远处转移的甲状腺未分化癌,建议行化学治疗,同时可行基因检测选择靶向治疗。对于碘难治性或其他治疗失败的甲状腺癌也可选择行靶向治疗。

2.手术治疗 根据肿瘤病理类型和侵犯范围的不同,其手术方法也不同。甲状腺癌的手术治疗包括甲状腺本身的切除,以及颈淋巴结清扫。分化型甲状腺癌的甲状腺切除范围目前虽有分歧,但最小范围为腺叶切除已达共识,国内也有不少学者建议甲状腺全切或近全切除术。手术是髓样癌最有效的治疗手段,较多采用甲状腺全切或近全切。

【常见护理诊断/问题】

1.急性疼痛 与手术创伤、术中气管插管、术中头颈过伸位和术后咳嗽所致咽喉痛有关。

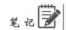

2. 清理呼吸道无效　与咽喉部及气管受刺激、分泌物增多及切口疼痛有关。

3. 恐惧　与颈部肿块性质不明、担心手术及预后有关。

4. 潜在并发症：呼吸困难和窒息、吞咽困难、喉返神经损伤、喉上神经损伤、甲状旁腺功能减退、乳糜漏和皮下气肿等。

【护理措施】

（一）术前护理

1. 心理护理　加强沟通，与患者亲切交谈，告知患者甲状腺癌的有关知识，说明手术的必要性、手术的方法、术后恢复过程及预后情况，缓解或消除其焦虑与恐惧心理。

2. 术前准备　让患者了解术中体位，并指导患者做颈部过伸位的练习。按一般手术护理常规做好备皮、备血、药物过敏试验等各项术前准备。术前晚遵医嘱给予镇静安眠类药物，使其身心处于接受手术的最佳状态。

（二）术后护理

1. 一般护理　①饮食：病情平稳或麻醉清醒后，给少量饮水。如无不适，鼓励进食或经吸管吸入便于吞咽的流质饮食，逐步过渡为半流质饮食及软食。禁忌过热饮食，以免创口渗血。②体位：患者回病室后取平卧位，麻醉清醒、血压平稳后改半坐卧位，以利呼吸和引流。

2. 病情观察　严密监测患者的生命体征、发音和吞咽状况，及时发现患者有无声音嘶哑、呛咳、呼吸困难、手足抽搐等并发症。

3. 保持呼吸道通畅　对手术范围较大者，可遵医嘱给予适量镇痛剂，以减轻因切口疼痛而不敢或不愿意咳嗽排痰的现象，鼓励患者排痰，必要时吸出痰液，预防肺部并发症。

4. 引流管护理　对手术野放置引流管者，保持引流通畅，注意观察引流液颜色、性质和量，掌握拔管指征。24 小时引流量少于 5mL 时即可考虑拔管。

（三）健康教育

1. 功能锻炼　卧床期间鼓励患者床上活动，促进血液循环和伤口愈合。根据患者情况，术后早期逐步开展个体化颈部功能锻炼计划，以避免伤口愈合纤维组织与周围组织的粘连以及组织挛缩，促进颈部功能尽早恢复。颈部淋巴结清扫术者，斜方肌存在不同程度受损，故伤口愈合后还应开始肩关节的功能锻炼，随时注意保持患侧高于健侧，以防肩下垂。功能锻炼应至少持续至出院后 3 个月。

2. 饮食指导　甲状腺癌患者可以正常进食含碘饮食。如果手术后行[131]I 治疗，治疗前需要低碘饮食。

3. 心理调适　不同病理类型的甲状腺癌预后有明显差异，指导患者调整心态，积极配合后续治疗。

4. 后续治疗　指导甲状腺全切或近全切除者遵医嘱坚持服用甲状腺素制剂，定期检测甲状腺功能，预防肿瘤复发。指导患者按时、按量、连续服药，不可随意增减药量，告知患者药物的不良反应及注意事项。术后遵医嘱按时行放射治疗等。

5. 定期复诊　教会患者自行检查颈部，若发现结节、肿块等异常及时就诊。出院后定期复诊，检查颈部、肺部及甲状腺功能等。

（许　阳）

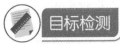目标检测

参考答案

1.患者,女,35岁。甲状腺大部分切除术后出现饮水呛咳,发音时音调无明显改变,可能的原因是(   )。

　A.气管塌陷　　　　　　　　　B.伤口内出血　　　　　　　C.单侧喉返神经损伤

　D.喉上神经内侧支损伤　　　　E.喉上神经外侧支损伤

2.患者,女,35岁。甲状腺癌行甲状腺全切除术后的出院指导,下列不正确的是(   )。

　A.术后继续服用甲状腺素制剂1个月

　B.每日按时服药

　C.不随意停药或变更剂量

　D.观察有无心慌、乏力、精神萎靡不振等情况

　E.定期要到医院复查

3.患者,女,22岁。因甲亢住院行手术治疗。术后第1日患者出现声音轻微嘶哑、焦虑。为了减轻不适感,正确的健康教育是告知患者(   )。

　A.声音轻微嘶哑是暂时的　　　B.减少饮水量　　　　　　　C.热敷局部

　D.平卧位　　　　　　　　　　E.及早练习发音

4.甲状腺癌最常见的病理类型为(   )。

　A.乳头状癌　　　　　　　　　B.腺癌　　　　　　　　　　C.髓样癌

　D.滤泡状癌　　　　　　　　　E.未分化癌

5.患者,男,34岁。需做甲状腺[131]I试验,试验期间患者可继续食用的食物或使用的药物是(   )。

　A.紫菜、韭菜　　　　　　　　B.带鱼、黄鱼　　　　　　　C.海带、海蜇

　D.碘酊、碘伏　　　　　　　　E.西红柿、土豆

第十三章　乳房疾病患者的护理

课件　　思维导图

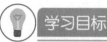

素质目标:具备良好的沟通能力,了解乳腺疾病患者的需求和感受;具有理解乳腺癌患者心理变化的态度和行为,并给予关心和支持。

知识目标:掌握急性乳腺炎的病因、临床表现、辅助检查、处理原则及护理措施;熟悉乳腺囊性增生病、乳腺纤维腺瘤和乳管内乳头状瘤的临床特点、处理原则和护理措施;了解乳腺癌的病因、病理生理特点、临床表现、辅助检查、处理原则及护理措施。

能力目标:能运用护理程序为乳腺疾病患者制订护理计划。

案例导学

　　患者,女,49 岁。自述 2 个月前无意中发现右侧乳房有一小肿块,无疼痛,故没有在意。近来发现肿块不断增大,乳房皮肤肿胀,急来就诊。

　　体格检查:体温 36.7℃,脉搏 70 次/分,呼吸 18 次/分,血压 110/80mmHg。右侧乳房肿胀,皮肤出现"橘皮样"改变,触诊可触到一 3cm×5cm 肿块,质地硬,表面不光滑,与周围组织分界不清楚,活动性差,无压痛。右侧腋窝可触诊到 1 个较硬的淋巴结,无触痛。

　　辅助检查:B 超示右侧乳房外上象限肿块,3.2cm×5.3cm,边缘呈毛刺状,与皮肤有部分粘连。

　　请思考:

　　1. 该患者可能患何种疾病? 依据是什么?

　　2. 该患者术前、术后的主要护理诊断是什么? 应采取哪些护理措施?

　　成年妇女乳房是两个半球形的性征器官,位于胸大肌浅表,约在第 2 和第 6 肋骨水平的浅筋膜浅、深层之间。乳房外上方形成乳腺腋尾部伸向腋窝。乳头位于乳房中心,周围的色素沉着区称为乳晕。

　　乳腺有 15～20 个腺叶,每一腺叶分成很多腺小叶,腺小叶由小乳管和腺泡组成,是乳腺的基本单位。每一叶有其单独的导管(乳管),腺叶和乳管均以乳头为中心呈放射状排列。小乳管汇至乳管,乳管开口于乳头。乳管靠近开口的 1/3 段略微膨大,是乳管内乳头状瘤的好发部位。腺叶间有许多与皮肤垂直的纤维束,上连皮肤及浅筋膜浅层,下连浅筋膜深层,称 Cooper 韧带(乳房悬韧带),有支持和固定乳房的作用。

　　乳房的淋巴网丰富,其淋巴液输出有 4 个途径(图 13-1):①大部分淋巴液经胸大肌外侧缘淋巴管流至腋窝淋巴结,再流向锁骨下淋巴结,继之到锁骨上淋巴结;②部分乳房内侧的淋巴液通过肋间淋巴管流向胸骨旁淋巴结;③两侧乳房间皮下有交通淋巴网,一侧乳房淋巴液可流向对侧乳房;④乳房深部淋巴网可沿腹直肌鞘和肝镰状韧带的淋巴管流向肝。

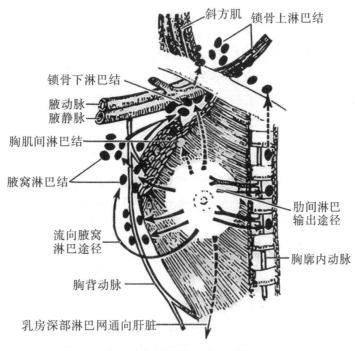

图 13 - 1　乳房淋巴输出途径

第一节　急性乳腺炎患者的护理

急性乳腺炎是乳腺的急性化脓性感染,多见于产后哺乳期的妇女,往往发生在产后3～4周,尤以初产妇更为多见。致病菌多为金黄色葡萄球菌。

【病因】

1.乳汁淤积　乳汁淤积是急性乳腺炎最重要的病因。乳汁是细菌良好的培养基,淤积的乳汁有利于入侵的细菌生长繁殖。乳汁淤积主要有以下3个原因。

(1)乳头发育不良(过小或凹陷),妨碍正常哺乳。

(2)乳汁过多或婴儿吸乳过少,导致乳汁不能完全排空。

(3)乳管不通畅,影响乳汁排出。

2.细菌入侵　乳头破损或皲裂是细菌入侵造成感染的主要途径。细菌也可直接经乳头开口侵入乳房。

【病理生理】

急性乳腺炎早期,局部出现炎性肿块,一般在数日后形成单房或多房性脓肿。浅部脓肿可向外破溃或破入乳管自乳头流出;深部脓肿可渗透至乳房与胸大肌之间的疏松组织中,形成乳房后脓肿(图 13 - 2)。感染严重者可并发脓毒症。

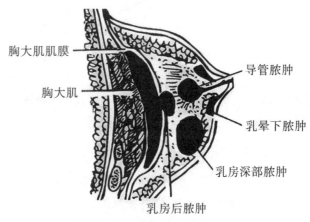

图 13 - 2　乳房脓肿的不同部位

【临床表现】

1. 局部表现 患侧乳房胀痛,乳房表面皮肤红肿、发热,有压痛性肿块。常伴有患侧腋窝淋巴结肿大和触痛,数日后形成脓肿,根据脓肿位置分为乳房内脓肿、乳房后脓肿和乳晕区脓肿。浅部脓肿有波动感,如果未及时切开引流,脓肿可自行破溃。

2. 全身表现 随着炎症发展,可出现寒战、高热、脉搏加快、食欲不振等表现,严重者可并发脓毒症。

【辅助检查】

1. 实验室检查 血常规可见白细胞计数及中性粒细胞比例升高。

2. 诊断性穿刺 乳房深部脓肿可进行穿刺,抽出脓液即可确诊。抽出的脓液应做细菌培养和药物敏感试验。

3. B超检查 脓肿区有液性回声,并且可以了解脓肿的位置、大小及数目。

【处理原则】

1. 非手术治疗 适用于脓肿尚未形成。

(1)局部处理:①患侧乳房暂停哺乳,采取措施排净乳汁(如用吸乳器吸出乳汁或按摩的方式等)。②局部理疗、热敷,有利于炎症早期消散。③局部封闭,可缓解疼痛,促使早期炎症消散。

(2)抗感染:早期、足量应用抗生素。首选青霉素类抗菌药,或根据细菌培养和药敏试验结果选用。服用清热解毒类中药,如蒲公英、野菊花等煎汤口服。

2. 手术治疗 脓肿形成后,应及时做脓肿切开引流。手术时要有良好的麻醉,为避免损伤乳管而形成乳瘘,应作放射状切开;乳晕下脓肿应沿乳晕边缘作弧形切口;乳房深部脓肿或乳房后脓肿可沿乳房下缘作弧形切口,经乳房后间隙引流脓液。切开后以手指轻轻分离脓肿的多房间隔以利引流。脓腔较大时,可在脓腔的最低部位另加切口作对口引流(图13-3)。

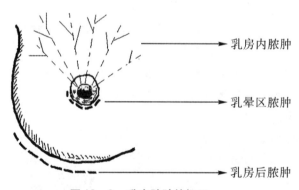

图13-3 乳房脓肿的切开

3. 终止乳汁分泌 严重感染、脓肿切开引流后或并发乳瘘者应终止乳汁分泌。常用的方法有:①口服溴隐亭1.25mg,每日2次,连服7~14日;或乙烯雌酚1~2mg,每日3次,连服2~3日。②肌内注射苯甲酸雌二醇2mg,每日1次,至乳汁分泌停止。③中药炒麦芽,每日60g,水煎分2次服用,共2~3日。

【常见护理诊断/问题】

1. 焦虑 与担心婴儿喂养和乳房形态改变有关。

2. 疼痛 与乳汁淤积、炎症肿胀有关。

3. 体温过高 与细菌或细菌毒素入血有关。

4.皮肤完整性受损 与手术切开引流或脓肿破溃有关。

5.知识缺乏:缺乏哺乳卫生和预防急性乳腺炎的相关知识。

【护理目标】

(1)患者情绪稳定,配合治疗和护理。

(2)患者疼痛减轻。

(3)患者体温恢复正常。

(4)乳腺炎症得到有效控制。

(5)患者了解哺乳卫生及乳腺炎预防知识。

【护理措施】

1.一般护理

(1)营养支持:急性乳腺炎常见于初产妇哺乳期,应注意适当休息和个人卫生,给予高蛋白、高维生素、低脂肪、易消化的清淡饮食,并注意水分的补充。

(2)患乳制动:患乳暂停哺乳,定时用吸乳器吸净乳汁;用较宽松的胸罩托起乳房,以减轻疼痛和肿胀,控制炎症的扩散。

(3)心理护理:及时了解患者的心理状态,减轻其恐惧及焦虑心理,使其树立战胜疾病的信心,积极配合治疗和护理。

2.用药护理 做好局部药物外敷、物理疗法的护理,促进炎症消散和局限。遵医嘱正确使用抗生素。

3.切开引流护理

(1)耐心向患者解释手术的目的、过程,消除其紧张情绪。

(2)按手术需要进行备皮。

(3)脓肿切开引流后,保持引流通畅,及时更换切口敷料,观察伤口情况。

4.病情观察

(1)定时测量体温、脉搏和呼吸。

(2)监测血白细胞计数及中性粒细胞比例的变化。

(3)观察伤口敷料有无脱落,引流液的量、颜色及气味的变化。

(4)观察有无因乳管被切断而引起的乳瘘等。

5.健康教育 预防急性乳腺炎的发生,关键在于避免乳汁淤积,防止乳头损伤,并保持其清洁。

(1)指导正确哺乳:养成按需哺乳、婴儿不含乳头睡眠等良好习惯;每次哺乳尽量排空乳汁,如有淤积,及时按摩或用吸乳器将乳汁排出;哺乳前后用温水清洗乳头。

(2)治疗皲裂和破损的乳头:教育产妇乳头、乳晕处有破损或皲裂时,暂停哺乳,每日用吸乳器吸出乳汁哺育婴儿;局部温水清洗后涂抗生素软膏,待伤口愈合后再行哺乳。

(3)注意婴儿口腔卫生:及时治疗婴儿口腔炎症。

(4)加强孕期卫生宣教:指导孕妇经常用肥皂和温水清洗乳头,以增加乳头皮肤的坚韧度。乳头内陷者每日挤捏、提拉乳头,矫正内陷。

【护理评价】

通过治疗与护理,患者是否:①情绪稳定,配合治疗与护理;②疼痛减轻;③体温恢复正常;④乳腺炎症得到控制;⑤掌握哺乳卫生和预防急性乳腺炎的知识。

第二节　乳房良性疾病患者的护理

一、乳房囊性增生病患者的护理

乳房囊性增生病常见于30～50岁女性,是乳腺组织的良性增生,可发生于腺管周围并伴有大小不等的囊肿形成;也可发生于腺管内,表现为不同程度的乳头状增生伴乳管囊性扩张;也有发生在小叶实质的,主要为乳管及腺泡上皮增生。多发于中年妇女。

【病因】

乳房囊性增生病的发生与内分泌失调有关。一是体内女性激素代谢障碍,尤其是雌激素、孕激素比例失调;二是部分乳腺实质成分中女性激素受体异常,使乳房各部分的增生程度参差不齐。

【临床表现】

1. 症状　典型症状是周期性乳房胀痛。疼痛与月经周期相关,往往在月经前疼痛加重,月经来潮后逐渐减轻或消失。

2. 体征　一侧或双侧乳腺弥漫性增厚,可局限于乳腺的一部分,也可分散于整个乳腺。肿块呈结节状或片状,大小不一,质韧而不硬。

本病病程较长,发展缓慢。少数患者可伴有乳头溢液,呈黄绿色或血性,偶为无色浆液。

【辅助检查】

钼靶 X 线检查、B 超检查或活组织病理检查等均有助于本病的诊断。

【处理原则】

1. 非手术治疗　药物治疗是本病的主要治疗方式。多用中药调理,可口服逍遥散、小金丹等。也可选用激素类和维生素类药物联合治疗。若症状减轻,肿块变软、缩小或消退,可继续药物治疗;若肿块无明显消退、症状加重已严重影响工作生活者或怀疑恶变者,应及时手术切除并作病理学检查,以及早明确诊断。

2. 手术治疗　通常手术切除较大肿块,标本做病理学检查,明确病变性质。

【护理措施】

1. 心理护理　解释疼痛发生的原因,消除患者的顾虑,保持心情愉悦。

2. 局部固定　用宽松的胸罩托起乳房。

3. 指导用药　指导患者坚持服药。

4. 健康教育　因为本病的临床表现易与乳腺癌相混淆,且有可能并存,所以应嘱咐患者经常进行乳房自我检查,定期到医院复诊。有乳腺癌病史或乳腺癌家族史的患者应密切随访,以便及时发现恶性病变。

二、乳房纤维腺瘤患者的护理

乳房纤维腺瘤是乳腺小叶内纤维细胞的良性增生。是常见的女性乳房良性肿瘤,好发年龄为20～25岁。

【病因】

发病原因是乳腺小叶内纤维细胞对雌激素的敏感性异常增高,可能与纤维细胞所含的雌激素受体的量或质出现异常有关。

【临床表现】

主要表现是乳房肿块,好发于乳房外上象限,肿块一般生长缓慢,多为单发,圆形或椭圆形,表面光滑,界限清楚,质地较硬,与周围组织无粘连,易推动。患者常无明显自觉症状,多为无意中触及,月经周期对肿块的大小无影响。

【处理原则】

乳房纤维腺瘤有恶变可能,因此发现后应尽早手术切除,标本做病理学检查,明确病变性质。

【护理措施】

(1)告知患者乳房纤维腺瘤的病因和治疗方法。
(2)暂不手术的患者应密切观察肿块的变化,明显增大者及时到医院就诊。
(3)手术治疗患者多不需住院,术后注意保持敷料干燥、清洁,定期换药。

三、乳管内乳头状瘤患者的护理

乳管内乳头状瘤多见于经产妇,40～50岁多见。75%发生在大乳管靠近乳头的壶腹部。瘤体很小,且有很多壁薄的血管,易出血。

【临床表现】

患者一般无自觉症状,乳头溢液是主要表现。溢液多为血性、暗棕色或黄色液体。因乳头状瘤体积很小,常不能触及。乳房检查时可有乳头溢液出现。

【辅助检查】

可行乳腺导管内镜检查;乳腺导管造影可明确乳管内乳头状瘤的大小和部位。

【处理原则】

乳管内乳头状瘤恶变率为6%～8%,诊断明确者以手术治疗为主。单发的乳管内乳头状瘤应切除病变的乳管系统,常规行病理检查;如有恶变应施行乳腺癌根治术;如患者年龄较大、乳管上皮增生活跃或间变者,可考虑行单纯乳房切除术。

【护理措施】

(1)告诉患者乳头溢液的原因、手术治疗的必要性,解除患者思想顾虑。
(2)术后保持切口敷料清洁干燥,按时换药。
(3)嘱患者定期回医院复查。

第三节　乳腺癌患者的护理

乳腺癌是女性发病率最高的恶性肿瘤之一,也是女性最常见的癌症死亡原因。在我国,乳腺癌的发病率呈逐年上升趋势,部分大城市报告乳腺癌占女性恶性肿瘤首位。

【病因】

乳腺癌的病因尚不清楚,目前认为与下列因素有关。

1.激素作用　乳腺是多种内分泌激素的靶器官,其中雌酮及雌二醇与乳腺癌的发病有直接关系。

20 岁前乳腺癌较少见,20 岁以后发病率迅速上升,45~50 岁较高,绝经后仍然继续上升,可能与老年女性体内雌酮含量升高有关。

2. 家族史 一级亲属中有乳腺癌病史者的发病风险性是普通人的 2~3 倍。

3. 月经婚育史 月经初潮年龄早、绝经年龄迟、不孕及初次足月产年龄较大者发病机会增加。

4. 乳腺良性疾病 乳腺良性疾病与乳腺癌的关系尚有争论,多数认为乳腺小叶有上皮高度增生或不典型增生可能与本病有关。

5. 饮食与营养 营养过剩、肥胖和高脂肪饮食可加强或延长雌激素对乳腺上皮细胞的刺激,从而增加发病机会。

6. 环境和生活方式 如北美、北欧地区乳腺癌发病率约为亚、非、拉美地区的 4 倍,而低发区居民移居到高发区后,第二、三代移民的发病率逐渐升高。

【病理生理】

1. 病理分型 乳腺癌多数起源于乳腺导管上皮,少数起源于腺泡,通常分为以下几种类型。

(1)非浸润性癌:非浸润性癌是指癌细胞生长局限于末梢乳管或腺泡的基底膜内,无间质浸润,又称为原位癌。包括导管内癌、小叶原位癌及乳头湿疹样癌(伴发浸润性癌者除外)。此类癌属早期癌,预后较好。

(2)早期浸润性癌:早期浸润性癌是指癌细胞穿破基底膜开始向间质浸润的癌,包括早期浸润性导管癌和早期浸润性小叶癌。该类型癌仍属于早期癌,预后较好。

(3)浸润性特殊癌:此类型乳腺癌一般分化较高,预后尚好。包括乳头状癌、髓样癌(伴大量淋巴细胞浸润)、黏液腺癌、腺样囊性癌、小管癌、鳞状细胞癌、大汗腺样癌等。

(4)浸润性非特殊癌:此类型乳腺癌最常见,占 80% 左右,此型分化程度低,预后较其他类型差,临床需结合疾病分期等因素综合判断预后。此类型癌包括腺癌、浸润性导管癌、浸润性小叶癌、髓样癌(无大量淋巴细胞浸润)、硬癌、单纯癌等。

(5)其他罕见癌:如炎性乳腺癌、分泌性癌(幼年性癌)等。

2. 转移途径

(1)局部浸润:癌细胞沿导管或筋膜间隙蔓延,侵犯皮肤、胸筋膜、胸大肌及 Cooper 韧带。

(2)淋巴转移:是乳腺癌的主要转移途径。以同侧腋下、锁骨下和锁骨上淋巴结转移较为常见。

(3)血行转移:癌细胞可经淋巴途径进入静脉,亦可直接侵入血液循环向远处转移。常转移至肺、肝、骨。少数乳腺癌早期即可发生血行转移。

【临床表现】

1. 乳房肿块

(1)早期:患侧乳房出现无痛、单发的小肿块是乳癌最早的症状,常是患者无意中发现。外上象限最多见,其次是乳头、乳晕区和内上象限。肿块质硬,表面不光滑,与周围组织分界不很清楚,在乳房内不易被推动。生长速度较快。

(2)晚期:①肿块固定。癌肿侵入胸筋膜和胸肌时,固定于胸壁不易推动。②卫星结节、铠甲胸。癌细胞侵犯大片乳房皮肤时,可在表皮形成多数坚硬小结节或小条索,呈卫星样围绕原发病灶;若结节彼此融合成片,可蔓延至背部和对侧胸壁致胸壁紧缩呈铠甲状,可使患者呼吸受限。③皮肤破溃。癌肿处皮肤可溃破而形成溃疡,常有恶臭,容易出血。

2. 乳房形态改变 随着肿瘤生长,可引起乳房外形改变。①若累及 Cooper 韧带,可使其缩短而致肿瘤表面皮肤凹陷,出现"酒窝征"。②邻近乳头或乳晕的癌肿因侵入乳管使之缩短,可把乳头牵向癌肿一侧,进而可使乳头扁平、回缩、凹陷。③癌块继续增大,如皮下淋巴管被癌细胞堵塞,引起淋巴回流障碍,出现真皮水肿,皮肤呈"橘皮样"改变。

3.淋巴结肿大 多见于腋窝,肿大的淋巴结少数散在,质硬、无痛、可被推动,继而逐渐增多并融合成团,甚至与皮肤或深部组织粘连。

4.特殊类型乳腺癌

(1)炎性乳腺癌:发病率低,年轻女性多见。表现为患侧乳房皮肤发红、水肿、增厚、粗糙、表面温度升高等,类似急性炎症,但无明显肿块。病变开始比较局限,短期内即扩展到乳房大部分皮肤,常可累及对侧乳房。本病恶性程度高,发展迅速,早期即转移,预后极差,患者常在发病数月内死亡。

(2)乳头湿疹样乳腺癌:少见。乳头有瘙痒、烧灼感,之后出现乳头和乳晕的皮肤发红、糜烂,如湿疹样,进而形成溃疡;有时覆盖黄褐色鳞屑样痂皮,病变皮肤较硬。部分病例于乳晕区可扪及肿块。本病恶性程度低,发展慢,腋淋巴结转移较晚。

【辅助检查】

1.X线检查 钼靶X线摄片可作为普查方法,是早期发现乳腺癌的最有效方法。表现为密度增高的肿块影,边界不规则或模糊,或呈毛刺状,或见细小钙化灶。

2.B超检查 能清晰显示乳房各层软组织结构及肿块的形态和质地,主要用来鉴别囊性或实性病灶。结合彩色多普勒检查观察血液供应情况,可提高判断的敏感性,为肿瘤的定性诊断提供依据。

3.磁共振 软组织分辨率高,敏感性高于X线检查。能三维立体观察病变,不仅能提供病灶形态学特征,而且运用动态增强还能提供病灶的血流动力学情况。现已广泛应用于乳腺癌的早期诊断。

4.活组织病理检查 目前常用细针穿刺细胞学检查,多数病例可获得较肯定的细胞学诊断,但有一定的局限性。疑为乳腺癌者,可将肿块连同周围乳腺组织一并切除,做快速病理检查。乳头溢液未触及肿块者,可行乳腺导管内镜检查或乳管造影,亦可行乳头溢液涂片细胞学检查。乳头糜烂疑为湿疹样乳腺癌时,可做乳头糜烂部刮片或印片细胞学检查。

近年来,结合超声、钼靶X线摄片、磁共振显像等进行立体定位空心针穿刺活组织检查在临床上应用逐渐增多,此法具有定位准确、取材量大、阳性率高等特点。

知识链接

粉红丝带运动

粉红丝带是乳腺癌防治的国际象征,它代表着对乳腺癌患者的关爱和支持。粉红丝带活动起源于1992年,最初由美国癌症协会发起,后来逐渐传播到世界各地。

在中国,粉红丝带活动也得到了广泛的关注和支持。自2007年起,每年的10月是国际乳腺癌防治月,中国的各级政府、非政府组织、企业和个人都会积极参与各种形式的粉红丝带活动,包括宣传、义卖、捐款等。

粉红丝带活动的口号是"及早预防、及早发现、及早治疗",它鼓励每个成年女性都能定期进行乳腺检查,及时发现并治疗乳腺癌。同时,它也呼吁社会对乳腺癌患者给予更多的理解和支持,消除对她们的歧视和偏见。

【处理原则】

手术治疗是乳腺癌的主要治疗方法,辅以化学药物治疗、内分泌治疗、放射治疗、生物治疗等综合治疗。

1.手术治疗 对于病变仍局限于局部及区域淋巴结的患者,手术治疗是首选。手术适应证为TNM分期的0、Ⅰ、Ⅱ期和部分Ⅲ期的患者。已有远处转移、全身情况较差或年老体弱不能耐受手术者为手术禁忌。乳腺癌的手术方式有以下5种。

(1)乳腺癌根治术:手术切除整个乳房、胸大肌、胸小肌、腋窝及锁骨下淋巴结的整块组织。

笔记

（2）乳腺癌扩大根治术:在乳腺癌根治术的基础上行胸廓内动、静脉及其周围淋巴结清除术。因手术创伤过大,目前已不再采用。

（3）乳腺癌改良根治术:是在乳腺癌根治术的基础上加以改良。有两种术式:① 保留胸大肌,切除胸小肌。② 胸大肌和胸小肌均保留。该术式保留了胸肌,术后外观效果较好,适用于Ⅰ、Ⅱ期乳腺癌患者,与乳腺癌根治术的术后生存率无明显差异,目前已成为临床上常用的手术方式。

（4）全乳房切除术:切除包括腋尾部及胸大肌筋膜在内的整个乳房。该术式适用于原位癌、微小癌和年老体弱不能耐受根治术的患者。

（5）保留乳房的乳腺癌切除术:手术完整切除肿块及其周围 1cm 的组织,并行腋窝淋巴结清扫。适用于Ⅰ、Ⅱ期患者,且乳房有适当体积,术后能有效保持乳房外观者。术后必须辅以放疗、化疗等综合治疗措施。

2. 化学药物治疗　乳腺癌是实体瘤中应用化疗最有效的肿瘤之一,可以提高手术治疗的效果,提高生存率,在乳腺癌的治疗中占有重要地位。化疗应于术后早期开始,联合化疗的效果更好。治疗期不宜过长,以 6 个月左右为宜。常用的化疗方案有 CMF(环磷酰胺、甲氨蝶呤、氟尿嘧啶)、CAF(环磷酰胺、阿霉素、氟尿嘧啶)、MFO(丝裂霉素、氟尿嘧啶、长春新碱)等。主要化疗反应有呕吐、静脉炎、骨髓抑制及肝功能和肾功能损害等。

3. 内分泌治疗　肿瘤细胞中雌激素受体(ER)含量高者,称为激素依赖性肿瘤,此类患者对内分泌治疗有效;ER 含量低者称为激素非依赖性肿瘤,对内分泌治疗效果差。术后可根据切除标本检测雌激素受体和孕激素受体(PR)。ER 和/或 PR 阳性者优先应用内分泌治疗,阴性者优先应用化疗。ER 阳性者可使用雌激素拮抗剂他莫昔芬(三苯氧胺)治疗,以抑制肿瘤细胞生长,降低乳腺癌术后复发及转移,减少对侧乳腺癌的发生率。他莫昔芬的用量为每日 20mg,一般服用 5 年,至少 3 年。绝经前的患者还可切除卵巢或 X 线照射卵巢,称为卵巢去势治疗。

4. 放射治疗　放射治疗是乳腺癌局部治疗的手段之一。手术前后均可采用,以减少局部的复发率,提高 5 年生存率。对保留乳房的乳腺癌手术后患者,应在使用肿块局部广泛切除后给予较高剂量放射治疗。

5. 生物治疗　近年来在临床上推广使用曲妥珠单抗注射液治疗乳腺癌患者,取得了一定的疗效。

【常见护理诊断/问题】

1. 焦虑/恐惧　与环境改变、对癌症的恐惧、担心治疗效果、担心术后身体外观改变、担心手术后影响夫妻生活质量等有关。

2. 疼痛　与手术创伤、癌肿压迫、转移有关。

3. 有组织完整性受损的危险　与留置引流管、患侧上肢淋巴引流不畅、腋静脉栓塞或感染有关。

4. 身体活动障碍　与手术影响肩关节和手臂的活动有关。

5. 知识缺乏:缺乏乳腺癌自我检查及患肢功能锻炼的知识。

6. 潜在并发症:皮瓣下积液、皮瓣坏死和患侧上肢水肿等。

【护理措施】

（一）术前护理

1. 饮食护理　给予高蛋白、高热量、富含维生素的食物,加强营养支持,为术后伤口愈合创造有利条件。

2. 妊娠与哺乳　对于妊娠及哺乳期的患者,应立即终止妊娠或停止哺乳,以抑制溶血的发展。

3. 皮肤准备　按照手术要求的范围进行皮肤准备,特别注意乳头和乳晕部位的清洁。对于切除范围大、考虑植皮的患者,应同时做好供皮区的皮肤准备。如乳房表面有癌性溃疡,术前加强换药使创面好转。

4. **术前常规护理** 做好术前常规检查和准备。

5. **心理护理** 乳腺癌患者不仅要承受疾病和手术的打击,还会因术后身体外观的改变产生恐惧、焦虑等不良心理反应。要了解和关心患者的心理状况,多与患者交流和沟通,鼓励患者表达对手术和预后的顾虑与担心,有针对性地进行心理护理。向患者及家属介绍手术的必要性和安全性,根据患者情况做好病情、治疗方法和预后相关情况的介绍。告知患者术后行乳房重建的可能性,打消患者对术后身体外观改变的思想顾虑。对已婚患者,还应同时对其丈夫进行心理辅导,鼓励夫妻双方坦诚相待,取得丈夫的理解、关心和支持,让丈夫能接受妻子手术后身体外观的改变。

（二）术后护理

1. **体位** 乳腺癌手术多采用全身麻醉,麻醉未清醒前取平卧位,头偏向一侧;麻醉清醒、血压平稳后改为半卧位,以利于呼吸和伤口引流。手术侧上臂固定于躯干,肘部弯曲,上臂垫枕,以利于淋巴液回流,减轻患侧上肢水肿。

2. **病情观察** 严密观察生命体征变化及患侧肢体的感觉、运动及血液循环情况。乳腺癌扩大根治术有损伤胸膜的可能,术后患者如出现胸闷、呼吸困难,应及时报告医师,以便早期发现和处理肺部并发症。对于术后化疗或放疗的患者应注意有无化疗或放疗的毒副反应。

3. **饮食** 术后6小时无恶心、呕吐等麻醉反应,生命体征平稳,可给予流质饮食,注意营养补充,以利于患者术后恢复。

4. **伤口护理** 手术后伤口弹力绷带加压包扎,使皮瓣紧贴胸壁,防止皮瓣下积液。注意包扎松紧度,以维持正常血运,不影响呼吸为宜。加压包扎一般维持7～10日,包扎期间不能松解,若绷带松脱,应及时重新加压包扎。期间密切观察患侧上肢远端血运情况,如发现脉搏扪不清、皮温低、皮肤颜色暗红等,应考虑腋窝部血管受压,立即调整绷带松紧度。定时换药,注意观察皮瓣颜色及伤口愈合情况,正常皮瓣颜色红润,并与胸壁紧贴;若皮瓣颜色暗红,提示血液循环欠佳,有可能发生坏死,应及时报告医师处理。

5. **引流管护理** 乳腺癌根治术后,皮瓣下常规放置负压引流管,以便及时有效地吸出残腔内的积液、积血,并使皮瓣紧贴胸壁,有利于皮瓣愈合。

（1）保持有效的负压引流:负压吸引的压力大小要适宜。负压引流球或引流鼓应保持压缩状态。连接墙壁负压吸引者,若负压过高可使引流管腔完全瘪陷,导致引流不畅;若负压过低则不能充分引流,易致皮下积液、积血。

（2）妥善固定:引流管长度要适宜,患者卧床时将其固定于床旁,起床时固定于上衣,防止滑脱。

（3）保持通畅:定时挤捏引流管,防止受压或扭曲。若有局部积液、皮瓣不能紧贴胸壁且有波动感,应通知医师及时处理。

（4）观察引流液的颜色和量:术后1～2日,每日引流血性液50～200mL,以后颜色逐渐变淡,量逐日减少。

（5）拔管:术后4～5日,若引流液转为淡黄色、每日少于15mL,皮下无积液,皮瓣与胸壁紧贴即可拔管。若拔管后仍有皮下积液,可在严格无菌消毒后抽液并局部加压包扎。

6. **患侧上肢肿胀的护理** 主要由于患侧腋窝淋巴结切除、头静脉被结扎、腋静脉栓塞、局部积液或感染等因素导致上肢淋巴回流不畅、静脉回流障碍所致。

（1）避免损伤:勿在患侧上肢测量血压、抽血、做静脉或皮下注射等。避免患肢过度负重和外伤。

（2）保护患侧上肢:平卧时患肢下方垫枕抬高10°～15°,肘关节轻度屈曲;半卧位时屈肘90°放于胸腹部;下床活动时用吊带托或用健侧手将患肢抬高于胸前,需要他人扶持时只能扶健侧,以防腋窝皮瓣滑动而影响愈合;避免患肢下垂过久。

（3）促进肿胀消退:按摩患侧上肢或进行握拳、屈肘、伸肘运动,以促进淋巴回流。肢体肿胀严重者,可弹力绷带包扎或戴弹力袖以促进淋巴回流;局部感染者,及时应用抗生素治疗。

7.患侧上肢功能锻炼　由于手术切除了胸部肌肉、筋膜和皮肤,使患侧肩关节活动明显受限制。术后加强肩关节活动可增强肌肉力量,松解和预防粘连,最大限度地恢复肩关节的活动范围。为减少和避免术后残疾,鼓励和协助患者早期开始患侧上肢的功能锻炼。

（1）术后24小时内:主要活动手指和腕部,可做伸指、握拳、屈腕等锻炼。

（2）术后的1～3日:进行上肢肌肉等长收缩,利用肌肉泵促进血液和淋巴回流。可用健侧上肢或他人协助患侧上肢进行屈肘、伸臂等锻炼,逐渐过渡到肩关节的小范围前屈、后伸运动（前屈小于30°,后伸小于15°）。

（3）术后4～7日:鼓励患者用患侧手洗脸、刷牙、进食等,并做以患侧手触摸对侧肩部及同侧耳朵的锻炼。

（4）术后1～2周:术后1周皮瓣基本愈合后,开始做肩关节活动,以肩部为中心,前后摆臂。术后10日皮瓣与胸壁黏附已较牢固,循序渐进地做抬高患侧上肢（将患侧肘关节伸屈、手掌置于对侧肩部,直至患侧肘关节与肩平）、手指爬墙（每日标记高度,逐渐递增幅度,直至患侧手指能高举过头）、梳头（以患侧手越过头顶梳对侧头发、扪对侧耳朵）等锻炼。指导患者做患肢功能锻炼时应根据患者的实际情况而定,一般以每日3或4次、每次20～30分钟为宜;循序渐进,逐渐增加功能锻炼的内容。术后7日内不上举,10日内不外展肩关节,不要以患侧肢体支撑身体,以防皮瓣移动而影响愈合。

（三）健康教育

1.功能锻炼　指导患者做患肢循序渐进的康复锻炼,避免术侧上肢外伤,不宜搬动、提拉重物,避免在患侧上肢测血压、静脉穿刺等。

2.避孕　术后5年内避免妊娠,防止乳腺癌复发。

3.坚持放疗、化疗　放疗期间应注意保护皮肤,出现放疗性皮炎时及时就诊。化疗期间定期检查肝、肾功能,每次化疗前1日或当日查血白细胞计数,化疗后5～7日复查,若白细胞计数 $< 3 \times 10^9/L$,需及时就诊。放疗、化疗期间因抵抗力低,应少到公共场所,以减少感染机会;加强营养,多食高蛋白、高维生素、高热量、低脂肪的饮食,以增强机体抵抗力。

4.乳房定期检查　定期乳房自我检查有助于及早发现乳房的病变,因此20岁以上妇女,特别是高危人群应每月进行1次乳房自我检查。术后患者也应每月自查1次,以便早期发现复发征象。检查时间最好选在月经周期第7～10日,或月经结束后2～3日,已经绝经的女性应选择每月固定的一日到医院检查。40岁以上女性或乳腺癌术后患者每年还应行钼靶X线检查。乳房自我检查方法如下。

（1）视诊:站在镜前取各种姿势（两臂放松垂于身体两侧、向前弯腰或双手上举置于头后）,观察两侧乳房的形状、大小是否对称,有无局限性隆起或凹陷;乳房皮肤有无发红、水肿及"橘皮样"改变;两侧乳头是否对称,有无内陷、抬高、糜烂等。

（2）触诊:患者取平卧或侧卧位,肩下垫软薄枕或将手臂置于头下进行触诊。一手的食指、中指和无名指并拢,用指腹在对侧乳房上进行环形触摸,要有一定的压力。从乳房外上象限开始检查,依次为外上、外下、内下、内上象限,然后检查乳头、乳晕,最后检查腋窝有无肿块,乳头有无溢液。

5.防癌教育　尤其对乳房某些良性肿块,应密切观察,及时正确治疗。

6.义乳　向患者介绍义乳的选择和佩戴的方法,或向患者介绍乳房重建术。

【护理评价】

通过治疗与护理,患者是否:①焦虑、恐惧缓解,情绪稳定;②疼痛缓解或消失;③创面愈合良好,患侧肢体肿胀减轻或消失;④肩关节和手臂活动功能恢复;⑤掌握乳腺癌自我检查和患肢功能锻炼的方法;⑥并发症得以预防,或得到及时发现和处理。

(黄飞燕)

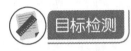 目标检测

参考答案

1. 急性乳腺炎最常见于(　　　)。
   A. 妊娠期女性　　　　　B. 绝经期女性　　　　　C. 初产哺乳的女性
   D. 乳头内陷的女性　　　E. 长期哺乳的女性

2. 防止急性乳腺炎患者乳汁淤积的护理措施是(　　　)。
   A. 局部热敷　　　　　　B. 应用抗生素　　　　　C. 患侧暂停哺乳
   D. 用宽松的胸罩托起乳房　E. 继续哺乳或吸净乳汁

3. 患者,女,43 岁,每次月经前均有乳房胀痛及肿块,月经结束后自行消退,首先考虑为(　　　)。
   A. 乳腺癌　　　　　　　B. 炎性乳腺癌　　　　　C. 乳腺纤维腺瘤
   D. 乳腺囊性增生病　　　E. 乳管内乳头状瘤

4. 患者,女,20 岁,右侧乳房有一个 8mm×12mm 肿块,表面光滑,边缘清晰,可推动,与月经周期无关,最可能的原因是(　　　)。
   A. 乳腺癌　　　　　　　B. 乳腺纤维腺瘤　　　　C. 乳腺炎性肿块
   D. 乳管内乳头状瘤　　　E. 乳腺囊性增生病

5. 患者,女,45 岁,因左侧乳头无痛性血性溢液就诊,体格检查:在乳晕下方可扪及一米粒大小肿块,挤压时溢液增多,首先考虑为(　　　)。
   A. 乳腺癌　　　　　　　B. 急性乳腺炎　　　　　C. 乳腺纤维腺瘤
   D. 乳腺囊性增生病　　　E. 乳管内乳头状瘤

6. 与乳腺癌发生有直接关系的激素是(　　　)。
   A. 己烯雌酚　　　　　　B. 绒毛膜促性腺激素　　C. 促肾上腺皮质激素
   D. 雌酮　　　　　　　　E. 肾上腺皮质激素

7. 乳腺癌早期的临床表现是(　　　)。
   A. 酒窝征　　　　　　　B. 皮肤"橘皮样"　　　　C. 分泌物
   D. 肿块固定不易推动　　E. 无痛、单发的小肿块

8. 乳腺癌引起局部皮肤"橘皮样"改变,是因为癌细胞侵犯(　　　)。
   A. 血管　　　　　　　　B. 淋巴管　　　　　　　C. 乳腺导管
   D. Cooper 韧带　　　　E. 乳腺小叶

9. 乳腺癌根治术后患者,患侧手部及腕部进行早期功能锻炼的时间是术后(　　　)。
   A. 24 小时　　　　　　B. 2～3 日　　　　　　C. 3～4 日
   D. 4～5 日　　　　　　E. 5 日以后

10. 乳腺癌术后进行健康指导,对预防复发有直接作用的是(　　　)。
    A. 加强营养　　　　　　B. 继续功能锻炼　　　　C. 5 年内避免妊娠
    D. 参加体育活动　　　　E. 定期复查

第十四章　胸部疾病患者的护理

课件　　思维导图

 学习目标

素质目标:强化整体护理观念,具有细致观察、反应敏捷、有条不紊的工作作风,以及良好的团队意识及协作精神。

知识目标:掌握胸部损伤、肺癌、食管癌的临床表现、护理措施、健康指导;熟悉胸部损伤、肺癌、食管癌的常见护理诊断/问题、辅助检查及治疗要点;了解胸部损伤、肺癌、食管癌的病因与发病机制。

能力目标:能运用护理程序对胸部损伤、肺癌、食管癌患者实施整体护理。

案例导学

患者,男,35岁,15分钟前左胸部被汽车撞伤入院。既往体健。体格检查:血压85/50mmHg,脉搏146次/分,呼吸42次/分。痛苦面容,呼吸急促,伴口唇青紫,颈静脉怒张不明显,气管移向右侧。左胸廓饱满,呼吸运动较右胸弱。做胸壁(第4~6肋处)检查时有骨擦音、局部压痛明显,有皮下气肿,范围为上自颈部胸部,下至上腹部。左胸叩诊呈鼓音,呼吸音消失,心律齐,未闻及杂音。

请思考:

1.该患者目前主要的护理诊断是什么?

2.该患者的处理原则是什么?

3.对该患者应给予哪些护理措施?

人体的胸部主要由以下解剖结构组成。

胸廓:骨性胸廓由胸椎、胸骨及12对肋骨构成。肋间肌、横膈膜等软组织,使桶状的胸廓成为容积可变的弹性结构,与呼吸功能相适应。

纵隔:胸腔内实际上分为3部分,即左肺和胸膜囊、右肺和胸膜囊、纵隔。纵隔位置恒定居中,因两侧胸膜腔压力平衡。纵隔不是一个器官,而是一个解剖区域。区域内有心脏和心包、食管、气管、大血管、淋巴管、胸腺以及结缔组织等。纵隔内的组织器官多,因而可发生多种多样的肿瘤。即使肿瘤很小,也会引起循环、呼吸、消化和神经系统的功能障碍。

胸膜腔:胸腔内由胸膜覆盖,脏层胸膜与壁层胸膜间有潜在间隙,称为胸膜腔,也简称胸腔。胸膜腔有左、右两个,互不相通,但压力平衡。胸膜腔内呈负压,吸气时 $-10 \sim -8cmH_2O$,呼气时 $-5 \sim -3cmH_2O$。

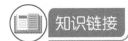知识链接

胸膜腔负压及其生理意义

胸膜腔为壁层胸膜与脏层胸膜之间的潜在密闭腔隙,腔内含有少量浆液起润滑作用。脏胸膜紧贴于肺的表面,壁胸膜衬于胸腔内面、膈上面和纵隔侧面。胸膜腔内压力为负压,胸廓的完整性和胸膜腔的密闭性是维持胸膜腔内负压的必要条件,且吸气时负压增大,呼气时负压减小。胸膜腔内负压具有重要的生理意义:①保持肺的膨胀及通气功能;②促进静脉血液回流。若胸膜腔内负压消失,肺则萎陷,因此在胸部损伤或开胸手术后,保持胸膜腔内的负压至关重要。

第一节　胸部损伤患者的护理

胸部损伤约占全身创伤的1/4,且常为复合性损伤,多由于暴力挤压、冲撞,跌倒、坠落、钝器打击、锐器伤或枪弹伤所致。轻者可引起胸壁软组织挫伤和(或)单纯肋骨骨折。重者可引起多根多处肋骨骨折、气胸、血胸、血气胸、休克、胸内脏器(心脏、大血管、气管、食管、膈肌)损伤等,导致呼吸和循环功能障碍,甚至死亡。

【病因】

1.肋骨骨折　是最常见的胸部损伤,可表现为单根单处、单根多处、多根单处、多根多处骨折。

(1)暴力因素:暴力因素可分为直接暴力和间接暴力。直接暴力引发的骨折常在暴力打击处(图14-1),骨折端向胸内移位,可刺破胸壁及肺组织,导致气胸和血胸。间接暴力引发骨折时断端常向外(图14-2),损伤胸壁及肺组织危险性相对较小,如胸部前后受挤压,肋骨在腋中线附近向外过度弯曲而折断。

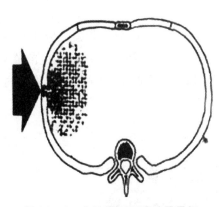

图14-1　直接暴力所致肋骨骨折

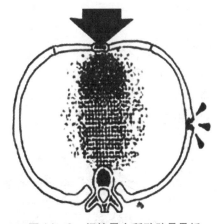

图14-2　间接暴力所致肋骨骨折

在所有肋骨中,第1~3肋骨较短,且有锁骨、肩胛骨和肌肉保护,较少发生骨折。第8~10肋骨虽较长,但前端以肋软骨与胸骨相连,形成肋弓弹性较大,不易折断。第11~12肋骨前端游离,也不易折断。第4~7肋骨较长且固定,最易折断,是最常见的肋骨骨折部位。

(2)病理因素:严重骨质疏松的老年人偶尔可因咳嗽或打喷嚏引发骨折。恶性肿瘤肋骨转移者易发生病理性骨折。

2.气胸　即胸膜腔内积气。在胸部损伤中,气胸的发生率仅次于肋骨骨折。气胸可由肺组织、支

气管、食管破裂导致,或胸壁伤口穿破胸膜,胸膜腔与外界沟通,空气进入所致。根据胸膜破口的情况和发生气胸后对胸膜腔内压力的影响,气胸一般分为闭合性气胸、开放性气胸和张力性气胸3种。

3.血胸　常因利器损伤胸部或骨折断端刺破肺、心脏、大血管或胸壁血管引起。血胸与气胸可同时存在,称为血气胸。

【病理】

1.肋骨骨折

(1)局部损伤:单根骨折或多根单处骨折对呼吸影响不大。若肋骨断端刺破壁胸膜和肺组织,则可产生气胸、血胸、皮下气肿或引起血痰、咯血等。若刺破肋间血管,尤其动脉损伤,则可引起大量出血,导致病情迅速恶化。

(2)反常呼吸:多根、多处肋骨骨折时,局部胸壁因失去完整肋骨的支撑而使胸廓软化,可出现反常呼吸运动,又称连枷胸。患者表现为吸气时胸膜腔内负压增加,软化区胸壁内陷;呼气时胸膜腔内负压减小,软化胸壁向外凸出(图14-3)。较大范围的胸壁软化,患者在呼吸时双侧胸膜腔产生压力差,出现纵隔随呼吸左右摆动的现象,称为纵隔扑动,致使机体严重缺氧和二氧化碳潴留,静脉血液回流受阻,可发生严重的呼吸和循环功能障碍。

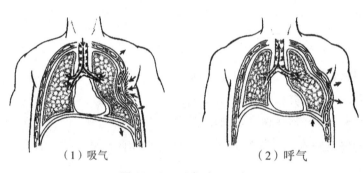

（1）吸气　　　　　　　　　　　　（2）呼气

图14-3　反常呼吸运动

2.气胸

(1)闭合性气胸:空气通过胸壁或肺的伤道进入胸膜腔后,伤道立即闭合,胸膜腔与外界不再相通(图14-4)。此时胸膜腔内负压被部分抵消,但仍低于大气压,伤侧肺组织有一定程度的萎陷、有效气体交换面积减少,呼吸功能受到一定程度。由于两侧胸膜腔压力不平衡,还导致不同程度的纵隔偏移,使健侧肺组织受压、扩张受限。

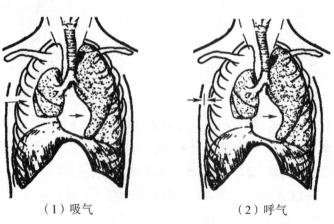

（1）吸气　　　　　　　　　　　　（2）呼气

图14-4　闭合性气胸

（2）开放性气胸:多由刀刃锐器或弹片火器等引起。胸壁有开放性伤口,呼吸时空气经伤口自由出入胸膜腔。患者胸膜腔内压力几乎接近大气压,患侧肺脏完全被压缩,丧失呼吸功能。由于两侧胸膜腔存在压力差,使纵隔明显移向健侧,并出现纵隔扑动。吸气时,纵隔向健侧移位;呼气时,纵隔又移向患侧,但不能回到正常位置(图14-5)。患侧胸膜腔压力增大和纵隔扑动使胸膜腔内压升高,静脉血液回流受阻,造成严重的循环功能障碍;同时患侧肺脏萎陷和健侧肺受压,影响通气量,患者缺氧症状逐渐加重。

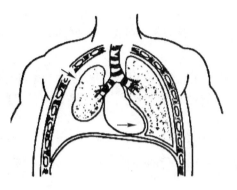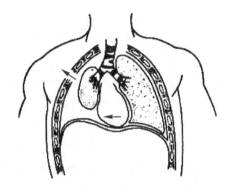

（1）吸气　　　　　　　　　　　　　　　　（2）呼气

图14-5　开放性气胸的纵隔摆动

（3）张力性气胸:常见于较大的肺泡破裂、较深的肺组织裂伤或支气管破裂所致。胸部损伤后局部伤口呈活瓣状,吸气时活瓣开放,气体进入胸膜腔;呼气时活瓣关闭,气体不能排出,胸膜腔内的压力持续增高甚至超过大气压。患侧肺严重萎陷,并将纵隔推向健侧,导致通气量和回心血量减少,呼吸和循环功能出现严重障碍(图14-6)。胸膜腔内的高压气体可冲破胸膜顶或纵隔胸膜进入皮下组织或纵隔,形成纵隔气肿或面、颈、胸部的皮下气肿。

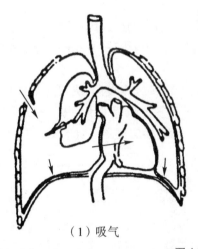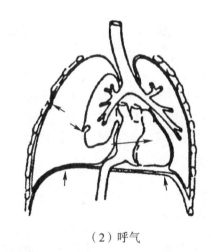

（1）吸气　　　　　　　　　　　　　　　　（2）呼气

图14-6　张力性气胸

3.血胸　血胸不但因血容量丢失而影响患者的循环功能,还因积血压迫伤侧肺使其萎陷,同时纵隔向健侧移位进而压迫健侧肺,影响患者的呼吸功能。持续大量出血所致的胸膜腔积血称进行性血胸。当胸腔内积聚大量血液超过肺、心包、膈肌运动所起的去纤维蛋白作用时,胸腔内积血即发生凝固而形成凝固性血胸。血液还是良好的培养基,经伤口侵入的细菌可在积血中迅速生长繁殖,引起感染性血胸,最终导致脓胸。

【临床表现】

1. 肋骨骨折　局部胸痛为肋骨骨折的主要症状,深呼吸及转动体位时加剧。患者常因此表现为呼吸变浅、咳嗽无力。部分患者可有呼吸困难表现。体格检查局部胸壁可见肿胀或畸形,压痛明显。用手挤压前后胸廓,局部疼痛加重甚至可闻及骨摩擦音,即可判断为肋骨骨折。多根多处肋骨骨折可有反常呼吸运动。如合并气胸、血胸者可出现相应体征。

2. 气胸

(1)闭合性气胸:少量气胸(肺萎陷在30%以下者),多无明显症状。肺萎陷超过30%者可出现胸闷、胸痛、气促等症状。体格检查可发现伤侧胸廓饱满,肋间隙增宽,呼吸活动度降低,气管向健侧移位,伤侧肺叩诊呈鼓音,呼吸音减弱或消失。

(2)开放性气胸:患者出现明显的呼吸困难、气促和发绀,严重时可出现休克。伤侧胸壁可见因气体进出胸腔而发出吸吮样声音的伤口。体格检查可见气管明显偏向健侧,伤侧胸部叩诊呈鼓音,听诊呼吸音减弱或消失。

(3)张力性气胸:患者表现为极度的呼吸困难,伴有发绀、烦躁不安、意识障碍等,严重时出现休克。体格检查见伤侧胸部饱满,肋间隙增宽,呼吸幅度减低,气管明显偏向健侧,多有皮下气肿,伤侧胸部叩诊呈高度鼓音,听诊呼吸音消失。

3. 血胸　因出血量、出血速度和患者体质不同而有不同表现。小量血胸(成人出血量小于500mL)常无明显症状,仅在胸部 X 线检查时可见肋膈角消失。中量(500～1000mL)和大量(大于1000mL)血胸患者可出现低血容性休克表现,如面色苍白、脉搏快弱、四肢厥冷、血压下降、气促等。体格检查见伤侧肋间隙饱满、叩诊呈浊音、呼吸音减弱或消失、气管向健侧移位等胸膜腔积液表现。

【辅助检查】

1. 肋骨骨折　胸部 X 线检查显示骨折断裂线及断端错位,并有助于判断是否存在气胸、血胸等并发症。

2. 气胸

(1)闭合性气胸:胸部 X 线检查显示不同程度的伤侧肺萎陷及胸膜腔内积气。

(2)开放性气胸:胸部 X 线检查显示伤侧胸膜腔大量积气,伤侧肺明显萎陷,气管和心脏等纵隔器官向健侧偏移。

(3)张力性气胸:胸部 X 线检查显示伤侧胸膜腔大量积气,肺完全萎陷,纵隔明显偏移至健侧,胸膜腔穿刺时有高压气体向外冲出,抽气后症状好转但不久又见加重也有助于诊断。

3. 血胸　胸部 X 线检查显示胸膜腔内大片积液阴影,纵隔移向健侧。如合并气胸可见液平面。胸膜腔穿刺抽得血液即可明确诊断。

【处理原则】

(一)肋骨骨折

镇痛、清理呼吸道分泌物、固定胸廓及防治并发症。

1. 闭合性单处肋骨骨折　治疗的重点在于固定胸廓。固定胸廓可有效地减少骨折断端活动及减轻疼痛。常采用大号膏药贴敷于局部胸壁或用宽胶布条、多头胸带或弹性胸带固定胸廓。

2. 闭合性多根多处肋骨骨折　胸壁软化范围较小、反常呼吸运动不严重的患者,可用宽胶布条或胸带固定胸廓。大块胸壁软化、反常呼吸运动明显的连枷胸患者,可在伤侧胸壁放置牵引支架行肋骨牵引(图14-7)。对咳嗽无力、不能有效排痰或发生呼吸衰竭者,应行气管插管或气管切开。

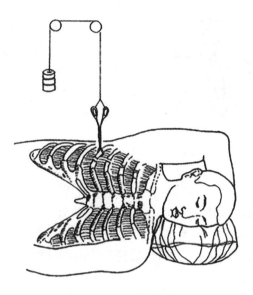

图 14－7 胸壁牵引支架

3. 开放性肋骨骨折　彻底清创、修齐骨折断端后分层缝合、固定包扎。如胸膜已有穿破,需行胸膜腔闭式引流术。多根多处肋骨骨折,往往需行内固定术。术后常规应用抗生素和破伤风抗毒素以防感染。

（二）气胸

1. 闭合性气胸

（1）小量气胸:无须特殊处理,积气一般在 1～2 周内自行吸收,但应密切观察患者病情变化。

（2）中量或大量气胸:可行胸膜腔穿刺抽尽积气以减轻肺萎陷,必要时行胸腔闭式引流术,排出积气,促使肺尽早复张。

2. 开放性气胸

（1）紧急封闭伤口:是首要的急救措施,立即用不透气的敷料封闭胸壁伤口,使之成为闭合性气胸,为抢救生命赢得时间。

（2）安全转运:在运送医院途中如患者呼吸困难加重或有张力性气胸表现时,应在患者呼气时暂时开放密闭敷料,排除胸腔内高压气体后再封闭伤口。

（3）急诊处理:患者送达医院后,吸氧,以缓解患者缺氧的状况;补充血容量,纠正休克;应用抗生素预防感染;及时清创、缝合胸壁伤口,并行胸腔闭式引流。

（4）手术治疗:对疑有胸腔内器官损伤或进行性出血者行开胸探查术,止血、修复损伤或清除异物。

3. 张力性气胸　可迅速危及生命,需紧急抢救。

（1）迅速排气减压:是张力性气胸致呼吸困难患者的首要处理措施。急救时应迅速在患侧锁骨中线第2肋间,用粗针头穿刺胸腔排气减压,并外接单向活瓣装置。紧急时可在针柄部外接剪开小口的外科手套、柔软塑料袋、气球等,使胸腔内高压气体易于排出,阻止外界气体进入胸腔(图 14－8)。

（2）安置胸腔闭式引流:可用三瓶水封闭式引流装置,将负压控制瓶连接负压进行持续负压吸引,加快气体排出,促使肺复张。

（3）手术探查:若胸腔引流管内持续不断逸出大量气体,呼吸困难未改善,肺膨胀困难,提示可能有肺和支气管的严重损伤,应考虑开胸探查手术或电视胸腔镜手术探查并修补伤口。

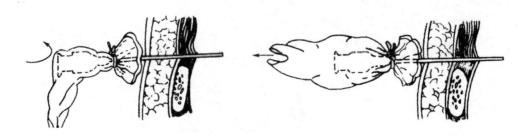

图 14 - 8　张力性气胸穿刺排气

（三）血胸

小量胸腔积血可自行吸收，无须特殊处理。中、大量血胸者，早期即应行胸膜腔穿刺抽出积血，以促进肺膨胀。必要时可行胸膜腔闭式引流，以利于动态观察是否为进行性血胸。如为进行性血胸应立即剖胸止血。凝固性血胸在出血停止后数日、病情平稳时剖胸清除积血和血块，以防感染和机化。已感染的血胸按脓胸进行处理。

（四）胸腔闭式引流

胸腔闭式引流术是将胸腔内的气体、液体利用负压吸引的原理引流出体外而降低胸腔压力的一种手术。

1. 引流原理　胸腔闭式引流又称水封闭式引流，在胸腔内插入引流管，管的下方置于水封瓶液体中，依靠水封瓶中的液体使胸腔与外界隔离。当胸膜腔内因积液或积气形成高压时，其中的液体或气体排至引流瓶内；当胸膜腔恢复负压时，水封瓶内的液体被吸至引流瓶长管下端形成负压水柱，阻止空气进入胸膜腔。

2. 引流目的　①引流胸腔内积液、血液及气体。②重建胸膜腔内负压，维持纵隔的正常位置。③促进肺的复张，防止感染。

3. 适应证　①中量、大量闭合性气胸，开放性气胸，张力性气胸，血胸，脓胸。②胸腔穿刺术治疗后肺无法复张者。③开胸手术后引流。

4. 引流装置　传统的胸膜腔闭式引流术装置常见的有单瓶、双瓶、三瓶 3 种（图 14 - 9）。目前临床上广泛应用的是各种一次性使用的胸膜腔引流装置。

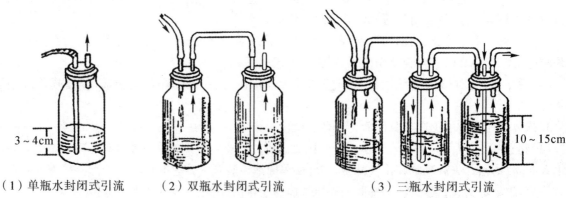

（1）单瓶水封闭式引流　　（2）双瓶水封闭式引流　　（3）三瓶水封闭式引流

图 14 - 9　胸膜腔闭式引流装置

（1）单瓶水封闭式引流：引流瓶的橡胶瓶塞上有两个孔，分别插入长、短管。瓶中盛无菌生理盐水，长管应在水面下 3～4cm，保持直立，另一端与患者的胸腔引流管相连，短管作为空气通路。接通后，可见长管的水柱升高并随着患者的呼吸上下波动；若无波动，则提示引流管道不通畅。

（2）双瓶水封闭式引流：包括引流瓶和水封瓶（吸引瓶）。双瓶既可以引流积液，又可以引流气体。

（3）三瓶水封闭式引流:在双瓶式基础上增加了一个控制抽吸力的负压控制瓶。通常传导到引流瓶内的抽吸力的大小取决于通气管没入液面的深度。当抽吸力超过没入液面的通气管的高度所产生的压力时,就会有外界空气吸入此引流系统中,可防止抽吸力过大引起胸膜损伤。

5.置管位置和方法　可根据临床诊断和胸部 X 线检查结果决定置管位置(图 14－10)。引流气体一般在患侧锁骨中线第 2 肋间隙。引流液体在患侧腋中线与腋后线间第 6～8 肋间隙。脓胸常选择在脓液积聚的最低位置进行置管。

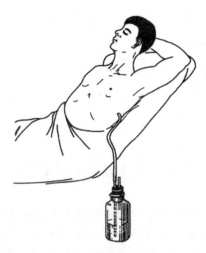

图 14－10 胸膜腔闭式引流装置

6.胸导管的选择　选择长度约 100cm 的橡胶管。排液的胸膜腔引流管宜选用质地较硬、管径1.5～2cm 的橡皮管,不易折叠、堵塞而利于通畅引流;排气的胸膜腔引流管则选择质地较软,管径 1cm的乳胶管,既能达到引流目的,又可减少局部刺激,减轻疼痛。

【护理评估】

（一）术前评估

1.健康史　了解患者受伤时间和经过、暴力大小、受伤部位,有无昏迷、恶心呕吐等;接受过何种处理;有无胸部手术史、服药史和过敏史等。

2.身体状况

（1）症状与体征:评估受伤部位及性质、有无肋骨骨折;是否有开放性伤口,伤口是否肿胀,有无活动性出血;有无反常呼吸运动,气管位置有无偏移;有无颈静脉怒张或皮下气肿;有无肢体活动障碍。评估是否有呼吸困难或发绀,何种呼吸型态,有无休克或意识障碍;是否有咳嗽、咳痰,痰量和性质;有无咯血、咯血次数和量等。

（2）辅助检查:根据胸部 X 线检查等结果,评估胸部损伤的程度、性质以及有无胸内器官损伤等。

3.心理－社会状况　患者有无恐惧或焦虑,程度如何。患者及家属对损伤及其预后的认知、心理承受程度及期望。

（二）术后评估

了解手术、麻醉方式和效果、术中出血、补液、输血情况和术后诊断;生命体征是否平稳,麻醉是否清醒,末梢循环和呼吸状态,有无胸闷、呼吸浅快和发绀;有无紧张,能否配合进行术后早期活动和康复锻炼,对出院后的继续治疗是否清楚。

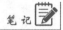

【常见护理诊断/问题】

1. 气体交换受损　与胸部实质性损伤、胸部活动受限有关。

2. 心输出量减少　与失血和心脏、血管受损有关。

3. 疼痛　与组织受损有关。

4. 潜在并发症:肺不张、肺内感染、呼吸功能衰竭。

【护理目标】

(1)患者能维持正常的呼吸功能,呼吸平稳,无缺氧症状。

(2)心脏功能和有效循环血容量维持正常。

(3)患者主诉疼痛得到缓解,恐惧心理消除。

(4)伤后并发症得到预防或及时处理。

【护理措施】

(一)肋骨骨折

1. 紧急救护　对多根多处肋骨骨折的患者,立即用棉垫做局部加压包扎,以减轻或消除反常呼吸,改善呼吸和循环功能。

2. 疼痛护理　①协助固定胸壁,为单根单处肋骨骨折患者准备宽胶布或多头胸带,协助医师进行叠瓦式粘贴;为多根多处肋骨骨折患者准备手巾钳或厚棉垫,协助医师用手巾钳做肋骨牵引或用厚棉垫加压包扎;指导患者变换体位,咳嗽时,用手按压患侧胸壁,以减轻疼痛。②给予止痛剂,遵医嘱给予镇静止痛药物。③配合局部封闭,准备1%普鲁卡因和消毒用物等,配合医师做肋间神经封闭。

3. 预防感染　保持呼吸道通畅,鼓励患者深呼吸和有效咳嗽,并遵医嘱给予抗菌药物。开放性肋骨骨折,还应遵医嘱注射TAT,及时更换伤口敷料。观察患者有无发热、咳嗽、胸痛发绀、呼吸困难等肺部和胸膜腔感染征象,一旦发现异常,及时联系医师并协助处理。

4. 心理护理　为患者提供安静舒适的环境,多与患者交流,安慰患者,缓解患者焦虑心理,使患者保持镇静,增强治疗信心,积极配合治疗和护理。

(二)气胸

1. 非手术治疗的护理及术前护理

(1)现场急救:对开放性气胸者,立即封闭胸壁伤口,阻止气体继续进入胸膜腔。对张力性气胸,立即配合医师行胸腔穿刺排气或胸腔闭式引流。有较大异物者,不宜立即取出,以免出血不止。

(2)病情观察:观察患者的血压、脉搏、神志等变化;注意观察患者的呼吸频率、节律和幅度,是否出现气短、呼吸困难、发绀和缺氧等症状;有无皮下气肿和气管移位等情况;是否出现寒战、高热、头痛等全身感染的征象。

(3)保持呼吸道通畅、预防感染、做好术前准备:参见本节肋骨骨折患者的护理。

2. 术后护理

(1)体位:患者血压稳定后转为半卧位,有利于呼吸和引流。

(2)病情观察:患者术后返回病房,妥善安放、固定各种管道并保持引流通畅。严密观察患者生命体征的变化,发现异常及时向医师汇报,协助处理。

(3)呼吸道管理:指导患者做深呼吸运动,促使肺扩张,帮助翻身、叩背、有效咳嗽排痰,预防肺不张或肺部感染。有气管插管或气管切开的患者,做好呼吸道护理,维持有效气体交换。

(4)并发症的护理:具体如下。

1)切口感染:保持切口敷料清洁、干燥并及时更换,同时观察切口有无红、肿、热、痛等炎症表现,如有异常,及时报告医师并采取抗感染措施。

2)肺部感染和胸腔内感染:因开放性损伤易导致胸腔或肺部感染,应密切观察体温变化及痰液性状,如患者出现畏寒、高热或咳脓痰等感染征象,及时通知医师并配合处理。

3.胸腔闭式引流的护理

(1)保持管道密闭:①用凡士林纱布严密覆盖胸壁引流管周围;②水封瓶始终保持直立,长管没入水中 3~4cm;③更换引流瓶或搬动患者时,先用止血钳双向夹闭引流管,防止空气进入;④放松止血钳时,先将引流瓶安置低于胸壁引流口平面的位置;⑤随时检查引流装置是否密闭,防止引流管脱落。

操作视频

(2)严格无菌操作:①保持引流装置无菌,并严格遵守无菌技术操作原则定期更换引流装置;②保持胸壁引流口处敷料清洁、干燥,一旦渗湿,及时更换;③引流瓶位置低于胸壁引流口平面 60~100cm,依靠重力引流,以防瓶内液体逆流入胸腔,造成逆行感染。

(3)保持引流通畅:定时挤压引流管,防止引流管受压、扭曲和阻塞。患者取半坐卧位,经常改变体位,鼓励患者咳嗽和深呼吸,以利于胸腔内液体和气体的排出,促进肺复张。

(4)观察记录引流:①密切观察并准确记录引流液的颜色、性状和量;②密切注意水封瓶长管中水柱波动的情况,以判断引流管是否通畅。水柱波动的幅度能反映无效腔的大小及胸腔内负压的情况,一般水柱上下波动的范围为 4~6cm。若水柱波动幅度过大,提示可能存在肺不张;若水柱无波动,提示引流管不通畅或肺已经完全复张;若患者出现气促、胸闷、气管向健侧偏移等肺受压症状,则提示血块阻塞引流管,应通过捏挤或使用负压间断抽吸引流瓶中的短玻璃管,促使其恢复通畅,必要时做进一步处理。

(5)处理意外事件:①若引流管从胸腔滑脱,立即用手捏闭胸壁伤口处皮肤,消毒处理后,以凡士林纱布封闭伤口,并做进一步处理;②若引流瓶损坏或引流管从胸壁引流管与引流装置连接处脱落,立即用双钳夹闭胸壁引流导管,并更换引流装置。

(6)拔管护理:①拔管指征,即留置引流管 48~72 小时后,如果引流瓶中无气体溢出且引流液颜色变浅,24 小时引流液量<300mL,脓液<10mL,胸部 X 线片显示肺复张良好无漏气,患者无呼吸困难或气促,即可考虑拔管;②拔管方法,即嘱患者先深吸一口气,在深吸气末屏气,迅速拔管,并立即用凡士林纱布和厚敷料封闭胸壁伤口,包扎固定;③拔管后护理,即拔管后 24 小时内,应注意观察患者是否有胸闷、呼吸困难、发绀、切口漏气、渗液、出血和皮下气肿等,如发现异常及时处理。

(三)血胸

1.病情观察

(1)严密观察生命体征,及早识别休克,要密切观察体温的变化,当出现烦躁、面色苍白、四肢湿冷、脉搏细弱、血压下降等休克症状时,应加强监护并及时通知医师。

(2)警惕胸膜腔活动性出血,出现以下征象时提示有胸膜腔内活动性出血:①脉搏逐渐加快,血压持续下降;②经补充血容量后血压虽有短暂回升,但又迅速下降;③血红蛋白、红细胞计数、血细胞比容持续降低;④胸膜腔闭式引流出血量大于 200mL/h,并持续 3 小时以上;⑤胸膜腔穿刺抽出的血液很快凝固或因血液凝固抽不出,且胸部 X 线片显示胸膜腔阴影继续增大。

2.维持呼吸功能　及时吸氧,促进排痰。

3.维持有效心排出量　建立静脉通路积极补充血容量抗休克。

4.使用抗生素　遵医嘱合理使用抗生素预防感染。

(四)健康教育

(1)需要做胸膜腔穿刺、闭式胸腔引流的患者,操作前向患者说明目的、意义,以取得配合。

(2)向患者说明深呼吸、有效咳嗽的意义,鼓励患者在胸痛的情况下积极配合治疗。

（3）胸部损伤后出现肺容积显著减少或严重肺纤维化的患者，活动后可能出现气短症状，嘱咐患者戒烟并减少或避免刺激物的吸入。

（4）心肺损伤严重者应定期来院复诊。

（5）了解康复期可能出现的问题及注意事项。

第二节　肺癌患者的护理

肺癌多数起源于支气管黏膜上皮，因此也称支气管肺癌。近年来，全世界肺癌的发病率明显上升，在我国城市人口中，肺癌占据癌症发病和死亡的首位。肺癌发病年龄大多在 40 岁以上，以男性多见，但近年来，女性肺癌的发病率也呈增高趋势。

【病因】

肺癌的病因尚不完全明确，现认为与下列因素有关。

1. 长期大量吸烟　资料表明，长期大量吸烟者，肺鳞癌和肺小细胞癌的发病率比不吸烟者高 4～10 倍。

2. 化学和放射性物质　某些工业部门和矿区职工，肺癌的发病率较高，可能与长期接触石棉、铬、镍、铜、锡、砷、放射性物质等有关。

3. 人体内在因素　如免疫状态、代谢活动、遗传因素、肺部慢性感染等，也可能对肺癌的发生产生影响。

4. 基因表达变化及突变　近年在肺癌分子生物学方面的研究表明，$p53$、$EGFR$、Ras、$nm23-H_1$ 基因表达的变化及基因突变与肺癌的发病有密切的联系。

【病理】

肺癌起源于支气管黏膜上皮，可向支气管腔内和（或）邻近组织生长，并可通过血液、淋巴道或支气管转移扩散。肺癌的分布以右肺多于左肺，上叶多于下叶。起源于主支气管、肺叶支气管的肿瘤，位置靠近肺门者称为中心型肺癌。起源于肺段支气管以下的肿瘤，位置在肺的周围者称为周围型肺癌。

（一）分类

目前肺癌病理学分类采用的是 2015 年世界卫生组织（WHO）修订的病理分型标准。临床将肺癌分为非小细胞肺癌和小细胞肺癌两类。

1. 非小细胞肺癌　主要包括下列 3 种组织类型。

（1）腺癌：发病率上升明显，已成为最常见的类型，多为周围型，生长速度较慢，局部浸润和血行转移早期即可发生，淋巴转移相对较晚。细支气管肺泡癌是腺癌的特殊类型，影像学呈特征性的磨玻璃样影，显微镜下可见癌细胞沿细支气管、肺泡管和肺泡壁生长，不侵犯肺间质。

（2）鳞状细胞癌（鳞癌）：多见于老年男性，与吸烟关系密切，中央型多见。倾向于管腔内生长，早期可引起支气管狭窄或阻塞性肺炎；晚期可发生变性、坏死，形成空洞或癌性肺脓肿。生长速度较为缓慢，病程较长，转移时间较晚，通常先经淋巴转移，血行转移较晚。

（3）大细胞癌：老年男性、周围型多见。肿块多较大，常见中心坏死，显微镜下为多边形大细胞，胞质丰富，排列松散，核大。分化程度低，预后不良。

2. 小细胞肺癌　多与吸烟关系密切。老年男性、中央型多见。癌细胞胞质内含有神经内分泌颗粒，恶性程度高，侵袭力强，远处转移早，较早出现淋巴和血行转移，预后较差。

此外，少数肺癌患者同时存在不同组织类型的肺癌，如腺癌和鳞癌混合，非小细胞肺癌与小细胞肺癌并存。

(二)转移途径

1. 直接扩散 癌肿沿支气管壁并向支气管腔内生长,可以造成支气管腔部分或全部阻塞。癌肿亦可直接扩散侵入邻近肺组织,并穿越肺叶间裂侵入相邻的其他肺叶。还可侵犯胸内其他组织和器官。

2. 淋巴转移 是常见扩散途径。癌细胞经支气管和肺血管周围的淋巴管,先侵入邻近的肺段或肺叶支气管周围的淋巴结,然后到达肺门或气管隆凸下淋巴结,或侵入纵隔和气管旁淋巴结,最后累及锁骨上前斜角肌淋巴结和颈部淋巴结。纵隔和气管旁以及颈部淋巴结转移,一般发生在肺癌同侧,但也可以在对侧,即为交叉转移。肺癌侵入胸壁或膈肌后,可自腋下或主动脉旁淋巴结转移。

3. 血行转移 多发生在肺癌晚期,通常癌细胞直接侵入肺静脉,然后经左心随着大循环血流转移到其他器官和组织,常见有肝、骨骼、脑、肾上腺等。

【临床表现】

肺癌的临床表现与癌肿的部位、大小,是否压迫、侵犯邻近器官以及有无远处转移等情况密切相关。

1. 早期 早期肺癌特别是周围型肺癌往往无明显症状,多在行胸部 X 线或 CT 检查时发现。

(1)咳嗽、咳痰:最常见。早期为刺激性干咳或少量黏液痰,抗感染治疗无效。当肿瘤增大阻塞支气管时,痰液引流受影响,可继发肺部感染,痰量增多可有脓性痰。

(2)咯血:多为痰中带血点、血丝或间断少量咯血;癌肿侵犯大血管可引起大咯血,但较少见。

(3)喘鸣、胸闷、气促:呼吸气流通过受压或部分阻塞形成的气管狭窄处可引起喘鸣。对不明原因反复出现局部喘鸣者尤应警惕。肿瘤进展可导致阻塞性肺炎、肺不张、胸腔积液,胸闷气促不断加重。

(4)胸痛:肿瘤侵犯胸膜、胸壁、神经肌肉或骨组织时,胸部可出现不规则隐痛或钝痛,可随呼吸、咳嗽加重。

(5)体重下降、乏力、发热:肿瘤可引起消耗、食欲减退等,引起乏力伴体重下降。发热以间断中、低热多见,合并感染时可有高热。

2. 晚期 肺癌压迫、侵犯邻近器官、组织或发生远处转移时,可发生与受累组织相关的征象:①压迫或侵犯膈神经,导致同侧膈肌麻痹;②压迫或侵犯喉返神经,出现声带麻痹、声音嘶哑;③压迫上腔静脉,导致面部、颈部、上肢和上胸部静脉怒张,皮下组织水肿,上肢静脉压升高;④侵犯胸膜,导致胸膜腔积液,常为血性,大量积液可引起气促;⑤癌肿侵犯胸膜及胸壁,可引起持续性剧烈胸痛;⑥侵入纵隔,压迫食管,引起吞咽困难;⑦上叶顶部肺肿瘤可以侵入纵隔和压迫位于胸廓上口的器官或组织,如第 1 肋间、锁骨下动脉和静脉、臂丛神经、颈交感神经等,而产生剧烈胸肩痛、上肢静脉怒张、上肢水肿、上臂疼痛和运动障碍等;若压迫颈交感神经则会引起同侧上眼睑下垂、瞳孔缩小、眼球内陷、面部无汗等颈交感神经综合征(Horner 征)。

少数肺癌组织可自主性产生内分泌物质,患者可出现非转移性的全身症状,如骨关节综合征(杵状指、骨关节痛、骨膜增生等)、Cushing 综合征、重症肌无力、男性乳腺增大、多发性肌肉神经痛等。

【辅助检查】

1. 胸部 X 线和 CT 检查 可了解癌肿大小及其与肺叶、肺段、支气管的关系。CT(尤其是低剂量 CT)可发现 X 线检查隐藏区的早期肺癌病变,是目前肺癌筛查、诊断、分期、疗效评价和治疗后随诊中最重要和最常用的影像学检查手段。肺部可见块状阴影,边缘不清或呈分叶状,周围有毛刺;若有支气管梗阻,可见肺不张;若肿瘤坏死液化可见空洞;若有转移可见相应转移灶。

2. 痰细胞学检查 肺癌脱落的癌细胞可随痰液咳出,痰细胞学检查找到癌细胞,可以明确诊断。

3.支气管镜检查　临床怀疑的肺癌病理应常规进行支气管镜检查,其诊断中央型肺癌的阳性率较高,可直接观察到肿瘤大小、部位及范围,并可钳取或穿刺病变组织做病理学检查,亦可用支气管刷取肿瘤表面组织检查或取支气管内分泌物行细胞学检查。

4.其他　纵隔镜检查、放射性核素扫描、经胸壁穿刺活组织检查、转移病灶活组织检查、胸腔积液检查。

【处理原则】

肺癌是一种全身性疾病,目前对肺癌主要采取以外科手术为主的综合治疗。

1.手术治疗　目的是彻底切除肺部原发癌肿病灶和局部及纵隔淋巴结,尽可能保留正常的肺组织。手术方式首选解剖性肺叶切除加淋巴结清扫术。但根据病变的部位和大小以及患者的耐受程度,又有全肺切除术、肺段切除术、楔形切除术。后两者属于局部切除,切除范围小于一个肺叶,用于非常早期肺癌和耐受不良的老年患者。

2.放射治疗　是肺癌局部治疗的手段之一。主要用于术后残余病灶的处理和配合化学疗法,晚期或肿瘤复发患者采用姑息性放疗以减轻症状。小细胞癌对放射治疗敏感性较高,鳞癌次之,腺癌最差。

3.化学治疗　分为新辅助化疗、辅助化疗和系统性化疗,应根据病理类型和患者情况选择方案,身体耐受差的可以选择单药化疗。辅助化疗疗程一般是 4 个周期,系统化疗最多不超过 6 个周期。

4.中医中药治疗　用于减轻患者放射治疗和化学治疗的不良反应,提高机体抵抗力,增强疗效。

5.靶向治疗　针对肿瘤特有的基因进行的治疗称为靶向治疗。它具有针对性强、疗效好且副作用小的特点。

【护理评估】

(一)术前评估

1.健康史　了解患者年龄、性别、婚姻和职业、有无吸烟史、吸烟的时间和数量等;家庭中有无肺部疾患、肺癌或其他肿瘤患者;有无其他部位肿瘤病史或手术治疗史;有无其他伴随疾病,如糖尿病、冠心病、高血压、慢性支气管炎等。

2.身体状况

(1)症状与体征:评估患者有无咳嗽、是否为刺激性;有无咳痰,痰量及性状;有无痰中带血、咯血,咯血的量、次数;有无疼痛,疼痛的部位和性质(如放射痛、牵扯痛);有无呼吸困难;有无发绀、贫血;有无杵状指(趾)。并评估患者的营养状况。

(2)辅助检查:有无低蛋白血症;X 线片、CT、各种内镜及其他有关手术耐受性检查等有无异常发现。

3.心理-社会状况　患者对疾病的认知程度,对手术有何顾虑,有何思想负担;亲属对患者的关心程度、支持力度、家庭对手术的经济承受能力。

(二)术后评估

术后有无大出血、感染、肺不张、支气管胸膜瘘等并发症。

【常见护理诊断/问题】

1.焦虑/恐惧　与缺乏相关知识及担心手术和预后有关。

2.气体交换障碍　与肺组织病变、手术、麻醉、肿瘤阻塞支气管、肺膨胀不全,呼吸道分泌物潴留、肺换气功能降低等有关。

3.疼痛　与手术、肿瘤压迫周围及组织浸润有关。

4.营养失调:低于机体需要量　与肿瘤引起的机体代谢增加、手术创伤等有关。

5.潜在并发症:出血、肺炎、肺不张、支气管胸膜瘘。

【护理目标】

(1)患者自述焦虑/恐惧减轻。

(2)患者恢复正常的气体交换功能,能维持正常的呼吸型态。

(3)患者主诉疼痛得到缓解。

(4)患者营养状况得到改善。

(5)并发症得到及时发现、控制或无并发症发生。

【护理措施】

(一)术前护理

1.改善呼吸功能,预防手术后感染

(1)戒烟:吸烟会使气管及支气管分泌物增加,支气管上皮纤毛活动减少或丧失活力,妨碍纤毛清洁功能,影响痰液咳出,引起肺部感染。术前应戒烟2周以上。

(2)维持呼吸道通畅:大量咯血者,绝对卧床休息,头低脚高俯卧位,头偏向一侧,以免发生窒息;支气管分泌物较多者,行体位引流;痰液黏稠不易咳出者,行超声雾化,必要时经纤维支气管镜吸出;呼吸功能失常者,根据需要应用机械通气治疗。

(3)预防和控制感染:注意口腔卫生,保持口腔清洁,若发现患者有龋齿等口腔疾病时,及时报告医师。如患者合并有慢性支气管炎、肺内感染、肺气肿者,应及时采集痰液及咽部分泌物做细菌培养,遵医嘱给予抗生素及雾化吸入以控制感染。

(4)呼吸指导训练:指导患者练习腹式深呼吸、有效咳嗽和翻身,以促进肺扩张,减轻术后伤口疼痛和加深呼吸运动;练习使用深呼吸训练器和吹气球,预防肺部并发症的发生;告知胸腔引流的目的及注意事项。

2.增加营养,补充水分　提供适宜的进食环境,提供色香味齐全的均衡饮食,保持口腔清洁以促进食欲。营养不良者,可经肠内或肠外补充营养,如脂肪乳剂和复方氨基酸等,改善营养状况,增强机体抵抗力,有利于术后恢复。

3.心理护理　向患者及家属详细说明手术方案,治疗护理的意义、方法、大致过程、配合要点与注意事项,让患者有充分的心理准备。说明手术的安全性、必要性,并介绍手术成功的实例,以增强患者的信心。

(二)术后护理

1.选择合适体位

(1)一般体位:麻醉未清醒时采取平卧位,保持头偏向一侧;麻醉清醒且血压稳定者,可改为半卧位,以利于呼吸和引流。若有休克现象,可抬高下肢或穿弹性袜促进下肢静脉血液回流。

(2)特殊情况下患者体位:①肺段切除术或楔形切除术者,选择健侧卧位,以促进患侧肺组织扩张。②一侧肺叶切除者,如呼吸功能尚可,可取健侧卧位以利于手术侧残余肺组织的膨胀与扩张;如果患者呼吸功能差则取平卧位,避免健侧肺受压而限制肺的通气功能。③一侧全肺切除术者,避免过度侧卧,可取1/4侧患侧卧位,防止纵隔移位和压迫健侧肺导致呼吸循环功能障碍。④血痰或出现支气管瘘者,取患侧卧位。

2.病情观察　一般心电监护24～48小时,病情需要时延长监护时间。定时观察呼吸并呼唤患者,防止因麻醉副作用引起呼吸暂停,注意观察有无呼吸窘迫,若有异常,立即通知医师。

3.维持呼吸道通畅

(1)吸氧:遵医嘱给予鼻导管吸氧2～4L/min,根据血气分析结果调整给氧浓度。

（2）观察：观察呼吸频率、幅度及节律，双肺呼吸音；观察有无气促、发绀等缺氧征象及动脉血氧饱和度情况；术后带气管插管返回病房者，严密观察气管插管的位置和深度，防止滑出或移向一侧支气管，造成通气量不足。

（3）深呼吸及有效咳嗽：患者清醒后立即鼓励并协助其做深呼吸和咳嗽，每1~2小时1次。咳嗽前先给患者由下向上、由外向内叩背或体外振动，使肺叶、肺段处的分泌物松动并移至支气管。而后嘱患者做3~5次深呼吸，深吸气后屏气3~5秒，再用力咳嗽将痰咳出。患者咳嗽时，可固定胸部伤口（图14-11），以减轻震动引起的疼痛。

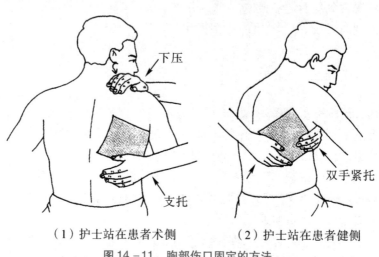

（1）护士站在患者术侧　　　　（2）护士站在患者健侧

图14-11　胸部伤口固定的方法

（4）稀释痰液：呼吸道分泌物黏稠时，可用糜蛋白酶、地塞米松、氨茶碱等药物行超声雾化或氧气雾化。

（5）吸痰：患者如果出现咳痰无力、呼吸道分泌物滞留时可进行吸痰。一侧全肺切除术后，因其支气管残端缝合处在隆凸下方，行深部吸痰时极易刺破，故操作时吸痰管进入长度以不超过气管的1/2为宜，必要时行纤维支气管镜吸痰。

4.胸腔闭式引流护理

（1）病情观察：观察引流液的色、质、量，一般术后24小时内引流量约500mL，为手术创伤引起的渗血、渗液及术中冲洗胸腔残余的液体。患者病情平稳，暗红色血性引流液逐渐变淡，每日量<300mL（非乳糜性、血性或脓性），无气体逸出，胸部X线片显示肺复张良好，可拔除胸腔引流管。

（2）一侧全肺切除术后胸腔引流管的护理：胸腔引流管一般全钳闭或半钳闭，保证术后患侧胸膜腔内有一定的胸液，维持双侧胸腔内压力平衡，防止纵隔过度摆动。全钳闭时，可根据气管位置调整引流管开放的时间及次数。如气管明显向健侧移位，在排除肺不张后酌情放出适量的气体或引流液。每次放液量不宜超过100mL，速度宜慢，以免快速多量放液引起纵隔突然移位，导致心搏骤停。半钳闭时注意保持引流管内水柱随呼吸波动的幅度为4~6cm。

5.伤口护理　检查敷料有无渗血、渗液，发现异常及时通知医师。胸部伤口一般7~9日可拆除缝线。

6.维持液体平衡和补充营养

（1）控制输液量和速度：记录出入量，维持体液平衡。肺组织可储存大量的血液，切除部分肺组织后会使得心脏前负荷增加，为防止前负荷过重而导致急性肺水肿，输液时应注意量和速度，24小时补液量控制在2000mL以内，以20~30滴/分为宜，全肺切除术后应控制钠盐摄入量。

（2）补充营养：当患者意识恢复且无恶心症状，气管插管拔除后即开始饮水。恢复肠蠕动后，可进食清淡流质或半流质饮食，若患者进食后无不适则改为普食，应为高蛋白、高热量、高维生素、易消化饮食。

7.活动与休息

(1)早期下床活动:为预防肺不张,改善患者呼吸及循环功能,术后第1日,患者生命体征平稳后,鼓励及协助患者床上坐起,坐于床边保持双腿下垂或床旁站立移步。术后第2日,可协助患者绕病床行走3~5分钟,之后根据患者情况逐渐增加活动量。活动期间,注意防止牵拉引流管,防止脱出,严密观察患者病情变化,出现头晕、心悸、气促及出汗时,立即停止活动。

(2)手臂和肩关节的运动:为了预防术侧胸壁肌肉粘连、肩关节强直及失用性萎缩,患者清醒后,可协助其进行臂部、躯干和四肢的轻度活动,每4小时1次。术后第1日开始做手臂和肩关节的主动运动,如术侧手臂爬墙及肩关节旋前旋后运动,使肩关节活动范围逐渐恢复至术前水平,预防肩下垂(图14-12)。全肺切除术后的患者,鼓励取直立的功能位,以恢复正常姿势,防止脊椎侧弯畸形。

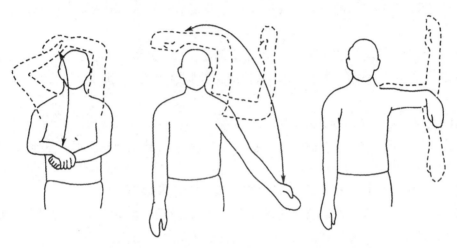

图14-12 开胸术后手臂和肩关节的运动训练

8.并发症的观察与护理

(1)胸腔内出血:是常见并发症。

1)原因:手术时胸膜粘连紧密、止血不彻底或血管结扎线脱落,胸腔内大量毛细血管充血及胸腔内负压等因素均可导致胸腔内出血。

2)表现:当胸腔引流液量多(>100mL/h)、呈鲜红色、有血凝块,患者出现烦躁不安、血压下降、脉搏增快、尿少等血容量不足的表现时,应考虑有活动性出血。

3)护理:①密切观察患者的生命体征,定时检查伤口敷料及引流管周围的渗血情况,注意胸腔引流液的颜色、性状和量。②一旦出现,立即通知医师,加快输血、补液速度,注意保温,遵医嘱给予止血药,保持胸腔引流管的通畅,确保胸腔内积血及时排出。必要时监测中心静脉压,做好开胸探查止血的准备。

(2)肺部感染和肺不张:是常见并发症。

1)原因:由于麻醉药副作用使膈肌活动受抑制、术后软弱无力、疼痛等,患者术后不能有效咳嗽排痰,导致分泌物堵塞支气管,引起肺部感染、肺不张。

2)表现:患者出现心动过速、体温升高、哮鸣、发绀、呼吸困难等症状,动脉血气分析显示为低氧、高碳酸血症。

3)护理:肺部感染及肺不张重在预防。鼓励患者咳嗽、咳痰,痰液黏稠者予以氧气雾化或超声雾化,必要时行鼻导管吸痰或协助医师行支气管纤维镜下吸痰,病情严重时可行气管插管或气管切开,确保呼吸道通畅。

（3）心律失常：多发生于术后 4 日内。

1）原因：与缺氧、出血、水、电解质和酸碱失衡有关。术前合并糖尿病、心血管疾病者术后更易发生心律失常。

2）护理：术后心电监护显示心律失常，应立即报告医师。遵医嘱应用抗心律失常药物，密切观察心率、心律，严格掌握药物剂量、浓度、给药方法和速度，观察药物的疗效及不良反应。

（4）支气管胸膜瘘：是肺切除术后严重的并发症之一，多发生于术后 1 周。

1）原因：多由支气管缝合不严密、支气管残端血运不良或支气管缝合处感染、裂开等所致。

2）表现：术后 3 ~ 14 日仍可从胸腔引流管持续引出大量气体，患者出现发热、刺激性咳嗽、痰中带血或咯血、呼吸困难、呼吸音减低等症状。可用亚甲蓝从胸腔引流管注入胸膜腔，若患者咳出蓝色痰液可确诊。支气管胸膜瘘可引起张力性气胸、皮下气肿、脓胸等，如从瘘孔吸入大量胸腔积液会引发窒息。

3）护理：一旦发生，立即报告医师；置患者于患侧卧位，以防漏液流向健侧；使用抗生素以预防感染；继续行胸腔闭式引流；小瘘口可自行愈合，但应延长胸腔闭式引流时间，必要时可再次开胸手术修补。

（5）肺水肿：以全肺切除患者更为明显。

1）原因：与原有心脏疾病、输血输液过多过快以及病肺切除或余肺膨胀不全使肺泡毛细血管床容积减少有关。

2）表现：患者出现呼吸困难、发绀、心动过速、咳粉红色泡沫痰等。

3）护理：一旦发生，立即减慢输液速度，控制液体入量；给予高流量吸氧；注意保持呼吸道通畅；遵医嘱给予心电监护及强心、利尿、镇静和激素治疗，安抚患者的紧张情绪。

（6）肺栓塞：内源性或外源性栓子阻塞肺动脉引起肺循环功能障碍。

1）原因：与原有周围血管疾病、术后血液高凝、长期卧床以及术中肺血管壁的损伤等有关。

2）表现：患者突然发生不明原因的血氧饱和度下降、呼吸困难、咳嗽、咯血、虚脱、面色苍白、出冷汗等，并有脑缺氧症状。心电图、D - 二聚体、动脉血气、放射性核素肺通气扫描、肺血管造影等可协助诊断。

3）护理：①预防措施，即对存在高危因素的患者，指导患者床上踝泵运动或直腿抬高运动，早期下床活动，促进血液回流，增强血液循环，遵医嘱予以药物抗凝，预防血栓形成。②处理原则，即一旦发生肺栓塞，应绝对卧床休息，高浓度吸氧；根据情况予以监测中心静脉压，控制输液量及速度、镇静镇痛、抗休克治疗和护理；遵医嘱予抗凝治疗或溶栓治疗后维持抗凝治疗，注意监测凝血功能，观察胸腔闭式引流、皮肤黏膜是否有出血征象。

（三）健康教育

1.早期诊断　年龄超过 40 岁的人群应定期进行胸部 X 线普查，尤其是反复出现呼吸道感染、久咳不愈或痰中带血者。

2.戒烟　使患者了解吸烟的危害，戒烟。保持良好的营养状况，注意每日保持充分休息与活动。

3.康复锻炼　指导患者坚持进行腹式深呼吸和有效咳嗽，以促进肺扩张，出院后半年不得从事重体力活动。

4.预防感染　保持良好的口腔卫生，如有口腔疾病应及时治疗。注意环境空气新鲜。避免出入公共场所或与上呼吸道感染者接近。避免居住或工作于布满灰尘、烟雾及化学刺激物品的环境。

5. 定时复查　对需进行放射治疗和化学治疗的患者,指导其坚持完成放射治疗和化学治疗的疗程,并告知注意事项以提高疗效,定期返院复查。若有伤口疼痛、剧烈咳嗽及咯血等症状,或有进行性倦怠情形,应返院复诊。

【护理评价】

通过治疗与护理,患者是否:①焦虑及恐惧减轻;②呼吸功能改善,气促、发绀等缺氧征象减轻或消失;③疼痛缓解;④营养状况改善;⑤未发生并发症或并发症得到及时发现和处理。

第三节　食管癌患者的护理

食管癌是常见的一种消化道恶性肿瘤,全世界每年约有 46 万人死于食管癌。其发病率和病死率各国差异很大。我国是食管癌高发地区之一,每年新发病例约 70 万例,死亡病例高达 27 万例。食管癌的发病率有明显的地理分布特点,国外食管癌的高发区分布在中亚、非洲、法国北部和中南美;我国以河南省发病率最高,此外,江苏、山西、河北、福建、陕西、安徽、湖北、山东、广东等省均为高发区。男性多于女性,发病年龄多在 40 岁以上,以 60 ~ 64 岁年龄组发病率最高。

【病因】

病因至今不清,据流行病学调查和病因学研究表明,食管癌的发生可能与下列因素有关。

1. 亚硝胺及真菌　亚硝胺及其前体在自然界中分布很广,是公认的化学致癌物,在高发区的粮食和饮水中,其含量显著增高,且与当地食管癌和食管上皮重度增生的患病率呈正相关。各种霉变食物能产生致癌物质,一些真菌能将硝酸盐还原为亚硝酸盐,促进二级胺的形成,使二级胺比发霉前增高 50 ~ 100 倍。少数真菌还能合成亚硝胺。

2. 遗传因素和基因　食管癌的发病常表现为家庭聚集现象,我国河南省林县食管癌有阳性家族史者占 60%。

3. 营养不良及微量元素缺乏　饮食缺乏动物蛋白、新鲜蔬菜和水果,摄入的维生素 A、维生素 B_1、维生素 B_2 以及维生素 C 缺乏,是食管癌的危险因素。饮水、食物和土壤内的微量元素,如钼、铜、锰、铁、锌、硒含量较低,亦与食管癌的发生相关。

4. 饮食生活习惯　长期进食含亚硝胺量较高的食物,长期饮烈性酒,嗜好吸烟者食管癌发生率明显升高。进食过快,喜食过热或过硬的食物易致食管上皮损伤,增加了对致癌物的敏感性。

5. 其他因素　慢性食管炎症、食管黏膜损伤及慢性刺激亦与食管癌发病有关,如食管腐蚀伤、食管慢性炎症、食管白斑、食管良性狭窄、贲门失弛缓症及食管长期反流引起的 Barrett 食管(食管末端黏膜上皮柱状细胞化)等均有癌变的危险。

【病理】

食管是一段从咽喉至胃部之间的肌性管道,长 25 ~ 30cm,食管共分为颈、胸、腹 3 段,其中胸中段为食管癌好发部位,下段次之,上段较少。多系鳞癌,贲门下部的癌为腺癌。早期食管癌病变多局限于黏膜表面,未见明显肿块。肉眼所见表现为充血、糜烂、斑块或乳头状。中、晚期肿瘤逐渐累及食管全周,肿块突入腔内,可穿透食管壁全层,侵入纵隔和心包。

1. 分型　食管癌按病理形态分为 4 型。

(1)髓质型:食管壁明显增厚并向腔内外扩展,多数累及食管周径的全部或大部分,恶性程度高。

(2)蕈伞型:瘤体呈卵圆形扁平肿块状,向腔内呈蘑菇样突出。隆起的边缘与其周围的黏膜境界

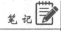

清楚,瘤体表面多有浅表溃疡,其底部凹凸不平。

(3)缩窄型(硬化型):瘤体部位形成明显的环状狭窄,累及食管全周,较早出现梗阻症状。

(4)溃疡型:瘤体的黏膜面呈深陷而边缘清楚的溃疡。深入肌层,梗阻程度轻。

2.转移途径　主要经淋巴转移,血行转移较晚。

(1)直接扩散:癌细胞向黏膜下层,向上、下及全层浸润,可穿过疏松的外膜侵入邻近器官。

(2)淋巴转移:癌细胞经黏膜下淋巴管,通过肌层到达与肿瘤部位相应的区域淋巴结。

(3)血行转移:通过血液循环向远处转移。

【临床表现】

1.症状

(1)早期:常无明显症状,仅在吞咽粗硬食物时有不同程度的不适感,包括哽噎感、胸骨后烧灼样、针刺样或牵拉摩擦样疼痛,食物通过缓慢,食管癌合并有停滞感或异物感。哽噎停滞感常通过饮水后缓解消失。症状时轻时重,进展缓慢。

(2)中晚期:多表现为进行性吞咽困难,先是难咽干硬食物,继而只能进半流质、流质,最后滴水难进。患者逐渐消瘦、贫血、无力、明显脱水症状及营养不良。癌肿侵犯喉返神经,可发生声音嘶哑;侵入主动脉,溃烂破裂,可引起大量呕血;侵入气管,可形成食管气管瘘;高度阻塞可致食物反流,引起进食时呛咳及肺部感染;持续胸痛或背痛为晚期症状,表示癌肿已侵犯食管外组织;最后出现恶病质。

2.体征　中晚期病例可有锁骨上淋巴结肿大,肝转移者可触及肝肿块,恶病质者有腹水症。

【辅助检查】

1.食管吞钡造影　早期表现:①食管黏膜皱襞紊乱、粗糙或有中断现象;②局限性管壁僵硬,蠕动中断;③小的充盈缺损;④小龛影。中、晚期有明显的充盈缺损和不规则狭窄,病变段管壁僵硬。严重狭窄者近端食管有不同程度的扩张。

2.内镜及超声内镜　纤维食管镜检查可直视肿块部位、形态,并可钳取活组织做病理学检查。超声内镜检查可用于判断食管癌侵犯层次、向外扩展程度以及局部淋巴结转移情况。

3.放射线核素检查　进行 ^{32}P、^{131}I、^{67}Ga、^{99m}Tc 等某些亲肿瘤核素检查,对早期食管癌病变的发现有帮助。

4.CT检查　胸、腹部CT检查能显示食管癌向管腔外扩展的范围及淋巴结转移情况,辅助判断能否手术切除,明确治疗方案。

【处理原则】

以手术为主,辅以放射治疗、化学治疗等综合治疗。

1.手术治疗　早中期食管癌首选手术治疗。适用于全身情况和心肺功能良好、无明显远处转移征象的患者。常用的手术方式有非开胸及开胸食管癌切除术。

非开胸食管癌切除术,又称为食管内翻剥脱术,主要适用于早期癌、心肺功能差不宜开胸手术者,手术创伤小,不能行胸腔淋巴结清扫。

对中下段食管癌,最常用左侧开胸切口。对中上段食管癌可采用颈-胸-腹三切口方法,并同时行淋巴结清扫。食管癌切除后常用胃或结肠、空肠重建食管,以胃代食管最为常用(图14-13、图14-14)。对晚期食管癌、不能根治或放射治疗、进食有困难者,可作姑息性减状手术,如食管腔内置管术、食管胃转流吻合术、食管结肠转流吻合术、胃或空肠造口术等,以达到改善营养、延长生命的目的。

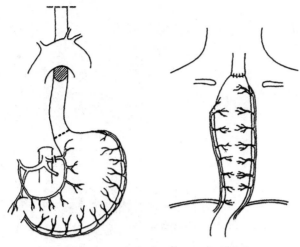

图 14 - 13　食管癌切除后胃代食管术

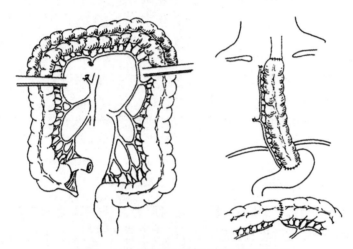

图 14 - 14　食管癌切除后横结肠代食管术

2. 放射治疗

(1)放射和手术综合治疗,可增加手术切除率,也能提高远期生存率。术前放疗后,相隔 2 ~ 3 周再做手术较为合适。对手术中切除不完全的残留癌组织处作金属标记,一般在手术后 3 ~ 6 周开始术后放疗。

(2)单纯放射疗法适用于食管颈段、胸上段癌或晚期癌。

3. 化学治疗　食管癌对化学治疗不敏感,单独应用效果欠佳,常与其他方法联合应用,有时可提高疗效,或使食管癌患者症状缓解,延长存活期。

4. 中医中药治疗　用于减轻患者放射治疗和化学治疗的不良反应,提高机体抵抗力,增强疗效。

【护理评估】

(一)术前评估

1. 健康史　了解患者的年龄、性别、婚姻、职业、居住地和饮食习惯等;患者有无吞咽困难、呕吐;能否正常进食,饮食的性质等;患者有无疼痛,疼痛的部位和性质;是否因疼痛而影响睡眠;了解患者有无糖尿病、冠心病、高血压等病史;家族中有无肿瘤患者等。

2. 身体状况

(1)症状与体征:评估患者有无体重减轻;有无消瘦、贫血、脱水或衰弱;有无触及锁骨上淋巴结和

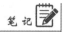

肝肿块。

（2）辅助检查：了解食管吞钡 X 线双重对比造影、脱落细胞学检查、纤维食管镜检查、CT、超声内镜检查等结果，以判断肿瘤的位置、有无扩散或转移。

3. 心理 – 社会状况　患者对该疾病的认知程度，有无心理问题；患者家属对患者的关心程度、支持力度、家庭经济承受能力等。

（二）术后评估

有无吻合口瘘、乳糜胸、出血、感染等并发症。

【常见护理诊断/ 问题】

1. 营养失调：低于机体需要量　与进食量减少或不能进食、消耗增加等有关。

2. 体液不足　与吞咽困难、水分摄入不足有关。

3. 焦虑　与对癌症的恐惧和担心疾病预后等有关。

4. 潜在并发症：肺不张、肺炎、吻合口瘘、出血、乳糜胸等。

【护理目标】

（1）患者的营养状况改善。

（2）患者的水、电解质维持平衡。

（3）患者自述焦虑减轻，表现为情绪稳定。

（4）患者未发生并发症或并发症得到及时发现和控制。

【护理措施】

（一）非手术治疗护理/术前护理

1. 营养支持　术前应保证患者的营养摄入。能口服者，指导患者合理进食高热量、高蛋白、含丰富维生素的饮食。注意观察患者的进食反应，随时调节患者的饮食。对不能进食而营养状况差的患者，可补充液体、电解质或提供肠外营养。

2. 心理护理　了解患者的心理状况，认真听取并解释患者与家属感到疑惑的问题，鼓励患者放松及分散注意力。减轻患者的焦虑、紧张情绪。

3. 呼吸道准备　术前患者戒烟 2 周以上。患有支气管炎、肺气肿的患者，术前应用抗生素、支气管扩张剂，改善肺功能。术前指导并训练患者有效咳痰和腹式呼吸，预防术后肺炎和肺不张。

4. 保持口腔卫生　口腔内的细菌可随食物或唾液进入食管，在梗阻或狭窄部位停留、繁殖，易造成局部感染，影响术后吻合口愈合。餐后或呕吐后要漱口或口腔清洁，积极治疗口腔疾病，不能进食的每日用淡盐水或含漱液漱口数次。

5. 胃肠道准备

（1）术前 1 周遵医嘱给予患者口服抗生素溶液，以消除食管癌引起的梗阻和炎症。

（2）术前 3 日改流质饮食，术前 1 日禁食。

（3）梗阻明显者，术前 1 日晚遵医嘱以生理盐水 100mL 加抗生素经鼻胃管冲洗食管及胃，以减轻局部充血水肿，减少术中污染，防止吻合口瘘。

（4）结肠代食管手术患者，术前 3～5 日口服抗生素，如甲硝唑、庆大霉素或新霉素等。术前 2 日进食无渣饮食，术前晚清洁灌肠或全肠道灌洗后禁饮禁食。

（5）手术日晨放置胃管，如通过梗阻部位有困难不能强行进入，以免戳破食管。可暂置于梗阻上端，待手术中在直视下置于胃中。

（二）术后护理

1.生命体征的监测　每30分钟监测呼吸、血压、脉搏1次,平稳后可1~2小时1次。注意体温的变化。

2.呼吸道的护理　参见本章第二节肺癌患者的护理。

3.胃肠减压的护理

（1）保持胃管通畅,妥善固定胃管,防止脱落。胃管脱出后,不应再盲目插入,以免戳穿吻合口。

（2）经常挤压胃管,防止管腔堵塞。若胃管不通,可用少量生理盐水冲洗并及时回抽,避免胃扩张增加吻合口张力而并发吻合口瘘。

（3）注意观察引流量、性状、气味并准确记录。

（4）术后6~12小时内从胃管内抽吸出少量血性或咖啡色液,以后引流液将逐渐变浅。若引流出大量鲜血或血性液,患者出现烦躁、血压下降、脉搏增快、尿量减少等,应考虑吻合口出血,立即通知医师并配合处理。

（5）术后3~4日待肛门排气、胃肠减压引流量减少后,可拔除胃管。

4.胸腔闭式引流的护理　保持管道密闭,严格无菌操作,保持引流通畅,观察记录引流情况,预防和处理意外事件,做好拔管前后的护理。

5.饮食护理

（1）由于食管血供差,胸腔负压的影响,术后一般要禁食4~6日以上。

（2）禁食期间持续胃肠减压,注意经静脉补充水分和营养。

（3）停止胃肠减压24小时后,若无呼吸困难、胸内剧痛、患侧呼吸音减弱及高热等吻合口瘘的症状,可开始进食。先试饮少量的水,再给橘子汁、牛奶等流质饮食。一般每2小时1次,每次60~100mL。每次待流食进入胃内后,再饮第二口,避免增加吻合口张力。如无不适,进食量逐日增加。一般术后第8~10日起可进半流质饮食,2~3周后患者如无不适可进普食。但要遵守少食多餐的原则,细嚼慢咽,防止进食过多、速度过快,避免进食生、冷、硬食物,以免导致晚期吻合口瘘。

（4）进食量过多、过快或因吻合口水肿导致进食时呕吐,严重者应禁食,给予肠外营养,待3~4日水肿消退后再继续进食。

（5）术后3~4周再次出现吞咽困难,应考虑吻合口狭窄,行食管扩张术。

（6）食管胃吻合术后的患者,可能会出现进食后胸闷、气短,应告知患者是由于胃拉入胸腔,进食后肺受压所致,建议患者少食多餐,经1~2月后,此症状可缓解。

（7）贲门附近癌肿切除术后,可出现胃液反流至食管,患者可有反酸、呕吐等症状,平卧时加重,嘱患者饭后不要立即平卧,睡眠时将枕头垫高。

6.结肠代食管术后的护理　保持置于结肠袢内减压管的通畅。若从减压管内吸出大量血性液或呕吐大量咖啡样液并伴全身中毒症状,考虑代食管的结肠袢坏死,立即通知医师配合抢救。因结肠逆蠕动,患者可嗅到粪便气味,指导患者注意口腔卫生。半年后此情况能缓解。

7.并发症的护理

（1）吻合口瘘:是食管癌术后最严重的并发症。吻合口瘘发生后患者表现为呼吸困难、胸腔积气积液、恶寒、高热,严重时发生休克。一般发生在术后的5~10日,一旦出现立即报告医师并配合处理。术后注意以下方面的治疗与护理:矫正低蛋白血症;保证胃管通畅,避免胃排空不畅增加吻合口张力;加强患者饮食护理与监控。吻合口瘘一旦发生,患者立即禁食水,行胸腔闭式引流和胃肠减压,抗感染治疗及采用营养支持疗法。

（2）乳糜胸:多因伤及胸导管所致。多发生在术后2~10日,少数可在2~3周后出现。术后禁食期间出现,由于乳糜液含脂肪少,胸腔闭式引流为淡血性或淡黄色液,但量较多;恢复进食后,乳糜液漏出量增多,大量积聚在胸腔内,可压迫肺及纵隔使之向健侧移位。患者表现为胸闷、气急、心悸,甚至血压下降,在短时间内造成全身消耗、衰竭。若诊断成立,应迅速处理,置胸腔闭式引流,及时引流胸腔内乳糜液,使肺膨胀。手术时主张行胸导管结扎,同时给予肠外营养支持。

(3)吻合口狭窄:患者术后又出现吞咽困难的症状,行食管扩张。

（三）健康教育

(1)指导患者术后注意饮食成分的调配,摄取高营养的饮食。少量多餐,逐渐增加食量,避免刺激性食物和碳酸饮料。术后进干、硬食物可能出现轻微哽咽感,与吻合口扩张程度差有关。如进半流食仍有咽下困难,应来院复诊。

(2)嘱患者加强口腔卫生护理。

(3)后续放疗时注意保护照射部位皮肤的清洁,防止放射线对皮肤的损害。化疗时注意化疗药物的不良反应。定期检查血象。若发现白细胞和血小板过低,停用1次化疗药。

（谭　霄　宋丽艳）

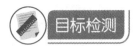 目标检测

参考答案

1. 可出现胸壁反常呼吸运动的胸部损伤是（　　）。

 A. 单根肋骨骨折   B. 多根多处肋骨骨折   C. 开放性气胸

 D. 张力性气胸   E. 闭合性气胸

2. 开放性气胸正确的急救措施是（　　）。

 A. 清创缝合   B. 胸腔闭式引流   C. 厚敷料封闭伤口

 D. 吸氧、补液   E. 胸腔穿刺排气

3. 闭合性胸外伤后患者出现严重皮下气肿和极度呼吸困难首先应考虑为（　　）。

 A. 肋骨骨折   B. 肺挫伤   C. 闭合性气胸

 D. 张力性气胸   E. 血胸

4. 张力性气胸正确的急救措施是（　　）。

 A. 气管插管辅助呼吸   B. 输血、输液   C. 胸膜腔穿刺排气

 D. 剖胸探察   E. 气管切开

5. 肺癌手术后的护理重点是（　　）。

 A. 营养支持   B. 呼吸道管理   C. 维持循环

 D. 预防感染   E. 镇静止痛

6. 下述肺癌患者术后呼吸道护理措施中错误的是（　　）。

 A. 吸氧   B. 定时给患者叩背   C. 鼓励患者浅快呼吸

 D. 鼓励患者咳嗽   E. 对气管插管者应严密观察其导管的位置

7. 肺段切除术后患者应取（　　）。

 A. 平卧位   B. 头低足高仰卧位   C. 健侧卧位

 D.1/4 侧卧位   E. 患侧卧位

8. 食管癌的主要转移途径是（　　）。

 A. 血行转移   B. 种植转移   C. 直接蔓延

 D. 淋巴转移   E. 沿食管上下扩散

9. 食管癌拟行结肠代食管手术,术前口服甲硝唑的最佳时间是（　　）。

 A. 术前 3 日   B. 术前 1 日   C. 术前 2 日

 D. 术前 14 日   E. 术前 7 日

10. 关于食管癌患者术后护理措施的叙述,正确的是（　　）。

 A. 术后立即取半卧位   B. 拔出胃管后即可进食   C. 术后 3～5 日严格禁食禁饮

 D. 胃管一旦脱出,立即重置   E. 鼓励患者经口饮水,有助于保持胃管通畅

第十五章　腹部疾病患者的护理

课件　　思维导图

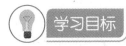

第一节　急性化脓性腹膜炎患者的护理

急性化脓性腹膜炎是指由化脓性细菌(包括需氧菌、厌氧菌或两者混合)引起的腹膜的急性炎症。

【分类】

1. 按病变范围分类

(1)局限性腹膜炎:腹膜炎局限于病灶区域或腹膜腔的某一部分,如炎症由大网膜和肠曲包裹而形成局部脓肿,常见阑尾周围脓肿、膈下脓肿、盆腔脓肿等。

(2)弥漫性腹膜炎:炎症范围广泛而无明显界限,临床症状较重,若治疗不及时可造成严重后果。

2. 按发病机制分类

(1)原发性腹膜炎:腹膜腔内无原发病灶,细菌经血行、泌尿道、女性生殖道等途径播散至腹膜腔,引起腹膜炎。原发性腹膜炎占2%,病原菌多为溶血性链球菌、肺炎双球菌或大肠埃希菌,多见于儿童,患者常伴有营养不良或抵抗力低下。

(2)继发性腹膜炎:是继发于腹腔内脏器的炎症、破裂、穿孔、腹部创伤手术等引起的大量消化液及细菌进入腹膜腔所导致的急性炎症。临床所称急性腹膜炎多指继发性的化脓性腹膜炎,是急性化脓性腹膜炎中最常见的一种,占98%,也是一种常见的外科急腹症。

3.按炎症性质分类

(1)化学性腹膜炎:见于消化性溃疡穿孔、急性出血坏死型胰腺炎的早期,胃酸、十二指肠液、胆盐胆酸或胰液的强烈刺激而致的化学性腹膜炎,此时腹膜腔渗液中尚无细菌繁殖。

(2)细菌性腹膜炎:由细菌及毒素的刺激引起的腹膜炎。如空腔器官穿孔8小时后有多种细菌繁殖生长,产生大量毒素。

【病因】

继发性腹膜炎的主要致病菌是胃肠道内的常驻菌群,其中以大肠埃希菌最多见,其次为厌氧拟杆菌、链球菌等,大多为混合性感染。常见病因有以下几点。

1.腹内脏器穿孔、破裂　胃十二指肠溃疡急性穿孔及腹部损伤引起内脏破裂,是继发性腹膜炎最常见的原因,其常先引起化学性腹膜炎,继发细菌感染后形成化脓性腹膜炎。急性胆囊炎、胆囊壁的坏死穿孔常造成极为严重的胆汁性腹膜炎。

2.腹腔内脏器缺血及炎症扩散　见于绞窄性疝、绞窄性肠梗阻,以及急性阑尾炎、急性胰腺炎时含有细菌的渗出液在腹腔内扩散引起腹膜炎。

3.其他　如腹部手术时污染腹腔,胃肠道吻合口渗漏,腹前、后壁的严重感染等也均可引起腹膜炎。

【病理】

(一)病理生理过程

1.炎症反应　腹膜受细菌或胃肠道内容物刺激后,立即发生充血、水肿,继而产生大量浆液性渗出液以稀释腹腔内的毒素,并出现大量吞噬细胞、中性粒细胞,加上坏死组织、细菌与纤维蛋白,使渗出液变混浊而成为脓液。腹腔渗液中大量的细菌与毒素可经腹膜吸收、区域淋巴管进入血液循环,从而引起一系列全身反应。

2.血流动力学改变　腹膜腔内大量渗出液以及肠麻痹导致的肠道内积液,引起水、电解质紊乱,血浆蛋白减少,血容量锐减。

3.代谢紊乱　低血容量、气体交换受损和感染性休克可引起机体一系列代谢障碍,常见为代谢性酸中毒,还包括蛋白合成障碍和丢失过多引起的低蛋白血症,葡萄糖利用障碍引起的血糖升高、低钠血症、低钾血症等。

(二)腹膜炎的转归

腹膜炎的转归取决于两个方面,一方面是患者全身和腹膜局部的防御能力,另一方面是污染细菌的性质、数量和时间。

1.炎症趋于恶化　细菌及其产物(内毒素)刺激机体的细胞防御机制,激活多种炎性介质,导致全身性炎症反应。细菌入侵、毒素吸收,致感染性休克。如合并血容量减少,心肺功能受损,水、电解质紊乱,会加重休克,甚至导致死亡。

2.炎症局限和消散　年轻体壮、抗病能力强者,可使病菌毒力下降。病变损害轻的能与邻近的肠管、其他脏器及大网膜粘连,将病灶包围,使病变局限于腹腔内的一个部位,形成局限性腹膜炎。渗出物逐渐吸收、炎症消散或局限部位化脓,形成局限性脓肿。

3.腹腔粘连、肠梗阻形成　腹膜炎治愈后,腹腔内多有不同程度的粘连,大多数粘连无不良后果,但是部分肠管粘连可造成扭曲或形成锐角,发生粘连性肠梗阻。

【临床表现】

临床表现随病因不同而有所差异,如空腔脏器破裂或穿孔引起的腹膜炎,常骤然发生;由急性阑尾炎、急性胆囊炎穿孔等引起的腹膜炎,多先有原发病的临床表现,之后才逐渐出现腹膜炎的表现。

1. 症状

(1)腹痛:是最主要的症状,疼痛程度与发病原因、炎症轻重、年龄和身体素质等有关。呈持续性、剧烈性腹痛,常难以忍受。深呼吸、咳嗽、转动身体时疼痛加剧。腹痛范围多自原发病部位开始,随炎症扩散而延及全腹。

(2)恶心、呕吐:腹膜受到刺激引起反射性恶心、呕吐,呕吐物为胃内容物;发生麻痹性肠梗阻时,呕吐物可含有黄绿色胆汁,甚至呈棕褐色粪样内容物。

(3)体温、脉搏变化:与炎症轻重有关。体温开始正常,后逐渐升高,脉搏逐渐加快;如原发病引起的炎症已经造成体温升高,继发腹膜炎后体温将继续升高,但年老体弱者体温可不升高。多数患者的脉搏会随体温升高而加快,如果脉搏快体温反而下降,是病情恶化的征象之一。

(4)感染中毒症状:患者可出现寒战、高热、脉速、呼吸浅快、大汗及口干。随病情进一步发展,可出现重度缺水、代谢性酸中毒及感染性休克等表现。

2. 体征

(1)一般表现:患者常呈急性面容,常取仰卧位,双下肢屈曲,不愿意改变体位。腹部拒按,体征随腹膜炎的轻重、原发病因和病情变化而不同。

(2)腹部:①视诊,可有腹胀,腹式呼吸运动减弱或消失。腹胀加重是病情恶化的重要标志。②触诊,腹部压痛、反跳痛和腹肌紧张是腹膜炎的标志性体征,称为腹膜刺激征,以原发病灶处最为明显。腹肌紧张的程度因患者全身情况和病因而不同,胃肠、胆囊穿孔时腹肌可呈"木板样"强直,幼儿、老人或极度衰弱的患者腹肌紧张不明显,易被忽视。③叩诊,因胃肠胀气而呈鼓音。胃十二指肠穿孔时溢出的气体积聚于膈下,使肝浊音界缩小或消失,腹腔内积液较多时移动性浊音阳性。④听诊,肠鸣音减弱。肠麻痹时,肠鸣音可完全消失。

(3)直肠指检:若直肠前窝饱满及触痛,表明盆腔已有感染或形成盆腔脓肿。

【辅助检查】

1. 实验室检查　白细胞计数及中性粒细胞比例增高。病情危重或机体反应能力低下者,白细胞计数可不升高,仅中性粒细胞比例增高,甚至有中毒颗粒出现。

2. 影像学检查

(1)腹部 X 线检查:腹部立、卧位平片可见小肠普遍胀气,并有多个小液平面的肠麻痹征象;胃肠穿孔时,立位 X 线平片多数可见膈下游离气体。

(2)B 超检查:显示腹腔内有不等量的积液,但不能鉴别液体的性质。

(3)CT 检查:对腹腔内实质性脏器病变(如急性胰腺炎)的诊断帮助较大,对评估腹腔内渗液量也有一定帮助,CT 检查可提供腹部 X 线检查无法提供的定位信息。

3. 诊断性腹腔穿刺　是正确率较高的辅助性检查措施,阳性率可达 90% 以上。根据穿刺液或灌洗液的颜色、气味和混浊度,再结合涂片检查、细菌培养及淀粉酶测定等,有助于病因判断。

腹腔穿刺方法:患者取穿刺侧卧位,在局部麻醉下,选择脐和髂前上棘连线的中、外 1/3 交界处或经脐水平线与腋前线相交处作为穿刺点(图 15-1),缓慢进针,刺穿腹膜有落空感后,再把有多个侧孔的细塑料管在穿刺针的引导下送入腹腔深处,进行抽吸(图 15-2)。腹腔抽出的液体大致有透明、浑浊、脓性、血性和粪水样几种。结核性腹膜炎为草黄色透明的黏性液;上消化道穿孔为黄绿色混浊液,内含有胃液、胆汁;急性阑尾炎穿孔为稀薄带有臭味的脓液;绞窄性肠梗阻肠坏死,可抽出血性异臭的液体;急性出血坏死性胰腺炎可抽出血性液,而且胰淀粉酶定量很高;若腹穿刺液为新鲜不凝血则考虑为腹腔内实质性脏器损伤。如果腹腔液体在 100mL 以下,则诊断性腹穿不易成功,为明确诊断,可行诊断性腹腔灌洗。

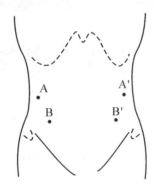

A、A'表示经脐水平线与腋前线交点;B、B'表示髂前上棘连线中、外1/3交点。

图 15－1　诊断性腹腔穿刺的进针点图

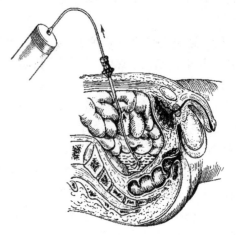

图 15－2　诊断性腹腔穿刺抽液方法

4. 诊断性腹腔灌洗　经诊断性腹腔穿刺置入的塑料管,其尾端连接输液瓶,使 500～1000mL 无菌生理盐水缓慢灌入腹腔。再将输液瓶放于床下,借虹吸原理使灌洗液流回输液瓶,取瓶中液体进行肉眼检查和镜检。若出现下列结果中的一项,即为阳性:①肉眼见灌洗液为血性,含胆汁、胃肠内容物或尿液;②显微镜下红细胞计数超过 100×10^9/L 或白细胞计数超过 0.5×10^9/L;③淀粉酶测定超过 100 Somogyi单位;④灌洗液中发现细菌。

【处理原则】

积极处理原发病灶,消除引起腹膜炎的病因,控制炎症,清理或引流腹腔渗液,促使渗液局限;形成脓肿者进行脓腔引流。

1. 非手术治疗　主要措施包括禁食、胃肠减压,静脉输液,纠正水、电解质平衡,合理应用抗生素,补充热量,提供营养支持,以及吸氧、对症处理。

2. 手术治疗　绝大多数继发性腹膜炎患者需手术治疗,手术类型视情况而定。手术包括腹腔探查明确病因,处理原发病灶,彻底清理腹腔,充分引流等。术后予以禁食、胃肠减压、静脉补液、抗生素应用和营养支持治疗,保持腹腔引流管通畅,密切观察病情变化,积极防治并发症。

3. 腹腔脓肿的处理

(1)膈下脓肿可在 B 超引导下采用经皮穿刺置管引流,亦可手术切开引流。

(2)盆腔脓肿较大且不能吸收者,可经直肠前壁切开引流,已婚女性亦可行阴道后穹隆穿刺置管引流或手术切开引流。

【护理措施】

(一)术前护理

1. 病情观察　监测生命体征,记录 24 小时出入水量,必要时监测中心静脉压、血细胞、血清电解质等,观察腹部症状和体征的动态变化。

2. 体位与活动　休克患者取休克位,无休克时取半卧位,以利于腹腔内渗液流向盆腔,减少吸收和减轻中毒症状,有利于呼吸与循环,且半卧位时腹肌松弛有助于减轻腹肌紧张。

3. 禁食、胃肠减压　胃肠道穿孔患者须禁食,并留置胃管持续胃肠减压,禁食、胃肠减压期间应给予肠外营养支持,并加强口腔护理。

4. 营养支持　对长期不能进食者,应尽早实施肠外营养支持,提高机体防御和修复能力,改善患者的营养状况。

5. 控制感染　遵医嘱合理应用抗生素,继发性腹膜炎大多为混合感染,根据细菌培养及药物敏感试验结果选用抗生素,注意配伍禁忌。

6. 镇静镇痛　遵医嘱给予镇静处理,缓解患者的痛苦与恐惧心理。已经确诊和治疗方案已确定者,可用哌替啶类镇痛剂;对于诊断不明确或需要进行观察的患者,慎用镇痛剂,以免掩盖病情。

7. 心理护理　做好患者及其家属的沟通和解释,稳定患者情绪,减轻焦虑;向患者及其家属介绍疾病相关知识,提高其认识并配合治疗和护理;帮助其面对和接受疾病带来的变化,尽快适应患者角色,增加战胜疾病的信心和勇气。

（二）术后护理

1. 病情观察　密切监测生命体征变化,危重患者注意循环、呼吸、肾功能的监测和维护;观察并记录 24 小时出入水量,尤其是尿量变化;注意腹部体征变化,观察有无膈下或盆腔脓肿等并发症的表现,观察肠蠕动恢复情况,发现异常,及时通知医师,配合处理;观察引流及伤口愈合情况等。

2. 体位与活动　术后全麻清醒前,采取去枕平卧位,头偏向一侧,注意呕吐情况,保持呼吸道通畅。全麻清醒或硬膜外麻醉患者平卧 6 小时后,待血压、脉搏平稳后改为半卧位,鼓励患者早期活动,防止肠粘连。

3. 继续胃肠减压及禁食　术后继续胃肠减压、禁食,直至肠蠕动恢复、肛门排气后,方可拔除胃管,开始进食。禁食期间应做好口腔护理,每日 2 次。

4. 补液与营养　由于术前大量体液丧失,患者术后又需禁食,故要注意水、电解质、酸碱平衡及营养的补充。

5. 腹腔引流的护理　妥善固定各种引流管,保持通畅,注意观察并记录引流液的颜色、量、气味等。对负压引流者要及时调整负压。如用双套管引流者,用抗菌药物盐水冲洗时要注意无菌操作。

6. 控制腹腔内感染　脓液在腹腔内积聚,由肠管、内脏、网膜或肠系膜等粘连包裹,与游离腹腔隔离,形成腹腔脓肿,一般均继发于急性腹膜炎或腹腔内手术。常见有膈下脓肿、盆腔脓肿和肠间脓肿等。

（1）膈下脓肿:指脓液积聚于膈肌之下、横结肠及其系膜以上的间隙内的脓肿。主要表现为高热等全身中毒症状重;患侧上腹部持续性钝痛,深呼吸时加重;胸部下方叩痛,呼吸音降低。X 线检查患侧膈肌抬高、活动受限、肋膈角模糊或有少量积液。B 超可确定诊断。以往膈下脓肿主要采用手术治疗,但近年来采用创伤小的经皮穿刺置管引流术,取得了较好的效果。同时还要进行输液、输血、营养支持及抗生素应用等处理。

（2）盆腔脓肿:盆腔处于腹腔最低位,腹腔内的炎性渗出物或脓液易积聚在此而形成脓肿。因盆腔腹膜面积小,吸收毒素能力较低,全身中毒症状亦较轻。主要表现为直肠刺激症状(如排便次数增多、黏液便、里急后重等)和膀胱刺激症状(尿频、尿急、尿痛)。直肠指检示直肠前壁饱满、有触痛和波动感;B 超检查可明确脓肿的大小及位置。脓肿较小或尚未形成时,可采取应用抗生素、热水坐浴、温热水灌肠及物理透热等非手术治疗。脓肿较大者应手术治疗。

（3）肠间脓肿:脓液被包围在肠管、肠系膜与网膜之间,形成单个或多个大小不等的脓肿,脓肿还可穿入肠管或膀胱形成内瘘。主要表现为腹胀、腹痛、腹部压痛,有时可扪及压痛性包块;B 超可明确肿块的部位、大小及数目。脓肿较小时可采取应用抗生素等非手术治疗,非手术治疗无效则考虑行剖腹探查引流术。

（三）健康教育

1. 向患者提供疾病护理、治疗知识　说明胃肠减压、禁食、半卧位的必要性和重要性,教会患者注意腹部症状和体征的变化。

2.饮食指导 讲解术后恢复饮食的知识,进食应循序渐进、少量多餐,多食富含蛋白质和维生素、高能量和易消化的食物,以促进手术创伤和切口的愈合。

3.运动指导 解释术后早期活动的重要性,鼓励患者卧床期间进行床上翻身运动,术后早期下床走动,促进肠功能恢复,防止术后肠粘连,促进术后康复。

4.复诊指导 术后定期门诊复诊。若出现腹胀、腹痛、恶心、呕吐或原有消化系统症状加重时,应立即就诊。

第二节 腹部损伤患者的护理

腹部损伤是较为常见的严重创伤,其创伤的严重性取决于有无合并内脏器官的损伤,伴有内脏损伤将引起大出血、休克、腹膜炎等,如不及时诊治,则危及患者的生命。及时、正确地诊断和处理,是降低腹部损伤患者死亡率的关键,也是治疗和护理工作的重点。

【病因及分类】

1.按照腹部损伤是否穿透腹壁和腹腔分类

(1)开放性损伤:腹膜破损者为穿透伤(多伴内脏损伤);无腹膜破损者为非穿透伤(偶伴内脏损伤),其中投射物有入口和出口者为贯通伤,有入口无出口者为非贯通伤。开放性损伤以战时多见,主要是火器伤引起,和平时期多见于利器伤。

(2)闭合性损伤:体表无伤口,损伤可仅局限于腹壁,也可伴有内脏损伤。由于体表无伤口,为判断有无内脏损伤带来困难。常为钝性暴力所致,如挤压、碰撞和爆震等。腹部闭合性损伤的严重性取决于暴力的强度、速度、着力部位和力的作用方向等因素。

2.根据损伤的腹内脏器性质分类

(1)实质性脏器损伤:肝、脾、肾、胰等位置比较固定,组织结构脆弱,血供丰富,腹部外伤后比其他内脏器官更容易受到损伤。临床上最常见的是脾破裂,其次为肾、肝、胰损伤。

(2)空腔脏器损伤:上腹部受到挤压或碰撞时,可使比较固定的胃窦、十二指肠水平部等压在脊柱上而发生损伤;上段空肠、回肠末端也因比较固定而容易受到损伤;膀胱充盈比空虚时更容易发生破裂。临床上常见小肠、胃、结肠、膀胱损伤,其发生概率依次递减,直肠因位置较深,在腹部损伤时较少受损。

【病理】

1.实质性脏器损伤

(1)脾破裂:是最常见的腹部损伤,约占腹部脏器损伤的40%。脾的血运丰富,组织结构脆弱,易受钝性打击、剧烈震荡、挤压和术中牵拉而发生破裂,已有病理改变(如门脉高压症、血吸虫病、传染性单核细胞增多症、淋巴瘤等)的脾更易因损伤而破裂。脾破裂可分为中央破裂(脾实质深部破裂)、被膜下破裂(脾被膜下实质部分破裂)和真性破裂(脾被膜和脾实质均破裂)三种。前两种因被膜完整,出血量受到限制,临床上无明显内出血征象,易被漏诊。临床所见脾破裂大多数为真性脾破裂(约占85%),出现不易自行停止的腹腔内出血。

(2)肝破裂:占腹部脏器损伤的15%~20%。右肝破裂较左肝破裂多见。中央型肝破裂容易发展为继发性肝脓肿。肝破裂伴有较大的肝内或肝外胆管断裂时,引起严重出血和化学性腹膜炎,可迅速导致休克。张力较大的被膜下血肿,可突然转为真性破裂,引起迟发型急性内出血。

(3)胰腺损伤:占腹部脏器损伤的1%~2%。胰腺位于上腹部腹膜后脊柱前,损伤常系上腹部强大挤压性暴力直接作用于脊柱所致,以胰颈、体部损伤多见。胰腺损伤所引起的内出血量一般不大,但常并发胰液漏或胰瘘而导致弥漫性腹膜炎,病死率较高。部分病例渗液被局限在网膜囊内,形成胰腺假性囊肿。

2. 空腔脏器损伤

(1)胃、十二指肠损伤:腹部闭合性损伤时胃很少受累,只在胃膨胀时偶可发生。上腹或下胸部的穿透伤则常导致胃损伤,且多伴有肝、脾、横膈及胰等脏器的损伤。胃镜检查及吞入锐利异物也可引起胃穿孔。十二指肠大部分位于腹膜后,损伤的发生率很低。腹腔内部分十二指肠损伤破裂时,胰液、胆汁流入腹腔则引起严重的腹膜炎,并出现气腹,十二指肠损伤的诊断和处理存在困难,病死率和并发症的发生率都很高。

(2)小肠损伤:小肠全长 5~6m,占据中下腹大部分空间,发生损伤的机会较多。小肠破裂后,大量肠内容物流入腹腔,引起急性弥漫性化脓性腹膜炎,只有少数出现气腹。部分患者裂口较小或裂口被食物渣、纤维蛋白素甚至突出的肠黏膜堵塞,可能无弥漫性腹膜炎。

(3)结肠及直肠损伤:结、直肠损伤的发病率较低,但由于其内容物液体成分少而细菌含量多,故腹膜炎早期较轻,后期较严重,处理不及时可危及生命。

【临床表现】

1. 实质性脏器损伤

(1)症状:具体如下。

1)失血性表现:肝、脾、胰、肾等实质性脏器或大血管损伤时,以腹腔内(或腹膜后)出血为主要症状,患者表现为面色苍白、脉率加快,严重时脉搏微弱、血压不稳、尿量减少,甚至出现休克。

2)腹痛:多呈持续性,一般不剧烈,肩部放射痛常提示肝(右)或脾(左)损伤,在头低位数分钟后尤为明显。

(2)体征:具体如下。

1)腹膜刺激征:一般不严重,但当肝、脾受损导致胆管、胰管断裂,胆汁或胰液漏入腹腔,可出现明显的腹痛和腹膜刺激征。

2)移动性浊音阳性:是腹腔内出血的晚期体征,对早期诊断帮助不大。

3)腹部肿块:肝、脾包膜下破裂或系膜、网膜内出血时,腹部触诊可扪及腹部肿块。

4)血尿:肾脏损伤时可出现血尿。

2. 空腔脏器损伤

(1)症状:具体如下。

1)弥漫性腹膜炎:是胃肠道、胆道、膀胱等空腔脏器破裂的主要表现,患者出现持续性剧烈腹痛。

2)胃肠道症状:患者出现恶心、呕吐、呕血、便血等。

3)全身感染症状:患者发生腹膜炎后可出现体温升高、脉率增快、呼吸急促等全身感染症状,严重者可发生感染性休克。

4)失血性表现:空腔脏器损伤也可有某种程度的出血,但出血量一般不大,除非邻近的大血管合并损伤。

(2)体征:具体如下。

1)腹膜刺激征:其程度因空腔脏器内容物的不同而异,胃液、胆汁或胰液对腹膜的刺激最强,肠液次之,血液最轻。

2)气腹征:空腔脏器破裂后患者可有气腹征,腹腔内游离气体常致肝浊音界缩小或消失。

3)腹胀:可因肠麻痹出现腹胀,肠鸣音减弱或消失。

【辅助检查】

1. 实验室检查 腹腔内实质性脏器破裂出血时可出现血红细胞计数、血红蛋白、血细胞比容等数

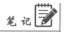

值下降,白细胞计数略有增高;空腔脏器破裂时可出现白细胞计数和中性粒细胞比值明显上升;胰腺或十二指肠损伤时,血、尿淀粉酶多升高;泌尿系统损伤时,尿常规检查可见血尿。

2. 影像学检查

(1)B超检查:主要用于诊断实质性脏器的损伤,能提示脏器损伤的部位和程度。

(2)X线检查:腹腔游离气体是胃肠道(主要是胃、十二指肠和结肠)破裂的主要依据。

(3)CT检查:能清晰地显示肝、脾等脏器的被膜是否完整,大小及结构是否正常。

3. 诊断性腹腔穿刺术和腹腔灌洗术 诊断阳性率可达90%以上,对于判断腹腔内脏有无损伤和哪类脏器损伤有很大帮助,通过抽出液体后应观察其性状,可以推断是何种脏器受损。

4. 诊断性腹腔镜探查 经过上述各项检查仍不能确诊有无内脏损伤时,可考虑行腹腔镜检查,通过腹腔镜可以直接观察损伤脏器的部位、严重程度。

【处理原则】

1. 急救处理 首先处理对生命威胁最大的损伤,再处理腹部创伤。实质性脏器损伤更易发生大出血,对生命的威胁更大,应比空腔脏器损伤处理更为急迫。

2. 非手术治疗 单纯性腹壁损伤的处理原则同一般软组织损伤。对一时难以明确腹腔内脏有无损伤或已明确是轻微内脏损伤的患者,可先考虑非手术治疗,但应严密观察,以免延误治疗。观察期间严禁使用镇痛剂,以免掩盖病情;禁饮食,行胃肠减压;输液、输血,防治休克;应用广谱抗生素,防治腹腔内感染。

3. 手术治疗 对已确诊或高度怀疑腹内脏器损伤者,应立即做好急诊手术术前准备,力争早期手术。对实质性脏器破裂所致的腹腔大出血,在抗休克的同时,迅速剖腹探查、手术止血。对空腔脏器破裂者,多为失液引起的低血容量性休克,休克发生稍晚,故应纠正休克后再手术;若伴有感染性休克且不易纠正者,则应尽早在抗休克的同时进行手术。

【护理措施】

(一)术前护理

1. 急救护理 腹部损伤可合并多发性损伤,应根据轻重缓急,做好急救的护理配合。

(1)心肺复苏:持续的胸外心脏按压和保持呼吸道通畅是关键。

(2)处理张力性气胸:配合医师行胸腔穿刺排气。

(3)止血:迅速采取止血措施。

(4)补液:迅速建立2条以上静脉输液通路,遵医嘱及时输液,必要时输血。

(5)腹部伤口处理:有开放性腹部损伤者,妥善处理伤口,如伴腹腔内脏器或组织自腹壁伤口突出,可用消毒碗覆盖保护,切勿强行回纳。在整个急救过程中应密切观察病情变化。

2. 病情观察 每15～30分钟测定1次生命体征、皮肤黏膜、意识情况、腹部症状与体征;准确记录24小时出入水量,观察和记录呕吐量、胃肠减压引流液的颜色、性状和量等,观察每小时尿量,严重腹部损伤患者应插导尿管以监测尿量;协助医师行诊断性腹腔穿刺术或腹腔灌洗术,并及时获取穿刺液或灌洗液的检验结果。

3. 休息与体位 协助患者取舒适体位,若病情稳定,可取半卧位,不随意搬动患者。

4. 饮食和补液 腹部损伤的患者可能有胃肠破裂或者出现肠麻痹,故诊断未明确前应绝对禁食、禁饮和禁止灌肠,还应通过胃肠减压行负压吸引,以减轻腹胀,并减少胃肠内容物和消化液的外溢。禁食期间应补充足量的液体,防治水、电解质及酸碱平衡失调。胃肠功能恢复后,可开始进流质饮食。

5. 防治感染 遵医嘱合理使用抗生素,预防和治疗腹腔感染。

6. 镇静、止痛 病情诊断未明时,禁用镇痛药,采用深呼吸、听音乐分散患者注意力和变换体位等措施缓解疼痛。诊断明确后,可遵医嘱给予镇静解痉或镇痛药物。

7.完善术前准备 一旦决定手术,应尽快完成必要的术前准备。

（二）术后护理

1.体位 全麻未清醒者置平卧位,头偏向一侧;待全麻清醒或硬膜外麻醉平稳6小时后,血压平稳可改为半卧位。

2.病情观察 严密监测生命体征变化,危重患者加强呼吸、循环、肾功能检测;注意腹部体征的变化,及早发现腹腔脓肿等并发症。

3.禁食及胃肠减压 做好胃肠减压的护理,待肠蠕动恢复、肛门排气后,拔除胃管,先进少量流质饮食后逐渐过渡到半流质、软质饮食,最终恢复普食。

4.输液与用药 禁食期间静脉补液,维持水、电解质和酸碱平衡;必要时给予肠外营养,术后继续使用有效的抗生素。

5.鼓励患者早期活动 手术后患者翻身、及早下床活动,促进肠蠕动,预防肠粘连。

6.腹腔引流护理 术后正确连接引流装置,做好标记,妥善固定,保持引流通畅,并记录引流液的性质和量,如引流量突然减少,患者伴有腹胀、发热,应及时检查引流管。

（三）健康教育

（1）加强宣传劳动保护、安全行车、遵守交通规则的知识,避免意外损伤的发生。

（2）普及急救知识,在意外事故现场,能进行简单的急救或自救。

（3）指导适当休息,加强锻炼,增加营养,促进康复。若有腹痛、腹胀、肛门停止排气排便等不适,应及时到医院就诊。

第三节 腹外疝患者的护理

体内某个脏器或组织离开其正常的解剖部位,通过先天或后天形成的薄弱环节、缺损或孔隙等进入另一个部位,即称为疝。腹外疝是由腹腔内的脏器或组织连同腹膜壁层,经腹壁薄弱点或孔隙,向体表突出而形成,是外科常见疾病之一。

【解剖生理】

腹股沟区位于髂前上棘水平线与腹直肌外缘和腹股沟韧带之间。该区部分局部呈水平位,负重增大;肌层纤维方向趋于一致,屏壁能力减弱;尤其是有器官贯穿,致壁出现裂隙即形成腹股沟管;集诸多因素,该局部为腹前外侧壁最薄弱局部。

腹股沟管是腹股沟韧带内侧半上方的腹壁组织中的一个斜行裂隙,长2.5~5.0cm,与腹股沟韧带平行。男性腹股沟管内有精索和精索被膜通过,女性腹股沟管内有子宫圆韧带、子宫圆韧带动脉、伴随走行的生殖股神经生殖支及淋巴管等通过。

直疝三角指以腹壁下动脉为外侧边,以腹直肌外侧边缘为内侧边,以腹股沟韧带为底边的三角区域。此处腹壁缺乏完整的腹肌覆盖,且腹横筋膜又比周围部分薄,因此易发生疝。

【病因】

腹壁强度降低和腹内压增高是腹外疝发病的2个主要原因。

1.腹壁强度降低 常见因素包括:①某些组织穿过腹壁的部位是先天形成的腹壁薄弱点,如精索或子宫圆韧带穿过腹股沟管、脐血管穿过脐环、股动脉和股静脉穿过股管等;②腹白线发育不全;③手术切口愈合不良、腹壁神经损伤、外伤、感染、年老、久病、肥胖等所致肌萎缩;④胶原代谢紊乱、成纤维细胞增生异常等都会影响筋膜、韧带和肌腱的韧性和弹性。

2.腹内压力增高　常见原因包括慢性咳嗽、长期便秘、排尿困难（如前列腺增生症、尿石症）、腹水、妊娠、搬运重物、婴儿经常啼哭等。正常人腹壁强度正常，虽时有腹内压力增高，但不致疝的发生。

【病理】

典型的腹外疝由疝环、疝囊、疝内容物和疝外被盖组成，如图15-3所示。

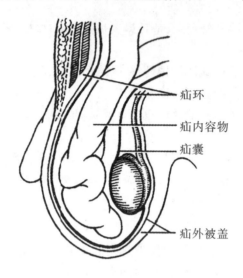

图15-3　先天性腹股沟斜疝

1.疝环　是疝突向体表的门户，也是腹壁薄弱区或缺损所在。临床上各类疝通常以疝门部位作为命名依据，如腹股沟疝、股疝、脐疝、切口疝等。

2.疝囊　是壁腹膜憩室样突出部，由疝囊颈、疝囊体、疝囊底三部分组成。

3.疝内容物　是进入疝囊的腹内脏器或组织，以小肠最为多见，其次为大网膜，盲肠、阑尾、结肠、膀胱等也可作为疝内容物进入疝囊。

4.疝外被盖　指疝囊以外的各层组织，通常包括筋膜、皮下组织和皮肤等。

【分类】

1.易复性疝　指疝内容物可以回纳腹腔的疝。疝内容物可在患者站立、行走、腹内压增高时突出，但疝内容物与疝囊之间无粘连，平卧、休息或用手向腹腔推送时很容易将疝内容物回纳入腹腔。

2.难复性疝　指疝内容物因反复突出、疝块巨大等因素，导致不能或不能完全回纳入腹腔内的疝。少数病程较长的疝，因内容物不断进入疝囊时产生的下坠力量将疝囊颈上方的腹膜逐渐推向疝囊，尤其是髂窝区后腹膜与后腹壁结合得极为松弛，更易被推移，以致盲肠（包括阑尾）、乙状结肠或膀胱随之下移而成为疝囊壁的一部分，此类疝称为滑动性疝，也属难复性疝。

3.嵌顿性疝　疝环较小而腹内压突然增高时，疝内容物可强行扩张疝囊颈而进入疝囊，随后因疝囊颈的弹性回缩而将内容物卡住，使其不能回纳。疝发生嵌顿后，如其内容物为肠管，肠壁及其系膜在疝环处受压，静脉回流受阻，导致肠壁淤血和水肿，疝囊内肠壁及其系膜逐渐增厚，颜色可由正常的淡红色逐渐转为深红色；囊内可有淡黄色渗液积聚，使肠管受压加重，更难以回纳。若此时嵌顿能及时解除，病变肠管可恢复正常。

4.绞窄性疝　肠管嵌顿如不能及时解除，肠壁及其系膜受压情况不断加重可使动脉血流减少，最后导致完全阻断，即为绞窄性疝。此时肠系膜动脉搏动消失，肠壁逐渐失去光泽、弹性和蠕动能力，最终坏死变黑。疝囊内渗液变为淡红色或暗红色，如继发感染，则为脓性渗液。

嵌顿性疝和绞窄性疝实际上是同一个病理过程的两个不同阶段，临床上很难截然区分。主要的区别即为疝内容物有无发生血运障碍。

【临床表现】

（一）腹股沟疝

腹股沟疝是指发生在腹股沟区的腹外疝,男、女发病率之比约为15:1,右侧较左侧多见。腹股沟疝可分为斜疝和直疝两种,其中腹股沟斜疝最为常见,占全部腹外疝的75%~90%,占腹股沟疝的85%~95%。腹股沟斜疝多见于儿童及成年人,腹股沟直疝多见于老年人。

1.腹股沟斜疝

（1）易复性斜疝:除腹股沟区有肿块和偶有胀痛、坠胀不适外,并无其他症状。肿块常在站立、行走、咳嗽或用力时出现,多呈带蒂柄的梨形,并可降至阴囊或大阴唇。若患者平卧休息或用手将肿块向腹腔推送,肿块可向腹腔回纳而消失。回纳后,以手指通过阴囊皮肤伸入浅环,可感觉浅环扩大,此时嘱患者咳嗽,指尖有冲击感。用手指紧压腹股沟管深环,让患者起立并咳嗽,疝块并不出现;一旦移去手指,肿块则可重新出现。疝内容物若为肠袢,肿块触之柔软、光滑,叩诊呈鼓音,并常在肠袢回纳入腹腔时发出咕噜声;若疝内容物为大网膜,则肿块坚韧,叩诊呈浊音,回纳缓慢。

（2）难复性斜疝:主要特点是疝块不能完全回纳,同时可伴有胀痛。滑动性斜疝除了疝块不能完全回纳外,还有消化不良和便秘等症状。滑动性斜疝多见于右侧,左、右发率之比约为1:6。

（3）嵌顿性斜疝:表现为腹内压骤然增高时,疝块突然增大,并伴有明显疼痛,平卧或用手推送不能使疝块回纳。肿块紧张发硬,有明显触痛。若嵌顿内容物为大网膜,局部疼痛较为轻微;若为肠袢,不仅局部疼痛明显,还可伴有腹部绞痛、恶心、呕吐、停止排便排气、腹胀等机械性肠梗阻的表现。嵌顿性斜疝一旦发生,自行回纳的机会较少,多数患者症状逐步加重,如不及时处理,将发展为绞窄性斜疝。

（4）绞窄性斜疝:临床症状严重。出现内容物坏死时可发生急性腹膜炎及脓毒症。但在肠袢坏死穿孔时,疼痛可因疝块压力骤降而暂时缓解,故疼痛减轻而肿块仍存在,此时不可认为是病情好转。

2.腹股沟直疝　常见于年老体弱者,其临床特点有别于腹股沟斜疝(表15-1)。疝囊经腹壁下动脉内侧的直疝三角区直接由后向前突出,不经过内环,也不进入阴囊。主要表现为患者站立时,在腹股沟内侧端、耻骨结节外上方出现一半球形肿块,并不伴有疼痛或其他症状。由于直疝疝囊颈宽大,因此平卧后疝块多能自行回纳腹腔,极少发生嵌顿。疝内容物常为小肠或大网膜。

表15-1　斜疝和直疝的临床特点

项目	斜疝	直疝
发病年龄	多见于儿童及青壮年(75%)	多见于老年
突出途径	经腹股沟管突出,可进入阴囊	由直疝三角突出,不进入阴囊
疝块外形	椭圆或梨形,上部呈蒂柄状	半球形,基底较宽
回纳疝块后压住深环	疝块不再突出	疝块仍可突出
精索与疝囊的关系	精索在疝囊后方	精索在疝囊前外方
疝囊颈与腹壁下动脉关系	疝囊颈在腹壁下动脉外侧	疝囊颈在腹壁下动脉内侧
嵌顿机会	较多	极少

（二）其他腹外疝

1.股疝　腹腔内脏器或组织通过股环、经股管向卵圆窝突出形成的疝,称为股疝。股疝的发病率占腹外疝的 3% ~ 5% ,多见于 40 岁以上妇女。

患者症状平时较轻,多在无意中发现。疝块往往不大,表现为在腹股沟韧带下方卵圆窝处有一半球形突起。由于疝囊外常有较多的脂肪组织,因此平卧回纳内容物后疝块有时并不能完全消失。易复性疝的症状较轻,常不为患者所注意,尤其是肥胖患者。一部分患者可在久站或咳嗽时感到患处胀痛,并有可复性肿块。股疝如发生嵌顿,除引起局部明显疼痛外,常伴有较明显的急性机械性肠梗阻,严重者甚至可以掩盖股疝的局部症状。

2.切口疝　腹腔内器官或组织自腹壁手术切口突出形成的疝,称为切口疝。临床较为常见,其发生率约排在腹外疝的第三位。多发生在术后数月或数周内。腹部手术后切口一期愈合者,切口疝的发病率通常在 1% 以下;若切口发生感染,发病率可达 10% ;若切口裂开再缝合者,发病率可高达 30% 。

切口疝主要表现为腹壁切口处逐渐膨隆,出现肿块。在站立或用力时肿块更为明显,平卧休息时缩小或消失。较大的切口疝,腹部有牵拉感,伴食欲减退、恶心、便秘、腹部隐痛等表现。因切口疝多无完整疝囊,疝内容物易与腹膜外腹壁组织粘连而成为难复性疝,有时还伴有不完全性肠梗阻。检查时在腹壁切口瘢痕处可见肿块,有时疝内容物可达皮下,此时常可见肠型和肠蠕动波,触诊可感到肠管蠕动。疝内容物回纳后,多数能扪及腹肌裂开所形成的疝环边缘。切口疝的疝环一般比较宽大,因此很少发生嵌顿。

3.脐疝　腹腔内脏器或组织通过脐环向外突出形成的疝,称为脐疝。疝内容物多为小肠和大网膜。脐疝有小儿脐疝和成人脐疝之分,以前者多见。

小儿脐疝表现为啼哭时脐部出现肿块,安静平卧时肿块消失。疝囊颈一般不大,但极少发生和嵌顿和绞窄。成人脐疝由于疝环狭小,成人脐疝发生嵌顿或绞窄者较多。孕妇或肝硬化腹水者,如伴发脐疝,有时会发生自发性或外伤性穿破。

【辅助检查】

1.实验室检查　疝内容物继发感染时,血常规检查可有白细胞计数增多、中性粒细胞比例升高。粪便潜血试验可呈阳性。

2.阴囊透光试验　若为鞘膜积液,透光试验呈阳性;因疝块不透光,故腹股沟斜疝透光试验呈阴性,可以此鉴别。但幼儿的疝块组织较薄,常能透光,勿与鞘膜积液混淆。

3.X 线检查　肠管嵌顿或绞窄时,腹部 X 线片可见肠梗阻表现。

【处理原则】

腹股沟疝宜早期手术治疗。手术治疗效果好、复发率低。若不及时处理,疝块逐渐增大,终将加重腹壁的损坏而影响劳动力,术后复发率增高。嵌顿性疝及绞窄性疝属于急腹症范畴,应行急症手术治疗。

1.非手术治疗

(1)1 周岁以内的婴幼儿:可暂不手术。因婴幼儿腹肌可随躯体生长逐渐强壮,疝有自行消失的可能,故可采用棉线束带或绷带压住腹股沟管深环,防止疝块突出。

(2)年老体弱或伴有其他严重疾病而禁忌手术者:可在回纳疝内容物后,将医用疝带一端的软压垫顶住疝环,阻止疝块突出。

2.手术治疗　手术修补是治疗腹股沟疝最有效的措施。基本原则是关闭疝环口,加强或修补腹股沟管壁。对于嵌顿性疝,原则上需紧急手术治疗,以防疝内容物坏死并解除伴发的肠梗阻。若绞窄性疝的内容物已坏死,更需紧急手术。

(1)传统疝修补术:原则是高位结扎疝囊,加强或修补腹股沟管管壁。

1)疝囊高位结扎术:显露疝囊颈,予以高位结扎或贯穿缝合,然后切去疝囊。单纯性疝囊高位结扎适用于婴幼儿或儿童,以及绞窄性斜疝因肠坏死而局部严重感染者。

2)加强或修补腹股沟管管壁:成年腹股沟疝患者都存在不同程度的腹股沟管前壁或后壁的薄弱或缺损,在疝囊高位结扎后,加强或修补薄弱的腹股沟管前壁或后壁,治疗才能彻底。

(2)无张力疝修补术:使用修补材料进行无张力疝修补是目前外科治疗的主要方法。传统的疝修补术存在缝合张力大、局部有牵拉感、疼痛及修补的组织愈合差、易复发等缺点。现代疝手术强调在无张力情况下,利用人工高分子材料网片进行修补,具有创伤小、术后疼痛轻、康复快、复发率低等优点。无张力疝修补术不打乱腹股沟区的正常解剖层次,只是在腹股沟管的后壁或腹膜前间隙放置补片,加强了薄弱的腹横筋膜和腹股沟管后壁。

(3)经腹腔镜疝修补术:从腹腔内部用合成材料加强腹壁缺损处或用钉(缝线)缩小内环口。此手术具有创伤小、恢复快,方便检查隐匿性疝的优点。但因其对技术设备要求高,且需全身麻醉,手术费用高,使得目前临床应用有一定受限。

3.手法复位 对于嵌顿时间在 3～4 小时内,局部压痛不明显,无腹膜刺激征者,可先行手法复位。复位方法是让患者取头低足高卧位,注射吗啡或哌替啶以止痛、镇静并松弛腹肌,用右手持续缓慢地将疝块推向腹腔,同时用左手轻轻按摩浅环和深环以协助疝内容物回纳。复位手法应轻柔,切忌粗暴。

除上述情况外,嵌顿性疝原则上应紧急手术治疗,尽快解除肠梗阻,以防疝内容物坏死。应在患者全身情况允许的前提下,切除坏死段肠管并进行一期吻合。患者情况不允许肠切除吻合时,可将坏死或活力可疑的肠管外置于腹外,7～14 日后,全身情况好转,再施行肠切除吻合术。

【常见护理诊断/问题】

1.焦虑 与疝块突出影响日常生活有关。

2.知识缺乏 缺乏腹外疝成因、预防腹内压升高及术后康复的知识。

3.疼痛 与疝块嵌顿、绞窄,手术创伤有关。

4.潜在并发症:术后阴囊水肿、切口感染。

【护理措施】

(一)术前护理

1.加强婴幼儿腹外疝棉束带压迫治疗期间的护理 指导家长经常检查棉束带的松紧程度,过松起不到治疗作用,过紧则让患儿不适而哭闹。若棉束带被污染,则需要及时更换,以免发生皮炎。

2.指导成年患者正确佩戴疝带 下床活动时佩戴疝带,防止腹腔内容物脱出造成嵌顿性疝的发生。佩戴之前检查疝带是否左右对准,防止压错位置。长期佩戴患者难免不适,应对患者说明目的及意义所在,消除患者的厌烦情绪。

3.对嵌顿性疝手法复位患者的护理 应密切观察腹部情况,若患者出现腹痛不能缓解或疼痛加重,甚至出现腹膜炎表现时,应积极通知医师做相应处理。

4.消除腹内压增高的因素 有慢性咳嗽、腹水、便秘、排尿困难、妊娠等可引起腹内压增高的因素而暂不行手术者,积极治疗原发病,控制症状。指导患者注意保暖,预防呼吸道感染;指导患者戒烟;养成良好的排便习惯,多饮水、多吃蔬菜等粗纤维食物,保持排便通畅;妊娠期间,活动时可使用疝带压住疝环口。

5.术前准备

(1)皮肤准备:术前严格备皮,防止术后切口感染、疝的修补失败。尤其对于会阴部、阴囊处的皮肤,更应该仔细严格备皮,既要剃尽毛发,又不可剃破皮肤。若发现有毛囊炎或者皮肤破损,必要时延期手术。

（2）肠道准备：为防止术后便秘及腹胀，术前1日给予流质饮食，术前1晚给予大量不保留灌肠1次。

（3）其他准备：术前戒烟2周。进入手术室前，嘱其排尿，以防术中误伤膀胱。急诊术前，除一般护理外，应做好输液、抗感染、胃肠减压等护理。

（二）术后护理

1.体位与活动

（1）传统疝修补术后：患者当日应取平卧位，膝下垫一软垫，使髋关节及膝关节微屈，以减轻腹股沟区切口张力和腹内压，利于切口愈合和减轻切口疼痛。次日改为半卧位。术后卧床期间，鼓励其在床上翻身及活动肢体，一般3~5日后可下床活动。

（2）无张力性疝修补术后：患者当日即可下床活动。对于复发性疝、绞窄性疝、巨大疝、年老体弱者，可适当延迟下床活动时间。

2.饮食护理　根据麻醉方式及患者情况给予饮食指导。若无恶心、呕吐，在局部麻醉下行无张力疝修补者，术后即可进软食或普食；经腹腔镜疝修补者，术后6~12小时可少量饮水或进流质，之后逐渐恢复到软食或普食；行肠切除吻合术者，术后应禁食，待肠功能恢复后方可进食。

3.防止腹内压增高　预防上呼吸道感染，以免出现咳嗽、打喷嚏，指导患者在咳嗽时用手掌按压切口，以防切口裂开，减轻切口疼痛。保持排便通畅，对于便秘者，及时给予通便处理，避免其用力排便。因麻醉或手术刺激引起尿潴留者，可肌内注射新斯的明或针灸，促进膀胱平滑肌收缩，必要时导尿。

4.维持体液平衡　绞窄性疝患者术后应继续禁食、禁水，给予静脉补液和支持治疗，以维持水、电解质及酸碱平衡，促进术后康复。

5.并发症的预防和护理

（1）预防阴囊水肿：阴囊较为松弛且位置较低，术后渗血、渗液易积聚于此。术后须注意切口敷料有无渗血、渗液，及时给予加压包扎，可用0.5kg沙袋压迫24小时，以减轻渗血；同时用丁字带或阴囊托托起阴囊，促进血液、淋巴液回流，防止阴囊内积血、积液，并密切观察阴囊肿胀情况。

（2）预防切口感染：切口感染是引起疝复发的主要原因之一。保持敷料清洁、干燥，避免大小便污染，必要时可在敷料上加盖透明薄膜，做好切口的隔离保护。如有敷料污染或脱落，须及时更换。对于嵌顿性疝或绞窄性疝，术后须应用抗生素预防感染。

（三）健康教育

1.疾病知识宣教　向患者解释造成腹外疝发生的原因和诱发因素、手术治疗的必要性，了解患者的顾虑所在，尽可能地予以解除，使其安心配合治疗。对拟采用无张力疝修补术者，应为其介绍补片材料的优点及费用等。

2.活动指导　出院后应逐渐增加活动量，3个月内应避免重体力劳动或提举重物。

3.防止复发　调整饮食习惯，保持排便通畅，并注意避免增加腹内压的动作，如剧烈咳嗽、用力排便等。

4.定期随访　加强局部观察，如有异常情况，应及时就诊复查。

第四节　胃十二指肠溃疡患者的护理

胃十二指肠溃疡是指发生于、胃十二指肠的局限性全层黏膜缺损。因溃疡的形成与胃酸、蛋白酶的消化作用有关，故又称为消化性溃疡。大部分溃疡病患者可经内科治愈，而急性穿孔、出血、幽门梗阻、药物治疗无效以及恶变等情况往往需要外科手术治疗。

【解剖生理】

胃分为贲门、胃底部、胃体部、幽门部4个区域。胃壁从内向外有黏膜层、黏膜下层、肌层和浆膜层等4层结构。胃底和胃体黏膜层含有大量胃腺,分泌胃酸、电解质、蛋白酶原和黏液。胃窦和幽门区黏膜除含主细胞外,还含有分泌胃泌素的G细胞、分泌生长抑素的D细胞。胃的运动神经包括交感神经和副交感神经。交感神经起抑制胃的分泌和蠕动,增强幽门括约肌的张力并使胃的血管收缩的作用,副交感神经(迷走神经)起促进胃酸和胃蛋白酶的分泌,并增强胃的运动,临床上对于胃溃疡的患者可以行迷走神经阻断术来起到减少胃酸分泌治疗溃疡的作用。

十二指肠呈"C"形,包绕胰头,可分球部、降部、水平部和升部四部。成人长度为20~25cm,是小肠中长度最短、管径最大、位置最深且最为固定的小肠段。胰管与胆总管均开口于十二指肠。它既接受胃液,又接受胰液和胆汁的注入,同时在食物的作用下还可分泌促胰酶素、激胆素等调节胰、胆的生理功能。

【病因】

胃十二指肠溃疡病因复杂,发病机制迄今尚未完全明确,目前考虑主要与幽门螺杆菌感染及胃酸分泌过多等因素有关。

1.幽门螺杆菌(Hp)感染 我国胃溃疡、十二指肠溃疡患者Hp检出率分别为70%和90%。Hp属于革兰氏阴性杆菌,可产生多种酶,约半数的Hp菌株还可产生毒素,作用于胃黏膜,引起黏液降解,改变胃黏膜细胞的通透性,导致局部组织损伤,破坏黏膜层的保护作用。胃窦部Hp感染还可以刺激局部促胃液素的释放,进一步加重胃黏膜的损害。

2.胃酸分泌过多 溃疡只发生在经常与胃酸接触的黏膜处。在胃酸分泌过多的情况下,激活了大量的胃蛋白酶,可使胃、十二指肠黏膜发生"自身消化"。十二指肠溃疡可能与迷走神经张力及兴奋性过度增高有关,也可能与壁细胞数增多以及壁细胞对促胃泌素、组胺、迷走神经刺激的敏感性增高有关。

3.胃黏膜屏障破坏 非甾体抗炎药、肾上腺皮质激素、胆汁酸盐、酒精、咖啡因等均可破坏胃黏膜屏障,引起胃黏膜水肿、出血、糜烂甚至溃疡。长期使用非甾体抗炎药物者,胃溃疡的发生率显著增高。

4.其他因素 包括遗传、长期心理压力过大、吸烟等。

【病理】

胃十二指肠溃疡属慢性溃疡,多为单发。胃溃疡多发生在胃小弯,以胃角多见,胃窦部与胃体也可见,胃大弯、胃底少见;十二指肠溃疡主要发生在球部,球部以下的溃疡称为球后溃疡。典型的胃十二指肠溃疡呈圆形或椭圆形,可深达黏膜下层、肌层。若溃疡向深层侵蚀,可引起出血或穿孔。幽门处较大溃疡愈合后形成的瘢痕可致幽门梗阻。

【临床表现】

(一)胃溃疡

1.症状 腹痛常发生于进餐后0.5~1小时,持续1~2小时后消失。进食后疼痛不能缓解,有时反而加重,服用抗酸药物疗效不明显。腹痛的节律性不如十二指肠溃疡明显。胃溃疡经抗酸治疗后常容易复发。除易发生大出血、急性穿孔等严重并发症外,约有5%胃溃疡可发生恶变。

2.体征 胃溃疡发作时表现为剑突下正中或稍偏左有局限性压痛。

(二)十二指肠溃疡

1.症状 表现为上腹部或剑突下烧灼痛或钝痛,主要为餐后3~4小时出现的延迟痛、饥饿痛或夜间痛,服用抗酸药物或进食能使疼痛缓解或停止。腹痛具有周期性发作的特点,秋冬季或冬春季好发。十二指肠溃疡每次发作时,症状持续数周后缓解,间歇1~2个月后再发。若缓解期缩短,发作期延长,腹痛程度加重,则提示溃疡病变加重。

2.体征 十二指肠溃疡发作时表现为脐部偏右上方有压痛。

(三)胃十二指肠溃疡常见并发症

1.急性穿孔

(1)症状:穿孔多突然发生于夜间空腹或饱食后。主要表现为突发性上腹部刀割样剧痛,并迅速波及全腹,但以上腹部为重。患者疼痛难忍,并有面色苍白、出冷汗、脉搏细速、血压下降、四肢厥冷等表现。常伴恶心、呕吐,有时伴有肩部或肩胛部牵涉痛。若消化液沿右结肠旁沟流入右下腹,可引起右下腹疼痛。当腹腔内大量渗出液稀释漏出的消化液时,腹痛可略有减轻,继发细菌感染后腹痛可再次加重。

(2)体征:患者呈急性面容,表情痛苦,蜷曲位、拒移动;腹部呈舟状;腹式呼吸减弱或消失;全腹有明显的压痛和反跳痛,以上腹部最明显,腹肌紧张呈"木板样"强直;肝浊音界缩小或消失,可有移动性浊音;肠鸣音减弱或消失。

2.大出血

(1)症状:呕血和黑便是主要症状。多数患者只有黑便而无呕血,迅猛的出血则表现为大量呕血与排紫黑色血便。呕血前患者常有恶心,便血前多突然有便意。呕血或便血前后常有心悸、眩晕、无力甚至晕厥。短期内失血量超过400mL时,患者可出现面色苍白、口渴、脉搏快速有力、血压正常或略偏高的循环系统代偿征象。当失血量超过800mL时,可出现休克症状,如烦躁不安、出冷汗、脉搏细速、呼吸急促、血压下降、四肢湿冷等。

(2)体征:腹部稍胀,上腹部可有轻度压痛,肠鸣音亢进。

3.瘢痕性幽门梗阻

(1)症状:进食后上腹饱胀不适,胃部出现阵发性、痉挛性疼痛,伴嗳气、恶心、呕吐。呕吐反复发作是最突出的症状,特点是呕吐量大,一次可达1000~2000mL;呕吐物含大量宿食,带腐败酸臭味,不含胆汁;呕吐后患者自觉胃部舒适,故患者常自行诱发呕吐以缓解症状。长期呕吐导致营养不良,患者可有面色苍白、消瘦、皮肤干燥、弹性消失等表现。

(2)体征:上腹部可见胃型及胃蠕动波,用手轻拍上腹部可闻及振水音。

【辅助检查】

1.内镜检查 胃镜检查是确诊胃十二指肠溃疡的首选检查方法,可明确溃疡部位,并可在直视下取活组织行幽门螺杆菌检测及病理学检查。对出血患者,可明确出血的原因和部位,并可在胃镜下止血治疗。对幽门梗阻者,可见胃内大量潴留的胃液和食物残渣。

2.实验室检查 胃十二指肠溃疡急性穿孔患者可出现血白细胞计数及中性粒细胞比例升高。胃十二指肠溃疡大出血患者早期由于血液浓缩,血常规变化不大,以后红细胞计数、血红蛋白值、血细胞比容均呈进行性下降。

3.影像学检查 绝大多数胃十二指肠溃疡急性穿孔的患者立位腹部X线检查可见膈下新月状游离气体影;X线钡餐检查可发现胃十二指肠溃疡部位有一周围光滑、整齐的龛影或十二指肠球部变形;幽门梗阻者可见胃扩大,24小时后仍有钡剂存留。对已明确为幽门梗阻者,应避免做此检查。

4.诊断性腹腔穿刺 疑似胃十二指肠溃疡急性穿孔,但临床表现不典型的患者,必要时可行腹腔诊断性穿刺检查,以帮助诊断,穿刺抽出液可含胆汁或食物残渣。

【处理原则】

对于一般情况较轻,无严重并发症的胃十二指肠溃疡,一般采取内科药物治疗,原则是消除病因,解除症状,避免复发和并发症。

（一）非手术治疗

1.一般治疗　养成规律的饮食作息习惯,戒烟戒酒。

2.药物治疗　使用根除 Hp、抑制胃酸分泌及保护胃黏膜药物。必要时,遵医嘱使用抗生素,给予肠外营养支持。

3.禁食、胃肠减压　胃十二指肠溃疡出现并发症如不能立即手术者,应禁食、胃肠减压。

（二）手术治疗

1.适应证　①胃十二指肠溃疡经内科系统治疗 3 个月以上仍无效或停药后很快复发;②胃十二指肠溃疡并发急性穿孔;③胃十二指肠溃疡急性大出血;④胃十二指肠溃疡合并瘢痕性幽门梗阻;⑤胃溃疡癌变或者不能排除癌变。

2.手术方式

（1）胃大部切除术:治疗胃十二指肠溃疡的首选术式。传统的切除范围是胃远侧2/3～3/4,包括胃体大部、整个胃窦部、幽门和部分十二指肠球部。胃大部切除术治疗溃疡的原理是切除胃窦部和大部分胃体,消除了产生胃酸的体液因素,减少了胃酸和胃蛋白酶的分泌,使溃疡得到治愈。同时切除了溃疡本身和溃疡的好发部位,消除了病灶和潜在发病因素。胃部分切除术后,幽门的作用不复存在,胃内容物在胃内的停留时间缩短、碱性十二指肠液反流入胃可中和残胃所分泌的胃酸。常见的术式包括以下几种。

1）毕 I 式胃大部切除术:即在胃大部切除后将残胃与十二指肠吻合（图 15 - 4）,多适用于胃溃疡。优点是重建后的胃肠道接近正常解剖生理状态,胆汁、胰液反流入残胃较少,术后因胃肠功能紊乱而引起的并发症亦较少;缺点是有时为避免残胃与十二指肠吻合口的张力过大致使切除胃的范围不够,增加了术后溃疡复发机会。

2）毕 II 式胃大部切除术:即胃大部切除后残胃与空肠吻合,十二指肠残端关闭（图 15 - 5）,适用于各种胃十二指肠溃疡,特别是十二指肠溃疡。十二指肠溃疡切除困难时,可行溃疡旷置术。该术式的优点是即使胃切除较多,胃空肠吻合口也不致张力过大,术后溃疡复发率低;缺点是吻合方式改变了正常的解剖生理关系,胆汁、胰液流经胃肠吻合口,术后发生胃肠道功能紊乱的可能性较毕 I 式多。

3）胃大部切除后胃空肠 Roux-en-Y 式吻合术:即胃大部切除后关闭十二指肠残端,在距 Treitz 韧带 10～15cm 处切断空肠,将残胃和远端空肠吻合,距此吻合口以下 45～60cm 处将空肠与空肠近端吻合（图 15 - 6）。此术式临床运用较少,但可防止术后胆汁、胰液进入残胃。

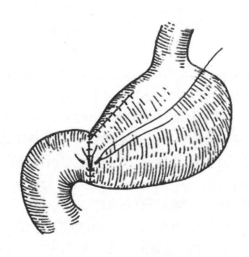

图 15 - 4　毕 I 式胃大部切除术

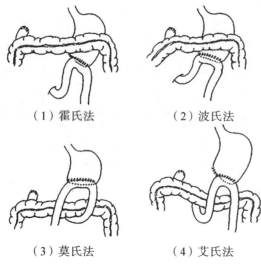

（1）霍氏法　　　　　（2）波氏法

（3）莫氏法　　　　　（4）艾氏法

图 15-5　几种常见毕Ⅱ式胃大部切除术　　　　　图 15-6　胃空肠 Roux-en-Y 式吻合术

（2）胃迷走神经切断术：是主要用于治疗十二指肠溃疡的手术方法，其理论依据是迷走神经纤维被切断后，减少了迷走神经对壁细胞的刺激，既消除了神经性胃酸分泌，又消除了迷走神经引起的胃泌素分泌，降低了分泌酸的腺体对胃泌素和组胺的反应，从而减少了体液性胃酸分泌，有利于促进胃十二指肠溃疡愈合和防止复发。此手术方法目前在临床已较少应用。

【常见护理诊断/问题】

1.疼痛　与胃十二指肠黏膜受侵蚀及溃疡穿孔后胃液对腹膜的强烈刺激有关。

2.体液不足　与溃疡急性穿孔后腹腔内大量渗出及呕吐致体液大量丢失、胃十二指肠溃疡大出血致血容量降低、幽门梗阻致大量呕吐以及围手术期禁食、禁饮有关。

3.营养失衡：低于机体需要量　与患者进食量低于机体需要、恶心呕吐、消化吸收障碍有关。

4.焦虑　与突发胃十二指肠溃疡穿孔、大出血有关。

5.潜在并发症：出血、感染、十二指肠残端破裂、吻合口梗阻、倾倒综合征等。

【护理措施】

（一）术前护理

1.体位　取平卧位或半卧位。有呕吐者，头偏向一侧。伴有休克者取休克体位，生命体征平稳后改为半卧位，以利于漏出的消化液及渗出液积聚于盆腔，减少毒素的吸收，同时也可减轻腹壁张力和疼痛。

2.饮食护理　术前一般情况较好的患者可以选择营养丰富、高热量、高维生素、易消化的食物，少食多餐，忌烟酒及一切辛辣刺激性饮食；出现并发症者暂禁食。对于出血停止或非完全性幽门梗阻者，可进流质或无渣半流质饮食。术前 1 日进流质饮食，术前 12 小时禁食、禁饮。

3.胃肠减压　行胃肠减压的患者应保持引流通畅，维持有效负压，以减少胃内容物继续外漏、清除血凝块或减轻胃组织水肿，注意观察和记录引流液的颜色、性状和量。

4.静脉补液　建立多条静脉通路，必要时行深静脉血管穿刺输液。根据医嘱和血清电解质检测结果，合理安排输液种类和速度，维持水、电解质和酸碱平衡。

5.病情观察　严密观察患者的血压、脉搏、尿量、中心静脉压、周围循环情况及腹部情况（如腹膜刺激征、肠鸣音等）的变化；观察有无鲜红色血液持续从胃管引出，以判断有无活动性出血和止血效果。若病情不见好转反而加重者，应及时报告医师，并配合做好急诊手术的术前准备。

6.急性大出血患者的护理　患者取平卧位,往胃管中注入冷生理盐水及适量去甲肾上腺素;静脉点滴西咪替丁;酌情输血输液,滴速先快后慢。使血压维持在稍低水平,有利于减轻局部出血。每半小时测血压、脉搏1次,记录呕血量、便血量。观察患者神志变化,有无头晕、心悸、冷汗、口渴、晕厥等表现,同时记录每小时尿量。

7.瘢痕性幽门梗阻患者的护理　积极纠正脱水、低钠、低钾、低氯及代谢性碱中毒。根据病情给予流质饮食或暂禁食,同时静脉给予营养支持以改善营养状况,提高手术耐受力。术前2~3日行胃肠减压,并每晚用温生理盐水洗胃,以减轻长期梗阻所致的胃黏膜水肿,避免术后愈合不良。

8.心理护理　医护人员要主动与患者及家属交谈,了解患者认知水平与心理状态,理解和关心患者。告知患者疾病和治疗的有关知识、手术治疗的必要性、手术前后的注意事项,解答患者的各种疑问,使患者能积极配合疾病的治疗和护理。

(二)术后护理

1.体位　术后回病房,全麻清醒前取平卧位,头偏向一侧。待患者麻醉清醒、血压平稳后给予低半坐卧位,以保持腹肌松弛,减轻腹部切口张力,减轻疼痛,也有利于呼吸和引流。

2.病情观察　密切观察患者的生命体征。术后每30分钟测量1次血压、脉搏、呼吸,直至血压平稳。若病情较重或存在休克者,仍需每1~2小时测量1次,病情平稳后可延长测量间隔时间。同时观察患者神志、体温、尿量、切口渗血、渗液及引流液情况。

3.饮食护理　根据麻醉方式及患者情况给予饮食指导。拔除胃管前禁食,需及时通过肠外营养补充患者所需的水、电解质和营养素,必要时输入血白蛋白或全血。拔胃管后当日可饮少量水或米汤;如无不适,第2日进半量流质饮食,每次50~80mL;第3日进全量流质,每次100~150mL;进食后若无不适,第4日可进半流质饮食。食物宜温、软、易于消化,忌生冷、干硬和刺激性食物,少量多餐。开始时每日5或6餐,后逐渐减少进餐次数并增加每次进餐量,逐步过渡到正常饮食。

4.引流管的护理　胃十二指肠溃疡术后患者常留置有胃管、腹腔引流管、导尿管等。护理时需注意以下事项。

(1)妥善固定并准确标记各引流管,避免脱出,一旦脱出后不可自行插回。

(2)保持引流通畅,防止受压、扭曲、折叠等,经常挤捏各引流管以防堵塞;若堵塞,可在医师指导下用注射器抽取生理盐水试行冲洗引流管。

(3)观察并记录引流液的颜色、性状和量等。

(4)留置胃管可起到胃肠减压的作用,以减轻胃肠道张力,促进吻合口愈合。部分患者胃管需接负压吸引装置,维持适当的负压,避免负压过大损伤胃黏膜。

5.疼痛的护理　术后若患者对切口疼痛感到不适,可遵医嘱给予镇痛药物。

6.术后早期活动　鼓励并协助患者定时做深呼吸、有效咳嗽及排痰,预防肺炎及肺不张等肺部并发症。除年老体弱或病情较重者,鼓励并协助患者术后第1日坐起轻微活动,患者活动量根据个体差异而定,早期活动可促进肠蠕动恢复,并可预防术后肠粘连和下肢深静脉血栓等并发症的发生。

7.术后并发症的护理

(1)出血:包括吻合口出血和腹腔内出血。常发生于术后24小时内,多为术中止血不彻底引起。胃大部切除术后24小时内可见胃管内引流出少量暗红色或咖啡色液体,一般不超过300mL,且逐渐减少、变淡,此属正常现象。若术后短期内从胃管不断引流出鲜红色血性液体,24小时后仍未停止,甚至出现呕血和黑便,则为吻合口出血的表现。术后密切观察患者的生命体征和神志的变化,加强对引流液的颜色、性状和量的观察,及时报告医师,遵医嘱应用止血剂、用冰生理盐水洗胃、输新鲜血等。若经非手术治疗不能有效止血或出血量大于500mL/h时,积极完善术前准备。

(2)十二指肠残端破裂:是毕Ⅱ式胃大部切除术后早期严重的并发症。多为十二指肠残端处理不

笔记

当,或因空肠输入袢梗阻致十二指肠内张力过高所致。多发生在术后 24~48 小时,患者表现为突发性上腹部剧痛、发热和腹膜刺激征,白细胞计数增加,腹腔穿刺可抽得胆汁样液体。如发生十二指肠残端破裂,须立刻进行术前准备;因炎症原因难以修补缝合,须经十二指肠残端破裂处置管做连续引流,残端周围另置引流条。术后持续负压吸引,积极纠正水、电解质和酸碱平衡紊乱,经静脉或空肠造瘘管提供营养支持,遵医嘱使用广谱抗生素抗感染,用氧化锌软膏保护引流管周围皮肤。

(3)吻合口瘘:与缝合不当、吻合口张力过大、组织供血不足有关,贫血、低蛋白血症和组织水肿者易发生。多发生在术后 1 周内,患者表现为腹膜炎症状以及腹腔引流管引流出含肠内容物的混浊液体,并伴有高热、脉速等全身中毒症状。如发生时间较晚,多形成局限性脓肿。出现弥漫性腹膜炎的患者应立即手术,须做好急诊手术的准备;形成局限性脓肿无弥漫性腹膜炎的患者,进行局部引流,注意瘘口区皮肤保护;严格禁食,并胃肠减压;合理应用抗生素和给予肠外营养支持,纠正水、电解质紊乱和维持酸碱平衡。经上述处理后多数患者吻合口瘘可在 4~6 周自愈;若经久不愈,须再次手术。

(4)胃排空障碍:又称胃瘫。精神因素、输出袢痉挛、吻合口水肿、低蛋白血症、饮食结构改变、长期应用抑制胃肠蠕动的药物、大网膜吻合口周围团块状粘连等均可导致胃肠动力障碍,胃排空延迟。常发生在术后 4~10 日,患者出现上腹饱胀、钝痛和呕吐,呕吐物中含胆汁和胃内容物。消化道 X 线造影可见残胃扩张、无张力、蠕动波少且弱,造影剂通过胃肠吻合口不畅。胃瘫一旦发生,应禁食、胃肠减压,给予肠外营养支持,纠正低蛋白血症,维持水、电解质和酸碱平衡,应用胃动力促进剂,也可用 3% 温盐水洗胃。一般经非手术治疗均能治愈。

(5)术后梗阻:根据梗阻部位可分为输入袢梗阻、输出袢梗阻和吻合口梗阻,前两者见于毕 Ⅱ 式胃大部切除术后。

1)输入袢梗阻:可分以下两类。①急性完全性输入袢梗阻:为输出袢系膜悬吊过紧压迫输入袢,或输入袢过长穿入输出袢与横结肠系膜的间隙孔形成内疝所引起。患者表现为突发上腹部剧烈疼痛,频繁呕吐,量少,多不含胆汁,呕吐后症状不缓解,且上腹部有压痛性肿块。由于急性完全性输入袢梗阻属于闭袢性肠梗阻,易发展为肠绞窄,故应行紧急手术解除梗阻。②慢性不完全性输入袢梗阻:多由于输入袢过长扭曲或输入袢过短在吻合口处形成锐角,使输入袢内胆汁、胰液和十二指肠液排空不畅而滞留。表现为进食后出现上腹胀痛或绞痛,随即突然喷射性呕吐出大量不含食物的胆汁,呕吐后症状可有所缓解。由于消化液潴留在输入袢内,进食后消化液分泌量明显增加,输入袢内压力增高,刺激肠管发生强烈的收缩,引起喷射样呕吐,也称"输入袢综合征",应采取禁食、胃肠减压、静脉营养支持等措施。若症状长期不缓解则需手术。

2)输出袢梗阻:系胃大部切除术后胃肠吻合口下方输出袢因粘连、大网膜水肿、炎性肿块压迫所致的梗阻。患者表现为上腹饱胀不适,严重时可呕吐出食物和胆汁。非手术治疗无效,应手术解除梗阻。

3)吻合口梗阻:一般系吻合口过小或吻合口的胃肠壁内翻过多所致,也可为术后吻合口炎症水肿所致的暂时性梗阻。患者表现为进食后出现上腹饱胀及溢出性呕吐,呕吐为不消化的食物,一般不含胆汁。X 线钡餐检查可见造影剂完全滞留在胃内。大多数患者经禁食、胃肠减压、补液等措施后症状可有缓解。如仍无改善,可考虑手术。

(6)倾倒综合征:可发生于任何类型的胃部手术之后,以毕 Ⅱ 式胃大部切除术后更为多见。因胃大部切除术后,失去幽门对胃排空的控制,导致胃排空过快所产生的一系列综合征。根据进食后症状出现的时间可分为早期与晚期两种类型。

1)早期倾倒综合征:多因餐后大量高渗性食物快速进入十二指肠或空肠,致肠道内分泌细胞大量分泌肠源性血管活性物质,同时渗透压作用使细胞外液大量移入肠腔,从而引起一系列血管舒缩功能紊乱和胃肠道症状。患者表现为进食高渗性食物 10~20 分钟后感觉上腹胀痛不适、心悸、乏力、头晕、出汗、恶心、呕吐、腹泻,甚至虚脱。一般平卧几分钟后可有缓解。指导患者调整饮食,即少食多餐,避免过甜、过咸、过浓的流质饮食,宜低碳水化合物、高蛋白饮食,进餐后平卧 20~30 分钟。多数患者经调整饮食后,症状可减轻或消失,术后半年到 1 年内能逐渐自愈。极少数症状严重且持久的患者需手术治疗,可将毕 II 式改为毕 I 式。

2)晚期倾倒综合征:主要因为进食后,胃排空过快,含糖食物迅速进入空肠后被过快吸收,使血糖急速升高,刺激胰岛素大量释放,而当血糖下降后,胰岛素并未相应减少,继而发生反应性低血糖,故晚期倾倒综合征又被称为低血糖综合征。患者表现为餐后 2~4 小时出现心慌、出冷汗、面色苍白、手颤、无力甚至虚脱等。饮食中减少碳水化合物含量,增加蛋白质比例,少食多餐可预防其发生;出现症状时少量进食,尤其是糖类,即可缓解。

(三)健康教育

1. 健康宣教 向患者及家属普及胃十二指肠溃疡的有关知识,使之增强信心,更好地配合术后长期治疗和自我护理。

2. 饮食指导 胃大部切除术后一年内因胃容量受限,宜少食多餐,宜高蛋白、高热量饮食,忌过冷、过烫、过辣及油炸烟熏类食物。

3. 生活方式 注意休息,劳逸结合,避免熬夜,戒烟、戒酒。

4. 用药指导 指导患者正确用药,包括服用时间、方式、剂量,说明药物不良反应。避免服用对胃黏膜有损害性的药物,如阿司匹林、吲哚美辛、皮质类固醇等。

5. 康复指导 定期门诊复查,如有不适及时就诊。

第五节 胃癌患者的护理

胃癌是我国最常见的恶性肿瘤,病死率居恶性肿瘤第二位,消化道肿瘤的首位。高发年龄为 40~60 岁,男性居多,男、女发病率之比为(2~3):1。

【病因】

胃癌的病因尚未完全清楚,目前认为与下列因素有关。

1. 地域环境 胃癌发病有着明显的地域差别,中国、日本、俄罗斯、南非、智利和北欧等国家和地区发病率较高,而北美、西欧、印度的发病率则较低。我国西北与东部沿海地区胃癌的发病率明显高于南方地区。

2. 饮食及生活习惯 长期喜食腌制、熏制、烧烤食品者胃癌的发病率高,可能与以上食品中亚硝酸盐、真菌毒素、多环芳烃化合物等致癌物或前致癌物的含量高有关。食物中缺乏新鲜蔬菜、水果也与发病有一定关系。吸烟者的胃癌发病风险较不吸烟者高 50%。

3. 幽门螺杆菌(Hp)感染 是引发胃癌的重要因素之一。Hp 感染率高的国家和地区,胃癌发病率也高。Hp 能促使硝酸盐转化成亚硝酸盐及亚硝胺而致癌;Hp 感染可引起胃黏膜慢性炎症并通过加速黏膜上皮细胞的过度增殖导致畸变致癌;Hp 的毒性产物如 CagA、VacA 可能具有促癌作用。

4. 癌前疾病和癌前病变 胃癌的癌前疾病是指一些使胃癌发病危险性增高的良性胃疾病,如慢性萎缩性胃炎、胃息肉、胃溃疡、残胃炎等。癌前病变指的是容易发生癌变的病理组织学变化,但其本身尚不具备恶性改变。胃黏膜上皮细胞的不典型性增生属于癌前病变,可分为轻、中、重 3 度,重度不典型性增生易发展成胃癌。

5. 遗传因素 遗传在胃癌的发病中占重要地位。胃癌有明显的家族聚集倾向,有胃癌家族史的人群发病率为普通人群的 2~3 倍。遗传体质使易感者对致癌物质更敏感。

【病理及分型】

约50%以上的胃癌发生于胃窦部,其次为胃底贲门部,约占1/3,发生在胃体者较少。

(一)胃癌的大体分型

根据胃癌发展所处的阶段可分为早期胃癌和进展期胃癌。

1.早期胃癌 指所有局限于黏膜和黏膜下层的胃癌,不论病灶大小或有无淋巴结转移。

早期胃癌的形态可分为:①隆起型,癌灶突向胃腔;②浅表型,癌灶比较平坦,无明显隆起与凹陷;③凹陷型,为较深的溃疡。此外,还有混合型。

2.进展期胃癌 包括中、晚期胃癌。其中癌组织超出黏膜下层侵入胃壁肌层为中期胃癌;病变达浆膜下层或是超出浆膜向外浸润至邻近脏器或有转移者为晚期胃癌。若全胃受累致胃腔缩窄、胃壁僵硬如革囊状者称皮革胃,几乎都为低分化腺癌或印戒细胞癌,恶性程度极高。

(二)胃癌的组织学分型

世界卫生组织(WHO)于2000年将胃癌分为:①腺癌(包括肠型和弥漫型);②乳头状腺癌;③管状腺癌;④黏液腺癌;⑤印戒细胞癌;⑥腺鳞癌;⑦鳞状细胞癌;⑧小细胞癌;⑨未分化癌;⑩其他类型。其中绝大多数胃癌为腺癌。

(三)转移方式

1.直接浸润 贲门胃底癌易侵及食管下端,胃窦癌可向十二指肠浸润。胃癌可由原发部位向纵深浸润发展,穿破浆膜后,易扩散至大网膜、结肠、肝、脾、胰腺等邻近器官。

2.淋巴转移 是胃癌的主要转移途径,早期胃癌可有淋巴转移,进展期胃癌的淋巴转移率高达70%左右。胃的淋巴液最后经胃周围淋巴结汇入腹腔淋巴结,可经乳糜池和胸导管进入左颈静脉。一般情况下胃癌的转移是按淋巴流向转移,但也可发生跳跃式淋巴转移。终末期胃癌可经胸导管向左锁骨上淋巴结转移,最常累及的是肝,其次是脑、肺、骨等。

3.血行转移 常发生于晚期胃癌。常见的转移器官有肝、肺、胰、骨骼等处,以肝转移最常见。

4.腹腔种植转移 当胃癌浸润穿透浆膜后,癌细胞可脱落种植于腹膜、大网膜和其他脏器表面形成转移结节。

【临床表现】

1.症状 胃癌早期多无明显症状,部分患者有时会出现上腹不适、隐痛、嗳气、反酸、进食后饱胀、恶心等消化道症状,缺乏特异性。胃窦癌可出现类似十二指肠溃疡的症状,按慢性胃炎和十二指肠溃疡治疗后,症状可暂时缓解,易被忽视。

随着病情的发展,症状逐渐加重,常有上腹疼痛、食欲不振、呕吐、乏力、消瘦等症状。贲门胃底癌可有胸骨后疼痛和进行性哽噎感;幽门附近的胃癌可有呕吐宿食的表现;肿瘤溃破或侵蚀血管后可有呕血和黑便。

2.体征 胃癌早期无明显体征,晚期可扪及上腹部肿块。胃癌扩散时可有左锁骨上淋巴结肿大、黄疸、腹水、消瘦、贫血甚至恶病质等表现。

【辅助检查】

早期发现、早期诊断、早期治疗是提高胃癌治愈率的关键。为了早期诊断胃癌应做到:对40岁以上患者,以往无胃病史而出现消化道症状,或已有长期溃疡病史而近来症状改变或从原来的规律性疼痛变为无规律性,必须进行详细的检查;对出现疑似胃癌前期病变者,如胃酸减少或缺乏、萎缩性胃炎、胃溃疡、胃息肉等,应做定期检查。检查方法如下。

1.内镜检查 是诊断胃癌的最有效方法,可直接观察胃黏膜病变的部位和范围,并可直接取病变组织做病理学检查。目前临床上通过使用色素内镜和放大内镜,可显著提高小胃癌和微小胃癌的检出率。

2. X线钡餐检查 目前多采用X线气钡双重造影,通过黏膜相和充盈相的观察做出诊断,优点是痛苦小,易被患者接受;缺点是不如胃镜直观且不能取活检进行组织学检查。早期胃癌的主要改变为黏膜相异常。进展期肿块型胃癌表现为突向腔内的充盈缺损;溃疡型胃癌主要显示胃壁内龛影,黏膜集中、中断、紊乱和局部蠕动波不能通过;浸润型胃癌可见胃壁僵硬、蠕动波消失。

3. CT检查 可判断胃癌病变范围、局部淋巴结转移和远处转移情况,有助于胃癌的诊断和术前临床分期。

4. 正电子发射成像技术(PET) 是利用胃癌组织对[18F]氟-2-脱氧-D-葡萄糖(FDG)的亲和性,对胃癌进行诊断,还可判断淋巴结和远处转移病灶的情况。

5. 实验室检查 大便隐血试验常呈持续阳性。胃酸游离酸测定显示酸缺失或减少。

【处理原则】

外科手术是治疗胃癌的主要手段,也是目前能治愈胃癌的唯一方法。对中晚期胃癌,因其复发率、转移率较高,故需积极辅以化学治疗、放射治疗及免疫治疗等综合治疗以提高疗效。

1. 非手术治疗

(1)化学治疗:是最主要的辅助治疗方法,目的在于杀灭残留的亚临床癌灶或术中脱落的癌细胞,提高综合治疗效果。

(2)其他治疗:包括放射治疗、热疗、免疫治疗、中医中药治疗等。

2. 手术治疗

(1)根治性手术:原则为整块切除包括癌肿和可能受浸润胃壁在内的胃的全部或大部,以及大、小网膜和局域淋巴结,并重建消化道。早期胃癌由于病变局限,较少淋巴结转移,可行内镜下胃黏膜切除术、腹腔镜或开腹胃部分切除术。扩大胃癌根治术适用胃癌侵及邻近组织或脏器,是指包括胰体、尾及脾的根治性胃大部切除或全胃切除。

(2)姑息性手术:用于癌肿广泛浸润并转移、不能完全切除者。通过手术可以解除症状,延长生存期,包括姑息性胃切除术、胃空肠吻合术、空肠造口术等。

【常见护理诊断/问题】

1. 焦虑 与患者对癌症的恐惧及担心预后有关。

2. 营养不良 与长期无食欲、消化吸收不良及癌细胞造成的消耗增加有关。

3. 潜在并发症:出血、感染、吻合口梗阻、倾倒综合征等。

【护理措施】

(一)术前护理

1. 营养支持 对于伴有梗阻和出血的胃癌患者,术前常因食欲减退、摄入不足、消耗增加和恶心、呕吐而导致营养不良。护士应根据患者的饮食和生活习惯,合理制订食谱。对于能进食的患者,术前给予高蛋白、高热量、高维生素、低脂肪、易消化和少渣的食物;对于不能进食或禁食患者,应静脉补给足够能量、氨基酸、电解质和维生素等,必要时可输血浆或全血,或实施全胃肠外营养,以改善患者的营养状况,纠正负氮平衡,提高手术耐受力。

2. 胃肠道准备 对有幽门梗阻者,在禁食的基础上,术前3日起每晚用温生理盐水洗胃,以减轻胃黏膜的水肿。术前3日给患者口服肠道不吸收的抗生素,必要时清洁肠道。

3. 心理护理 患者对癌症及预后有很大顾虑,常有消极悲观情绪,鼓励患者表达自身感受,根据

笔记

患者个体情况提供指导,向患者解释胃癌手术治疗的必要性,帮助患者消除负性情绪,增强对治疗的信心。此外,还应鼓励家属和朋友给予患者关心和支持,使其能积极配合治疗和护理。

（二）术后护理

参考本书胃十二指肠溃疡疾病患者的护理相关内容。

（三）健康教育

1. 健康宣教　向患者及家属普及与胃癌有关的知识,增强其信心,使其保持良好的心理状态,更好地配合术后长期治疗和自我护理。

2. 饮食指导　少食多餐,忌腌制、熏烤、生冷、油腻、刺激性食物。忌烟,忌酒、浓茶、咖啡等刺激性饮料。

3. 生活方式　适量参加一定的活动和锻炼,注意劳逸结合,避免过度劳累。

4. 复查指导　胃癌患者须定期门诊随访,检查肝功能、血常规等,注意预防感染。术后 3 年内每 3 ~ 6 个月复查 1 次,3 ~ 5 年每半年复查 1 次,5 年后每年复查 1 次。内镜检查每年 1 次。若有腹部饱胀不适、肝区肿胀、锁骨上淋巴结肿大等表现时,应随时复查。

第六节　急性阑尾炎患者的护理

急性阑尾炎是指发生在阑尾的急性炎症,是最常见的外科急腹症之一。大多发生于青壮年,男性发病率略高于女性。

【解剖生理】

阑尾位于右髂窝部,为一条细长的盲管,外形呈蚯蚓状。长 5 ~ 10cm,直径 0.5 ~ 0.7cm。阑尾起自盲肠根部,其体表投影约在右髂前上棘与脐连线的中、外 1/3 交界处,称为麦氏点（McBurney）。阑尾动脉来自肠系膜上动脉,为终末动脉。阑尾静脉与动脉伴行,其血液经肠系膜上静脉回流至门静脉。阑尾在儿童时期有一定的免疫功能,成人后免疫功能退化。

【病因】

1. 阑尾管腔阻塞　是急性阑尾炎最常见的病因。阑尾管腔细,开口狭小,系膜短,使阑尾卷曲,造成阑尾管腔易于阻塞。导致阻塞的原因包括:①淋巴滤泡细胞明显增生,约占 60%,多见于年轻人;②粪石阻塞,约占 35%;③其他,包括异物、食物残渣、炎性狭窄、蛔虫、肿瘤等,较少见。

2. 细菌入侵　阑尾管腔阻塞后,细菌繁殖并分泌内毒素和外毒素,损伤黏膜上皮,形成溃疡,细菌经溃疡面进入阑尾肌层。阑尾壁间质压力升高,影响动脉血流,造成阑尾缺血,甚至坏疽。致病菌多为肠道内的各种革兰氏阴性杆菌和厌氧菌。

【病理】

急性阑尾炎的组织学改变是局部黏膜充血、水肿、中性粒细胞浸润等急性炎症表现。炎症可向深部发展,或继而因血管内血栓形成,导致组织坏死,肠壁感染、穿孔。根据急性阑尾炎的临床过程和病理解剖学变化,可分为 4 种类型。

1. 急性单纯性阑尾炎　属于阑尾病变早期。炎症局限于黏膜和黏膜下层,外观可见阑尾轻度肿胀,浆膜表面充血,失去正常光泽,并有少量纤维素性渗出物附着。镜下可见阑尾各层组织均有水肿、充血和中性粒细胞浸润,黏膜表面有小溃疡和出血点。

2. 急性化脓性阑尾炎　又称急性蜂窝织炎性阑尾炎。常因急性单纯性阑尾炎发展而来。阑尾肿胀明显,浆膜高度充血,表面有脓性渗出物覆盖。镜下可见阑尾黏膜溃疡面增大并深达肌层和浆膜层,各层均有小脓肿,腔内有积脓。阑尾周围的腹腔内有稀薄脓液,形成局限性腹膜炎。

3.坏疽及穿孔性阑尾炎　是一种重型阑尾炎。阑尾动脉是肠系膜上动脉所属回结肠动脉的分支,属无侧支的终末动脉,当阑尾病变进一步加重引起血运障碍,阑尾管壁易坏死或部分坏死,呈暗紫色或黑色。因管腔梗阻或积脓,压力不断升高,加重管壁血运障碍,严重者发生穿孔,穿孔多发生于阑尾根部和近端的系膜缘对侧;若穿孔后脓液未能被包裹,则感染扩散引起急性弥漫性腹膜炎。

4.阑尾周围脓肿　当急性阑尾炎化脓、坏疽或穿孔后,大网膜可移至右下腹部,将病变的阑尾包裹或将穿孔后形成的弥漫性腹膜炎局限化,即形成炎性肿块或阑尾周围脓肿。

【临床表现】

1.症状

(1)腹痛:典型表现为转移性右下腹痛,疼痛发作多始于上腹部,逐渐移向脐周,位置不固定,起初多为隐痛或钝痛。6~8小时后疼痛转移并局限于右下腹,为持续性疼痛阵发性加剧,此过程时间长短取决于病变发展的程度和阑尾的位置,70%~80%的患者表现出典型的转移性腹痛。部分患者也可在发病初即表现为右下腹痛。

1)不同位置的阑尾炎,疼痛部位不同:①盲肠后位阑尾炎表现为右侧腰部疼痛;②盆腔位阑尾炎疼痛在耻骨上区;③肝下区阑尾炎可引起右上腹痛;④极少数左下腹部阑尾炎表现为左下腹痛。

2)不同类型的阑尾炎,腹痛有差异:①单纯性阑尾炎仅有轻度上腹部或脐部隐痛;②化脓性阑尾炎可表现为阵发性胀痛,并逐渐加重;③坏疽性阑尾炎呈持续性剧烈腹痛;④穿孔性阑尾炎因阑尾管腔压力骤减,腹痛可暂时减轻,但出现腹膜炎后,腹痛可持续加剧并范围扩大,甚至出现全腹剧痛。

(2)胃肠道症状:阑尾炎早期可有轻度厌食、恶心或呕吐,呕吐可能由于反射性的胃痉挛引起,程度较轻。若并发弥漫性腹膜炎时,可因麻痹性肠梗阻而出现持续性呕吐、腹胀和排气排便减少。部分患者可发生腹泻,如盆位阑尾炎时,炎症刺激直肠和膀胱,引起排便次数增多、里急后重等症状。

(3)全身症状:早期有乏力,体温正常或稍高。随着炎症加重可出现全身中毒症状,表现为心率增快,体温升高达38℃左右。若发生门静脉炎则可出现寒战、高热和轻度黄疸。

2.体征

(1)右下腹压痛:是急性阑尾炎最常见的重要体征,是诊断早期阑尾炎的重要依据。发病早期腹痛尚未转移至右下腹时,右下腹便出现固定压痛。压痛点可随阑尾位置变化而改变,但始终固定在一个位置,通常位于麦氏点。压痛程度与病变程度相关。当阑尾炎症波及周围组织时,压痛范围亦相应扩大,但仍以阑尾所在部位的压痛最明显。

(2)腹膜刺激征:包括腹肌紧张、压痛、反跳痛等。这是壁腹膜受到炎症刺激的一种防御性反应,提示阑尾炎症加重,有渗出、化脓、坏疽或穿孔等病理改变。但小儿、老年人、孕妇、肥胖者、虚弱者或盲肠后位阑尾炎时,腹膜刺激征可不明显。

(3)右下腹包块:阑尾炎性肿块或阑尾周围脓肿形成时,右下腹可扪及压痛性包块,边界不清,固定。

3.特殊体征

(1)结肠充气试验:患者仰卧位,检查者一手压迫左下腹降结肠区,另一手按压近端结肠,结肠内气体可传至盲肠和阑尾,引起右下腹疼痛者为阳性。

(2)腰大肌试验:患者左侧卧位,右大腿向后过伸,引起右下腹疼痛者为阳性,常提示阑尾位于腰大肌前方,为盲肠后位或腹膜后位。

(3)闭孔内肌试验:患者仰卧位,右髋和右膝均屈曲90°,然后被动向内旋转,引起右下腹疼痛者为阳性,提示阑尾位置靠近闭孔内肌。

(4)直肠指诊:盆腔位阑尾炎常在直肠右前方有触痛。若阑尾穿孔,炎症波及盆腔时,直肠前壁有广泛触痛。若发生盆腔脓肿,可触及痛性肿块。

【辅助检查】

1. 实验室检查　多数急性阑尾炎患者血白细胞计数和中性粒细胞比值均增高。白细胞计数可达 $(10 \sim 20) \times 10^9/L$,发生核左移。但新生儿、老年人、AIDS/HIV 感染者、部分急性单纯性阑尾炎患者白细胞计数可无明显升高。

2. 影像学检查

(1)腹部 X 线检查:可见盲肠和回肠末端扩张和气液平面,偶尔可见钙化的粪石和异物。钡剂灌肠 X 线检查可见阑尾不充盈或充盈不全,阑尾管腔不规则。

(2)超声检查:可发现肿大的阑尾或脓肿,对病变的严重程度及病理类型有一定价值。

(3)CT 检查:可显示阑尾周围软组织及其与邻近组织的关系,有助于阑尾周围脓肿的诊断。

3. 腹腔镜检查　可以直接观察阑尾有无炎症,也能分辨与阑尾炎有相似症状的其他邻近脏器疾病,可以明确诊断。诊断的同时也可行阑尾切除术的治疗。

【处理原则】

对于绝大多数急性阑尾炎,一旦确诊,应尽早手术治疗。

1. 非手术治疗　适用于诊断尚未明确、症状较轻的患者,以及不愿意手术的单纯性阑尾炎、病程已超 72 小时、炎性肿块和(或)阑尾周围脓肿已形成等有手术禁忌者。治疗措施包括禁食、补液、使用有效的抗生素等。

2. 手术治疗　急性阑尾炎一经确诊,应尽早行阑尾切除术。阑尾周围脓肿者待肿块缩小局限、体温正常 3 个月后再行阑尾切除术。

【常见护理诊断/问题】

1. 疼痛　与阑尾炎症刺激壁腹膜或手术创伤有关。

2. 体温过高　与阑尾炎症有关。

3. 焦虑　与起病急、担心手术有关。

4. 体液不足　与呕吐、禁食、腹膜炎症等有关。

5. 潜在并发症:腹腔脓肿、门静脉炎、出血、切口感染、阑尾残株炎及粘连性肠梗阻等。

【护理措施】

(一)术前护理

1. 体位　协助患者采取低半坐卧位,减轻腹壁张力,缓解疼痛。

2. 饮食　非手术治疗期间应禁食,必要时行胃肠减压,同时给予肠外营养支持;禁服泻药及灌肠,以免肠蠕动加快,增高肠内压力,导致阑尾穿孔或炎症扩散。

3. 病情观察　严密观察患者的生命体征、腹痛及腹部体征的情况。如体温升高,脉搏、呼吸增快,提示炎症已有扩散;如腹痛加剧,范围扩大,腹膜刺激征更明显,提示病情加重。在非手术治疗期间,出现右下腹疼痛加剧、发热,血白细胞计数和中性粒细胞比值上升,应做好急诊手术的准备。

4. 控制感染　遵医嘱及时应用有效的抗生素,脓肿形成者可配合医师行脓肿穿刺抽液,高热患者给予物理降温。

5. 心理护理　了解患者及家属的心理反应,适时地给其讲解有关知识,减轻患者及家属对麻醉、手术的焦虑与恐惧,使其能够积极配合治疗及护理。

6. 并发症的护理

(1)腹腔脓肿:是阑尾炎未经有效治疗的结果,可在盆腔、膈下及肠间等处形成脓肿,其中以阑尾周围脓肿最常见。典型表现为压痛性肿块,麻痹性肠梗阻所致腹胀,也可出现直肠、膀胱刺激症状和全身中毒症状等。超声和 CT 检查可协助定位。可采取超声引导下穿刺抽脓、冲洗或置管引流,必要时做好急诊手术的准备。

(2)门静脉炎:急性阑尾炎时,细菌栓子脱落进入阑尾静脉中,沿肠系膜上静脉至门静脉,可导致门静脉炎。主要表现为寒战、高热、剑突下压痛、肝大、轻度黄疸等。如病情加重会发生感染性休克或脓毒症,治疗不及时可发展为细菌性肝脓肿。一经发现,应立即做好急诊手术的准备,并遵医嘱大剂量应用抗生素治疗。

7. 术前准备 拟急诊手术者应紧急做好备皮、配血、输液等术前准备。

(二)术后护理

1. 体位与活动 全麻术后清醒或硬膜外麻醉平卧 6 小时后,血压平稳者可取半卧位,以减少腹壁张力,减轻切口疼痛,且有利于腹腔内渗液积聚于盆腔或引流,避免形成腹腔脓肿。鼓励患者术后早期在床上翻身、活动肢体,待麻醉反应消失后即下床活动,以促进肠蠕动恢复,减少肠粘连的发生。

2. 饮食 患者术后禁食禁水,禁食期间给予静脉补液和营养支持。待肠蠕动恢复、肛门排气后,逐步从流食过渡到普食。

3. 腹腔引流管的护理 阑尾切除术后一般不留置引流管,只在局部有脓肿、阑尾包埋不满意和处理困难或有肠瘘形成时采用,用于引流脓液和肠内容物。一般 1 周左右拔除。引流管应妥善固定,保持通畅、无菌,注意观察引流液的颜色、性状及量,如有异常,及时通知医师并配合处理。

4. 并发症的观察和处理

(1)腹腔内出血:常发生在术后 24～48 小时内,多因阑尾系膜的结扎线松脱,引起系膜血管出血。主要表现为腹痛、腹胀、失血性休克等。一旦发生,应立即遵医嘱输血、补液,并做好紧急手术止血的准备。

(2)切口感染:是阑尾切除术后最常见的并发症,多见于化脓性或穿孔性阑尾炎。表现为术后 2～3 日体温升高,切口局部胀痛或跳痛、红肿、压痛,形成脓肿时,局部可出现波动感。一经确诊可穿刺抽出脓液,或拆除缝线及放置引流管促进脓液的排出。定期换药,促进伤口愈合。

(3)粘连性肠梗阻:较常见。多与局部炎性渗出、手术损伤、切口异物和术后长期卧床等因素有关。预防措施是术后鼓励患者尽早下床活动。对于不完全性肠梗阻者行胃肠减压,完全性肠梗阻者需手术治疗。

(4)阑尾残株炎:阑尾切除时若残端保留过长超过 1cm,术后残株易复发炎症,症状表现同阑尾炎,X 线钡剂检查可明确诊断。症状较重者再行手术切除阑尾残株。

(5)肠瘘/粪瘘:较少见。多因残端结扎线脱落,或术中因盲肠组织水肿脆弱损伤等所致。临床表现与阑尾周围脓肿类似,术后数日内可见肠内容物经切口或瘘口溢出。阑尾炎所致的粪瘘一般位置较低,对机体影响较小,通过保持引流通畅、创面清洁、加强营养支持等非手术治疗后,多可自行闭合,仅少数需手术治疗。

(三)健康教育

(1)非手术治疗的患者,应注意合理饮食,避免高脂、高糖、低膳食纤维的饮食,注意饮食卫生以及避免餐后剧烈运动;适当锻炼,提高机体抵抗力,避免复发。

(2)出院后如出现腹痛、腹胀等不适,应及时就诊。阑尾周围脓肿未切除阑尾者,告知患者 3 个月后再行阑尾切除术。

第七节 肠梗阻患者的护理

肠梗阻指肠内容物不能正常运行、顺利通过肠道,为常见急腹症。可由多种因素引起。

【解剖生理】

小肠始于幽门,下接盲肠,正常成人的小肠全长5～7m。小肠包括十二指肠、空肠及回肠。小肠肠壁的组织结构由内向外分黏膜、黏膜下层、肌层、浆膜四层。小肠的血液供应来自腹主动脉的分支肠系膜上动脉。小肠的静脉与动脉类似,集合形成肠系膜上静脉汇合脾静脉而成门静脉干。小肠是人体消化和吸收食物的主要器官。

【病因及分类】

1. 按肠梗阻发生的基本原因分类

(1)机械性肠梗阻:最常见,是由于各种原因导致的肠腔变窄、肠内容物通过障碍。①肠腔内堵塞:如粪石、寄生虫、异物等;②肠管受压:如肠扭转、腹腔内肿瘤压迫、粘连带压迫、嵌顿疝等;③肠壁病变:如肿瘤、肠套叠、先天性肠道闭锁等。

(2)动力性肠梗阻:由于神经反射或毒素刺激引起肠壁肌肉功能紊乱,使肠蠕动消失或肠管痉挛,以致肠内容物无法正常运行,而本身无器质性肠腔狭窄,可分为麻痹性肠梗阻和痉挛性肠梗阻。前者常见于急性弥漫性腹膜炎、低钾血症、腹部大手术或感染等;后者较少见,可继发于尿毒症、慢性铅中毒和肠道功能紊乱等。

(3)血运性肠梗阻:因肠系膜血栓形成、栓塞或血管受压等使肠管发生血运障碍,引起肠管失去蠕动能力,肠内容物停止运行。可纳入动力性肠梗阻中,但是可迅速继发肠坏死,在处理上与其截然不同。该类型随着我国目前人口老龄化、动脉硬化等疾病增多,现已呈增多趋势。

2. 按肠壁有无血运障碍分类

(1)单纯性肠梗阻:仅有肠内容物通过受阻,而无肠管血运障碍。

(2)绞窄性肠梗阻:不仅有肠内容物通过受阻,同时伴有肠管血运障碍。

3. 其他分类

(1)根据梗阻发生部位分为高位(如空肠上段)和低位(如回肠末段与结肠)肠梗阻。

(2)根据梗阻的发展速度分为急性和慢性肠梗阻。

(3)根据梗阻的程度分为完全性和不完全性肠梗阻。

(4)当发生肠扭转、结肠肿瘤等时,病变肠袢两端完全阻塞,称为闭袢性肠梗阻。

上述肠梗阻的类型并不是固定不变的,随着病情的发展,某些类型的肠梗阻在一定条件下可以相互转换。

【病理】

1. 局部变化

(1)肠蠕动增强:单纯性机械性肠梗阻早期,梗阻以上肠管肠蠕动增加,以克服肠内容物通过障碍。

(2)肠管膨胀:肠腔内因液体和气体的积贮而膨胀。肠腔内积聚的气体70%来自咽下的气体,30%来自血液弥散和消化过程。积聚的液体主要是消化液,如胃液、胆汁、胰液及肠液。肠梗阻部位愈低,时间愈长,肠腔积气、积液引起肠膨胀愈明显;梗阻部位以下肠管则瘪陷、空虚或仅存少量粪便。

(3)肠壁血运障碍:急性完全性梗阻时,肠腔内压力迅速增加,肠壁静脉回流受阻,毛细血管及淋巴管淤积,肠壁充血、水肿、增厚,呈暗红色。由于组织缺氧,毛细血管通透性增加,肠壁上有出血点,并有血性渗出液渗入肠腔和腹腔。随着血运障碍的发展,继而出现动脉血运受阻,血栓形成,肠壁失去活力,肠管变成紫黑色。由于肠壁变薄、缺血和通透性增加,腹腔内出现带有粪臭的渗出液,可引起腹膜炎。最后,肠管可缺血坏死而溃破穿孔。

慢性不完全性肠梗阻局部改变主要是由长期肠蠕动增强,梗阻近端肠壁代偿性肥厚和肠腔膨胀,远端肠管则变细、肠壁变薄。痉挛性肠梗阻多为暂时性,肠管多无明显病理改变。

2.全身变化

(1)水、电解质紊乱与酸碱平衡失调:小肠若出现肠梗阻,可在短时间内丧失大量的液体,引起严重的水、电解质、酸碱平衡失调。高位肠梗阻时由于早期频繁呕吐、不能进食,更易出现脱水;加之酸性胃液及大量氯离子丢失产生代谢性碱中毒。低位肠梗阻时患者呕吐发生迟,其体液的丢失主要是由于肠管活力丧失,无法正常吸收胃肠道分泌的大量液体,丢失的体液多为碱性或中性,丢失的钠离子、钾离子多于氯离子;加之毛细血管通透性增加,导致血浆渗出,积存在肠腔、腹腔内,即丢失于第三间隙;同时组织灌注不良导致酸性代谢产物增加,尿量减少等均极易引起严重的代谢性酸中毒;大量的钾离子丢失还可引起肠壁肌张力减退,加重肠腔膨胀,并可引起肌无力及心律失常。

(2)感染和中毒:以低位肠梗阻表现显著。梗阻以上的肠腔内细菌数量显著增加,细菌繁殖产生大量毒素;同时由于肠壁血运障碍,通透性增加,细菌和毒素可以透过肠壁引起腹腔内感染,并经腹膜吸收引起严重的腹膜炎及全身中毒症状。

(3)休克及多器官功能障碍:体液的大量丧失引起血液浓缩、电解质紊乱、酸碱平衡失调以及细菌大量繁殖、毒素的释放等均可引起严重休克。当肠管坏死、穿孔,发生腹膜炎时,全身中毒尤为严重。最后可引起严重的低血容量性休克和中毒性休克。肠腔大量积气、积液引起腹内压增高,膈肌上抬,影响肺的通气及换气功能;同时腹内压增高阻碍了下腔静脉回流,从而导致呼吸、循环功能障碍,最后可因多器官功能障碍乃至衰竭而死亡。

【临床表现】

1.局部表现

(1)腹痛:单纯性机械性肠梗阻时,由于梗阻部位以上肠管剧烈蠕动,患者表现为阵发性腹部绞痛,疼痛多位于腹部正中,也可偏于梗阻部位。疼痛发作时,患者自觉腹内有"气块"窜动,并受阻于某一部位,即梗阻部位。麻痹性肠梗阻者腹痛为全腹持续性胀痛或不适;肠扭转所致闭袢性肠梗阻者多表现为突发腹部持续性绞痛并阵发性加剧;而肠蛔虫堵塞多为不完全性肠梗阻,以阵发性脐周痛为主。若腹痛间歇期不断缩短,且呈持续性,此时应考虑绞窄性肠梗阻的可能。

(2)呕吐:与肠梗阻发生的部位、类型有关。高位肠梗阻呕吐发生较早且频繁,呕吐物主要为胃及十二指肠内容物;低位肠梗阻呕吐出现较晚,呕吐物初期为胃内容物,后期可呈粪样;若吐出蛔虫,多为蛔虫团引起的肠梗阻;麻痹性肠梗阻时呕吐呈溢出性;若呕吐物为血性或棕褐色液体,则提示绞窄性肠梗阻。

(3)腹胀:相对腹痛、呕吐一般出现较晚,其程度与梗阻部位有关。高位肠梗阻由于呕吐频繁,腹胀较轻;低位肠梗阻腹胀明显。肠扭转、闭袢性肠梗阻患者腹胀多不对称;麻痹性肠梗阻则表现为均匀性全腹胀。

(4)肛门停止排便排气:完全性肠梗阻患者多不再排便排气;但在高位肠梗阻早期,由于梗阻以下肠腔内仍残存一定量的粪便及气体,仍可排出,故不可因此而排除肠梗阻。不完全性肠梗阻可有多次少量排便排气;绞窄性肠梗阻可排血性黏液样便。

2.全身表现 单纯性肠梗阻患者一般无明显的全身症状,严重者可有脱水、低血钾等症状。绞窄性肠梗阻患者早期即有虚脱,很快出现休克,伴有腹腔感染者腹痛持续并扩散至全腹,同时有畏寒、发热、白细胞增多等感染和毒血症表现。

3.几种常见的肠梗阻

(1)粘连性肠梗阻:最为常见,其发生率占各类肠梗阻的40%~60%,因肠管粘连成角或腹腔内粘连带压迫肠管所致。多由于腹部手术、炎症、创伤、出血、异物等引起。临床上以腹部手术后所致的粘连性肠梗阻为最多(图15-7)。

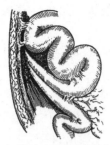
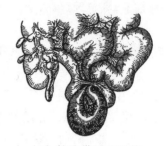

（1）粘连牵扯肠管成角　　　　（2）粘连带压迫肠管

图15-7　粘连性肠梗阻

（2）肠扭转：一段肠袢沿其系膜长轴旋转所形成的闭袢型肠梗阻，称为肠扭转。常见小肠扭转（图15-8）和乙状结肠扭转（图15-9）。前者多见于青壮年，常有饱食后剧烈活动等诱因；后者多与老年人便秘有关，X线钡灌肠呈"鸟嘴样"改变。

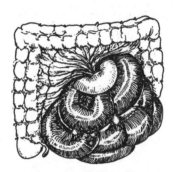
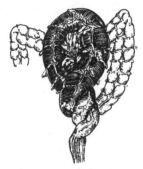

图15-8　全小肠扭转　　　　　　图15-9　乙状结肠扭转

（3）肠套叠：一段肠管套入其相连的肠腔内，称为肠套叠。其是小儿肠梗阻的常见病因，80%发生于2岁以下的儿童，以回盲部回肠套入结肠最为常见（图15-10），临床以腹部绞痛、腹部腊肠样肿块、果酱样血便三大症状为特征，X线钡灌肠呈"杯口状"改变。早期空气或钡剂灌肠疗效可达90%以上。

（4）蛔虫性肠梗阻：指蛔虫聚集成团引起的肠道阻塞。多见于儿童，农村的发病率较高。其诱因常为发热或驱虫不当，多为单纯性不完全性肠梗阻。表现为脐周阵发性腹痛，伴呕吐，腹胀较轻，腹部柔软，可扪及变形、变位的条索状包块，无明显压痛。腹部X线检查可见成团的蛔虫阴影（图15-11）。

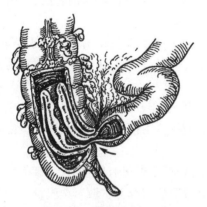
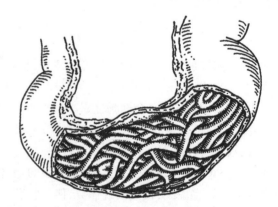

图15-10　回盲部肠套叠　　　　　图15-11　蛔虫性肠梗阻

【辅助检查】

1.实验室检查

（1）血常规：肠梗阻患者出现脱水、血液浓缩时可引起血红蛋白、血细胞比容、尿比重均升高。而绞窄性肠梗阻多有白细胞计数和中性粒细胞比值显著升高。

(2)血气分析等:血气分析、血清电解质、血尿素氮及肌酐检查出现异常结果,则表示存在水、电解质及酸碱平衡失调或肾功能障碍。呕吐物和大便检查有大量红细胞或粪便隐血试验阳性,提示肠管有血运障碍。

2.影像学检查

(1)腹部 X 线检查:X 线检查对诊断肠梗阻有很大价值。正常情况下,小肠内容物运行很快,气体和液体充分混合,故腹部 X 线片只显示胃和结肠内气体,不显示小肠内气体。肠梗阻时,小肠内容物停滞,气、液体分离,一般在梗阻 4~6 小时后,腹部 X 线片可见多个气液平面。

(2)CT 检查:当怀疑肠套叠、乙状结肠扭转时,做 CT 可协助诊断。

【处理原则】

肠梗阻的处理原则是尽快解除梗阻,纠正肠梗阻引起的全身生理功能紊乱。具体治疗方法应根据肠梗阻的病因、性质、类型、部位、程度、有无并发症以及患者的全身情况而决定。

1.基础治疗

(1)胃肠减压:是治疗肠梗阻的重要措施之一,目的是减轻腹胀、降低肠腔内压力、恢复肠壁血运、减少肠腔内的细菌和毒素,从而改善和缓解局部病变和全身情况。

(2)纠正水、电解质紊乱及酸碱平衡失调:输液的量和种类要根据呕吐情况、脱水体征、尿量及尿比重,并结合血液浓缩程度、血清电解质值及血气分析结果而定。

(3)防治感染及中毒:应用抗肠细菌和抗厌氧菌的抗生素。

(4)支持和对症治疗:患者禁食,给予营养支持;应用镇静剂、解痉剂等对症治疗。

2.解除梗阻

(1)非手术治疗:适用于单纯性粘连性肠梗阻、麻痹性或痉挛性肠梗阻、蛔虫或粪石堵塞引起的肠梗阻、肠结核等炎症引起的不完全性肠梗阻和肠套叠早期等。方法包括口服或胃肠道灌注植物油等。

(2)手术治疗:适用于绞窄性肠梗阻、肿瘤或先天性肠道畸形引起的肠梗阻以及经非手术治疗无效的肠梗阻。原则是在最短的时间内,以最简单的方式解除梗阻或恢复肠腔的通畅。手术方式有粘连松懈术、肠切开取出异物术、肠切除吻合术、肠扭转复位术、肠短路手术和肠造口术等。

【常见护理诊断/问题】

1.疼痛　与肠蠕动增强或肠壁缺血有关。

2.体温过高　与肠腔内细菌繁殖和毒素吸收、手术创伤有关。

3.焦虑　与起病急、担心手术有关。

4.体液不足　与频繁呕吐、腹腔及肠腔积液、胃肠减压等有关。

5.潜在并发症:术后肠粘连、腹腔感染、肠瘘等。

【护理措施】

(一)术前护理

1.缓解疼痛与腹胀

(1)胃肠减压:有效的胃肠减压对单纯性肠梗阻和麻痹性肠梗阻可达到解除梗阻的目的。现多采用鼻胃管减压,先将胃内容物抽空,再行持续低负压吸引。胃肠减压期间保持管道通畅和减压装置有效的负压,注意引流液的颜色、性状和量,并正确记录。如发现血性液体,应考虑肠绞窄的可能,可向减压管内注入生植物油或中药等,以润滑肠管、刺激肠蠕动恢复。注入药物后,须夹管 1~2 小时后再松开。

（2）安置体位：生命体征稳定后取低半卧位，使膈肌下降，减轻腹肌紧张，有利于患者的呼吸和循环。

（3）应用解痉剂：在确定无肠绞窄后，可应用阿托品、山莨菪碱等抗胆碱类药物，以解除胃肠道平滑肌的痉挛，抑制肠道腺体的分泌，使患者腹痛得以缓解。

2. 维持体液与营养平衡

（1）补充液体：严密监测呕吐次数、呕吐物的量和性状，以及皮肤弹性、尿量、尿比重、血液浓缩程度、血清电解质、血气分析结果等，根据病情遵医嘱补充液体。

（2）饮食与营养支持：肠梗阻时需禁食，应给予肠外营养支持。若梗阻解除，患者开始排气、排便，腹痛、腹胀消失12小时后，可进流质饮食，忌食易产气的甜食和牛奶等；如无不适，24小时后进半流质饮食；3日后可进软食。

（3）呕吐护理：呕吐时坐起或头偏向一侧，及时清除口腔内呕吐物，以免误吸引起吸入性肺炎或窒息。呕吐后给予漱口，保持口腔清洁。观察和记录呕吐物颜色、性状和量。

（4）病情观察：定时监测体温、脉搏、呼吸和血压，以及腹痛、腹胀和呕吐等变化，及时了解患者各项实验室指标。若出现以下情况应警惕绞窄性肠梗阻发生的可能：①腹痛发作急骤，发病开始即可表现为持续性剧痛，或持续性疼痛伴阵发性加重，有时出现腰背痛。②呕吐出现早、剧烈而频繁。③腹胀不对称，腹部有局限性隆起或触痛性肿块。④呕吐物、胃肠减压液或肛门排出物为血性，或腹腔穿刺抽出血性液体。⑤出现腹膜刺激征，肠鸣音可不亢进或由亢进转为减弱甚至消失。⑥体温升高，脉率增快，白细胞计数升高。⑦病情进展迅速，早期出现休克，抗休克治疗无效。⑧经积极非手术治疗而症状、体征未见明显改善。⑨腹部X线片可见孤立、突出胀大的肠袢，位置固定不变，或有假肿瘤状阴影；或肠间隙增宽，提示腹水。此类患者病情危重，应在抗休克、抗感染的同时，积极做好术前准备。

（5）肠道准备：慢性不完全性肠梗阻需做肠切除手术者，除常规术前准备外，还应按要求做肠道准备。

（二）术后护理

1. 体位与活动　全麻术后未清醒时予以平卧位，头偏向一侧；清醒后待血压平稳后给予半卧位。

2. 饮食　术后禁食、胃肠减压。禁食期间给予静脉补液。待肠蠕动恢复、肛门排气后可开始进少量流质；进食后若无不适，逐步过渡至半流质；行肠切除吻合术后，应适当推迟进食时间。

3. 腹腔引流管的护理　妥善固定引流管，避免受压、扭曲，保持通畅、无菌，注意观察引流液的颜色、性状及量，如有异常，及时通知医师并配合处理。

4. 并发症的观察和处理

（1）肠粘连：可由广泛性肠粘连未能分离完全或手术后胃肠道处于暂时麻痹状态，加上腹腔炎症、重新引起粘连而导致。鼓励患者术后早期活动，以促进机体和胃肠道功能的恢复，防止肠粘连。一旦出现腹部阵发性腹痛、腹胀、呕吐等，应采取禁食、胃肠减压、纠正水和电解质及酸碱失衡、防治感染，一般多可缓解。

（2）腹腔内感染及肠瘘：监测生命体征变化及切口情况，若术后3～5日出现体温升高、切口红肿及剧痛时应怀疑切口感染；若出现局部或弥漫性腹膜炎表现，腹腔引流管周围流出液体带粪臭味时，应警惕腹腔内感染及肠瘘的可能。遵医嘱进行积极的全身营养支持和抗感染治疗，局部双套管负压引流。引流不畅或感染不能局限者需再次手术处理。

（三）健康教育

1. 饮食指导　少食辛辣刺激性食物，宜进高蛋白、高维生素、易消化吸收的食物。避免暴饮暴食，饭后忌剧烈运动。反复发生的粘连性肠梗阻患者应少食粗纤维食物。

2. 保持排便通畅　便秘者应注意通过调整饮食、腹部按摩等方法保持大便通畅，无效者可适当给予缓泻剂,避免用力排便。每天可适当进行体育活动。

3.自我监测 指导患者自我监测病情,若出现腹痛、腹胀、呕吐、停止排气排便等不适症状,及时就诊。

(吴良红)

第八节 大肠癌患者的护理

大肠癌为消化道常见的恶性肿瘤,发病年龄以40~60岁居多,男性多于女性。从我国人口发病情况来看,大肠癌的易发部位以直肠最多见,其次是乙状结肠,其他依次为盲肠、升结肠、横结肠、降结肠。随着人们生活水平的提高以及饮食与行为方式的改变,结肠癌发病率明显上升,青年人直肠癌发病率亦呈上升趋势。

【解剖生理】

大肠分为盲肠、阑尾、结肠、直肠和肛管,是人体消化系统的重要组成部分,为消化道的下段。其中结肠分为升结肠、横结肠、降结肠和乙状结肠4个部分,成人结肠长约1.5m;直肠是大肠的末端、结肠的延续,上接乙状结肠,下连肛门,长12~15cm。

结肠的主要功能是吸收水分,储存和转运粪便,也能吸收葡萄糖、电解质和部分胆汁酸。直肠的主要生理功能是排便,直肠可吸收少量水、盐、葡萄糖和一部分药物,也能分泌黏液以利排便。

【病因】

目前,大肠癌的病因尚未阐明,研究显示可能与以下高危因素有关。

1.饮食习惯 高脂、高蛋白与低膳食纤维饮食,尤其是摄入过多动物脂肪和动物蛋白食物,可使肠道致癌物质增加而诱发大肠癌。

2.遗传易感性 家族性肠息肉病已被公认为癌前期疾病;有遗传性非息肉性结肠癌及癌肿家族史者,大肠癌发病率高。

3.癌前病变 局部腺瘤、慢性溃疡性炎性病变、血吸虫病肉芽肿等与结(直)肠癌的发病有着较密切的关系。

4.其他因素 经常久坐及缺乏适度体力活动也与大肠癌的发病有关。

【病理及分型】

1.大体分型

(1)肿块型:好发于右半结肠,肿瘤呈菜花状向肠腔内生长,较少向周围浸润,恶性程度低,预后较好。

(2)浸润型:多发生于左半结肠,肿瘤沿肠壁浸润,局部肠壁增厚,表面黏膜皱襞增粗、不规则或消失变平,易引起肠腔狭窄和肠梗阻。此型分化程度低,转移早,预后差。

(3)溃疡型:最常见,肿瘤向肠壁深层生长并向周围浸润,中央形成较深的溃疡。此型分化程度较低,转移较早。

2.组织学分类

(1)腺癌:最常见,指来源于结肠腺上皮细胞的恶性肿瘤。

(2)腺鳞癌:较少见,主要见于直肠下段和肛管,肿瘤由腺癌细胞和鳞癌细胞构成,多为中分化至低分化。

(3)未分化癌:癌细胞弥漫呈片状或团状,不形成腺管状结构,细胞排列无规律,癌细胞较小,形态较一致,预后差。

3. 临床分期　临床普遍采用国际公认的 Dukes 分期法,根据癌肿侵犯与转移情况将大肠癌分为四期:A 期是指癌肿局限于肠壁内,且无淋巴结转移;当癌肿穿透肠壁侵入浆膜外及周围组织而仍无淋巴结转移时为 B 期;凡发生淋巴结转移者为 C 期,若仅限于癌灶附近肠壁及肠旁淋巴结转移为 C1 期,有系膜和系膜根部淋巴结转移者为 C2 期;出现远处转移或腹腔转移,或广泛侵及邻近脏器无法切除者为 D 期。

4. 转移途径

(1)直接浸润:癌细胞可向 3 个方向浸润扩散,即环形浸润、肠壁深层浸润及沿纵轴浸润。直接浸润可穿透浆膜层侵蚀邻近器官,如膀胱、子宫、肝、肾。下端直肠癌由于缺乏浆膜层的屏障作用,易向四周浸润,侵犯输尿管、前列腺等。

(2)淋巴转移:是大肠癌最常见的转移途径。结肠癌可沿结肠上淋巴结、结肠旁淋巴结、系膜血管周围的中间淋巴结和系膜血管根部的中央淋巴结顺次转移;晚期出现左锁骨上淋巴结转移。直肠癌的淋巴转移分 3 个方向,即向上沿直肠上动脉、腹主动脉周围的淋巴结转移,向侧方经直肠下动脉旁淋巴结引流到盆腔侧壁的髂内淋巴结,向下沿肛管动脉、阴部内动脉旁淋巴结到达髂内淋巴结。

(3)血行转移:癌肿向深层浸润后,常侵入肠系膜血管。常见为癌肿沿门静脉系统转移至肝,甚至进入体循环向远处转移至肺、脑或骨骼。

(4)种植转移:结肠癌穿透肠壁后,脱落的癌细胞可种植于腹膜或其他器官表面。最常见为大网膜结节和肿瘤周围壁腹膜的散在沙粒状结节,也可融合成团。直肠癌患者较少发生种植转移。

【临床表现】

1. 结肠癌　早期多无特异性表现或症状,易被忽视,进展后主要症状如下。

(1)排便习惯和粪便性状改变:常为最早出现的症状,多表现为排便次数增多,腹泻,便秘,排血性、脓性或黏液性粪便。

(2)腹痛或腹部不适:也是常见的早期症状。疼痛部位常不确切,为持续性隐痛或仅为腹部不适或腹胀感;当癌肿并发感染或肠梗阻时腹痛加剧,甚至出现阵发性绞痛。

(3)腹部肿块:多为癌肿本身,也可能是梗阻近侧肠腔内的积粪,位于横结肠或乙状结肠的癌肿可有一定活动度。若癌肿穿透肠壁并发感染,可表现为固定压痛的肿块。

(4)肠梗阻:多为中晚期症状。一般呈慢性、低位、不完全性肠梗阻,表现为便秘、腹胀,可伴腹部胀痛或阵发性绞痛,进食后症状加重。当发生完全性梗阻时,症状加剧,部分患者可出现呕吐,呕吐物含粪渣。有的左侧结肠癌患者以急性完全性肠梗阻为首发症状。

(5)全身症状:由于长期慢性失血、癌肿破溃、感染以及毒素吸收等,患者可出现贫血、消瘦、乏力、低热等全身性表现。晚期可出现肝大、黄疸、浮肿、腹水及恶病质等。

因肿瘤部位及病理类型的差异,不同部位结肠癌的临床表现存在一定的差异,右半结肠癌多以腹部肿块、贫血和全身症状为主要表现;左半结肠癌常在排便习惯、大便性状和肠梗阻方面的表现更为突出。

2. 直肠癌　早期无明显症状,癌肿破溃形成溃疡或感染时才出现显著症状。

(1)直肠刺激症状:癌肿刺激直肠产生频繁便意,引起排便习惯改变,便前常有肛门坠胀、排便不尽及里急后重等,晚期可出现下腹痛。

(2)黏液血便:为直肠癌最常见的表现,癌肿破溃后,可出现粪便表面带血和黏液,多附着于粪便表面;严重感染时可出现脓血便。

(3)肠腔狭窄症状:癌肿增大累及肠管引起肠腔缩窄,可出现大便变形、变细,以及腹胀、腹痛、肠鸣音亢进、排便困难等不完全性肠梗阻征象。

（4）转移症状：当癌肿穿透肠壁，侵犯前列腺、膀胱时，可出现尿道刺激征、血尿、排尿困难等；侵及骶前神经则出现骶尾部、会阴部持续性剧痛、坠胀感。女性直肠癌可侵及阴道后壁，引起白带增多；若穿透阴道后壁，则可导致直肠阴道瘘，可见粪质及血性分泌物从阴道排出。发生远处脏器转移时，可出现相应脏器的病理生理改变及临床症状，如晚期出现肝转移时可有腹水、肝大、黄疸、消瘦、水肿等。

【辅助检查】

1.直肠指诊　是诊断直肠癌最直接、最重要的方法，我国直肠癌近75%为低位直肠癌，故能在直肠指诊时触及。直肠指诊可检查癌肿的部位，但与其距肛缘的距离及癌肿的大小、范围、固定程度、与周围组织的关系等有关。

2.实验室检查

（1）大便潜血检查：是大规模普查时或对一定年龄组高危人群做结、直肠癌的初筛手段。阳性者再进一步检查。无症状阳性者的癌肿发现率在1%以上。

（2）肿瘤标志物测定：血清癌胚抗原（CEA）和糖类抗原19－9（CA19－9）是目前认为对大肠癌诊断和术后监测有意义的肿瘤标志物。主要用于监测大肠癌的预后和复发。

3.内镜检查　包括直肠镜、乙状结肠镜和纤维结肠镜检查。内镜不但可以在直视下做出肉眼判断，而且可以取活组织做病理学检查，以明确诊断，是诊断结肠、直肠癌的最有效、最可靠的方法。

4.影像学检查

（1）钡剂灌肠检查：是结肠癌的重要检查方法，可观察到结肠壁僵硬、皱襞消失、存在充盈缺损及小龛影。但对直肠癌的诊断意义不大。

（2）B超和CT检查：有助了解直肠癌的浸润深度及淋巴结转移情况，还可提示有无腹腔种植转移、是否侵犯邻近组织器官或肝、肺转移灶等。

（3）MRI检查：对直肠癌的T分期及术后盆腔、会阴部复发的诊断较CT优越。

（4）PET－CT检查：即正电子发射体层显像与X线计算机断层成像相结合。在对病灶进行定性的同时还能准确定位，大大提高了诊断的准确性及临床实用价值。

【处理原则】

（一）手术治疗

手术切除是大肠癌的主要治疗方法，同时配合化学治疗、放射治疗等综合治疗可在一定程度上提高疗效。

手术切除范围一般包括癌肿所在肠祥及其系膜和所属区域淋巴结；若已发生远处转移或局部不能切除的晚期病例，为解除严重梗阻可行姑息性手术处理，具体如下。

1.结肠癌根治术　按照癌肿所处位置相应采取右半结肠切除术、横结肠切除术、左半结肠切除术或乙状结肠切除术。

2.直肠癌根治术　临床常根据癌肿位置、大小、分化程度以及邻近脏器组织浸润情况，并权衡患者术后的生活质量，综合考虑多方面的影响以确定适宜的手术方式。

（1）局部切除：适用于分化程度高、瘤体小、癌灶局限于黏膜或黏膜下层的早期直肠癌。

（2）经腹直肠癌切除术：亦称Dixon手术，是目前应用最多的经典直肠癌根治术。一般适用于腹膜反折以上的直肠癌，因术后保留肛门，患者易于接受。

（3）腹会阴联合直肠癌根治术：即Miles手术，也是应用较多的经典术式，原则上适用于腹膜反折以下的直肠癌。手术切除范围广泛、清扫彻底，故术后不易复发。但需于左下腹行永久性乙状结肠单腔造口（人工肛门）。

（4）经腹直肠癌切除、近端造口、远端封闭手术：即Hartmann手术，适用于不能耐受Miles手术或因急性肠梗阻不宜行 Dixon 手术的患者。

3. 姑息性手术　包括短路手术、梗阻近端结肠造口术、乙状结肠双腔造口术及姑息性切除术等。

（二）非手术治疗

（1）放疗：术前放疗可缩小癌肿体积、降低癌细胞活力及淋巴结转移，使原本无法手术切除的癌肿得以手术治疗，提高手术切除率及生存率。术后放疗多用于晚期癌肿、手术无法根治或局部复发。

（2）化疗：用于处理残存癌细胞或隐性病变，以提高术后 5 年生存率。常用的给药途径有外周静脉给药、区域动脉灌注、门静脉给药、术后腹腔管灌注、肠腔内给药等。化疗方案是以 5 - 氟尿嘧啶为基础的联合用药，包括细胞毒、非细胞毒药物与生物调节剂等。

（3）中医治疗：应用补益脾肾、调理脏腑、清肠解毒、扶正中药制剂。

（4）局部介入等治疗：对于不能手术切除且发生肠管缩窄的大肠癌患者，可局部放置金属支架扩张肠腔；对直肠癌患者亦可用电灼、液氮冷冻和激光烧灼等治疗，以改善症状。

（5）其他治疗：目前尚处于研究探索阶段的治疗还有基因治疗、分子靶向治疗、生物免疫治疗、干细胞研究等。

【护理评估】

（一）术前评估

1. 健康史　了解患者的年龄、性别、饮食习惯，既往有无溃疡性结肠炎、结肠腺瘤、克罗恩病等病史，家族成员中有无多发性息肉病等类似病史。

2. 身体状况

（1）症状与体征：评估排便习惯和粪便性状有无改变，是否出现腹泻、便秘、腹痛、腹胀、呕吐、停止排气排便等症状；有无贫血、消瘦、乏力、低热、肝大、腹水、黄疸等全身症状。腹部触诊和直肠指诊有无扪及肿块以及肿块大小、部位、硬度、活动度、有无局部压痛等。

（2）辅助检查：了解大便隐血试验、肿瘤标志物测定、内镜检查和影像学检查有无异常发现，重要器官功能检查结果及肿瘤转移情况等。

3. 心理 - 社会状况　评估患者及家属对所患疾病的认知程度，有无出现过度焦虑、恐惧等影响康复的心理反应；对治疗及未来的生活是否充满信心，能否积极寻求社会及他人的帮助；需结肠造瘘或行永久人工肛门手术时，对手术可能导致的并发症、排便方式的改变有无足够的心理承受能力；家庭对患者各种治疗的经济承受能力和支持程度。

（二）术后评估

1. 术中情况　了解患者麻醉方式与手术效果，病变组织切除情况，术中出血、补液、输血情况和术后诊断。

2. 身体状况　评估生命体征是否平稳，伤口是否干燥，有无渗液、渗血，有无尿潴留、出血、感染、吻合口瘘、造口缺血坏死或狭窄等并发症出现。

3. 心理 - 社会状况　了解患者有无焦虑，康复训练和早期活动是否配合，对出院后的继续治疗是否清楚。

【常见护理诊断/问题】

1. 焦虑/恐惧或预感性悲哀　与癌症诊断、手术应激、需要造瘘及担心预后等有关。

2. 营养失调：低于机体需要量　与腹泻、慢性癌症消耗、手术创伤、饮食控制及化疗或放疗后消化道反应等有关。

3. 疼痛　与骶前神经受侵犯或手术创伤有关。

4. 知识缺乏：缺乏肠道恶性肿瘤的早期诊断、术前准备、综合治疗及结肠造瘘或永久性人工肛门的自我护理等方面的知识。

5. 自我形象紊乱 与结肠造口的建立、控制排便能力丧失以及排便方式的改变有关。

6. 潜在并发症：切口感染、吻合口瘘以及造口狭窄、感染、坏死等。

【护理目标】

(1)患者焦虑或恐惧缓解，能平静面对疾病和现实。

(2)患者营养需求得到满足，对麻醉和手术的耐受力提高。

(3)患者主诉疼痛减轻，舒适感增加。

(4)了解疾病诊断和综合治疗相关知识；了解术前身心准备，特别是肠道准备知识；结肠造口患者掌握人工肛门的自我护理。

(5)患者接受结肠造口的存在，主动适应自我形象的变化和排便方式的改变。

(6)患者无并发症发生，或发生时能被及时发现和处理。

【护理措施】

(一)术前护理

1. 心理护理 多与患者及其家属沟通，了解他们的心理反应和需要，针对具体情况给予疏导、安慰、鼓励和支持。说明手术的必要性，介绍手术方式和结肠造口知识，耐心回答患者及其家属的疑问。可通过成功的手术病例激发患者战胜疾病的信心，帮助患者以积极的心态接受治疗和护理。

2. 营养支持 无肠梗阻时可给予高蛋白、高热量、丰富维生素且易消化的少渣饮食；若有不全梗阻则应予以流质饮食，通过静脉补充营养及维持体液平衡。对于贫血和低蛋白血症的患者，可少量多次输血或输入白蛋白，以全面改善机体状况。

3. 肠道准备 充分的肠道准备可减少或避免术中污染、术后感染，预防吻合口瘘，增加手术的成功率，包括以下几方面。

(1)饮食准备：包括传统饮食准备和新型饮食准备。

1)传统饮食准备：术前 3 日进少渣半流质饮食，如稀饭、蒸蛋；术前 1~2 日起进无渣流质饮食，并给予蓖麻油 30mL，每日上午 1 次，以减少、软化粪便。但具体应用时应视患者有无长期便秘史及肠道梗阻等进行调整。

2)新型饮食准备：一般术前 3 日口服全营养制剂，每日 4~6 次，至术前 12 小时。此方法既可满足机体的营养需求，又可减少肠腔粪渣形成，同时有利于肠黏膜的增生、修复，保护肠道黏膜屏障，避免术后肠源性感染并发症。

(2)肠道清洁：传统上术前 1 日进行肠道清洁。

1)导泻法：①高渗性导泻，是传统方法。常用制剂为甘露醇、硫酸镁、磷酸钠盐等，由于其在肠道中几乎不吸收，口服后使肠腔内渗透压升高，吸收肠壁水分，使肠内容物剧增，刺激肠蠕动增加，导致腹泻。②等渗性导泻，临床常用复方聚乙二醇电解质散溶液。聚乙二醇是一种等渗、非吸收性、非爆炸性液体，通过分子中的氢键与肠腔内水分子结合，增加粪便含水量及灌洗液的渗透浓度，刺激小肠蠕动增加；开始口服的速度宜快，有排便后可适当减慢速度，多饮水，总量达 2000mL 以上，直至排出的粪便呈无渣、清水样为止，全过程 3~4 小时；年迈体弱、心肾等脏器功能不全以及肠梗阻者不宜选用。③中药导泻，常用番泻叶泡茶饮用及口服蓖麻油，前者主要成分为含蒽甙类，有泻热导滞的作用。

2)灌肠法：目前临床多主张采用全肠道灌洗法，若患者年老体弱无法耐受或存在心、肾功能不全或灌洗不充分时，可考虑配合灌肠法，应灌洗至粪便呈清水样，肉眼无粪渣为止。可用 1%~2% 肥皂水、磷酸钠灌肠剂及甘油灌肠剂等。直肠癌肠腔狭窄者，灌肠时应在直肠指诊引导下(或直肠镜直视下),选用适宜管径的肛管,轻柔通过肠腔狭窄部位,切忌动作粗暴。高位直肠癌应避免采用高压灌肠,以防癌细胞扩散。

（3）口服肠道抗生素:多采用肠道不吸收药物,如新霉素、甲硝唑、庆大霉素等;同时由于控制饮食及服用肠道杀菌剂,维生素 K 的合成及吸收减少,需适当补充。

4.肠造口腹部定位 定位要求:①根据手术方式及患者生活习惯选择造口位置;②患者自己能看清造口位置;③肠造口位于腹直肌内;④造口所在位置应避开瘢痕、皮肤凹陷、皱褶、皮肤慢性病变处、系腰带处及骨突处。

5.其他准备 直肠癌患者可于术前 2 日每晚用 1∶5000 高锰酸钾溶液坐浴;女性患者如癌肿已侵犯阴道后壁,术前 3 日每晚行阴道冲洗;术前常规放置胃管,有梗阻者应及早胃肠减压以减轻腹胀;术日晨留置导尿以排空膀胱,可避免手术时损伤膀胱及预防术后尿潴留。

（二）术后护理

1.病情观察 术后测量血压、脉搏、呼吸每 30 分钟 1 次,患者生命体征平稳后可改为每小时 1次,术后 24 小时病情平稳后逐步延长间隔时间。

2.体位 全身麻醉尚未清醒者取平卧位,头偏向一侧;病情平稳后,可改半卧位,以利于患者呼吸和引流及减轻切口疼痛。

3.饮食护理 术后早期禁食、胃肠减压,经静脉补充水、电解质及营养物质。术后 48～72 小时肛门排气或肠造口开放后,若无腹胀、恶心、呕吐等不良反应,即可拔除胃管,饮水无不适后可进流质饮食,但忌进食易引起胀气的食物。术后 1 周进少渣半流质饮食,2 周左右可进普食,注意补充高热量、高蛋白、低脂、维生素丰富的食品,如豆制品、蛋、鱼等。近年来,不建议常规留置胃管,如需置管,视患者情况尽早拔除。

4.切口护理 术后常规使用抗生素,并应及时更换切口敷料,保持局部清洁干燥,积极预防切口感染。Miles 手术患者,会阴部切口可在骶前引流管拔除后每日以 1∶5000 高锰酸钾溶液温水坐浴,直至伤口愈合为止。

5.引流护理 术后常规留置导尿管 1～2 周,结肠癌根治术后常放置腹腔引流管 3～5 日,直肠癌根治术后一般放置骶前引流管 5～7 日,应按常规加强观察和护理,保持引流通畅有效,观察记录引流液的颜色形状和量。

6.结肠造口（人工肛门）的护理 部分结肠、直肠癌患者需行暂时性结肠造口或永久性腹壁人工肛门,作为粪便排出的通道,应做好相应护理。

（1）造口局部护理:具体如下。

1）造口开放前护理:肠造口周围用凡士林纱条保护,一般术后 3 日予以拆除凡士林纱条,及时更换外层渗湿敷料,防止感染。并观察有无肠段回缩、出血、坏死等现象。

操作视频

2）造口开放初期护理:①人工肛门一般于术后 2～3 日肠蠕动恢复后开放,观察有无肠黏膜颜色变暗、发紫、发黑等异常,防止造口肠管坏死、感染。②造口开放后患者宜取造口侧卧位,以防流出物污染腹部切口敷料,并预先用塑料薄膜将造口与腹部切口隔开,保护腹壁切口。③每次造口排便后,及时用温开水或 0.5% 氯己定（洗必泰）溶液清洁造口周围皮肤,用温纱布或棉球由内向外清洗,并涂抹氧化锌软膏;用凡士林纱布覆盖外翻的肠黏膜,外盖厚敷料,起到保护作用;观察造口周围皮肤有无红肿、破溃等现象。

（2）肠造口观察:①观察肠造口的活力。正常肠造口颜色呈红色,表面光滑湿润,术后早期肠黏膜轻度水肿属正常现象,1 周左右水肿消退。如果肠造口出现暗红色或淡紫色提示肠造口黏膜缺血;若局部或全部肠管变黑,则提示肠管缺血坏死。②观察肠造口的高度。肠造口高度一般突出皮肤表面1～2cm,利于排泄物排入造口袋内。③观察肠造口的形状与大小。肠造口一般呈圆形或椭圆形。

（3）指导结肠造口护理用品使用方法：常用的人工肛门袋有一件式及两件式之分。当造口袋内充满 1/3～1/2 的排泄物时，应及时倾倒，以防因重力牵拉而影响造口底盘的粘贴。

一件式造口袋的更换：①取下造口袋；②清洁造口及周围皮肤，使用生理盐水或温水彻底清洗造口及周围皮肤，同时观察造口颜色及周围皮肤情况；③裁剪造口袋底板，造口底板孔径大于造口直径 0.2cm；④将造口袋底板平整地粘贴在造口周围皮肤上，使其与皮肤贴合紧密；⑤扣好造口袋尾部袋夹。

两件式造口袋的更换：因其底板和袋子是分开的，因此在粘贴好造口袋底板后，将袋子沿着浮动环扣好于底板上，并确保连接紧密。两件式造口袋便于清洁。

（4）饮食指导：①注意饮食卫生，防止细菌性肠炎等引起腹泻；②以高热量、高蛋白、丰富维生素的少渣食物为主；③避免食用过多的粗纤维食物，以及洋葱、大蒜、豆类、山芋等可产生刺激性气味或胀气的食物；④少吃辛辣刺激食物，多饮水。

（5）预防造口并发症：具体如下。

1）造口出血：多由于肠造口黏膜与皮肤连接处的毛细血管及小静脉出血、肠系膜小动脉未结扎或结扎线脱落所致。出血量少时可用棉球和纱布稍加压迫，出血较多可用 1% 肾上腺素溶液浸湿的纱布压迫或用云南白药粉外敷，大量出血时需缝扎止血。

2）造口坏死：最危险的并发症，其主要原因是血供不足，常发生于术后 24～48 小时。若发现肠造口失去光泽、颜色变深或发黑，多提示造瘘口血运障碍。应该给予局部热敷，以促进血液循环并通知医师及时进行处理。

3）造口狭窄：为造瘘口周围皮肤发生瘢痕挛缩所致。手术后 1 周即开始指导患者定期扩肛（人造肛门），防止瘘口狭窄。方法是每日扩肛 1 次，食指、中指戴指套涂石蜡油，沿肠腔方向，动作轻柔，避免暴力，以免损伤造口或肠管。

（6）心理护理：多数患者在术后真实面对时仍表现出悲哀、绝望的消极情绪。因此术后应鼓励患者说出内心的真实感受，及时发现其消极情绪。在进行换药、更换人工肛门袋等护理操作前，应予屏风适当遮挡，在进行造口护理时，可鼓励患者家属在床边协助。

7. 术后并发症的护理

（1）切口感染：监测体温变化及局部切口情况，及时应用抗生素；保持切口周围清洁、干燥，尤其会阴部切口，术后 4～7 日用 1∶5000 高锰酸钾温水坐浴，每日 2 次。

（2）吻合口瘘：观察有无吻合口瘘发生，术后 7～10 日不能灌肠，以免影响吻合口的愈合。一旦发生吻合口瘘，应行盆腔持续滴注、吸引，同时禁食、胃肠减压，给予肠外营养支持。

（3）造口狭窄：结肠造口术后 1 周，需要预防造口狭窄，可用手指扩张造口，每周 2 次，每次 5～10 分钟，每次操作应该轻柔，指套上涂液体石蜡，避免损伤造口和肠管。

8. 心理护理　尊重关心患者，加强沟通，了解其心理反应，做好安慰解释工作；鼓励患者坚持治疗，克服急躁情绪，保持良好心态。

（三）健康教育

1. 社区宣教　①建议定期进行粪便潜血试验、乙状结肠镜检、纤维结肠镜检等检查，做到早诊断、早治疗；②警惕家族性腺瘤性息肉病及遗传性非息肉病性结肠癌；③积极预防和治疗结、直肠的各种慢性炎症及癌前病变；④注意饮食及个人卫生，预防和治疗血吸虫病；⑤多进食新鲜蔬菜、水果等高纤维、高维生素饮食，减少食物中动物性脂肪摄入量。

2. 饮食调整　根据患者情况调节饮食，保肛手术者应多吃新鲜蔬菜、水果，多饮水，避免高脂肪及辛辣、刺激性食物；行肠造口者则需注意控制过多粗纤维食物，以及过稀、可致胀气的食物。

3. 活动　参加适量体育锻炼，生活规律，保持心情舒畅。

4.做好造口护理的健康宣教 ①介绍造口护理方法和护理用品;②指导患者出院后扩张造口,每1~2周1次,持续2~3个月;③若出现造口狭窄、排便困难,及时就诊。④指导患者养成习惯性的排便行为。

5.指导患者正确进行结肠造口灌洗 灌洗可每日1次或每2日1次,时间应相对固定。定时结肠灌洗可以训练有规律的肠道蠕动,使2次灌洗之间无粪便排出,从而达到人为控制排便,养成相似于常人的习惯性排便行为。

6.复查 每3~6个月定期门诊复查。行永久性结肠造口患者,若发现腹痛、腹胀、排便困难等造口狭窄征象时应及时到医院就诊;行化学治疗、放射治疗患者,定期检查血常规。

【护理评价】

通过治疗与护理,评价患者:①焦虑是否缓解或减轻,是否掌握与疾病、手术及康复的相关知识,能否主动配合治疗和护理工作;②能否正视造口,是否与他人正常交往,对今后的工作、生活有无信心,能否自我调节不良情绪;③能否自理或自理能力是否提高,能否正确护理造口;④术后并发症是否能得到预防,是否及时发现和处理并发症。

(吴良红 臧雪红)

第九节 直肠肛管疾病患者的护理

直肠肛管疾病包括痔疮、直肠肛管周围脓肿、肛瘘、肛裂等,是临床常见病、多发病,因其症状不严重,不易引起患者重视,且因病变部位特殊,羞于就诊而延误治疗。随着人们生活水平的提高和饮食习惯的改变,疾病发病率不断增加,关注和重视程度也在不断增加。

直肠肛管为大肠的下段。直肠位于盆腔的后部,长12~15cm。以腹膜返折为界,直肠分为上段直肠、下段直肠,下段直肠位于腹膜外。齿状线是直肠与肛管的交界线,是重要的解剖学标志,直肠与肛管在解剖上的区别有重要的临床意义(表15-2)。肛管长约3cm,上自齿状线,下至肛门缘。

表15-2 齿状线上、下的解剖与临床

项目	齿状线以上(直肠)	齿状线以下(肛管)
覆盖	黏膜	皮肤
动脉供应	直肠上、下动脉	肛门动脉
静脉回流	直肠上静脉丛,回流到门静脉,迂曲扩张形成内痔	直肠下静脉丛,回流至下腔静脉,迂曲扩张形成外痔
神经支配	受自主神经支配,无疼痛感,故内痔无痛,可行注射治疗	受脊神经支配,疼痛敏感,故外痔血栓形成时,疼痛难忍
淋巴回流	腹主动脉周围或髂内淋巴结,直肠癌时可有该组淋巴结转移	腹股沟淋巴结或髂外淋巴结,肛管癌时可有该组淋巴结转移

直肠与肛管周围有数个间隙,常见的有骨盆直肠间隙、坐骨肛管间隙和肛门周围间隙,其内充满脂肪结缔组织,是容易发生感染的部位。

直肠肛管的主要生理功能是排便,直肠可吸收少量水、盐、葡萄糖和一部分药物,也能分泌黏液以利排便。

一、痔患者的护理

痔是直肠末端黏膜下和肛管皮肤下静脉丛瘀血、扩张和迂曲所形成的静脉团。在直肠肛管疾病中发生率最高,随年龄增长发病率增高,女性多于男性。

【病因】

病因尚未完全明确,有以下两种学说。

1.肛垫下移学说 肛垫是位于肛管黏膜下的组织垫,由平滑肌纤维、弹性组织、结缔组织及静脉丛构成,位于肛管的左侧、右前、右后3个区域,向肛管内突出,可协助肛管闭合,调节排便。正常情况下,肛垫在排便时被推挤下移,排便后可自行回缩到原位;若存在反复便秘、妊娠等引起腹内压增高的因素,则肛垫中的纤维间隔逐渐松弛,逐渐向远侧移位,并伴有静脉丛充血、扩张、融合,从而形成痔。

2.静脉曲张学说 直肠静脉与肛管静脉为门静脉和下腔静脉吻合交通支;直肠上、下静脉无静脉瓣,静脉丛管壁薄、位置浅,末端直肠黏膜下组织疏松;长期站立、便秘、妊娠等腹内压增高因素可致直肠静脉回流受阻,瘀血、扩张而形成痔。

【病理及分类】

根据痔所在部位的不同分为内痔、外痔及混合痔(图15-12)。

1.内痔 最多见,位于齿状线以上,好发于截石位的3、7和11点(图15-13),是直肠上静脉丛扩张、迂曲所致,表面为直肠黏膜所覆盖。内痔可分四度。Ⅰ度:排便时出血,痔块不脱出肛门。Ⅱ度:常有便血,排便时痔块脱出,排便后可自行还纳。Ⅲ度:偶有便血,排便、久站等使痔块脱出,需用手辅助方可还纳。Ⅳ度:偶有便血,痔块脱出不能还纳或还纳后又脱出。

2.外痔 位于齿状线以下,是直肠下静脉丛扩张、迂曲所致,表面为肛管皮肤覆盖。

3.混合痔 位于齿状线上、下,由直肠上、下静脉丛相互吻合、扩张、迂曲形成,表面为直肠黏膜和肛管皮肤覆盖。

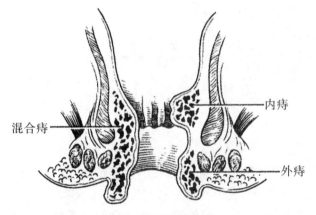

图15-12 痔的分类

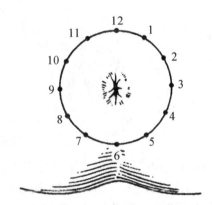

图15-13 痔的钟表定位法(截石位)

【临床表现】

1.便血 无痛性间歇性便血,是内痔或混合痔早期常见的症状;多因粪块擦破痔块表面黏膜引起。轻者大便带鲜血或便后滴血,出血量少;严重者呈喷射状出血,可自行停止。便秘、粪便干硬、饮酒及进食刺激性食物等是出血的诱因。长期出血可致贫血。

2.痔块脱出 痔发展到一定程度即能脱出肛门外,痔块由小变大,由可以自行还纳变为须用手推回肛门内。较大痔块不能还纳时可发生嵌顿,咳嗽、活动等腹内压增加时可引起脱出。

3.疼痛 单纯性内痔无疼痛。当内痔、混合痔合并血栓形成、嵌顿、感染时可出现疼痛;外痔血栓形成时,疼痛剧烈。排便、咳嗽等使疼痛加重。

4.瘙痒 外痔或内痔脱出时常有黏液分泌物溢出,刺激肛门周围皮肤引起瘙痒或湿疹。

【辅助检查】

辅助检查主要靠肛门直肠检查,首先做肛门视诊,除Ⅰ度内痔外,其余都可在肛门视诊下见到。对有脱垂者,最好在蹲位排便后立即观察,可清晰见到痔块大小、部位及数目。直肠指检虽对痔诊断意义不大,但可了解直肠内有无其他病变,如癌肿和息肉等。

肛门镜检查可确诊,不仅可见到痔的情况,还可观察直肠黏膜有无充血、水肿、溃疡、肿块等,以排除其他直肠疾患。

【处理原则】

治疗应遵循3个原则:①无症状的痔无须治疗;②有症状的痔旨在减轻、消除症状,而非根治疗;③以非手术治疗为主,主要应用注射和胶圈套扎疗法,手术治疗只限于非手术治疗失败者。

1. 非手术治疗

(1)一般治疗:适应于痔的初期和无症状静止期。主要措施:①改变不良排便习惯,保持大便通畅;②坐浴;③肛管内纳入含有消炎止痛的油膏或有润滑和收敛作用的栓剂;④血栓性外痔可先局部热敷,再外敷消炎止痛剂,若疼痛缓解可不手术;⑤嵌顿性痔初期,清洗后用手轻轻将脱出痔块还纳,阻止再脱出。

(2)注射疗法:适应于Ⅰ、Ⅱ度内痔。将硬化剂注射于痔基底部的黏膜下层,产生无菌性炎症反应,组织纤维化使痔块萎缩。

(3)胶圈套扎疗法:适应于Ⅰ~Ⅲ度内痔。将特制的胶圈套入内痔的根部,利用胶圈的弹性阻断痔的血运,使其缺血、坏死脱落而愈合(图15-14)。

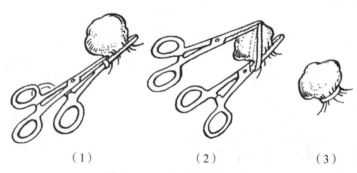

(1)　　　　　　(2)　　　　　　(3)

图15-14　内痔胶圈套扎法

(4)痔动脉结扎术:适用于Ⅱ~Ⅳ度内痔。采用带有多普勒超声探头的直肠镜,于齿状线上方2~3cm探测痔上方的动脉并结扎,通过阻断痔的血液供应以达到缓解症状的目的。

2. 手术治疗　当保守治疗效果不满意、痔脱出严重、套扎治疗失败时,手术切除是最好的方法。①痔切除术主要适用于Ⅱ、Ⅲ度内痔和混合痔的治疗;②吻合器痔上黏膜环切术主要适用于Ⅲ、Ⅳ度内痔、环状痔和部分Ⅱ度大出血内痔;③激光切除痔核;④血栓性外痔剥离术适用于治疗血栓性外痔。

【常见护理诊断/问题】

1. 疼痛　与感染有关。

2. 便秘　与肛周疼痛惧怕解便有关。

3. 潜在并发症:出血、尿潴留、肛门失禁、肛门狭窄等。

【护理措施】

(一)术前护理

1. 活动与休息　注意休息,避免长时间站立或久坐不动,适当锻炼身体,以促进盆腔静脉回流,增强肠管蠕动和肛门括约肌的舒缩功能。

2.饮食护理 少食辛辣、酒等刺激性食物,多饮水,多吃水果、蔬菜及富含纤维素食物,利于排便。

3.保持大便通畅 养成定时排便习惯,避免排便时间过长。如有便秘,可给予蓖麻油、液体石蜡等缓泻剂,必要时使用肥皂水灌肠,避免用力排便引起痔块脱出及疼痛。

4.缓解疼痛 局部疼痛不适者,可外敷消炎止痛药物或使用消炎止痛栓剂,也可根据情况采取局部冷敷或热敷止痛。

5.便血的观察与处理 观察有无便血及其程度,严重便血者遵医嘱使用止血药物,长期反复出血者需加强营养,定期检查血常规,如有贫血应注意防止排便或坐浴时晕倒受伤。

6.痔块脱出的处理 遇有内痔脱出应及时还纳,先以温水洗净,涂润滑油后用手指轻轻将其推送复位,避免形成嵌顿及绞窄性痔。伴水肿者,可用50%硫酸镁湿敷,促进水肿消退。如难以还纳,立即通知医师并配合处理。

7.肛门坐浴 每次排便后应坐浴,目的是保持局部清洁舒适,改善局部血液循环,预防病情进展及并发症。可采用1:5000高锰酸钾溶液3000mL坐浴,温度控制在43~46℃,每日2或3次,每次20~30分钟。

8.术前肠道准备 ①术前3日进少渣饮食,术前1日给予半流质饮食,术日晨禁食;②术前3日口服肠道抗生素,术前1日晚可予缓泻剂,必要时术前晚或术日晨清洁灌肠。痔患者灌肠时宜选择较细的肛管,插入前充分润滑,插管动作轻柔,避免损伤黏膜引起出血。

(二)术后护理

1.病情观察 密切观察生命体征及伤口敷料有无渗血,警惕内出血的发生。

2.体位安置 术后患者取侧卧位或仰卧位。仰卧位者,臀下垫气圈以免伤口受压。

3.饮食护理 术后第1日可进流食,2~3日进少渣饮食,以后逐渐过渡到普食。

4.保持大便通畅 为保持局部清洁、促进切口愈合,痔手术后3日内尽量避免排大便。痔手术后2日内可服用阿片酊,限制排大便,以保护切口的愈合。3日后应保持大便通畅,告诉患者有便意时尽快排便。如有便秘,可用缓泻剂。直肠肛管手术后,一般在7~10日内禁忌灌肠。

5.伤口护理 肛门术后,伤口多不缝合,需每日换药。每次大便后以1:5000高锰酸钾溶液温水坐浴,然后更换敷料。

6.减轻术后疼痛 术后患者常有伤口疼痛,肛管内填塞敷料过多或括约肌痉挛使疼痛加剧,应使用止痛剂,并做好心理护理。术后首次排便前尤需注意,可先予以镇痛剂,必要时放松填塞物以减轻压迫。

7.术后并发症的护理

(1)出血:观察生命体征和伤口敷料渗血情况,如有异常及时通知医师,并准备好凡士林纱布,协助肛门填塞以压迫止血。

(2)急性尿潴留:手术后24小时内患者可因手术或麻醉刺激、切口疼痛、不习惯卧床排尿等引起尿潴留,可采用热敷、按摩、诱导排尿等方法处理,必要时导尿。

(3)肛门狭窄:如患者出现排便困难、大便变细,常提示术后肛门狭窄。术后5~10日内行扩肛处理,用食指戴上指套,涂抹液体石蜡后,插入直肠数分钟以扩张肛管,每日1次,可预防肛门狭窄。

(4)肛门失禁:手术可致肛门括约肌松弛或损伤而出现大便失禁,指导患者术后3日进行缩肛运动锻炼,即自行收缩和舒张肛门各5秒,如此反复5分钟,每日2或3次,有利于恢复括约肌功能。

8.心理护理 尊重关心患者,加强沟通,了解其心理反应,做好安慰解释工作;鼓励患者坚持治疗,克服急躁情绪,保持良好心态,争取早日康复。

(三)健康教育

(1)向患者及其家属讲解疾病相关知识,提高对疾病的认识,注意肛门卫生,保持大便通畅,防止

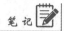

便秘。

（2）指导长期站立或久坐工作的人员劳逸结合,加强锻炼,进行缩肛运动等简便易行的方式,积极预防痔的发生。

（3）解释肛门坐浴的作用与目的,耐心指导患者坐浴的方法,包括盆具的选择、药液的稀释和溶液量、水温的调节、坐浴时间等,安全防护。

（4）出院后若创面未完全愈合,每次便后仍需坐浴。如有排便困难、肛门不适等异常应及时就诊。

二、肛裂患者的护理

肛裂是齿状线以下肛管皮肤全层裂伤后形成的小溃疡。多见于青中年人,好发于肛管后正中线。

【病因】

病因尚不明确,与多种因素有关。直接原因是长期便秘、粪便干结引起的排便时机械性损伤。肛管后正中线为好发部位,原因是肛管外括约肌浅部在肛管后方形成的肛尾韧带较坚硬且伸缩性差;另外,肛管与直肠成角相延续,排便时肛管后壁承受压力最大。

【病理】

肛管外括约肌浅部在肛管后方形成的肛尾韧带较坚硬,伸缩性差,而排便时肛管后壁承受的压力最大,因此肛裂好发于后正中线。急性肛裂病程短,裂口新鲜,边缘齐整,底浅、色红,未形成瘢痕;而慢性肛裂则因反复损伤与感染,基底深且不整齐,呈灰白色,质硬,边缘纤维化增厚。裂口上端的肛瓣和肛乳头水肿,形成乳头肥大;下端皮肤因炎症水肿,形成袋状皮垂突出于肛门外,形似外痔,称为前哨痔。肛裂、前哨痔、肛乳头肥大常同时存在,称为肛裂"三联征"（图15 – 15）。

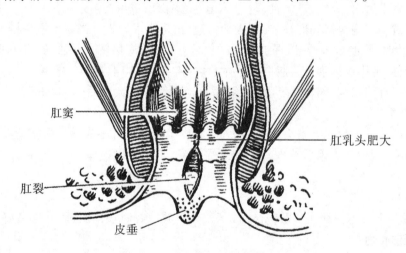

肛窦 肛乳头肥大

肛裂 皮垂

图 15 – 15 肛裂

【临床表现】

1. 症状 典型表现为疼痛、便秘和出血。

（1）疼痛:为最主要症状。多为剧烈疼痛,有典型的周期性:排便时粪便直接刺激溃疡面的神经末梢,立刻出现烧灼样或刀割样疼痛,称为排便时疼痛;便后数分钟可缓解,称为间歇期;随后因肛门括约肌反射性痉挛,再次出现剧痛,可持续达半小时到数小时,称为括约肌挛缩痛;直到括约肌疲劳、松弛后,疼痛缓解。以上"排便时疼痛—间歇期—括约肌挛缩痛"称肛裂疼痛周期。

（2）便秘:患者因害怕疼痛不愿排便,久而久之引起或加重便秘;便秘又使肛裂加重,形成恶性循环。便秘既是病因,又是症状。

（3）出血：排便时创面受粪便刺激裂伤、出血，在粪便表面带鲜血或便时滴血，但大量出血少见。

2.体征 典型体征是肛裂"三联征"。在肛门检查时，发现此体征即可确诊。肛裂患者行肛门检查时，常会导致剧烈疼痛，应在局麻下进行。

【辅助检查】

肛门检查可发现后正中线有一单发的纵行的梭形裂口或溃疡。已确定为肛裂者，一般不宜行直肠指诊或肛镜检查，以免增加患者痛苦。

【处理原则】

处理原则是解除括约肌痉挛、保持排便通畅、促进溃疡愈合。

1.非手术治疗 原则是保持大便通畅；解除肛门括约肌痉挛，缓解疼痛，中断恶性循环，促进局部创面愈合。具体措施有：①服用缓泻剂；②局部坐浴；③扩肛疗法。

扩肛疗法时患者侧卧位，局部麻醉后，先用食指扩肛，再用两指循序渐进、持续地扩张肛管5分钟，使括约肌松弛，创面扩大，促进溃疡愈合。其常见并发症是出血、肛周脓肿、大便失禁等，复发率高。

2.手术治疗 适用于经久不愈、非手术治疗无效且症状较重的陈旧性肛裂。手术方法有肛裂切除术和肛管内括约肌切断术，因容易导致肛门失禁，现在前者已较少使用。

【常见护理诊断/问题】

1.疼痛 与感染有关。

2.便秘 与肛周疼痛惧怕解便有关。

3.潜在并发症：感染、出血、尿潴留、肛门失禁、肛门狭窄等。

【护理措施】

1.保持大便通畅 嘱患者多饮水，并改变膳食结构，增加新鲜果蔬及富含膳食纤维食物的摄入，忌食辛辣刺激性食物，防止便秘；指导患者养成良好排便的习惯，适当的体育锻炼；必要时服缓泻剂，或用蜂蜜、番泻叶等泡茶饮，以润滑、松软大便利于排便。

2.心理护理 疼痛、便血给患者带来痛苦和恐惧心理。应向患者详细讲解肛裂相关知识，鼓励其有便意时尽量排便，并积极配合治疗。

3.并发症的护理

（1）切口出血：术后1~7日易发生，常见原因为术后便秘、剧烈咳嗽等导致创面裂开、出血。可采取的护理措施为：保持大便通畅，防止便秘；避免腹内压增高的因素如剧烈咳嗽；密切观察创面变化，一旦出现大量渗血，紧急压迫止血，并告知医师处理。

（2）排便失禁：原因多为术中不慎切断肛管直肠环所致。可采取的护理措施为：询问患者每次排便前是否有便意，每日的排便次数、量及性状；若仅为肛门括约肌松弛，可于术后3日开始指导患者进行提肛运动；若发现患者会阴部皮肤常有黏液及粪便沾染，或无法随意控制排便时，应立即报告医师处理。

4.其他护理措施 如温水坐浴、扩肛疗法等参见本节痔的护理。

三、直肠肛管周围脓肿患者的护理

直肠肛管周围脓肿是直肠下段、肛管周围软组织或其周围间隙发生的急性化脓性感染，并形成脓肿。多见于青壮年。脓肿破溃或切开后常形成肛瘘。脓肿是肛管直肠周围炎症的急性期表现，而肛瘘则为其慢性期表现。

【病因】

多数由肛腺感染所引起,少数可由肛管周围皮肤损伤、内痔、药物注射等引起。病原菌常为大肠杆菌,其次为化脓性葡萄球菌、链球菌和变形杆菌。少数为结核分枝杆菌引起的感染。

【病理】

肛腺开口于肛窦,位于内、外括约肌之间。因肛窦开口向上,腹泻、便秘时易引发肛窦炎,感染延及肛腺后首先易发生括约肌间感染。直肠肛管周围间隙为疏松脂肪结缔组织,感染极易蔓延、扩散,感染向上可达直肠周围,形成高位肌间脓肿或骨盆直肠间隙脓肿;向下达肛周皮下,形成肛门周围脓肿;向外穿过外括约肌,形成坐骨肛管间隙脓肿;向后可形成肛管后间隙脓肿或直肠后间隙脓肿(图15 – 16)。

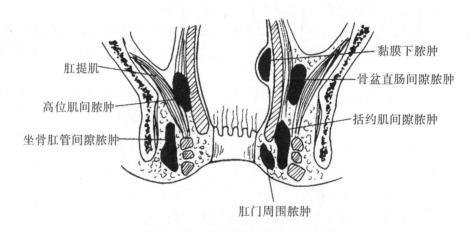

图 15 – 16　直肠肛管周围脓肿的位置

【临床表现】

本病按其发生部位的深浅可分为肛门周围脓肿、坐骨肛管间隙脓肿及骨盆直肠间隙脓肿。

1.肛周脓肿　最多见,以肛门周围皮下脓肿最常见,占 40% ~ 48%,位置多表浅。常位于肛门后方或侧方皮下部,一般不大。肛周持续性跳动性疼痛为主要表现,坐立不安,行动不便。局部明显红肿,有硬结、压痛,脓肿形成后有波动感,穿刺可抽出脓液。全身感染症状不明显。

2.坐骨肛管间隙脓肿(坐骨直肠窝脓肿)　较多见,占 20% ~25%,该间隙空间较大,因而形成的脓肿较大且深,全身感染中毒症状明显,患者早期即可出现头痛、发热、寒战、恶心、乏力等症状。早期局部症状不明显,患侧持续性胀痛,逐渐加重,继而出现患处红肿,双臀不对称,疼痛为持续性跳痛,排便或行走时疼痛加重,有的患者出现排尿困难和里急后重感。局部触诊或直肠指诊时患侧有深压痛,脓肿形成后有波动感。如不及时切开,脓肿多向下进入肛管周围间隙,再由皮肤穿出,形成肛瘘。

3.骨盆直肠间隙脓肿(骨盆直肠窝脓肿)　较前两者少见,由于此处位置较深、间隙较大,引起的全身症状严重而局部症状不明显。早期即出现发热、寒战、全乏力等全身中毒症状。局部症状为直肠坠胀感,便意不尽,排便时尤感不适,常伴排尿困难。会阴部多无异常体征,直肠指诊可在直肠壁上触及肿块隆起,有压痛感及波动感。

【辅助检查】

1.局部穿刺抽脓　可将抽出的脓液行细菌培养检查,有确诊价值。

2.直肠指诊　对直肠肛管周围脓肿有重要意义。病变位置表浅时可触及压痛性包块,甚至波动感;深部脓肿可有患侧深压痛。

3. 实验室检查　有全身感染症状的患者血常规可见白细胞计数和中性粒细胞比例增高,严重者可出现核左移及中毒颗粒。

4. 肛管超声、CT检查　必要时肛管超声或CT检查辅助诊断。

【处理原则】

1. 非手术治疗　包括:①抗感染治疗;②热水坐浴;③局部理疗;④口服缓泻剂以减轻患者排便时疼痛。

2. 手术治疗　脓肿形成后应早期切开排脓,引流通畅,不留无效腔。

【常见护理诊断/问题】

1. 疼痛　与感染有关。

2. 便秘　与肛周疼痛惧怕解便有关。

3. 体温过高　与全身感染有关。

4. 潜在并发症:肛瘘形成。

【护理措施】

(一)术前护理

1. 体位　指导患者采取舒适体位,避免局部受压加重疼痛。

2. 保持大便通畅　嘱患者多饮水,摄入有助于促进排便的食物,如香蕉、新鲜蔬菜等,鼓励患者排便。对于惧怕排便疼痛者,予以缓泻剂。

3. 控制感染　应用抗生素,并根据药物敏感试验结果选择和调整用药。

4. 对症处理　高热患者给予物理降温,1:5000高锰酸钾溶液温水坐浴。

(二)术后护理

对脓肿切开者,应密切观察引流液的颜色、量、性状并记录。定时冲洗脓腔,保持引流通畅。当脓液变稀、引流量小于50mL/d,可考虑拔管。

(三)健康教育

保持大便通畅,防止便秘。腹泻时及时应用抗生素控制感染。出现肛门不适、疼痛及时就诊。

四、肛瘘患者的护理

肛瘘是指直肠远端或肛管与肛周皮肤间形成的肉芽肿性管道,由内口、瘘管和外口组成。经久不愈或反复发作,是常见的直肠肛管疾病之一,多见于男性青壮年。

【病因】

绝大部分肛瘘由肛门直肠脓肿破溃或切开排脓后形成。以化脓性感染多见,少数为特异性感染,如结核、溃疡性结肠炎等。其他如直肠肛管外伤继发感染、直肠肛管恶性肿瘤溃破感染所致的肛瘘较为少见。

【病理及分类】

瘘口的内口即原发感染灶,位于齿状线上的肛窦处;外口位于肛周皮肤,为脓肿破溃处或手术切开引流部位。由于致病菌不断由内口进入,且外口皮肤愈合较快,常致引流不畅发生假性愈合并再形成脓肿。脓肿可从原外口破溃,也可从另处穿出形成新的外口,反复发作,可发展为瘘管迂曲、少数存在分支且有多个瘘口的复杂性肛瘘。

1. 根据瘘口与瘘管的数目分类

(1)单纯性肛瘘:只存在单一瘘管。

（2）复杂性肛瘘:存在多个瘘口和瘘管,甚至有分支。

2.根据瘘管所在的位置分类

（1）低位肛瘘:瘘管位于外括约肌深部以下。

（2）高位肛瘘:瘘管位于外括约肌深部以上。

【临床表现】

1.症状　主要症状是反复自外口溢出少量脓性、血性、黏液性分泌物,污染内裤;分泌物刺激肛周皮肤引起潮湿、瘙痒,有时形成湿疹。高位肛瘘可有粪便或气体从外口溢出。当外口阻塞或假性愈合时,瘘管中脓液积存,可伴有明显疼痛或形成脓肿,自行溃破或切开引流后症状缓解。

2.体征　肛周皮肤可见单个或多个外口,呈红色乳头状或肉芽组织突起,压之有少量脓性或脓血性分泌物排出。若瘘管位置较浅,可在皮下触及自外口通向肛管的条索状瘘管。直肠指检时内口处轻压痛,可触及硬结样内口及条索状瘘管。

【辅助检查】

1.内镜检查　可发现肛瘘内口。

2.直肠指诊　瘘管位置表浅时可触及硬结样内口及条索样瘘管,在内口处有轻压痛。

3.特殊检查　若无法判断内口位置,可将白色纱布条填入肛管及直肠下端,并从外口注入美蓝溶液,根据染色部位确定内口。

4.影像学检查　行碘油瘘管造影检查可明确瘘管分布。

【处理原则】

肛瘘不能自愈,只有手术切开或切除。其原则是切开瘘管,敞开创面,促进愈合。手术方式如下。

1.肛瘘切开术　将瘘管全部切开,开放创面。适用于低位肛瘘。

2.肛瘘切除术　将瘘管壁及其周围部分健康组织一起切除,创面敞开。适用于低位单纯性肛瘘。

3.挂线疗法　是利用橡皮筋或有腐蚀作用的药线的机械性压迫作用,缓慢切开肛瘘的方法。适用于距肛门3~5cm内,有内、外口的高、低位单纯性肛瘘或作为复杂性肛瘘切开、切除的辅助治疗方法。该法的最大优点是不会造成肛门失禁。因为炎症反应使切断的肌肉与周围组织粘连,肌肉不会收缩过度且逐渐愈合(图15-17)。一般术后10~14日被扎组织自行断裂。

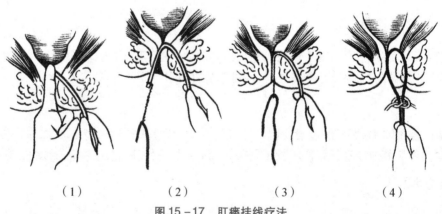

（1）　　　　　（2）　　　　　（3）　　　　　（4）

图15-17　肛瘘挂线疗法

【常见护理诊断/问题】

1.疼痛　与感染有关。

2.便秘　与肛周疼痛惧怕解便有关。

3.潜在并发症:肛门失禁。

【护理措施】

（一）术前护理

1.保持大便通畅

（1）饮食：注意清淡，忌辛辣食物，多食新鲜蔬菜、水果，多饮水。

（2）养成良好的排便习惯：术后患者因惧怕疼痛，常拒绝排便，应做好解释工作，给予缓泻剂，必要时使用止痛药物。

2.加强肛周皮肤护理　保持肛周皮肤清洁、干燥，避免皮肤抓伤、感染。术后2日开始热水坐浴，用1∶5000高锰酸钾溶液坐浴，浴后擦干局部，外涂抗生素软膏。

3.挂线后护理　嘱患者每5～7日至门诊收紧药线，直到药线脱落。脱线后局部涂生肌散或抗生素软膏，以促进伤口愈合。

（二）术后护理

同痔患者的术后护理。

（三）健康教育

保持会阴部清洁，经常更换内裤。术后观察排便有无变细、大便失禁，发现异常及时就诊。

（吴良红）

第十节　原发性肝癌患者的护理

原发性肝癌是指发生于肝细胞和肝内胆管上皮细胞的癌，是我国常见的恶性肿瘤之一，东南沿海地区高发。肝癌可发生于任何年龄，多见于40～50岁，男性多于女性，一般男、女患者比例为(2～3)∶1，近年来发病率有增高趋势。

【解剖生理】

肝脏是人体的生化反应和物质代谢的中心，同时具有分泌胆汁、合成凝血因子等功能，是人体最重要的脏器之一，也是人体中最大、最重的实质性脏器，成人肝脏的重量为1200～1500g。肝脏位于右上腹，隐藏在右侧膈下和肋骨深面，大部分为肋弓所覆盖，仅在腹上区、右肋弓间露出并直接接触腹前壁，肝上面则与膈及腹前壁相接。

肝脏有双重血液供应功能。肝动脉是来自心脏的动脉血，主要供给氧气，是肝的营养血管。门静脉收集消化道的静脉血，负责把来自消化道含有营养的血液送至肝脏"加工"，是肝脏的功能血管。肝脏血液由肝静脉流出。

【病因】

病因迄今尚未明确，可能与下列因素有关。

1.肝硬化　肝癌合并肝硬化的概率很高，85%～95%的肝细胞癌合并有肝硬化，其中乙型肝炎病毒相关肝硬化是我国肝细胞癌的首要病因。

2.病毒性肝炎　肝癌患者常有急性肝炎—慢性肝炎—肝硬化—肝癌的疾病发展史，我国90%的肝癌患者乙型肝炎病毒(HBV)阳性。

3.黄曲霉毒素　主要是黄曲霉毒素B_1，常源于霉变的玉米和花生等。调查发现，肝癌相对高发区粮食被黄曲霉菌及其毒素污染的程度高于其他地区。

4.其他　肝癌发病可能与不洁饮水、亚硝胺、烟酒、肥胖、遗传等有关；肝癌发病与农作物中硒含量过少有一定关系。

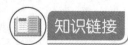

黄曲霉素与肝癌

黄曲霉毒素是一种剧毒的致肝癌物质,其中黄曲霉毒素 B₁ 可引起细胞错误地修复 DNA,导致严重的 DNA 诱变,还可抑制 DNA 和 RNA 的合成,从而抑制蛋白质的合成。从我国肝癌流行病学调查研究中发现,某些地区人群膳食中黄曲霉毒素的污染水平与原发性肝癌的发生率呈正相关。专家对其他肝癌发病率高的地区进行调查,也得出相同结论。乙型肝炎病毒和黄曲霉毒素 B₁ 是我国诱发肝癌的两大主要危险因素。

【病理】

原发性肝癌根据大体病理形态可分为结节型、巨块型和弥漫型,其中以结节型最为多见。按肿瘤直径大小分为 4 种:微小肝癌(直径≤2cm)、小肝癌(>2cm,≤5cm)、大肝癌(>5cm,≤10cm)和巨大肝癌(>10cm)。按组织病理学肝癌可分为肝细胞癌(约占 91.5%)、肝内胆管细胞癌和二者同时出现的混合型肝癌 3 类。

原发性肝癌预后远较其他癌差,早期转移是其重要原因之一。肝癌极易侵犯门静脉分支,癌栓经门静脉系统在肝内播散;可通过血液和淋巴转移到肺,其次为骨、脑等部位;或直接浸润到横膈及附近器官;癌细胞脱落植入腹腔引起腹膜转移和血性腹水,腹水中可找到癌细胞。

【临床表现】

原发性肝癌早期缺乏典型症状,常见临床表现如下。

1.症状

(1)肝区疼痛:约有半数以上患者以此为首发症状,多为右上腹、中上腹间歇性或持续性钝痛、刺痛或胀痛,夜间或劳累时加重。主要是由于肿瘤生长迅速,肝包膜张力增加导致。另外,疼痛部位与病变位置有密切关系。如位于肝右叶顶部的癌肿累及横膈,则疼痛可牵涉到右肩背部;左侧肝癌常表现为胃区疼痛;当肝癌结节发生坏死、破裂,引起腹腔内出血时,则表现为突然引起右上腹剧痛和压痛、腹膜刺激征等急腹症表现。

(2)消化道症状:表现为食欲减退、腹胀、恶心、呕吐或腹泻等,且早期不明显,易被忽视。

(3)全身症状:①消瘦、乏力。早期不明显,随病情发展而逐渐加重,晚期体重进行性下降,可伴有贫血、出血、腹水和水肿等恶病质表现。②发热。为不明原因的持续性低热或不规则发热,37.5~38℃,个别可达 39℃。其特点是抗生素治疗无效,而吲哚美辛栓(消炎痛栓)常可退热。

(4)癌旁综合征:由于癌肿本身代谢异常或癌肿产生的一些物质进入血液并作用于远处组织,对机体产生各种影响而引起的一组综合征。表现多样,主要有低血糖、红细胞增多症、高胆固醇血症及高钙血症,也可有女性化、类癌综合征、肥大性骨关节病、高血压和甲亢等。其中大多数表现为特征性的生化改变,而且先于肝癌局部症状出现,应予以注意。

2.体征

(1)肝大:为中、晚期肝癌最常见体征。肝进行性不对称肿大、质地较硬、表面有明显结节或肿块,可随呼吸上下移动。如果肿块位于肝右叶顶部,肝浊音界上移,膈肌抬高或活动受限,有时出现胸腔积液。巨大的肝肿块可使右季肋部明显隆起。

(2)黄疸:多见于弥漫型肝癌或胆管细胞癌。因癌肿侵犯肝内主要胆管,或肝门外转移淋巴结压迫肝外胆管所致。癌肿破入较大胆管,则会引起胆道出血、胆绞痛、黄疸。癌肿广泛扩散可引起肝细胞性黄疸。

(3)腹水:呈草黄色或血性。由于腹膜受浸润、门静脉受压、门静脉或肝静脉内的癌栓形成以及合并肝硬化等。癌肿破裂可导致腹腔积血。

(4)其他:合并肝硬化者常有肝掌、蜘蛛痣、男性乳房增大、脾大、腹水和腹壁静脉曲张等表现。

【辅助检查】

1.肝癌血清标志物检测

(1)甲胎蛋白(AFP)测定:AFP 是诊断原发性肝癌最常用的方法和最有价值的肿瘤标志物。正常值 <20μg/L。放射免疫法测定持续 4 周血清 AFP≥400μg/L,并能排除妊娠、活动性肝病、生殖胚胎源性肿瘤等,应考虑为肝细胞癌的诊断。临床上约 30% 的肝癌患者 AFP 为阴性。

(2)血清酶学及其他肿瘤标志物检查:肝癌患者血清中 γ‑谷氨酰转肽酶及其同工酶、异常凝血酶原、酸性同工铁蛋白、碱性磷酸酶、乳酸脱氢酶同工酶可高于正常值。但由于缺乏特异性,多作为辅助诊断。大多数胆管细胞癌患者 AFP 正常,部分患者癌胚抗原(CEA)或糖类抗原 19‑9(CA19‑9)升高。

2.影像学检查

(1)超声检查:是目前首选的肝癌诊断方法,并可用作高发人群中的普查工具。采用分辨率高的 B 超检查,可显示肿瘤的所在部位、大小、形态以及肝静脉或门静脉有无癌栓等,其诊断符合率可达 90% 左右,能发现直径为 2 ~ 3cm 或更小的病灶。具有操作简单、无创并且短期内可重复检查的优点。超声造影可进一步提高肝癌诊断率,并可发现小于 1cm 的微小肝癌。

(2)CT 和 MRI:CT 具有较高的分辨率,可检测到直径为 1cm 左右的微小病灶,诊断符合率达 90% 以上。MRI 检查诊断价值与 CT 相仿,对良、恶性肝内占位病变,特别是与血管瘤的鉴别优于 CT,且可进行肝静脉、门静脉、下腔静脉和胆道重建成像,显示管腔内有无癌栓。

(3)选择性腹腔动脉或肝动脉造影:对血管丰富的癌肿,其分辨率低限约为 0.5cm,对小于 2cm 的小肝癌其阳性率可达 90%。由于属于有创性检查,只有必要时才考虑采用。

3.肝穿刺活组织检查　超声引导下肝穿刺活检(FNA)有确定诊断意义,但有出血、瘤体破裂和肿瘤沿针道转移的危险。适用于各种检查仍不能确诊,但又高度怀疑肝癌,需定性诊断指导下一步治疗者。

4.腹腔镜检查　对位于肝表面的肿瘤有诊断价值。

【处理原则】

早期诊断,早期治疗,根据不同病情进行综合治疗,是提高疗效的关键。而早期实施手术切除仍是目前首选的、最有效的治疗方法。

1.非手术治疗

(1)放射治疗:对一般情况较好,肝功能尚好,不伴肝硬化、黄疸、腹水、脾功能亢进和食管静脉曲张,且癌肿较局限,尚无远处转移又不适用于手术切除或术后复发者,可采用放射治疗为主的综合治疗。

(2)药物治疗:包括生物和分子靶向药物以及中医中药治疗。

2.介入治疗　肝动脉栓塞化疗(TACE)主要用于中期肝癌患者,特别是不能手术切除肝癌的患者。经股动脉达肝动脉做选择性肝动脉插管,经导管注入栓塞剂和抗癌药物。TACE 治疗后肿瘤缩小,部分患者可获得二期手术机会。超声引导下经皮穿刺肿瘤行微波、射频、冷冻或无水酒精注射等消融治疗,适用于瘤体较小又不能或不宜手术的肝癌,也可在术中应用或术后用于治疗转移、复发瘤。

3.手术治疗　是目前治疗肝癌的首选方法。

(1)部分肝切除术:其适应证有以下几种情况。①一般状况较好,重要内脏器官无明显功能障碍;②肝功能正常或仅有轻度损害,肝功能 A 级或 B 级,经短期保肝治疗后恢复到 A 级;③肝外无广泛转移性肿瘤。

根治性肝切除术适用于以下情况：①单发的微小肝癌和小肝癌；②单发的向肝外生长的大肝癌或巨大肝癌，受肿瘤破坏的肝组织小于30%，肿瘤包膜完整，周围界限清楚；③多发肿瘤，但肿瘤结节少于3个，且局限在肝的一段或一叶内。

（2）肝移植手术：原发性肝癌是肝移植的指征之一，但远期疗效欠理想，主要问题还是肝癌复发，且供肝严重缺乏，价格昂贵，临床应用受到限制。

（3）肝癌破裂出血的治疗：对全身状况良好、病变局限，可行急诊肝叶切除术；全身状况差者，可行肝动脉结扎或栓塞术、射频治疗、冷冻治疗、填塞止血等。对出血较少，生命体征平稳，估计肿瘤不能切除者，可在严密观察下进行输血、应用止血剂等非手术治疗。

 素质拓展

中国"肝胆外科之父"、中国科学院院士吴孟超

吴孟超，福建闽清人，著名肝胆外科专家，中国科学院院士，中国肝脏外科的开拓者和主要创始人之一，被誉为"中国肝胆外科之父"。吴孟超最先提出了中国人肝脏解剖"五叶四段"的新见解，在国内首创了常温下间歇肝门阻断切肝法，率先突破了人体中肝叶手术禁区，建立了完整的肝脏海绵状血管瘤和小肝癌的早期诊治体系。他主持建立了肝胆外科疾病治疗及研究专科中心，先后获国家、军队和上海市科技进步奖24项，出版《腹部外科手术学图谱》《肝脏外科学》等医学专著19部，发表论文220余篇。2018年，96岁的他每周3台手术。2019年1月14日，吴孟超院士退休。2021年5月22日13时02分，吴孟超因病医治无效在上海逝世，享年99岁。吴孟超把个人的发展与祖国和人民的需要紧紧联系在一起，用忠诚书写了一代医学大家爱党、爱国、爱民的赤子情怀。

【护理评估】

（一）术前评估

1. 健康史

（1）一般情况：包括年龄、性别、婚姻和职业，是否居住于肝癌高发区。

（2）疼痛情况：评估疼痛发生的时间、部位、性质、诱因和程度，与体位有无关系，是否夜间或劳累时加重，有无牵涉痛；是否伴有消化道症状，如嗳气、腹胀；近期有无乏力、食欲减退等。

（3）既往史：了解有无其他部位的肿块和手术治疗史；有无肝炎、肝硬化和其他系统伴随疾病等；有无长期进食含黄曲霉毒素的食物，有无含亚硝酸盐食物的接触史等；有无用药史、过敏史等。

（4）家族史：了解家族中有无肝癌和其他肿瘤患者。

2. 身体状况

（1）症状与体征：评估肝脏大小，有无肝区疼痛、上腹部肿块等；肿块大小、部位，质地是否较硬，表面是否光滑；有无肝浊音界上移、黄疸、腹水等体征；有无消瘦及恶病质表现；有无肝性脑病、上消化道出血及各种感染，如肺炎、败血症和压疮等。

（2）辅助检查：了解患者甲胎蛋白水平、血清酶谱检查结果、肝功能损害程度，超声、CT、MRI检查有无肝占位，肝穿刺活检或腹腔镜探查结果。

3. 心理-社会状况　了解患者对疾病的认知程度，对手术有何顾虑和思想负担；了解朋友及家属对患者的关心、支持程度，家庭对手术的经济承受能力。

（二）术后评估

1. 术中情况　了解患者手术、麻醉方式与效果，病变组织切除情况，术中出血、补液、输血情况和术后诊断。

2. 身体状况 评估生命体征是否平稳,患者是否清醒,末梢循环、呼吸状态等;伤口是否干燥,有无渗液、渗血;各引流管是否通畅,引流量、颜色与性状等;有无出血、感染肝性脑病、膈下积液等并发症出现。

3. 心理-社会状况 了解患者有无焦虑,康复训练和早期活动是否配合,对出院后的继续治疗是否清楚。

【常见护理诊断/问题】

1. 疼痛 与肿瘤迅速生长导致肝包膜张力增加或介入治疗、放疗、化疗后的不适有关。

2. 营养失调:低于机体需要量 与食欲减退、放疗和化疗引起的胃肠道不良反应、肿瘤引起代谢增加、手术创伤等有关。

3. 焦虑 与担心疾病预后或手术预后有关。

4. 潜在并发症:消化道或腹腔内出血、肝性脑病、膈下积液或脓肿、肺部感染等。

【护理目标】

(1)患者疼痛减轻或缓解。

(2)患者营养状况改善。

(3)患者焦虑减轻或消失。

(4)患者未发生并发症或并发症得到及时发现和处理。

【护理措施】

(一)术前护理

1. 心理护理 疏导、安慰患者,鼓励患者及家属说出内心感受和关心的问题,并耐心解释各种治疗、护理知识。让家属了解倾诉的重要性,并提供一种开放式的支持环境,尊重、同情和理解患者。与家属共同制订诊疗措施,鼓励家属与患者多沟通交流。

2. 疼痛护理 评估疼痛发生的时间、部位、性质、诱因、程度和伴随症状,遵医嘱按照三级止痛原则给予镇痛药物,观察药物效果及不良反应,并指导患者控制疼痛和分散注意力的方法。

3. 改善营养状况 指导患者采用高蛋白、高热量、高维生素、易消化饮食,少量多餐。合并肝硬化有肝功能损害者,应限制蛋白摄入。必要时可给予肠内、外营养支持,输血浆或白蛋白等,以改善贫血、纠正低蛋白血症,提高机体抵抗力。

4. 保肝治疗 指导患者保证充足睡眠和休息,禁酒。遵医嘱给予支链氨基酸治疗,避免或减少使用红霉素、巴比妥类等有损肝脏的药物。用药期间,应动态监测肝功能或其他指标。

5. 维持体液平衡 对肝功能不良伴腹水患者,应严格控制水、钠的摄入量。遵医嘱合理补液与利尿,注意纠正低钾血症等水、电解质紊乱。准确记录 24 小时出入量,每日观察、记录体重及腹围变化。

6. 预防出血 主要措施包括以下 5 个方面。①改善凝血功能:多数肝癌合并肝硬化,了解患者的出凝血时间、凝血酶原时间和血小板等,术前 3 日开始给予维生素 K,补充血浆和凝血因子,改善凝血功能,预防术中、术后出血。②嘱患者避免导致癌肿破裂出血或食管下段胃底静脉曲张破裂出血的诱因,如剧烈咳嗽、用力排便等致腹内压骤升的动作、外伤和进食干硬食物等。③预防应激性溃疡出血:应用 H_2 受体阻断剂。④密切腹部观察:若患者突发腹痛,伴腹膜刺激征,应高度怀疑为肝癌破裂出血,及时通知医师抢救。⑤对不能手术的晚期患者,可采用补液、输血、应用止血剂、支持治疗等综合性方法处理。

7. 术前准备 对需要手术的患者,除以上护理措施和常规腹部手术前准备外,必须根据手术大小备充足的全血、血浆,并做好术中物品准备,如化疗药物皮下埋藏式灌注装置、预防性抗生素、特殊治疗设备等。

（二）术后护理

1. **病情观察**　密切观察并记录患者的生命体征、神志、尿量，全身皮肤黏膜有无出血点，有无发绀及黄疸等；观察切口渗血、渗液情况；观察腹部体征等。

2. **体位与活动**　术后早期平卧位，待清醒且病情稳定后，改为半卧位，指导患者有节律地深呼吸，达到放松和减轻疼痛的效果。为防止术后肝断面出血，一般不鼓励患者早期活动。

3. **改善营养状况**　术后禁食、胃肠减压，静脉输入葡萄糖液、适量胰岛素及维生素等。待肠蠕动恢复后逐步给予流质、半流质食物，直至普食。术后 2 周应补充适量白蛋白和血浆，以提高机体抵抗力。广泛肝切除后，可使用要素饮食或静脉营养支持。

4. **并发症的观察及护理**

（1）出血：是肝切除术后常见的并发症之一。原因多由凝血机制障碍、腹内压力增高及缝合技术不佳引起。主要表现为低血容量甚至失血性休克，引流液增多，为鲜红色血性液体。

护理措施包括：①观察病情，即术后 24 小时内可从肝周引流出血性液体 100～300mL，若引流血性液体增多，应警惕腹腔内出血。②处理方式，即术后 1～2 日应卧床休息，避免剧烈咳嗽和打喷嚏等。若明确为凝血机制障碍性出血，可遵医嘱给予凝血酶原复合物、纤维蛋白原，输新鲜血，纠正低蛋白血症。若短期内或持续引流较大量的血性液体，或经输血、输液后患者血压、脉搏仍不稳定时，应做好再次手术止血的准备。

（2）膈下积液及脓肿：是肝切除术后一种严重并发症，多发生在术后 1 周左右。原因可能是术后引流不畅或引流管拔除过早，使肝旁积液、积血，或肝断面坏死组织及渗漏胆汁积聚造成膈下积液，如继发感染则形成膈下脓肿。表现为术后体温正常后再度升高，或术后体温持续不降，同时伴有上腹部或右季肋部胀痛、呃逆、脉速、白细胞计数增多等。

护理措施包括：①保持引流通畅，妥善固定引流管，每日更换引流袋，观察引流液颜色、性状及量。若引流量逐日减少，一般在术后 3～5 日拔除引流管。②若已形成膈下脓肿，协助医师行超声定位引导下穿刺抽脓或置管引流，后者应加强冲洗和吸引护理；鼓励患者取半坐位，以利于呼吸和引流。③观察体温变化，高热者给予物理降温，必要时药物降温，鼓励患者多饮水。④加强营养支持和使用抗生素的护理。

（3）肝性脑病：多由于肝解毒能力降低及手术创伤导致。患者出现性格行为变化，如欣快感、淡漠或扑翼样震颤等前驱症状，应警惕肝性脑病。

护理措施包括：①注意观察患者有无肝性脑病的早期症状，及时通知医师。②做半肝以上切除者，需间歇吸氧 3～4 日，保护肝功能。③避免诱因，如上消化道出血、高蛋白饮食、感染、便秘、应用麻醉剂或镇静催眠药等。④禁用肥皂水灌肠，可用生理盐水或弱酸性溶液（如食醋 1～2mL 加入生理盐水 100mL），使肠道 pH 保持酸性。⑤口服新霉素或卡那霉素，以抑制肠道细菌繁殖，有效减少氨的产生。⑥使用降血氨药物，如谷氨酸钾或谷氨酸钠静脉滴注。⑦给予富含支链氨基酸的制剂和溶液，以纠正支链/芳香族氨基酸的比例失调。⑧限制蛋白质摄入，以减少血氨来源。⑨便秘者可口服乳果糖，促使肠道内氨的排出。

（4）胆汁漏：原因包括肝断面小胆管渗漏或胆管结扎线脱落、胆管损伤。表现为术后有腹痛、发热和腹膜刺激症状，切口有胆汁渗出和（或）腹腔引流液含胆汁。

护理措施包括：①及时汇报医师处理。②保持引流通畅，观察并记录引流液的量与性质变化。③如发生局部积液，应尽早超声定位穿刺置管引流。④如发生胆汁性腹膜炎，应尽早手术。

（三）介入治疗的护理

1. **介入治疗前准备**　注意各种检查结果，判断有无禁忌证。耐心向患者介绍介入治疗（如肝动脉栓塞化疗）的目的、方法及治疗的重要性和优点，帮助患者消除紧张、恐惧心理，争取主动配合。术前禁食 6 小时，穿刺处皮肤准备，备好所需物品及药品，检查导管质量，防止术中出现断裂、脱落或漏液等。

2.介入治疗后的护理

(1)预防出血:术后取平卧位,拔管后局部压迫15分钟并加压包扎,绝对卧床24小时防止穿刺处出血。穿刺侧肢体伸直制动6小时,严密观察穿刺侧肢端皮肤的颜色、温度及足背动脉搏动,注意穿刺点有无出血现象。

(2)导管护理:妥善固定和维护导管;严格遵守无菌原则,每次注药前消毒导管,注药后用无菌纱布包扎,防止逆行感染;注药后用肝素稀释液冲洗导管以防导管堵塞。

(3)栓塞后综合征的护理:栓塞后综合征是指肝动脉栓塞化疗后多数患者出现的发热、肝区疼痛、恶心、呕吐、心悸、白细胞计数下降等临床表现。护理措施包括以下5个方面。①发热的护理:一般为低热,若体温高于38.5℃,可予以物理或药物降温。②缓解疼痛:肝区疼痛多因栓塞部位缺血坏死、肝体积增大、包膜紧张所致,必要时遵医嘱给予止痛剂。③恶心、呕吐的护理:恶心、呕吐为化疗药物的反应,可给予甲氧氯普胺、氯丙嗪等。④当白细胞计数低于 4×10^9/L 时,应暂停化疗并应用升白细胞药物。⑤嘱患者大量饮水,以减轻化疗药物对肾的毒副作用,并观察排尿情况。

(4)并发症的观察及护理:密切观察生命体征及腹部体征,因胃、胆、胰、脾动脉栓塞而出现上消化道出血及胆囊坏死等并发症时,应及时通知医师并协助处理。肝动脉栓塞化疗可导致肝细胞坏死,使肝功能损害加重,应注意观察患者的意识状态,有无黄疸,注意补充高糖、高能量营养素,积极保肝治疗,防止肝衰竭。

(四)健康教育

1.疾病指导 积极治疗肝炎、肝硬化,禁食霉变食物。有肝炎、肝硬化病史者和肝癌高发地区人群应定期做 AFP 检测或 B 超检查,以便早期发现。

2.心理护理 帮助患者及家属克服焦虑、恐惧心理,积极主动配合治疗及护理。对晚期患者应给予精神支持和关怀,让患者平静舒适地度过生命的最后阶段。

3.饮食指导 给予高热量、清淡易消化,以及富含优质蛋白、维生素和纤维素的饮食。若有腹水、水肿,应控制水和钠的摄入量。

4.复诊指导 定期随访,第1年每1~2个月复查甲胎蛋白、胸片和超声检查1次,以便早期发现复发、转移。患者若出现水肿、体重减轻、出血倾向、黄疸和乏力等症状及时就诊。

【护理评价】

通过治疗与护理,患者是否:①疼痛减轻或缓解;②营养状况改善;③能够正确面对疾病、手术和预后;④并发症得以预防、及时发现和治疗。

(臧雪红 宋丽艳)

第十一节 门静脉高压患者的护理

门静脉高压症是指门静脉血流受阻、血液淤滞、门静脉系统压力增高,继而引起脾大及脾功能亢进、食管和胃底黏膜下静脉曲张及破裂出血、腹水等一系列症状的临床病症。门静脉的正常压力为 $1.27 \sim 2.35$kPa($13.0 \sim 24.0$cmH$_2$O),平均为 1.76kPa(18.0cmH$_2$O),若持续超过正常水平即为门静脉高压症。

【病因】

根据门静脉血流受阻所在的部位,可将门静脉高压症分为3种类型,即肝前型、肝内型和肝后型。

1.肝前型 指因门静脉主干及其主要属支血栓形成,或由其他原因(如畸形)所致的血流受阻而导致的门静脉高压症。感染、创伤可引起门静脉血栓形成;上腹部肿瘤浸润、压迫门静脉或脾静脉,也可导致门静脉血流受阻;在小儿时期,则多见于门静脉主干的先天性畸形。

2. 肝内型　指由于肝脏本身的疾病使其组织结构发生改变,压迫肝窦而引起的门静脉高压症。在我国最常见,占门静脉高压症的95%以上。主要原因为肝硬化,如肝炎后肝硬化、血吸虫病肝硬化、慢性酒精中毒性肝硬化等。此外,某些非肝硬化性肝病,如儿童先天性肝纤维化、脂肪肝、急慢性肝病、暴发性肝炎及重症肝炎等,也是引起门静脉高压症的原因。

3. 肝后型　指因肝静脉的流出道(包括肝静脉、下腔静脉、右心)阻塞而引起的门静脉高压症。常见原因为肝静脉阻塞综合征(Budd – Chiari 综合征)、缩窄性心包炎、严重右心衰竭等。

【病理生理】

肝炎后肝硬化时,肝小叶内纤维组织增生,形成再生结节和假小叶,挤压肝小叶内的肝窦,使其变窄或闭塞,引起门静脉的血流受阻,压力增高;位于肝小叶间汇管区的肝动脉小分支和门静脉小分支之间有许多动、静脉交通支,平时处于关闭状态,而在肝窦变窄或闭塞时则大量开放,肝动脉的血流直接反注入门静脉小分支,使门静脉压力更加增高。门静脉高压一旦形成,即发生以下病理变化。

1. 脾大、脾功能亢进　门静脉血流受阻后,首先出现充血性脾肿大。长期充血引起脾窦扩张、脾内纤维组织增生、单核 – 吞噬细胞增生和吞噬红细胞现象,临床上除有脾肿大外,还有外周血细胞减少,最常见的是白细胞和血小板减少,称为脾功能亢进。

2. 静脉交通支扩张　因门静脉无静脉瓣,当门静脉高压时,正常的门静脉血流通路受阻,即可出现食管 – 胃底下段、直肠下端 – 肛管、前腹壁及腹膜后交通支迂曲扩张。其中,食管 – 胃底黏膜下静脉离门静脉主干和腔静脉最近,压力差最大,因而发生静脉曲张也最早且最显著,破裂后可引起上消化道大出血;直肠下端 – 肛管黏膜下静脉曲张,可表现为痔。

3. 腹水　门静脉压力升高,使门静脉系统毛细血管床的滤过压增加,肝硬化引起低蛋白血症,血浆胶体渗透压下降和淋巴液生成增加,促使液体从肝表面、肠浆膜面漏入腹腔而形成腹水。门静脉高压症时虽然静脉内血流量增加,但中心血量是降低的,继发醛固酮分泌过多,导致钠、水潴留而加剧腹水形成。

【临床表现】

1. 症状　主要是脾大、脾功能亢进、呕血或黑便、腹水和非特异性全身症状,如乏力、嗜睡、食欲不振等。食管 – 胃底曲张静脉破裂出血是门静脉高压症最危险的并发症,一次性出血量可达1000 ~ 2000mL。由于肝功能损害致凝血功能障碍,脾功能亢进使血小板减少,加之静脉曲张压力增高,故出血不易自止。大出血引起肝组织严重缺氧,容易导致肝性脑病。

2. 体征　门静脉高压症的早期即可有脾充血、肿大,程度不一,在左肋缘下可扪及;巨脾下缘可达脐下,内侧可超过腹中线。如有黄疸、腹水和前腹壁静脉曲张等体征,提示门静脉高压严重。如果能触到质地较硬、边缘钝而不规则的肝,肝硬化的诊断即能成立,但有时肝硬化缩小而难以触到。还可有慢性肝病的其他征象,如蜘蛛痣、肝掌、男性乳腺增生、睾丸萎缩等。

【辅助检查】

1. 实验室检查　血常规可显示为贫血或血细胞计数减少。肝功能检查可有转氨酶谱变化,血胆红素增高,低蛋白血症,白、球蛋白比例倒置,凝血酶原时间延长等。

2. 影像学检查　B超检查可了解有无肝硬化、脾大及腹水,还可测定门静脉、脾静脉的直径,脾静脉直径超过1cm即可确定诊断。食管吞钡X线检查,可了解有无食管和胃底静脉曲张以及曲张的范围和程度。

3. 内镜检查　是诊断食管 – 胃底静脉曲张直接而可靠的方法。

【处理原则】

门静脉高压症外科治疗的关键是预防和控制食管－胃底曲张静脉破裂出血,解除或改善脾大伴脾功能亢进,治疗顽固性腹水。

(一)食管－胃底曲张静脉破裂出血的治疗

应根据患者的具体情况,采用药物、内镜、介入治疗和外科手术的综合性治疗措施。

1.非手术治疗　对于有黄疸、大量腹水、肝功能严重受损的患者发生大出血,如果进行外科手术,死亡率可高达60%~70%。对此类患者应尽量采取非手术疗法,重点是输血、注射垂体加压素以及应用三腔管压迫止血。

(1)一般护理:绝对卧床休息,建立有效静脉通路,扩充血容量,监测患者的生命体征变化。肝硬化患者宜输注新鲜全血,其含氨量低,且保存有凝血因子,利于止血和预防肝性脑病。

(2)药物止血:应用内脏血管收缩剂,常用的有垂体后叶素、三甘氨酰赖氨基加压素和生长抑制类药物。急性出血控制率可达80%,若与三腔管压迫合用可达95%。血管加压素可使内脏小动脉收缩,减少门静脉回血量,短暂降低门静脉压力,使曲张静脉破裂处形成血栓止血。生长抑素类能选择性减少内脏血流,从而降低门静脉压力,有效控制出血,目前认为是首选药物。

(3)内镜治疗:采用双极电凝、激光、微波、经内镜注射硬化剂和套扎等方法止血。硬化剂注射疗法是经内镜将硬化剂直接注射到曲张静脉腔内,使其闭塞,黏膜下组织硬化,以治疗食管静脉曲张出血和预防再出血。对于急性出血的长期疗效优于药物治疗,主要并发症是食管溃疡、狭窄或穿孔等。经内镜食管曲张静脉套扎术是经内镜将要结扎的曲张静脉吸入到结扎器中,用橡皮圈套扎在曲张静脉基底部,比硬化剂注射疗法相对简单和安全。

(4)三腔管压迫止血:是利用充气的气囊分别压迫胃底和食管下段的曲张静脉以起到止血作用,是早期控制出血的有效方法。该管有三腔(图15-18),一通圆形气囊,充气150~200mL后压迫胃底;一通椭圆形气囊,充气100~150mL后压迫食管下段;一通胃腔,经此腔可行吸引、冲洗和注入止血药。牵引重量为0.25~0.5kg。此法应用一般不超过24小时。

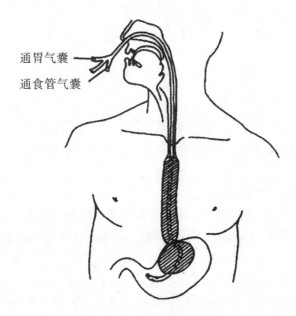

通胃气囊
通食管气囊

图15-18　三腔管压迫止血

(5)经颈静脉肝内门体静脉分流术(TIPS):是采用介入治疗方法,经颈静脉途径在肝内肝静脉与门静脉主要分支间建立通道,植入支架来实现门体分流,内支撑管的直径为8~12mm。该法可明显降低门静脉压力,一般可降低至原来压力的一半,能治疗急性出血和预防再出血。适应于药物和内镜治疗无效、肝功能差的曲张静脉破裂出血和用于等待肝移植的患者。

2.手术治疗　对没有黄疸、明显腹水的患者发生大出血,应争取即时手术或经短时间准备后即行手术治疗。手术方式有分流术和断流术两类。手术不但可以防止再出血,而且是预防肝性脑病的有效措施。

(1)门体分流术:主要有非选择性分流、选择性分流(包括限制性分流)两类。①非选择性门体分流术是将入肝的门静脉血完全转流入体循环,治疗食管－胃底曲张静脉破裂出血效果好,但肝性脑病发生率高,易引起肝衰竭;②选择性门体分流术旨在保存门静脉的入肝血流,同时降低食管－胃底曲张静脉的压力。

(2)断流手术:手术阻断门奇静脉间的反常血流,以达到止血目的。最有效的是脾切除加贲门周围血管离断术。该手术不仅离断了食管胃底的静脉侧支,还保存了门静脉入肝血流,适合于门静脉循环中没有可供与体静脉吻合的通畅静脉,肝功能较差,既往分流术和其他非手术疗法失败的患者。

(二)严重脾大,合并明显的脾功能亢进的治疗

严重脾大,合并明显的脾功能亢进最多见于晚期血吸虫病,也见于脾静脉栓塞引起的门静脉高压症。对于此类患者单纯行脾切除术效果良好。

(三)肝硬化引起顽固性腹水的治疗

治疗肝硬化引起顽固性腹水最有效的方法是肝移植。其他疗法包括经颈静脉肝内门体分流术和腹腔－上腔静脉转流术。

【常见护理诊断/问题】

1.恐惧　与突然大量呕血、便血及病情恶化有关。
2.营养失调:低于机体需要量　与肝功能损害、营养素摄入不足、消化吸收障碍等有关。
3.体液过多:腹水　与门静脉压力增高、低蛋白血症及继发性醛固酮增加等有关。
4.知识缺乏:缺乏预防上消化道出血的有关知识。
5.潜在并发症:失血性休克、肝性脑病、静脉血栓形成。

【护理措施】

(一)非手术治疗的护理/术前护理

1.心理护理　门静脉高压症患者因长期患病对战胜疾病的信心不足,一旦并发急性大出血,会极度焦虑、恐惧。因此在积极治疗的同时,应做好患者的心理护理,减轻患者的焦虑,稳定其情绪,使之能配合各项治疗和护理。

2.预防和处理食管－胃底曲张静脉出血

(1)预防措施:①择期手术前可输全血,补充凝血因子及维生素B、维生素C、维生素K,以防术中和术后出血。②术前常规不放置胃管,必须放置时,应选择细、软胃管,涂大量润滑油,动作轻柔。③避免腹内压增高因素。

(2)处理措施:①局部灌洗,用冰盐水或冰盐水加血管收缩剂(如去甲肾上腺素)胃内灌洗至回抽液清澈;低温灌洗液可使胃黏膜血管收缩,减少血流,降低胃分泌及运动起到止血作用。②遵医嘱应用止血药,注意观察药物不良反应。③及时清理呕吐物、排泄物,头偏向一侧以防止误吸。

3.控制或减少腹水　具体措施:①注意休息,术前尽量平卧,以增加肝、肾血流,如有下肢水肿,可适当抬高下肢。②补充营养,纠正低蛋白血症。③限制水、钠的摄入,钠摄入限制在500～800mg/d

（氯化钠1.2～2.0 g），少食酱油、酱菜、虾皮等含钠高的食物。④遵医嘱应用利尿药，记录24小时出入量，观察是否存在低钾、低钠血症。⑤监测腹围和体重，每日同一时间、体位、部位测腹围1次，每周测体重1次。

4. 改善营养，保护肝脏

（1）改善营养：肝功能尚好者，宜给予高蛋白、高热量、高维生素、低脂饮食；肝功能严重受损者，补充支链氨基酸，限制芳香族氨基酸的摄入。贫血严重或凝血功能障碍者，可输新鲜血，肌内注射维生素K。低白蛋白血症者，应静脉输注白蛋白。

（2）保护肝脏：给予肌苷、乙酰辅酶A等保肝药物，避免使用红霉素、巴比妥类、盐酸氯丙嗪等损肝药物。

5. 做好术前准备 做好急诊手术的各项常规准备。

（二）术后护理

1. 体位与活动 ①断流术和脾切除术后，麻醉清醒、生命体征平稳后取半卧位。②分流术后48小时内，为防止血管吻合口破裂出血，取平卧位或15°低半卧位；2～3日后改为半卧位，翻身动作宜轻柔；保持大小便通畅，1周后可逐步下床活动。

2. 观察病情 观察并记录患者的生命体征、意识状态、尿量，引流液的量、颜色和性状等；分流术取自体静脉者，观察局部有无静脉回流障碍；取颈内静脉者观察有无头痛、呕吐等颅内压增高表现。

3. 营养支持 术后早期禁食期间给予肠外营养支持。肠蠕动恢复后可进食流质，并逐步过渡到半流质、软食或普食。

4. 并发症的观察及护理

（1）出血：动态观察血压、脉搏、呼吸及有无伤口或消化道出血情况。有引流管者应观察、记录引流液的颜色、性状和量，如在短时间内引流出超过200mL血性液体应告知医师处理。

（2）肝性脑病：定时测定分流术后患者的肝功能、血氨浓度，观察患者有无性格异常、定向力障碍、嗜睡与躁动交替，黄疸有无加深，有无发热、厌食、肝臭等肝衰竭表现。肝性脑病的护理参见内科护理学相关章节。

（3）感染：腹腔、呼吸系统和泌尿系统感染多见，术后应加强观察。护理措施包括以下3个方面。①遵医嘱合理使用抗生素。②引流管的护理：置膈下引流管者应保持引流通畅，妥善固定，严格无菌操作，观察和记录引流液的颜色、性状及量，待引流液色清淡、每日引流低于10mL时可拔管。③做好基础护理：卧床期间防止压疮发生，有黄疸者加强皮肤护理；做好会阴护理；禁食期间做好口腔护理；鼓励患者深呼吸、有效咳嗽、咳痰，必要时予以超声雾化吸入，预防肺部并发症。

（4）静脉血栓：断流手术或分流手术后均可导致门静脉系统血栓形成，尤其是脾切除术后发生率更高。术后应动态监测血常规和凝血功能，观察有无血栓形成的迹象，定时行超声检查明确有无血栓形成。必要时遵医嘱给予双嘧达莫等抗凝治疗。

（三）健康教育

1. 饮食指导 ①宜进食高热量、富含维生素的食物；避免进食粗糙、干硬及油炸食物，以免诱发大出血。②少量多餐，戒烟，戒酒。③肝功能损害较轻者，可酌情予以优质高蛋白饮食（50～70g/d）；肝功能严重受损及分流术后患者应限制蛋白摄入；有腹水者限制水、钠摄入。

2. 生活指导 ①保证充分休息和适当活动，避免劳累，一旦出现头晕、心慌、出汗等症状，应立即卧床休息。②防止腹内压增高，避免剧烈咳嗽、打喷嚏、用力排便等因素，以免诱发上消化道出血。③保持情绪稳定，避免不良情绪，保持乐观。④刷牙用软毛牙刷，防止外伤。

3. 复诊指导 指导患者及家属掌握出血的观察和主要急救方法，熟悉紧急就诊的途径和方法。

第十二节 胆道疾病患者的护理

胆道系统具有分泌、储存、浓缩与输送胆汁的功能。胆道某一部位一旦发生疾病,即可导致胆汁引流不畅。胆道系统疾病以胆石症最为常见。

胆道系统包括肝内和肝外胆管、胆囊以及 Oddi 括约肌等部分(图 15-19)。胆道系统起于肝内毛细胆管,其末端与胰管汇合,开口于十二指肠乳头,外有 Oddi 括约肌围绕。肝内胆管起自毛细胆管,继而汇集成小叶间胆管,肝段、肝叶胆管及肝内左、右肝管。左、右肝管在肝门稍下方汇合成肝总管,其下端与胆囊管汇合形成胆总管。

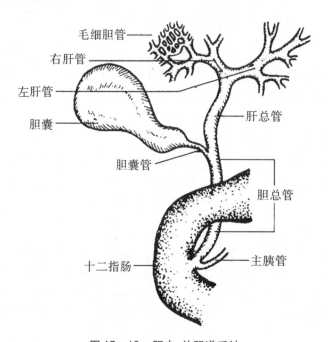

图 15-19 肝内、外胆道系统

胆囊容积 40~60mL,分底、体、颈 3 个部分,颈上部呈囊性扩大,称 Hartmann 袋,胆囊结石常滞留于此处。胆囊管由胆囊颈部延伸而成。肝总管与胆囊管汇合成胆总管,80%~90% 的人,胆总管与主胰管在十二指肠壁内汇合形成共同通道,并膨大形成胆胰壶腹,又称为乏特(Vater)壶腹,壶腹周围有 Oddi 括约肌包绕。另有 15%~20% 的胆总管与主胰管分别开口于十二指肠。Oddi 括约肌具有控制和调节胆总管及胰管的排放,以及防止十二指肠内容物反流的作用。

胆道系统具有分泌、贮存、浓缩和输送胆汁的功能,对胆汁排放入十二指肠起着重要的调节作用。胆汁由肝细胞和胆管细胞分泌,成人每日分泌 800~1200mL。胆汁主要由肝细胞分泌,约占胆汁分泌量的 3/4。胆汁中 97% 是水,其他主要成分有胆汁酸与胆盐、胆固醇、磷脂酰胆碱(卵磷脂)、胆色素、脂肪酸、氨基酸、酶类、无机盐、刺激因子等。

胆汁分泌受神经内分泌的调节。迷走神经兴奋,胆汁分泌增加;交感神经兴奋,胆汁分泌减少。胆囊有浓缩、贮存和排出胆汁的作用。胆囊黏膜每日分泌约 20mL 黏液性物质,有润滑和保护胆囊黏膜的作用。胆囊管梗阻,胆汁中胆红素被吸收,胆囊黏膜分泌黏液增加,胆囊内积存的液体呈无色透明,称为"白胆汁",此时的胆囊称胆囊积水。

一、胆石症患者的护理

胆石症是指发生在胆囊和胆管内的结石,是胆道系统的常见病和多发病。在我国,胆石症的发病率已达到10%,女性与男性的发病比例为2.57∶1。随着生活水平的提高,饮食习惯的改变,我国胆石症的特点发生了明显变化:胆囊结石发生率已高于胆管结石,胆固醇结石已多于胆色素结石。

根据结石所在部位不同,分为胆囊结石、胆管结石(包括肝内胆管结石和肝外胆管结石)。①胆囊结石:发生在胆囊内的结石,主要为胆固醇结石、混合性结石或黑色素结石,常与胆囊炎并存,为常见病和多发病。多见于成年人,40岁以后发病率随年龄增长而增加,女性多于男性。②胆管结石:发生在肝内、外胆管的结石。左右肝管汇合部以下的肝总管和胆总管结石为肝外胆管结石,汇合部以上的结石为肝内胆管结石。

胆结石按其化学组成成分不同,分为胆固醇结石、胆色素结石和混合性结石。①胆固醇结石:成分以胆固醇为主,含量占80%以上。呈白黄、灰黄或黄色,性状和大小不一,小的如砂粒,大的直径数厘米,呈多面体、圆形或椭圆形。质硬表面光滑,剖面呈放射状条纹。X线检查多不显影。80%胆固醇结石位于胆囊内。②胆色素结石:成分以胆色素为主,呈棕黑色或棕褐色,形状大小不一,可呈粒状、长条状,质松软,易碎,一般为多发。剖面呈层状,可有或无核心。松软不成形的胆色素结石,形似泥沙,又称泥沙样结石,主要发生于胆管内,常与胆道感染有关。③混合性结石:由胆红素、胆固醇、钙盐等多种成分混合组成。根据其所含成分的比例不同而呈现不同的形状和颜色。剖面呈层状,有的为中心呈放射状而外周呈层状。因含钙盐较多,X线检查常可显影。混合性结石约60%发生在胆囊内,40%在胆管内(图15-20)。

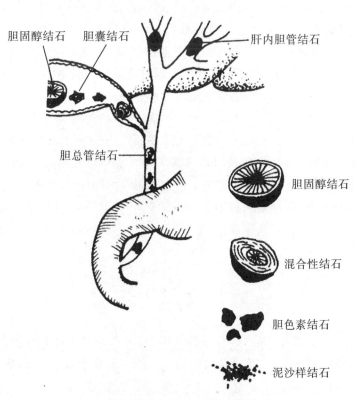

图15-20 胆结石类型

胆石的成因十分复杂,是多因素综合作用的结果。主要与胆道梗阻、胆道感染、胆道异物、胆囊功能异常等因素有关。胆道梗阻引起胆汁滞留,滞留胆汁中的胆色素在细菌作用下分解为非结合胆红素,形成胆色素结石。胆道感染时,细菌产生的β-葡萄糖醛酸酶和磷脂酶能水解胆汁中的脂质,使可溶性的结合性胆红素水解为非结合胆红素,后者与钙盐结合,成为胆色素结石的起源。胆道内异物(如蛔虫或华支睾吸虫的虫卵、虫体)成为结石核心,促发结石形成。胆囊收缩功能减退,囊内胆汁淤积利于结石形成。若胆汁中胆固醇浓度过高,胆汁酸盐和卵磷脂含量减少,不足以转运胆汁中的胆固醇,使胆汁中的胆固醇呈过饱和状态,并析出、沉淀而形成结石。另外,雌激素可促使胆汁中的胆固醇过饱和,与胆固醇类结石形成有关。

【病因】

1.胆囊结石　胆囊结石的形成是综合性因素作用的结果,主要是胆汁中胆固醇过饱和、胆固醇成核过程异常以及胆囊功能异常等因素引起胆汁的成分和理化性质发生改变,导致胆汁中的胆固醇呈过饱和状态,沉淀析出、结晶而形成结石。

2.胆管结石　包括肝外胆管结石和肝内胆管结石。①肝外胆管结石多为胆固醇类结石,按照病因分为原发性和继发性胆管结石。原发性胆管结石的形成与胆汁淤滞、胆道感染、胆道异物、胆管解剖变异等因素有关。继发性结石主要是胆囊结石排至胆总管内引起,也可因肝内胆管结石排入胆总管引起。②肝内胆管结石绝大多数是胆色素结石,病因复杂,主要与胆道感染、胆道寄生虫、胆汁淤滞、胆道解剖变异、营养不良等有关。肝内胆管结石常呈肝段、肝叶分布,由于胆管解剖位置的原因,左侧结石比右侧多见。

【病理生理】

1.胆囊结石　饱餐、进食油腻食物后胆囊收缩,或睡眠时体位改变致结石移位嵌顿于胆囊颈部,导致胆汁排出受阻,胆囊强烈收缩而发生胆绞痛。结石长时间持续嵌顿和压迫胆囊颈部,或排入并嵌顿于胆总管,临床可出现胆囊炎、胆管炎或梗阻性黄疸。小结石可经过胆囊管排入胆总管,通过胆总管下端时可损伤 Oddi 括约肌或嵌顿于壶腹部引起胆源性胰腺炎。结石压迫引起胆囊慢性炎症可导致穿孔,引起胆囊十二指肠瘘或胆囊结肠瘘,大的结石通过瘘管进入肠道偶尔可引起肠梗阻称为胆石性肠梗阻。此外,结石及炎症反复刺激胆囊黏膜可诱发胆囊癌。

2.胆管结石　病理生理改变与结石的部位、大小及病史长短有关。①肝胆管梗阻:结石可引起胆道不同程度的梗阻,阻塞近侧胆管扩张、胆汁淤滞、结石积聚。长时间的梗阻导致梗阻以上肝段或肝叶纤维化和萎缩,最终引起胆汁性肝硬化及门静脉高压症。②胆管炎:结石导致胆汁引流不畅,容易引起胆管内感染,反复感染加重胆管的炎性狭窄。急性感染可引起化脓性胆管炎、肝脓肿、胆道出血及全身脓毒症。③胆源性胰腺炎:结石通过胆总管下端时可损伤 Oddi 括约肌或嵌顿于壶腹部,可引起胰腺的急性和/或慢性炎症。④肝胆管癌:肝胆管长期受结石、炎症及胆汁中致癌物质的刺激,可发生癌变。

【临床表现】

(一)胆囊结石

20% ~40%的胆囊结石患者可无症状,而在其他检查、手术或尸体解剖时被偶然发现,称为静止性胆囊结石。典型症状为胆绞痛,只有少数患者出现。其他常表现为急、慢性胆囊炎。

1.症状

(1)胆绞痛:表现为右上腹或上腹部阵发性绞痛,或持续性疼痛阵发性加剧,并向右肩胛部或背部放射,常伴有恶心、呕吐。多发生在饱餐、进油腻食物后或睡眠中突然改变体位时。

(2)上腹隐痛:多数患者仅在进食油腻食物后、劳累时出现上腹部或右上腹部隐痛不适、饱胀,伴嗳气、呃逆等,常被误诊为"胃病"。

(3)Mirizzi 综合征:由于胆囊管与胆总管伴行过长或胆囊管与肝总管汇合位置过低,持续嵌顿于胆囊颈部的结石或胆囊管结石压迫肝总管,引起肝总管狭窄;出现反复发作的胆囊炎、胆管炎以及明显的梗阻性黄疸,称为 Mirizzi 综合征(图 15 −21)。

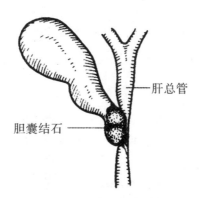

图 15 - 21　Mirizzi 综合征

（4）胆囊积液：胆囊结石长期嵌顿或阻塞胆囊管但未合并感染时，胆囊黏膜吸收胆汁中的胆色素，并分泌黏液性物质而致胆囊积液。积液呈无色透明，称为"白胆汁"。

2.体征　右上腹有时可触及肿大的胆囊，Murphy 征阳性，右上腹可有明显压痛、反跳痛或肌紧张。若大网膜粘连包裹形成胆囊周围炎性团块时，则右上腹肿块界限不清，活动度受限；若胆囊壁发生坏死、穿孔，则出现弥漫性腹膜炎的体征。

（二）胆管结石

1.肝外胆管结石　平时无症状或仅有上腹不适，当结石造成胆道梗阻时可出现腹痛或黄疸，若继发感染，可表现为典型的 Charcot 三联征，即腹痛，寒战、高热和黄疸。

（1）腹痛：发生在剑突下或右上腹部，呈阵发性绞痛或持续性疼痛伴阵发性加剧，疼痛可向右肩背部放射，常伴恶心、呕吐。系结石嵌顿于胆总管下端或壶腹部刺激胆管平滑肌或 Oddi 括约肌痉挛所致。

（2）寒战、高热：多发生于剧烈腹痛后，体温可高达 39 ~ 41℃，呈弛张热。系梗阻胆管继发感染后，脓性胆汁和细菌毒素逆行扩散，经门静脉进入体循环所致。

（3）黄疸：胆管梗阻后胆红素逆流入血所致。黄疸程度取决于梗阻的程度、部位和是否继发感染。出现黄疸时，患者可有尿色变黄、大便颜色变浅和皮肤瘙痒等症状。

2.肝内胆管结石　可多年无症状或仅有上腹部和腰背部胀痛不适。绝大多数患者因寒战、高热和腹痛就诊。梗阻和感染仅发生在某肝叶、肝段胆管时，患者可无黄疸；结石位于肝管汇合处时可出现黄疸。体格检查可有肝大、肝区压痛和叩击痛等体征。并发肝脓肿、肝硬化、肝胆管癌时则出现相应的症状和体征。

【辅助检查】

（一）胆囊结石

1.实验室检查　合并胆囊炎时，血白细胞计数及中性粒细胞比例增高。

2.影像学检查　首选腹部超声，诊断胆囊结石的准确率接近 100%。CT、MRI 也可显示胆囊结石，但不作为常规检查。

（二）胆管结石

1.实验室检查　合并胆管炎时可有血白细胞计数及中性粒细胞比例增高；血清总胆红素及结合胆红素升高；血清转氨酶、碱性磷酸酶升高；尿胆红素升高，尿胆原降低或消失。糖类抗原 19 - 9（CA19 - 9）明显升高时需进一步检查排除胆管癌的可能。

笔记

2.影像学检查　首选腹部超声,可发现结石并明确大小和部位。CT、MRI 也可显示梗阻部位、程度及结石大小、数量等,并能发现胆管癌。ERCP、PTC 为有创性检查,能清楚显示结石及部位,但可诱发胆管炎及急性胰腺炎,并导致出血、胆汁渗漏等并发症。

【处理原则】

(一)胆囊结石

1.非手术治疗　适用于合并严重心血管疾病不能耐受手术的老年患者,主要措施包括溶石治疗、体外冲击波碎石治疗、经皮胆囊碎石溶石等。

2.手术治疗　胆囊切除术是治疗胆囊结石的最有效方法。无症状的胆囊结石可观察和随访。

(1)适应证:①结石反复发作引起临床症状;②结石嵌顿于胆囊颈部或胆囊管;③慢性胆囊炎;④无症状,但结石已充满整个胆囊。

(2)手术方式:包括腹腔镜胆囊切除术(LC)、开腹胆囊切除术(OC)、小切口胆囊切除术(OM)。首选 LC 治疗,LC 是指在电视腹腔镜窥视下,通过腹壁的 3 或 4 个小戳孔,将腹腔镜手术器械插入腹腔行胆囊切除术,具有伤口小、恢复快、瘢痕小等特点,已经得到迅速普及。

(二)胆管结石

手术是治疗胆管结石的最有效方法。原则是尽量取尽结石,解除胆道梗阻,去除感染病灶,引流胆汁,预防结石复发。

1.肝外胆管结石的治疗　目前以手术治疗为主。合并胆道感染者可应用抗生素、解痉、利胆、纠正水和电解质紊乱、营养支持、保肝及纠正凝血功能障碍等,争取在胆道感染控制后再行择期手术治疗。常用手术方法有以下两种。

(1)胆总管切开取石、T 管引流术:该术式可保留正常 Oddi 括约肌功能,为首选方法。适用于单纯胆总管结石,胆管上、下端通畅者。安置 T 管(图15 – 22)的目的:①引流胆汁和减压,防止因胆汁排出受阻导致的胆总管内压力增高、胆汁外漏引起腹膜炎。②引流残余结石,使胆道内残余结石,尤其是泥沙样结石通过 T 管排出,也可经此管进行造影或胆道镜检查、取石。③支撑胆道,防止胆总管切开处粘连、瘢痕狭窄等导致管腔变小。

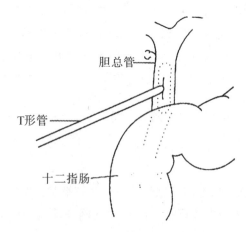

胆总管

T形管

十二指肠

图15 – 22　T 形引流管(简称 T 管)

(2)胆肠吻合术:该术式放弃了 Oddi 括约肌功能,使用逐渐减少。

2.肝内胆管结石的治疗　无症状的肝内胆管结石可不治疗,定期观察。临床症状反复发作者主要采用手术治疗。常用的手术方法有胆管切开取石术(最基本的方法)、肝切除术、胆肠吻合术。

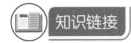

腹腔镜胆囊切除术

1985年,德国医师米厄(Mühe)实施了首例腹腔镜胆囊切除术,很快这项技术就在全世界范围内得到广泛采用。腹腔镜胆囊切除术实质在电视腹腔镜窥视下,通过腹壁的3或4个小戳孔,将腹腔镜手术器械插入腹腔行胆囊切除。腹腔镜胆囊切除术的优势非常明显,也符合现代外科"微创化"的治疗理念。现在,腹腔镜手术作为一种程度的治疗方法,已使整个外科界跨入一个革命性的发展阶段。

【护理评估】

(一)术前评估

1.健康史

(1)一般情况:包括年龄、性别、婚姻、职业、饮食习惯、劳动强度、有无吸烟史及妊娠史等。

(2)既往史:了解有无发生过胆绞痛,有无上腹部隐痛不适,有无反酸、嗳气、餐后饱胀等消化道症状,有无胆囊炎和黄疸病史,有无过敏史及其他腹部手术史。

(3)家族史:了解家庭中有无胆囊结石、胆囊炎等患者。

2.身体状况

(1)症状与体征:评估腹痛的诱因、部位、性质及有无肩背部放射痛等;有无肝大、肝区压痛和叩痛等;是否触及肿大的胆囊,有无腹膜刺激征等;有无食欲减退、恶心、呕吐、黄疸、寒战和高热等症状。

(2)辅助检查:了解白细胞计数、中性粒细胞比值、肝功能、腹部超声检查、其他影像学检查结果等有无异常发现。

3.心理-社会状况 了解患者对疾病的认知程度,对手术有何顾虑和思想负担;了解家属亲友对患者的关心、支持程度,家庭对手术的经济承受能力。

(二)术后评估

1.术中情况 了解患者手术、麻醉方式与效果,病变组织切除情况,术中出血及引流情况,引流管放置的目的及位置,补液情况,术后诊断等。

2.身体状况 评估生命体征是否平稳,患者是否清醒,末梢循环、呼吸状态如何,体温是否正常等;伤口是否干燥,有无渗液、渗血;引流管是否通畅,引流液的颜色、性状及量等。

【常见护理诊断/问题】

1.疼痛 与结石突然嵌顿、胆汁排空受阻致胆囊强烈收缩有关。

2.知识缺乏:缺乏胆结石及腹腔镜手术相关知识。

3.潜在并发症:出血、胆瘘、高碳酸血症。

【护理目标】

(1)患者疼痛缓解或消失。

(2)患者未发生并发症,或并发症得到及时发现和处理。

(3)患者知晓胆囊结石、腹腔镜手术及术后康复的相关知识。

【护理措施】

(一)术前护理

1.控制疼痛 评估疼痛的部位、程度、性质、发作时间、伴随症状、诱因及缓解的相关因素。对诊断明确且疼痛剧烈者,遵医嘱给予消炎利胆、解痉镇痛药物。忌用吗啡,以免引起Oddi括约肌痉挛。

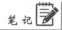

2.病情观察 术前出现寒战、高热、腹痛、黄疸等情况,应考虑发生急性胆管炎,及时报告医师,积极处理。有黄疸者,观察和记录大便颜色并监测血清胆红素变化。

3.降低体温 根据患者的体温情况,采取物理降温和(或)药物降温;遵医嘱给予抗生素,以控制感染。

4.营养支持 给予低脂、高蛋白、高碳水化合物、富含维生素的普通饮食或半流质饮食。禁食、不能经口进食或进食不足者,给予肠外营养支持。

5.纠正凝血功能障碍 肝功能受损者肌内注射维生素 K_1,纠正凝血功能,预防术后出血。

6.保护皮肤完整性 指导患者修剪指甲,勿搔抓皮肤,防止破损。保持皮肤清洁,用温水擦浴,穿宽松棉质衣裤。瘙痒剧烈者,遵医嘱使用炉甘石洗剂、抗组胺药或镇静药。

7.LC 术前特殊准备

(1)术前备皮:腹腔镜手术入路多在脐周,指导患者用肥皂水清洗脐部,脐部污垢可用松节油或石蜡油清洁。

(2)呼吸道准备:LC 术中需将 CO_2 注入腹腔形成气腹,达到术野清晰并保证腹腔镜手术操作所需空间的目的。CO_2 弥散入血可导致高碳酸血症及呼吸抑制,故术前应指导患者进行呼吸功能锻炼、避免感冒、戒烟,以减少呼吸道分泌物,减少呼吸道并发症。

(二)术后护理

1.病情观察 观察并记录生命体征、腹部体征、切口敷料及引流情况,评估有无出血及胆汁渗漏等并发症。对术前有黄疸的,应观察和记录大便颜色并监测血清胆红素变化。

2.营养支持 禁食期间通过肠外营养途径补充足够的热量、氨基酸、维生素、水、电解质等,维持患者良好的营养状态。胃管拔除后根据患者胃肠功能恢复情况,由无脂流质逐渐过渡至低脂饮食。

3.T 管引流的护理

(1)妥善固定:将 T 管妥善固定于腹壁,防止翻身、活动时牵拉造成管道脱出。

(2)保持引流通畅:引流管不可扭曲、折叠、受压。引流液中有血凝块、絮状物、泥沙样结石时要经常挤捏,防止管道阻塞。必要时用生理盐水低压冲洗或用 50mL 注射器负压抽吸,用力要适宜,以防诱发胆管出血。

(3)观察记录引流液的量、颜色和性状:正常成人每日分泌胆汁 800～1200mL,呈黄绿色、清亮、无沉渣,且有一定黏性。术后 24 小时内引流量 300～500mL,恢复饮食后可增至每日 600～700mL,以后逐渐减少至每日 200mL 左右。若引流量过多,提示胆道下端有梗阻的可能;若胆汁突然减少甚至无胆汁流出,则有可能有受压、扭曲、折叠、阻塞或脱出。若胆汁浑浊,应考虑结石残留或胆管炎症未被控制。

(4)预防感染:长期带管者,定期更换引流袋,更换时严格无菌操作。平卧时引流管的远端不可高于腋中线,坐位、站立或行走时不可高于腹部手术切口,以防胆汁逆流引起感染。引流管周围皮肤覆盖无菌纱布,保持局部干燥,防止胆汁浸润皮肤引起炎症反应。

(5)拔管:T 管一般放置 2 周。若胆汁色泽正常且量逐渐减少,可在术后 10～14 日试行夹管 1～2 日;夹管期间注意观察病情,若无发热、腹痛、黄疸等症状,可经 T 管做胆道造影,造影后持续引流 24 小时以上;若胆道通畅,无结石或其他病变,再次夹闭 T 管 24～48 小时,患者无不适可以拔管。拔管后,残留窦道用凡士林纱布堵塞,1～2 日内可自行闭合。若胆道造影发现有结石残留,则需保留 T 管 6 周以上,再做取石或其他处理。

4.并发症的护理

(1)出血:可能发生在腹腔、胆管内或胆肠吻合口。

1)原因:腹腔内出血,多发生在术后 24～48 小时内,可能与术中血管结扎线脱落、肝断面渗血及凝血功能障碍有关。胆管内或胆肠吻合口出血,多因结石、炎症引起血管糜烂、溃疡或术中操作不慎引起。

2)表现:腹腔引流管引流出的血性液体超过 100mL/h、持续 3 小时以上并伴有心率增快、血压波动时,提示腹腔内出血;胆管内或胆肠吻合口出血表现为 T 管引流出血性胆汁或鲜血,粪便呈柏油样,可伴有心率增快、血压下降等休克表现。

3)护理措施:①严密观察生命体征及腹部体征。②一旦发现出血征兆,及时报告医师,防止发生低血容量性休克。

(2)胆瘘:常见并发症。

1)原因:术中胆管损伤、胆囊管残端破漏、胆总管下端梗阻、T 管脱出所致。

2)表现:表现为发热、腹胀和腹痛、腹膜刺激征等表现,或腹腔引流液呈黄绿色胆汁样,常提示发生胆瘘。

3)护理措施:①取半卧位,安置腹腔引流管,将漏出的胆汁充分引流至体外是治疗胆瘘最重要的措施。②长期大量胆瘘者应补液并维持水、电解质平衡。③防止胆汁刺激和损伤皮肤,及时更换引流管周围被胆汁浸湿的敷料,给予氧化锌软膏或皮肤保护膜涂敷局部皮肤。

(三)健康教育

1. 饮食指导 少量多餐,给予低脂、高维生素、富含膳食纤维的饮食,忌辛辣刺激性食物,多食新鲜蔬菜和水果。

2. 复诊指导 告知患者行胆囊切除后出现消化不良、脂肪性腹泻等情况,出院后出现腹痛、黄疸、陶土样大便、寒战和高热等情况时应及时就诊。

3. 带 T 管出院患者的指导 穿宽松柔软的衣服,以防管道受压;淋浴时,可用塑料薄膜覆盖引流管口周围皮肤,以防感染;避免提举重物或过度活动,以免牵拉 T 管导致管道脱出。出现引流异常或管道脱出时,及时就诊。

【护理评价】

通过治疗与护理,患者是否:①疼痛缓解或消失;②知晓胆囊结石、胆管结石、腹腔镜手术及术后康复的相关知识;③并发症得以预防,或得到及时发现、处理。

二、胆囊炎患者的护理

急性胆囊炎是胆囊管梗阻和细菌感染引起的急性炎症。女性多见,根据胆囊内有无结石,将胆囊炎分为结石性胆囊炎和非结石性胆囊炎,其中结石性胆囊炎占95%以上。慢性胆囊炎是胆囊持续、反复发作的炎症过程。

【病因】

1. 急性结石性胆囊炎

(1)胆囊管梗阻:结石移动至胆囊管附近,可堵塞胆囊管或嵌顿于胆囊颈,直接损伤黏膜,导致胆汁排出受阻,胆汁淤滞、浓缩;高浓度胆汁酸盐具有细胞毒性,引起细胞损害,加重黏膜炎症、水肿甚至坏死。

(2)细菌感染:细菌通过胆道逆行进入胆囊,或经血液循环或淋巴途径进入,在胆汁流出不畅时造成感染。主要致病菌为革兰氏阴性杆菌,常合并厌氧菌感染。

2. 急性非结石性胆囊炎 约占5%,病因不清楚,多见于严重创伤、烧伤、长期肠外营养、腹部非胆道大手术后、脓毒血症等危重患者。

【病理生理】

1. 急性结石性胆囊炎 结石导致胆囊管梗阻,胆囊内压升高,黏膜充血水肿、渗出增多,此时为急性单纯性胆囊炎。如病因未解除,炎症发展,病变可累及胆囊壁全层,白细胞弥漫浸润,浆膜层有纤性和脓性渗出物覆盖,成为急性化脓性胆囊炎。如胆囊内压持续增高,导致胆囊壁血液循环障碍,引起胆囊壁组织坏疽,则为急性坏疽性胆囊炎。坏疽性胆囊炎常并发胆囊穿孔,多发生于底部和颈部。急性胆囊炎因周围炎症浸润至邻近器官,也可穿破至十二指肠、结肠等形成胆囊胃肠道内瘘。

2. 急性非结石性胆囊炎 病理过程与急性结石性胆囊炎基本相同,致病因素主要是胆汁淤滞和缺血,导致细菌繁殖且供血减少,更易出现胆囊坏疽、穿孔。

3. 慢性胆囊炎 由于胆囊受炎症和结石的反复刺激,胆囊壁炎性细胞浸润和纤维组织增生,胆囊壁增厚并与周围组织粘连,最终出现胆囊萎缩,胆囊完全失去功能。

【临床表现】

1. 症状

(1)腹痛:表现为右上腹疼痛,开始时仅有胀痛不适,逐渐发展为阵发性绞痛,并向右肩胛部或背部放射,常伴有恶心、呕吐、厌食等消化道症状。多发生在饱餐、进食油腻食物后或夜间睡眠时。慢性胆囊炎有胆绞痛发作史,也可有右上腹和肩背部隐痛。

(2)消化道症状:急性胆囊炎腹痛发作时常伴有恶心、呕吐、厌食、便秘等消化道症状。慢性胆囊炎常有上腹部饱胀不适、嗳气、厌食、厌油腻等消化不良症状。

(3)发热:急性胆囊炎常为轻度至中度发热。如出现寒战和高热,提示病变严重,可能出现胆囊化脓、坏疽、穿孔或合并急性胆管炎。

2. 体征 右上腹可有不同程度的压痛或叩痛,炎症侵犯浆膜时出现反跳痛和肌紧张。Murphy 征阳性是急性胆囊炎的典型体征。

【辅助检查】

1. 实验室检查 血常规提示有血白细胞计数及中性粒细胞比例增高,部分有血清胆红素、转氨酶升高。

2. 影像学检查 首选腹部超声,可显示胆囊增大,囊壁增厚,并可发现胆囊内结石。CT、MRI 均可协助诊断。

【处理原则】

原则上争取择期手术治疗,手术时机和方式取决于患者病情。急性非结石性胆囊炎易发生坏疽、穿孔,一经诊断,应及早手术。

1. 非手术治疗 可作为手术前准备,主要措施包括禁食、抗感染、解痉、补液、营养支持、纠正水和电解质及酸碱平衡失调等。多数患者经非手术治疗后病情缓解,再行择期手术;若病情无缓解或恶化,出现穿孔、弥漫性腹膜炎、并发急性化脓性胆管炎等,应行急诊手术。

2. 手术治疗 急性期手术应力求安全、简单、有效,对年老体弱、合并多个脏器功能障碍者,选择手术方式更应慎重。手术方式包括腹腔镜胆囊切除术、开腹胆囊切除术、胆囊造口术、超声引导下经皮经肝胆囊穿刺引流术等。

【常见护理诊断/问题】

1. 疼痛 与结石突然嵌顿、胆汁排空受阻致胆囊强烈收缩有关。

2. 体液不足 与呕吐、禁食、感染及胃肠减压有关。

3. 体温过高 与化脓性感染有关。

4. 潜在并发症:胆囊穿孔。

【护理措施】

1. 术前护理/术后护理 参见本节胆石症患者的护理。

2. 健康教育

(1)合理作息:合理安排作息时间,劳逸结合,避免过度劳累及精神高度紧张。

(2)饮食指导:宜进食低脂食物,忌油腻;少量多餐,避免暴饮暴食。

(3)复查指导:非手术治疗或行胆囊造口术者,遵医嘱服用消炎利胆药物;按时复查,以确定是否行胆囊切除术。若出现腹痛、发热和黄疸等情况,及时就诊。

三、急性梗阻性化脓性胆管炎患者的护理

急性梗阻性化脓性胆管炎又称急性重症胆管炎,是急性胆管炎的严重阶段,其发病基础是胆道梗阻及细菌感染。男性和女性发病率接近,青壮年多见。

【病因】

在我国,最常见的原因为肝内、外胆管结石,其次为胆道蛔虫、胆管狭窄。近年来,因手术及介入治疗后胆肠吻合口狭窄,PTC、ERCP、安置内支架等引起者逐渐增多。

【病理生理】

基本病理变化为胆管梗阻和胆管内化脓性感染。梗阻部位可在肝外或肝内胆管。胆管梗阻后,胆管内压升高,梗阻以上胆管扩张、管壁肿胀,胆管黏膜充血水肿、炎症细胞浸润及溃疡形成,管腔内逐渐充满脓性胆汁或脓液,使胆管内压力继续升高。当胆管内压力升高至一定程度(超过 $30cmH_2O$)时,肝细胞停止分泌胆汁,胆管内细菌和毒素逆行进入肝窦,经肝静脉进入体循环,引起全身化脓性感染和多脏器功能障碍(MODS)。

【临床表现】

本病发病急骤,病情进展快。除具有一般胆道感染的 Charcot 三联征外,还可出现休克及中枢神经系统受抑制的表现,即 Reynolds 五联征。

1. 症状

(1)腹痛:表现为突发剑突下或右上腹持续性疼痛,阵发性加重,并向右肩胛下及腰背部放射。肝内梗阻者疼痛较轻,肝外梗阻时腹痛较重。

(2)寒战、高热:体温持续升高,达 39~40℃或更高,呈弛张热。

(3)黄疸:多数患者可出现不同程度的黄疸,肝外梗阻者黄疸较肝内梗阻者明显。

(4)休克:口唇发绀,呼吸浅快,脉搏细速达 120~140 次/分,血压在短时间内迅速下降,可出现全身出血点或皮下瘀斑。

(5)神经系统症状:神情淡漠、嗜睡、神志不清甚至昏迷;合并休克者可表现为烦躁不安、谵妄等。

(6)胃肠道症状:多数患者伴恶心、呕吐等消化道症状。

2. 体征 剑突下或右上腹部不同程度压痛或腹膜刺激征;可出现肝大及肝区叩痛;肝外梗阻者可触及肿大的胆囊。

【辅助检查】

1. 实验室检查 白细胞计数升高,多超过 $20×10^9/L$,中性粒细胞比例升高,胞浆内可出现中毒颗粒。肝功能出现不同程度损害,凝血酶原时间延长。动脉血气分析示 PaO_2 下降、氧饱和度降低。常伴代谢性酸中毒、低钠血症。

2. 影像学检查 首选腹部超声,可显示胆道梗阻部位,肝内、外胆管扩张情况及病变性质,可在床旁进行。CT、MRCP 均可协助诊断。

【处理原则】

处理原则为立即手术解除胆道梗阻并引流,及早有效地降低胆管内压力。

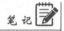

1.非手术治疗 既是治疗手段,又可作为术前准备。

(1)抗休克治疗:补液扩容,恢复有效循环血量;改善通气功能,必要时使用血管活性药物。

(2)抗感染治疗:选用针对革兰氏阴性杆菌及厌氧菌的抗生素,联合使用足量、有效的抗生素。

(3)纠正水、电解质及酸碱平衡失调:多为等渗或低渗性脱水、代谢性酸中毒,应及时纠正。

(4)其他处理:包括禁食和胃肠减压、降温、解痉镇痛、营养支持等。短时间治疗后病情无好转者,应考虑使用肾上腺皮质激素保护细胞膜和对抗细菌毒素。经以上治疗病情仍未改善,应在抗休克同时紧急行胆道减压引流。

2.手术治疗 主要目的是挽救患者生命,手术力求简单、有效。通常采用胆总管切开减压、T管引流。在病情允许的情况下,也可采用经内镜鼻胆管引流术或 PTCD 治疗。急诊手术常不能完全去除病因,待患者一般情况恢复,1~3 个月后根据病因选择彻底的手术治疗。

【常见护理诊断/问题】

1.疼痛 与结石嵌顿、胆汁排空受阻致胆管强烈收缩有关。

2.体液不足 与呕吐、禁食、感染及胃肠减压有关。

3.体温过高 与胆道梗阻继发化脓性感染有关。

4.低效性呼吸型态 与感染中毒有关。

5.营养失调:低于机体需要量 与胆道疾病导致长时间发热、肝功能损害及禁食有关。

6.潜在并发症:胆道出血、胆瘘、多器官功能障碍或衰竭等。

【护理措施】

1.病情观察 观察生命体征、神志、腹部体征及皮肤黏膜情况,监测血常规、电解质、血气分析等检验结果的变化。若患者出现神志淡漠、黄疸加重、少尿或无尿、肝功能异常、PaO_2 降低、凝血酶原时间延长等,则提示发生 MODS,及时报告医师并协助处理。

2.维持体液平衡

(1)观察指标:监测生命体征,特别是体温、血压;准确记录 24 小时出入量,必要时监测中心静脉压及尿量,为补液提供可靠依据。

(2)补充血容量,纠正水、电解质及酸碱失衡:迅速建立静脉通路,尽快恢复有效循环血量,并纠正电解质、酸碱失衡;必要时使用肾上腺皮质激素和血管活性药物,改善组织器官的血流灌注及氧供。

3.维持正常体温

(1)降温:发热患者采用温水擦浴、冰敷等物理降温方法,必要时遵医嘱使用药物降温。

(2)控制感染:遵医嘱联合使用足量、有效的抗生素,及时有效地控制感染。

4.维持有效气体交换

(1)呼吸功能监测:观察呼吸的频率、节律和幅度;动态监测 PaO_2 和血氧饱和度等;若患者出现呼吸急促、PaO_2 下降、血氧饱和度降低,提示呼吸功能受损。

(2)改善缺氧状况:一般取半卧位,使腹肌放松,膈肌下移,利于改善呼吸状况;休克者取中凹位。根据患者呼吸型态及血气分析结果选择给氧方式和确定氧气流量或浓度,改善缺氧症状。

5.营养支持 禁食期间,通过肠外营养补充能量、矿物质、维生素、电解质,维持和改善营养状况。

6.完善术前准备 积极完善术前相关检查,如心电图、腹部超声、血常规、凝血功能、肝功能、肾功能等检查。凝血功能障碍者,补充维生素 K_1。准备术中用药,更换清洁衣服,按上腹部手术要求进行皮肤准备。

7.术后护理和健康教育 参见本节胆石症患者的术后护理。

四、胆道蛔虫病患者的护理

胆道蛔虫病是指由于饥饿、胃酸降低或驱虫不当等因素,肠道蛔虫上行钻入胆道引起的一系列临床症状。随着生活环境、卫生条件和饮食习惯的改善,本病发生率已明显下降。

【病因与病理生理】

蛔虫寄生于中下段小肠内,有钻孔习性,喜碱厌酸。当胃肠道功能紊乱、饥饿、发热、驱虫不当等导致肠道内环境发生改变时,蛔虫可窜行至十二指肠。如遇 Oddi 括约肌功能失调,蛔虫可钻入胆道,机械性刺激引起 Oddi 括约肌痉挛,导致胆绞痛和诱发急性胰腺炎。虫体带入的肠道细菌可导致胆道感染,严重者可引起急性化脓性胆管炎、肝脓肿;如经胆囊管钻至胆囊,可引起胆囊穿孔。括约肌长时间痉挛致蛔虫死亡,其残骸和虫卵日后可成为结石的核心。

【临床表现】

"症征不符"是本病的特点,即剧烈的腹痛与较轻的腹部体征不相称。表现为突发性剑突下钻顶样绞痛,伴右肩或左肩部放射痛,发作时患者辗转不安、呻吟不止、大汗淋漓,可伴有恶心、呕吐甚至呕吐出蛔虫。疼痛可突然平息,又可突然再发,无一定规律。合并胆道感染时,可出现寒战、高热,也可合并急性胰腺炎的临床表现。体征少或轻微,当患者胆绞痛发作时,除剑突下有深压痛外,无其他阳性体征。体温多不增高,少数可有轻微黄疸,严重者表现同急性梗阻性化脓性胆管炎。

【辅助检查】

1. 实验室检查　血常规示白细胞计数升高和嗜酸性粒细胞比例升高。
2. 影像学检查　首选腹部超声,可显示蛔虫体影。

【处理原则】

1. 非手术治疗　①解痉镇痛:发作时可注射阿托品、山莨菪碱等,必要时使用哌替啶。②利胆驱虫:发作时口服食醋、乌梅汤、驱虫药,或经胃管注入氧气可有驱虫作用。③控制胆道感染:多为大肠埃希菌感染,选择合适的抗生素预防和控制感染。④纤维十二指肠镜驱虫:ERCP 检查发现虫体,可用取石钳取出虫体。

2. 手术治疗　大多数患者经积极的非手术治疗可治愈或缓解。若未缓解,或合并胆道结石、急性梗阻性化脓性胆管炎等可行胆总管探查、T 管引流术,术中使用胆道镜去除虫体。术后驱虫治疗,防止复发。

【常见护理诊断/问题】

1. 疼痛　与蛔虫刺激导致 Oddi 括约肌痉挛有关。
2. 知识缺乏:缺乏饮食卫生保健知识。

【护理措施】

1. 术前护理/术后护理　参见本节胆石症患者的护理。

2. 健康教育

(1)养成良好的饮食及卫生习惯:不喝生水,蔬菜要洗净煮熟,水果应洗净或削皮后吃,饭前便后要洗手。

(2)正确服用驱虫药:驱虫药一般于清晨空腹或晚上临睡前服用,根据药物类型观察疗效。

第十三节　急性胰腺炎患者的护理

急性胰腺炎是指胰腺及其周围组织被胰腺分泌的消化酶所消化而引起的急性化学性炎症,是常见急腹症之一。好发年龄为 20~50 岁,男、女患者之比约为 2:1。按病理变化可分为急性水肿性胰腺炎和急性出血坏死性胰腺炎两种。急性水肿性胰腺炎病情较轻,预后较好;而急性出血坏死性胰腺炎则病情凶险,病死率高。

【解剖生理】

（一）胰腺的解剖

胰腺是人体重要的消化器官,位于上腹部偏左的位置,前面有胃,后面有胆总管、下腔静脉、肝门静脉、腹主动脉以及脊柱等,右端被十二指肠包绕,左侧紧挨着脾脏。胰腺总长 17～20cm,分为胰头、胰颈、胰体、胰尾四部分。

（二）胰腺的生理功能

胰腺的生理功能有外分泌功能和内分泌功能。

1.外分泌腺　由腺泡和腺管组成,腺泡分泌胰液,腺管是胰液排出的通道。胰液中含有碳酸氢钠、胰蛋白酶、胰脂肪酶、胰淀粉酶等。胰液通过胰腺管排入十二指肠,有消化蛋白质、脂肪和糖的作用。

2.内分泌腺　由胰岛所组成,胰岛是大小不等、形状不足的细胞团,胰岛主要由 4 种细胞组成,即 α(A)细胞、β(B)细胞、D 细胞、PP 细胞。①α(A)细胞分泌胰高血糖素,升血糖;②β(B)细胞分泌胰岛素,降低血糖;③D 细胞分泌生长抑素,以旁分泌的方式抑制 α、β 细胞的分泌;④PP 细胞分泌胰多肽,抑制胃肠运动、胰液分泌和胆囊收缩。

【病因】

急性胰腺炎的病因比较复杂,胆道疾病和过量饮酒史是最常见的 2 个病因,国内以胆道疾病为主,占 50% 以上。

1.胆道疾病　胆总管与主胰管有着共同的通路,这种共同通路是胰腺疾病与胆道疾病相互关联的解剖学基础(图 15-23)。当胆总管下端发生结石嵌顿、胆道蛔虫、Oddi 括约肌水肿和痉挛、壶腹部狭窄时,胆汁经"共同通道"逆流入胰管,胆汁中的磷脂酰胆碱和胆盐可损害胰管的黏膜屏障,诱发急性胰腺炎。由胆道疾病所引起的急性胰腺炎称为胆源性胰腺炎。

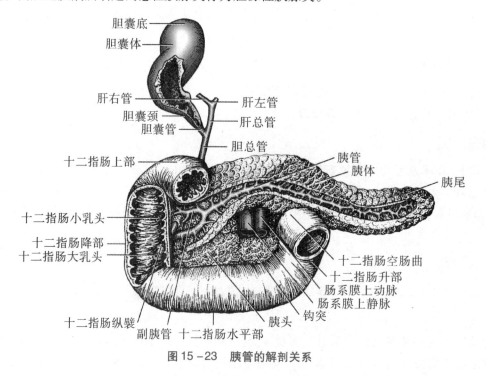

图 15-23　胰管的解剖关系

2.过量饮酒和饮食不当　过量饮酒引起的急性胰腺炎约占30%。酒精不但能直接损伤胰腺,还能间接刺激胰液分泌,并可引起十二指肠乳头水肿和肝胰壶腹括约肌痉挛,最终导致胰管内压增高、细小胰管和胰腺腺泡破裂,胰液溢入胰腺组织间隙,对胰腺进行"自我消化"而发生急性胰腺炎。另外,在过量饮酒的同时伴有饮食不当,如过量摄取高蛋白、高脂肪等食物,可促使胰液过量分泌,在伴有胰管部分梗阻时,可增加发生急性胰腺炎的危险性。

3.其他　高脂血症、高钙血症、使用某些药物(如磺胺、噻嗪类药物、糖皮质激素等)或接触某些毒性物质(如农用杀虫剂等)、腹部损伤、胆道手术、内镜逆行胰胆管造影及感染(如腮腺炎病毒、肝炎病毒、伤寒杆菌感染等)均可引起急性胰腺炎。

【病理生理】

当胆汁、胰液排出受阻、反流,胰管内压力增高引起胰腺导管破裂、上皮受损,胰液中的大量胰酶被激活诱导胰腺组织自身消化,引起胰腺充血、水肿及急性炎症反应。胰腺细胞释放炎性细胞因子,可引起炎症的级联反应。炎症的级联反应在大多数患者呈自限性,过度炎症反应可导致胰腺局部出血和坏死,甚至出现全身炎症反应综合征导致多器官功能衰竭。

1.急性水肿性胰腺炎　胰腺肿胀、充血,胰周可有积液。腹腔内可见散在粟粒状或斑块状的皂化斑,腹水为淡黄色。镜下可见腺泡及间质水肿,炎性细胞浸润,偶有轻度出血或局灶性坏死。

2.急性出血坏死性胰腺炎　胰腺肿胀,呈暗紫色;坏死灶大小不等,呈灰黑色,严重者整个胰腺变黑。腹腔内可见皂化斑和脂肪坏死灶,腹膜后可出现广泛组织坏死伴有血性渗液,内含大量淀粉酶。镜下可见脂肪坏死和腺泡破坏,腺泡小叶结构模糊不清,炎性细胞浸润,间质小血管壁坏死,呈片状出血。

【临床表现】

1.症状

(1)腹痛:是主要症状,常于饱餐和饮酒后突然发作,呈持续性、刀割样剧痛。位于上腹正中偏左,放射至两侧腰背部,以左侧为主。胆源性胰腺炎腹痛始于右上腹,逐渐向左侧转移,并向左肩、左腰背部放射。

(2)腹胀:与腹痛同时存在,是腹腔神经丛受刺激产生肠麻痹的结果。早期为反射性,继发感染后则由腹膜后的炎症刺激所致。腹膜后炎症越严重,腹胀越明显。

(3)恶心、呕吐:呕吐剧烈而频繁,呕吐物为胃、十二指肠内容物,呕吐后腹痛不缓解。发生麻痹性肠梗阻时,可出现持续性呕吐。

(4)发热:早期可有中度发热,38℃左右;胰腺坏死伴感染时,持续高热为主要症状之一。合并胆道感染时常伴寒战、高热。

(5)休克和脏器功能障碍:早期以低血容量性休克为主,后期合并感染性休克。伴急性肺功能衰竭时可出现呼吸困难和发绀;有胰性脑病者可引起中枢神经系统症状,如感觉迟钝、意识模糊甚至昏迷;病情严重者甚至有DIC表现。

2.体征

(1)腹膜炎体征:轻型急性胰腺炎压痛多局限于中上腹,常无明显肌紧张;病情严重者压痛明显,并有肌紧张和反跳痛。移动性浊音多为阳性,肠鸣音减弱或消失。

(2)皮下出血:少数严重患者胰液外溢到达皮下组织间隙,溶解皮下脂肪,使毛细血管破裂出血。在腰部、季肋部和下腹部皮肤出现大片青紫色瘀斑,称Grey-Turner征;脐周围皮肤出现的青紫色改变,称Cullen征。

(3)黄疸:胆道结石或胰头肿大压迫胆总管可引起黄疸,程度一般较轻。

【辅助检查】

1. 实验室检查

（1）胰酶测定：血清、尿淀粉酶测定最常用。血清淀粉酶在发病3小时内升高,24小时达高峰,持续4~5日后逐渐降至正常;尿淀粉酶在发病24小时后才开始上升,48小时达高峰,1~2周后恢复正常。血清淀粉酶超过500U/dL,尿淀粉酶也明显升高,具有诊断意义。但淀粉酶升高的幅度和病变严重程度不成正比。严重的出血坏死性胰腺炎,胰腺腺泡广泛破坏,胰酶生成减少,血淀粉酶测定值反而不高。

（2）C反应蛋白（CRP）：是组织损伤和炎症的非特异性标志物,在胰腺坏死时明显升高,有助于判断急性胰腺炎的严重程度。

（3）血生化检查：血清钙降低,主要与脂肪坏死后释放的脂肪酸和钙离子结合形成皂化斑有关,血清钙降低的程度能反映病情的严重性和预后;血糖升高,因早期代偿性胰高血糖素分泌增多、后期胰岛细胞破坏及胰岛素分泌不足等引起;动脉血气分析结果可有异常。

2. 影像学检查

（1）腹部B超：简单易行,但易受胃肠道气体干扰,影响诊断准确性。可发现胰腺肿大,还可显示是否合并胆道结石、胆道扩张。

（2）腹部CT：最具诊断价值,特别是CT增强扫描能诊断急性胰腺炎并能鉴别是否合并胰腺组织坏死。若在胰腺弥漫性肿大的基础上出现质地不均、液化和蜂窝状低密度区,则提示胰腺坏死。

（3）MRI及MRCP：可提供与CT类似的诊断信息,在评估胰腺坏死、炎症范围及有无游离气体等方面具有诊断价值。磁共振胰胆管造影（MRCP）有助于判断胆管及胰管的情况。

3. 腹腔穿刺检查　穿刺液外观呈血性混浊,可见脂肪小滴,并发感染时呈脓性。穿刺液做淀粉酶测定,若明显高于血清淀粉酶水平,表示胰腺炎严重。

【处理原则】

根据急性胰腺炎的分型、分期和病因选择合适的治疗方法。

1. 非手术治疗　目的是减少胰腺分泌,防止感染及MODS的发生。具体措施包括:①禁食、胃肠减压;②补液、防治休克;③解痉、镇痛;④抑制胰腺分泌;⑤营养支持;⑥抗生素治疗;⑦中药治疗。

2. 手术治疗

（1）适应证：①不能排除其他急腹症;②胰腺和胰周坏死组织继发感染;③伴胆总管下端梗阻或胆道感染者;④合并肠穿孔、大出血或胰腺假性囊肿。

（2）手术方法：胰腺和胰周坏死组织清除加引流术。若为胆源性胰腺炎,则应同时解除胆道梗阻,畅通引流。

 知识链接

急性胰腺炎的临床分期

1. 急性反应期　发病至2周左右,主要表现为全身的炎症反应,可伴有休克、呼吸衰竭、肾衰竭、中枢神经系统功能障碍。

2. 全身感染期　发病2周至2个月,以全身细菌感染和深部真菌感染及双重感染为主要表现。

3. 残余感染期 发病2~3个月以后,属于手术后期特殊表现。主要表现为全身营养不良,存在腹腔及后腹膜腔残余脓肿,常引流不畅,窦道经久不愈,或伴有消化道瘘口。

【护理评估】

1. **健康史** 了解患者的生活及饮食习惯。注意询问患者发病前有无暴饮暴食及高脂饮食习惯，既往有无慢性胰腺炎及胆道系统疾病史。

2. **身体状况** 腹痛的部位、性质；呕吐物颜色、量及性状等；患者的生命体征状况，是否合并休克，心率及呼吸有无增快，尿量及意识状态等；有无腹膜炎体征及程度、范围；血、尿淀粉酶值是否正常；胰腺影像学检查结果如何；有无水、电解质平衡失调及凝血功能障碍。

3. **辅助检查** 了解各项实验室相关检查结果，有利于判断病情和制订护理计划。

4. **心理－社会状况** 因急性起病，病情重，应关注患者有无恐惧、焦虑或死亡威胁感等心理反应；由于病程长、治疗过程复杂、花费较大，需了解患者家庭的经济承受能力和社会支持程度。

【常见护理诊断/问题】

1. **急性疼痛** 与胰腺炎症有关。

2. **焦虑或恐惧** 与缺乏疾病的有关知识、严重并发症的威胁等有关。

3. **有体液不足的危险** 与炎性渗出、出血、呕吐、禁食等有关。

4. **营养失调：低于机体需要量** 与恶心、呕吐、禁食和应激消耗有关。

5. **潜在并发症**：休克、急性肾衰竭、呼吸窘迫综合征、心力衰竭、消化道出血、脓毒症、多器官功能障碍综合征、胰瘘、肠瘘、腹腔或胰腺脓肿等。

【护理目标】

(1)患者疼痛逐渐减轻直至消失。

(2)患者焦虑和恐惧逐渐减轻直至消失。

(3)能维持患者水、电解质和酸碱平衡。

(4)能维持患者较好的营养状态，无明显消瘦。

(5)患者潜在并发症能被及时发现，并得到有效处理。

【护理措施】

(一)非手术治疗的护理/术前护理

1. **缓解疼痛** 协助患者膝盖弯曲，靠近胸部以缓解疼痛，按摩背部增加舒适感。禁食、持续胃肠减压、应用抑制胰腺分泌药物以减少胰液分泌及其对周围组织的刺激。疼痛剧烈时，诊断明确后予以解痉、镇痛药物，吗啡可引起 Oddi 括约肌痉挛，需谨慎使用。

2. **静脉补液** 严密监测生命体征，观察神志、皮肤黏膜温度和色泽，监测电解质、酸碱平衡情况；准确记录 24 小时出入量，必要时监测中心静脉压及每小时尿量。发生休克时迅速建立静脉输液通路，尽快恢复有效循环血量。急性重症胰腺炎患者易发生低钾、低钙血症，根据病情及时补充，维持水、电解质及酸碱平衡。

3. **营养支持** 禁食期间给予肠外营养支持。轻型急性胰腺炎一般 1 周后可开始进食无脂低蛋白流质，并逐渐过渡至低脂饮食。重症急性胰腺炎待病情稳定、淀粉酶恢复正常、肠麻痹消失后，可通过空肠造瘘管行肠内营养支持，并逐步过渡至全肠内营养及经口进食。在患者行肠内、肠外营养支持治疗期间，需注意有无导管性、代谢性或胃肠道并发症的发生。

4. **降低体温** 发热患者给予物理降温，如冷敷、温水或酒精擦浴，必要时予以药物降温；遵医嘱使用敏感、能通过血胰屏障的抗生素（如喹诺酮类、头孢他啶或亚胺培南等）控制感染。

5. **用药护理** 遵医嘱使用质子泵抑制剂、H_2 受体阻滞剂、生长抑素或胰蛋白酶抑制剂，抑制胰腺分泌；呕吐控制后，可经胃管注入复方清胰汤等中药。

6.**心理护理** 由于急性胰腺炎发病急骤、进展快、病情凶险,患者常会产生恐惧心理。应为患者提供安全舒适的环境,了解其感受,安慰鼓励并讲解治疗、康复知识,使患者以积极心态接受治疗。

(二)术后护理

主要介绍行胰腺及胰周坏死组织清除加引流术后患者的护理。

1.**体位** 患者麻醉未清醒前取平卧位,头偏向一侧,以免呕吐物、分泌物吸入导致窒息或坠积性肺炎。清醒且病情稳定者,取半卧位,以利于呼吸和引流。

2.**病情观察** 观察并记录生命体征,监护24~48小时,病情需要时延长监护时间。维持水、电解质及酸碱平衡,准确记录24小时出入量。观察腹部体征,了解有无腹痛、腹胀及腹膜刺激征等。

3.**引流管护理** 术后引流管包括胃管、腹腔双套管、胰周引流管、空肠造瘘管、胃造瘘管及尿管等。引流管上需标注管道名称及安置时间,明确引流管安置部位及作用,将引流管远端与相应的引流装置紧密连接并妥善固定,定期更换引流装置。观察并记录引流液的颜色、性状和量,定期挤压,防止堵塞,保持引流通畅。

(1)腹腔双套管灌洗引流的护理:目的是冲洗脱落坏死组织、黏稠的脓液或血块。护理措施如下。①持续腹腔灌洗:常用生理盐水加抗生素,现配现用,冲洗速度为20~30滴/分。②保持引流通畅:持续低负压吸引,负压不宜过大,以免损伤内脏组织和血管。③观察引流液的颜色、量和性状:引流液开始为含坏死组织、脓液及血块的暗红色浑浊液体,2~3日后颜色逐渐变淡、清亮。若引流液呈血性,伴脉速和血压下降,应考虑大血管受腐蚀破裂引起继发出血,需及时通知医师并做急诊手术准备。④维持出入量平衡:准确记录冲洗液量及引流量,保持平衡,发现引流管道堵塞,应及时通知医师处理。⑤拔管护理:患者体温维持正常10日左右,白细胞计数正常,腹腔引流液少于5mL/d,引流液的淀粉酶测定值正常,可考虑拔管。拔管后局部的敷料保持清洁、干燥。

(2)空肠造瘘管护理:术后可通过空肠造瘘管行肠内营养支持治疗。护理措施如下。①妥善固定:将造瘘管固定于腹壁,嘱患者翻身、活动、更换衣物时避免牵拉管道,以防脱出。②保持通畅:营养液滴注前、后使用生理盐水或温开水冲洗管道,持续输注时每4小时冲洗1次管道;若出现滴注不畅或管道堵塞,可用生理盐水或温水行压力冲洗或负压抽吸。③注意事项:营养液宜现配现用,使用时间不超过24小时;注意输注的速度、浓度和温度;观察有无腹胀、腹泻等不良反应。

4.**伤口护理** 观察伤口敷料是否干燥,有无渗血、渗液,如有渗液及时更换敷料,有渗血时根据出血量做相应处理。

5.**并发症的护理**

(1)出血:原因包括应激性溃疡出血、手术创面的活动性渗血、感染坏死组织侵犯引起的消化道大出血、消化液腐蚀引起的腹腔大血管出血等。表现为胃管、腹腔引流管或手术切口流出血性液体,患者出现呕血、黑便或血便。护理措施包括:①密切观察生命体征,特别是血压和脉搏的变化;②保持引流通畅,准确记录引流液的量、颜色和性状变化;③监测凝血功能,及时纠正凝血功能紊乱;④遵医嘱使用止血和抑酸药物;⑤应激性溃疡出血可采用冰盐水加去甲肾上腺素胃内灌洗;⑥胰腺及周围坏死腔大出血时急诊行介入或手术治疗。

(2)胰瘘:由胰管损伤或破裂所致。患者出现腹痛、持续腹胀、发热、腹腔引流管或伤口流出无色清亮液体。护理措施包括:①取半卧位,保持引流通畅;②根据胰瘘程度,采取禁食、胃肠减压、静脉泵入生长抑素等措施;③严密观察并准确记录引流液的色、量和性状;④必要时作腹腔灌洗引流,防止胰液积聚侵蚀内脏、继发感染或腐蚀大血管;⑤保护腹壁瘘口周围皮肤,可用凡士林纱布覆盖、皮肤保护膜或氧化锌软膏涂抹。

(3)胃肠道瘘:胰液的消化作用和感染坏死病灶的腐蚀均可使胃肠道壁坏死、穿孔发生瘘。表现为:①引流管或创口有消化液、食糜或食物残渣引出;②口服或经造瘘管注入亚甲蓝从创口或窦道引出;③胃肠道造影显示瘘口部位及瘘口远端肠道情况;④窦道加压造影显示窦道与消化道相通。出现任一条即可诊断。护理措施包括:①持续腹腔灌洗,低负压吸引,保持引流通畅;②纠正水、电解质紊乱,加强营养支持;③指导患者正确使用造口袋,保护瘘口周围皮肤;④对不易愈合的瘘,应当采用手术治疗。

（三）健康教育

1. 减少诱因　积极治疗胆道疾病、戒酒、预防感染、正确服药等,预防复发。

2. 休息与活动　劳逸结合,保持良好心情,避免疲劳及情绪激动。

3. 合理饮食　养成良好的饮食习惯,规律饮食,少量多餐,进食低脂饮食,忌食辛辣、刺激及油腻食物。

4. 控制血糖及血脂　监测血糖及血脂,必要时使用药物控制。

5. 复诊指导　定期复查,出现胰腺假性囊肿、胰腺脓肿、胃肠道瘘等并发症时,及时就诊。

【护理评价】

通过治疗与护理,患者是否:①疼痛逐渐减轻直至消失;②焦虑和恐惧逐渐减轻直至消失;③能维持患者水、电解质和酸碱平衡;④能维持患者较好的营养状态,无明显消瘦;⑤潜在并发症能被及时发现,并得到有效处理。

第十四节　胰腺癌患者的护理

胰腺癌是一种发病隐匿,进展迅速,治疗效果及预后较差的消化道恶性肿瘤,其发病率逐年上升。好发年龄为40岁以上,男性多于女性。多发生于胰头部,占胰腺癌的70%～80%,其次为胰腺体尾部。

【病因】

导致胰腺癌的直接病因尚不清楚。吸烟被认为是主要的危险因素。高蛋白和高胆固醇饮食、糖尿病、遗传因素、长期的职业和环境暴露等也可能使本病发病率增高。

【病理】

组织类型以导管细胞腺癌最多见,少见类型有黏液性囊腺癌和腺泡细胞癌等。组织学特点为致密的纤维性硬癌或硬纤维癌,肿瘤质硬,浸润性强与周围组织无明确界限。胰腺癌的转移和扩散途径主要为局部浸润和淋巴转移,晚期可转移至左锁骨上淋巴结,也可经血行转移至肝、肺、骨等处。

【临床表现】

1. 症状

（1）腹痛:是最常见的首发症状。早期因肿块压迫导致胰管不同程度梗阻,造成胰管压力增高而扩张、扭曲,出现上腹部持续性钝痛、胀痛,并向腰背部放射;晚期因癌肿侵犯十二指肠及腹腔神经丛,出现持续性剧烈疼痛,日夜不止,一般止痛剂不能缓解。胰体尾部癌的疼痛部位在左上腹或脐周,出现疼痛时已多属晚期。

（2）黄疸:是胰头癌的最主要症状,多由癌肿侵及或压迫胆总管所致,呈进行性加重,可伴皮肤瘙痒、茶色尿和陶土色大便。

（3）消化道症状:因胰液和胆汁排出受阻,患者常有食欲减退、腹胀、消化不良、腹泻等症状;部分患者可出现恶心、呕吐。晚期癌肿侵及胃十二指肠可出现上消化道梗阻或出血。

（4）消瘦和乏力:由于饮食减少、消化不良、疼痛导致睡眠不足及癌肿消耗,患者短期内可出现明显的消瘦和乏力,伴有贫血、低蛋白血症等,晚期可出现恶病质。

(5)其他:可出现发热、急性胰腺炎发作、糖尿病、脾功能亢进及血栓性静脉炎等。

2.**体征** 可触及肿大的肝脏及胆囊,晚期可触及上腹部肿块、左锁骨上淋巴结肿大,可出现腹水。

【辅助检查】

1.**实验室检查**

(1)血清生化检查:胆道梗阻时血清总胆红素和直接胆红素升高,碱性磷酸酶和转氨酶多有升高。少数患者空腹或餐后血糖升高及糖耐量异常。血、尿淀粉酶可有一过性升高。

(2)免疫学检查:血清癌胚抗原(CEA)、胰胚抗原(POA)、糖类抗原19-9(CA19-9)等肿瘤标志物水平可升高,其中CA19-9对胰腺癌敏感性和特异性较好,常用于胰腺癌的辅助诊断和术前随访。

2.**影像学检查**

(1)B超:可显示胰腺及壶腹部肿块、胆囊增大、胆管扩张,同时可观察有无肝脏、腹腔淋巴结转移。

(2)CT:是诊断胰腺癌的重要手段,能清楚显示肿瘤部位、形态、与邻近血管的关系及后腹膜淋巴结转移情况。

(3)MRI和磁共振胰胆管造影(MRCP):MRI显示胰腺肿块的效果较CT更好,诊断胰腺癌敏感性和特异性较高;MRCP可显示胰胆管扩张、梗阻情况,具有重要诊断意义。

(4)内镜逆行胰胆管造影(ERCP):可显示胆管或胰管的狭窄或扩张,并能进行活检。还可经内镜在胆管内植入内支撑管,达到术前减轻黄疸的目的。

(5)经皮肝穿刺胆管造影(PTC):可显示胆道的变化,了解胆总管下段的狭窄程度。造影后置管引流胆汁可减轻黄疸。其缺点是可能并发胆瘘、出血等。

3.**细胞学检查** 行ERCP检查时收集胰液查找癌细胞,或在B超或CT指引下经皮细针穿刺胰腺病变组织行细胞学检查,都是有价值的诊断方法。

【处理原则】

手术切除是治疗胰腺癌最有效的方法。不能切除者行姑息性手术,辅以放疗或化疗。

1.**非手术治疗** 吉西他滨是晚期胰腺癌治疗的一线化疗药物,也可使用氟尿嘧啶和丝裂霉素。其他治疗方法有介入治疗、放射治疗、基因治疗及免疫治疗等。

2.**手术治疗**

(1)胰头十二指肠切除术(Whipple术):适用于无远处转移的壶腹周围癌。手术切除范围包括胰头、胆囊和胆总管、远端胃、十二指肠及空肠上段,同时清除周围淋巴结,再将胰腺、胆总管、胃和空肠吻合,重建消化道。

(2)保留幽门的胰头十二指肠切除术(PPPD术):保留全胃、幽门和十二指肠球部,其他切除范围和经典胰十二指肠切除术相同。适用于幽门上下淋巴结无转移,十二指肠切缘无癌细胞残留者。其优点在于缩短了手术时间,减少了术中出血,使患者术后能够更快康复,但同时也使患者术后胃溃疡和胃排空障碍的发生有所增加。

(3)胰体尾切除术:适应于胰体尾部癌,因确诊时多属晚期,故切除率很低。

(4)姑息性手术:对不能手术切除或不能耐受手术的患者,可行内引流术,如行胆肠吻合术以解除胆道梗阻,行胃空肠吻合术解除或预防十二指肠梗阻,腹腔神经结节封闭或切除术有助于减轻疼痛。

【常见护理诊断/问题】

1.**焦虑** 与对癌症的恐惧及对癌症的治疗及预后的担忧有关。

2.**疼痛** 与癌细胞侵犯神经有关。

3.**营养失调:低于机体需要量** 与厌食、食欲减退、腹泻有关。

4.潜在并发症:感染。

【护理措施】

(一)术前护理

1.心理护理 多数患者就诊时已处于中晚期,手术机会小,预后差,家庭负担较重,得知诊断后会出现否认、悲哀、畏惧和愤怒等不良情绪。护理人员应理解同情,多与患者沟通,了解其真实感受。有针对性地进行指导,使患者能配合治疗与护理。

2.营养支持 监测营养相关指标,如血清蛋白水平、皮肤弹性、体重等。指导患者进食高蛋白、高热量、高维生素、低脂饮食。营养不良者,通过肠内、外营养或输注白蛋白等改善营养状况。

3.缓解疼痛 评估患者疼痛的部位、范围、规律及持续时间,教会患者应用各种非药物止痛的方法,必要时遵医嘱使用镇痛药物,保证患者睡眠及休息。

4.改善肝功能 静脉输注高渗葡萄糖加胰岛素和钾盐,增加肝糖原储备;使用保肝药、复合维生素 B 等;有黄疸者,静脉补充维生素 K,改善凝血功能。

5.皮肤护理 黄疸伴皮肤瘙痒者,指导患者修剪指甲,勿搔抓皮肤;穿宽松棉质衣服;保持皮肤清洁,勿用碱性清洁剂。瘙痒严重者可给予炉甘石洗剂。

6.血糖异常的护理 动态监测血糖,合并高血糖者,调节饮食,并遵医嘱应用胰岛素;若出现低血糖,应适当补充葡萄糖。

7.肠道准备 术前 3 日开始口服抗生素抑制肠道细菌,预防术后感染;术前 2 日进流质食物;术前一晚行全肠道灌洗或清洁灌肠,减少术后腹胀及并发症。

(二)术后护理

1.病情观察 密切观察生命体征、伤口及引流情况、腹部体征,准确记录 24 小时出入量。必要时监测中心静脉压及每小时尿量。

2.营养支持 术后禁食、胃肠减压期间给予肠外营养支持,必要时输入血浆、白蛋白等。肠蠕动恢复拔除胃管后给予少量流质、半流质饮食,逐渐过渡至正常饮食。术后因胰腺外分泌功能减退,易发生消化不良、腹泻等,可口服胰酶制剂。动态监测血糖,对出现高血糖者,应调节胰岛素用量;若有低血糖表现者,适当补充葡萄糖,控制血糖在适当水平。

3.并发症的护理

(1)出血:术后出血可发生在术后 24 小时内,也可发生在术后 1 周左右。根据出血部位分为腹腔内出血和消化道出血,二者也可能同时发生。

1)原因:早期出血多见于凝血功能障碍导致的创面广泛渗血、术中止血不彻底或吻合口出血引起;晚期出血多因腹腔严重感染、胆瘘、胰瘘使邻近血管受到腐蚀导致破裂出血,应激性溃疡或吻合口溃疡引起。

2)表现:患者有呕血、黑便等消化道出血表现,腹腔引流管及胃肠减压管可引流出大量鲜红色血性液体,全身有低血容量表现(如面色苍白、心慌、脉速、血压下降等)。

3)护理:密切监测生命体征;观察引流液的颜色、量及性状;出血量少者,可使用止血药、输血等;出血量大者,做好紧急手术准备。

(2)胰瘘:是术后最常见的并发症,也是导致死亡的主要原因。常发生于术后 1 周左右,表现为患者突发剧烈腹痛、持续腹胀、发热、腹腔引流管或伤口流出清亮的液体,引流液测出淀粉酶。多数胰瘘可在 2～4 周自愈。护理措施参见本章第十三节急性胰腺炎患者的术后护理。

(3)胆瘘:多发生于术后的 5～7 日,表现腹膜炎症状、体征;T 形管引流量突然减少,但腹腔引流管引流出大量胆汁。护理措施参见本章第十二节胆石症患者的护理。

（4）感染：以腹腔内局部感染多见，还可合并全身感染。术后监测患者体温、血常规结果、腹部体征等。术后加强支持治疗，遵医嘱合理使用抗生素。形成腹腔脓肿者，可在 B 超引导下穿刺引流。

（5）胃排空延迟：多见于保留幽门的胰十二指肠切除术后，表现为患者术后 10 日仍不能规律进食或需胃肠减压。护理措施包括：①持续禁食、胃肠减压；②合理补液，维持水、电解质平衡；③使用肠外营养支持；④遵医嘱使用胃动力药物；⑤合理使用抗生素去除腹腔内感染。多数经保守治疗 3～6 周可恢复。

（三）健康教育

1. 自我监测　40 岁以上者，短期内出现持续性上腹部疼痛、腹胀、食欲减退、消瘦等症状时，应筛查胰腺疾病。

2. 饮食指导　宜少量多餐，以均衡饮食为主，戒烟酒。

3. 复诊指导　术后每 3～6 个月复查 1 次，若出现贫血、黄疸、发热等症状，及时复诊。

（黄飞燕）

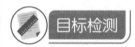

参考答案

1. 急性腹膜炎患者禁用泻药的主要原因是（　　）。

　　A. 易致水、电解质失衡　　　　B. 易致血压下降　　　　C. 易致感染扩散

　　D. 影响消化吸收　　　　E. 减少胃肠道蠕动

2. 外伤脾破裂术后应给予的饮食是（　　）。

　　A. 流食　　　　　　　　B. 普食　　　　　　　　C. 禁食

　　D. 半流食　　　　　　　E. 软食

3. 患者，女，17 岁，因车祸致腹部开放性损伤，伴少量肠管脱出，正确的紧急处理措施是（　　）。

　　A. 敞开伤口，急诊手术

　　B. 用消毒棉垫加压包扎

　　C. 迅速将肠管还纳入腹腔

　　D. 用凡士林纱布覆盖，腹带加压包扎

　　E. 等渗盐水无菌纱布覆盖并妥善保存

4. 关于腹股沟直疝的叙述不正确的是（　　）。

　　A. 容易嵌顿　　　　　　B. 疝块呈半球形　　　　C. 多见于老年男性，常双侧发生

　　D. 绝大多数为后天性　　　E. 疝囊从腹壁下动脉内侧腹股沟三角区突出

5. 瘢痕性幽门梗阻最突出的表现是（　　）。

　　A. 上腹部胀痛　　　　　B. 大量呕吐宿食　　　　C. 上腹部膨隆

　　D. 营养不良　　　　　　E. 便秘

6. 胃癌最常发生的转移途径是（　　）。

　　A. 直接蔓延　　　　　　B. 血行转移　　　　　　C. 种植转移

　　D. 淋巴转移　　　　　　E. 沿肠管转移

7. 肠梗阻患者的共同临床特征是（　　）。

　　A. 腹痛、腹胀、呕吐、停止排便排气

　　B. 腹痛、呕吐、肠鸣音亢进、腹胀

　　C. 腹部阵发性绞痛、排黏液血便、肠型、恶心

　　D. 腹部胀痛、肠鸣音消失、肌紧张

　　E. 腹胀、恶心呕吐、肠型、停止排便排气

8. 出现(　　)表现要考虑单纯性肠梗阻转变为绞窄性肠梗阻。

  A. 腹部阵发性绞痛　　　　　B. 呕吐出现早而频繁　　　　　C. 全腹胀

  D. 肠鸣音亢进　　　　　E. 腹腔穿刺抽出血性液体

9. 排便时无痛性出血,痔块不脱出肛门外是(　　)。

  A. 内痔Ⅰ期　　　　　B. 内痔Ⅱ期　　　　　C. 内痔Ⅲ期

  D. 内痔Ⅳ期　　　　　E. 血栓性外痔

10. 肝癌患者最常见和最主要的症状是(　　)。

  A. 肝区疼痛　　　　　B. 低热　　　　　C. 腹胀,乏力

  D. 食欲不振　　　　　E. 消瘦

第十六章　周围血管疾病患者的护理

课件　　思维导图

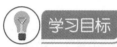

素质目标:树立"一切以患者为中心"的职业意识,具备严谨求实的循证思维、整体护理观念,在观察和护理过程中,体现出认真负责、实事求是的态度。

知识目标:掌握下肢静脉曲张、血栓闭塞性脉管炎的病因、临床表现及主要护理措施;熟悉下肢静脉曲张静脉功能试验的方法及意义;了解下肢静脉曲张、血栓闭塞性脉管炎的病理、治疗方法。

能力目标:能运用护理程序为常见周围血管疾病患者实施整体护理。

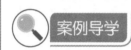

患者,男,45岁,理发师。因小腿内侧出现条索状包块7年入院。患者主诉小腿胀痛、局部有瘙痒感,站立时条索状包块明显,平卧时减轻。门诊拟以"下肢静脉曲张"收入院。

请思考:

1.该患者目前主要的护理诊断/问题有哪些?

2.如果患者采用手术治疗,围手术期的护理措施有哪些?

第一节　下肢静脉曲张患者的护理

原发性下肢静脉曲张是指下肢浅静脉瓣膜关闭不全,静脉内血液倒流,远端静脉淤滞,继而病变静脉壁伸长、迂曲,呈曲张表现的一种状态。多见于从事久站工作、久坐少动者或体力活动强度高者。

【解剖生理】

下肢静脉分为深、浅两组,以及深、浅静脉之间的下肢交通静脉和下肢肌肉静脉。浅静脉最终会汇入深静脉。下肢肌肉收缩是促使静脉血液向心流动的重要条件。肌肉收缩时,深静脉瓣膜开放,交通支瓣膜关闭,推动血液向心流动。所以,肌肉收缩是血液回流的动力,而正常瓣膜是血液回流的条件。所以,下肢静脉又被称为"第二心脏"。

【病因】

1.*先天因素*　主要有静脉瓣膜缺陷与静脉壁薄弱,与遗传因素有关。

2.*后天因素*　重体力劳动、长时间站立、妊娠、肥胖、慢性咳嗽和习惯性便秘等各种原因引起的腹腔压力增高,使下肢静脉瓣膜承受过度压力。少数深静脉血栓也可引起静脉曲张。

【病理】

下肢静脉血流对抗重力向心回流,主要依赖于:①吸气时和心脏舒张期胸腔内负压的向心吸引作用;②下肢肌肉收缩作用;③静脉瓣膜单向开放作用。静脉瓣膜的单向开放作用是防止血液逆流的关键。

当下肢静脉瓣膜病变,血液淤滞,主干静脉和毛细血管压力增高时,皮肤微循环障碍,毛细血管扩大、毛细血管通透性增加,纤维蛋白原、红细胞等渗入组织间隙及血管内微血栓形成。由于纤溶活性降低,渗出的纤维蛋白积聚、沉积于毛细血管周围,造成局部代谢障碍,导致皮肤色素沉着、纤维化、皮下脂质硬化甚至皮肤萎缩,静脉溃疡。此外,纤维蛋白渗出和毛细血管周围纤维组织沉积,引起再吸收障碍、淋巴超负荷,导致下肢水肿。小腿下内侧区域胸腔内负压的向心吸引作用及下肢肌肉收缩作用较弱,该区域所承受的压力最大,因此,静脉溃疡高发于此区。

【临床表现】

原发性下肢静脉曲张主要见于大隐静脉,单纯累及小隐静脉较少见。以左下肢多见,双下肢可先后发病。

1.症状 早期表现为下肢沉重、酸胀、乏力和疼痛。

2.体征 后期表现为下肢静脉曲张,血管隆起,蜿蜒成团。如肢体营养不良,可表现为色素沉着,溃疡,湿疹样改变。

3.常见并发症 ①血栓性静脉炎:主要由于血流缓慢引起血栓形成,当炎症消退后常遗留有局部硬结并与皮肤粘连;②溃疡形成:皮肤损伤破溃后常在踝周及足靴区形成经久不愈的溃疡;③曲张静脉破裂出血:主要是由于皮下淤血,局部血管压力过大或皮肤溃疡出血。

【辅助检查】

1.特殊检查

(1)大隐静脉瓣膜功能试验(Trendelenburg test):嘱患者仰卧,抬高患肢使静脉排空,在大腿上1/3处扎一根止血带以阻断大隐静脉血流,然后嘱患者站立,解除止血带后10秒钟内,若立即出现自上而下的静脉充盈,则表示大隐静脉瓣膜功能不全;若在松开止血带前,大隐静脉即有充盈,提示说明大隐静脉与深静脉交通支瓣膜功能不全(图16-1)。

(2)深静脉通畅试验(Perthes test):嘱患者取站立位,在大腿上1/3处扎一根止血带以阻断大隐静脉血流向心血流,嘱患者连续做下蹲活动10余次以促进下肢血流从深静脉系统回流,若曲张浅静脉明显减轻或消失,表示深静脉通畅;若曲张浅静脉不减轻,甚至加重,则表明深静脉阻塞(图16-2)。

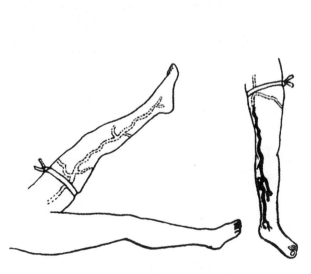

图16-1 大隐静脉瓣膜功能试验

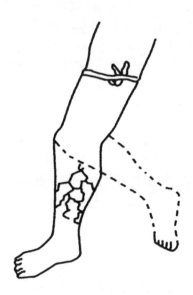

图16-2 深静脉通畅试验

（3）交通静脉瓣膜功能试验（Pratt test）：嘱患者仰卧，抬高下肢，使充盈浅静脉排空，在腹股沟下方缠绕止血带，先从足趾向上至腘窝缠第 1 根弹力绷带，再从止血带处向下缠第 2 根弹力绷带。嘱患者站立，一边向下解开第 1 根绷带，一边继续向下缠第 2 根绷带，如果在两根绷带之间的间隙出现曲张静脉，则提示该处有功能不全的交通静脉。

2.影像学检查

（1）超声多普勒血流仪：可确定静脉反流的部位、程度和范围，超声多普勒显像仪可观察瓣膜关闭活动及有无逆向血流。

（2）下肢静脉造影：可了解病变的性质、范围和程度，为确诊的金标准，可排除髂静脉压迫综合征等。

【处理原则】

1.非手术治疗　适用于病变局限、症状较轻者或妊娠期间发病及不能耐受手术者。

（1）弹力治疗：指穿弹力袜或使用弹力绷带外部加压。此法适用于大多数患者，疗效肯定。

（2）药物治疗：黄酮类和七叶皂苷类药物可缓解肢体酸胀、水肿等症状。

（3）注射硬化剂：将硬化剂注入曲张静脉后引起炎症反应使之闭塞，适用于手术后的辅助治疗，处理残留的曲张静脉。

（4）并发症治疗：血栓性静脉炎者，给予抗生素及局部热敷治疗，抗凝治疗至少 6 周；湿疹和溃疡者，抬高患肢并给予创面湿敷；曲张静脉破裂出血者，抬高患肢和局部加压包扎止血，必要时予以缝扎止血，待并发症改善后择期手术治疗。

2.手术治疗　适用于深静脉通畅、无手术禁忌证者。传统方法是大隐静脉或小隐静脉高位结扎和曲张静脉剥脱术，其他方法包括旋切刨吸术、激光治疗、血管内曲张静脉电凝治疗或冷冻治疗、注射硬化剂及射频消融等均取得了良好疗效。

知识链接

泡沫硬化剂治疗技术

1853 年卡西涅斯（Cassaigness）首先提出了硬化剂疗法，即向曲张静脉内注入化学性液体硬化剂，使静脉管壁继发炎症反应，术后持续压迫使静脉萎陷，肉芽组织及继之纤维化在萎陷的静脉腔内发生，最终形成的纤维索条使静脉腔永久性闭塞，达到治疗静脉曲张的目的。该技术采用细针穿刺，无需切口，平均需数分钟至半小时即可完成，不会损伤隐神经及淋巴管，无需住院，具有无手术切口，愈合无疤痕等特点。

【常见护理诊断/问题】

1.活动无耐力　与静脉曲张致血液淤滞有关。

2.皮肤完整性受损　与皮肤营养状况差有关。

3.知识缺乏：缺乏原发性下肢静脉曲张的防治知识。

4.潜在并发症：血栓性静脉炎、湿疹、溃疡、曲张静脉破裂出血。

【护理措施】

（一）术前护理

1.心理护理　久病的患者可影响正常的生活和工作。慢性溃疡经久不愈的患者有焦虑等不安情绪。向患者解释病情发展情况、主要的治疗和护理措施，减轻患者焦虑情绪。鼓励患者及家属积极配合各项治疗和护理工作。

2.病情观察　注意肢体活动状况,局部皮肤有无色素沉着、溃疡、湿疹样改变等及局部血管隆起情况。

3.促进下肢静脉回流

(1)使用弹性绷带、弹力袜:弹力袜或弹力绷带的压力梯度循序降低,即足踝部高,向近侧逐渐减低,通过压力变化以减少浅静脉内血液淤积,改善活动时腓肠肌血液回流。穿之前先抬高患肢以排空曲张静脉内的血液。弹力绷带应自下而上包扎,注意弹力袜的长短、压力及薄厚应符合患者的腿部情况,并在包扎的时候保持一定的松紧度,以不妨碍关节活动并且能扪及动脉搏动为宜。

(2)体位与活动:卧床休息或睡觉时抬高患肢30°~40°,以利静脉回流。告知患者避免久坐或久站,使血流缓慢引起血栓形成。坐时双膝勿交叉或盘腿,以免压迫腘窝静脉,影响血液回流。

(3)避免腹内压增高:多吃高纤维、低脂肪的食物,保持大便通畅,防止便秘;肥胖患者应有计划地减肥;避免穿过于紧身的衣服。

4.保护患肢　告知患者勤剪指甲,勿搔抓皮肤,避免肢体外伤,以免造成曲张静脉出血。

(二)术后护理

1.病情观察　观察患肢伤口情况及皮下渗血,发现异常及时通知医师。

2.早期活动　卧床期间指导患者行踝泵运动,但应避免过于劳累使曲张的静脉破裂出血。为了避免深静脉血栓的形成,促进静脉回流,鼓励患者早期下床行走,但3个月内禁止剧烈运动。

3.保护患肢　告知患者勤剪指甲,避免外伤造成皮肤破损,如肢体有湿疹、溃疡等,还要注意治疗与换药,促进创面愈合。

(三)健康教育

1.去除影响因素　避免穿过紧的衣物;有计划减肥;保持良好姿势,避免久站、久坐及双腿交叉。

2.促进静脉回流　休息时适当抬高患肢;指导患者进行适当运动,增强血管壁弹性。

3.坚持弹力治疗

(1)治疗周期:非手术治疗患者坚持长期使用弹力袜或弹力绷带;术后患者也应每日穿着12小时,坚持使用半年以上。

(2)治疗方法:使用弹力绷带时应注意采用自下而上包扎的方法;一般为早晨起床时穿上弹力袜或弹力绷带,晚上睡觉前脱下,日常使用避免反复穿脱,即使在运动时也需穿上弹力袜或弹力绷带,避免血液蓄积在腿部,有利于促进血液的流畅运行。

(3)维护措施:使用过程中应注意做好弹力袜及弹力绷带的维护,洗涤不宜过于频繁,可使用30℃以下温水手洗,禁用碱性肥皂、洗衣液和过烫水洗涤,也应避免暴晒、烘干及用力拧干,防止弹力破坏;正常维护下弹力袜及弹力绷带可使用3~6个月;如弹性下降,应及时更换;此外,若出现皮肤瘙痒、皮肤水疱、溃烂、湿疹、溃疡、急性出血等并发症表现,应停止使用,及时就医。

第二节　血栓闭塞性脉管炎患者的护理

血栓闭塞性脉管炎又称 Buerger 病,是一种累及血管的炎症性、节段性和周期性发作的慢性闭塞性疾病。多侵袭四肢中小动、静脉,以下肢血管多见,病变常由肢体远端向近端呈节段性发展。该病好发于男性青壮年。

【病因】

病因尚未明确,与多种因素有关,可归纳为两个方面。

1. **外在因素** 与吸烟、居住于寒冷潮湿地区、慢性损伤及感染有关。其中,主动、被动吸烟史是本病发生和发展的重要环节。

2. **内在因素** 与精神紧张、营养不均衡、家族遗传、自身免疫功能紊乱、性激素等多种因素有关。

【病理】

病变初期常起自于动脉,后累及静脉,由远端向近端发展,病变呈节段性分布,两段之间血管可正常。活动期时,受累动、静脉管壁为全层非化脓性炎症,有内皮细胞和成纤维细胞增生、淋巴细胞浸润、管腔狭窄和血栓形成。后期炎症消退,血栓机化,新生毛细血管形成,动脉周围有广泛纤维组织形成,闭塞血管远端的组织可出现缺血性改变,甚至坏死。

【临床表现】

本病起病隐匿,进展缓慢,多次发作后症状逐渐明显和加重。病程分为 3 期。

1. **局部缺血期** 此期主要为血管痉挛,表现为患肢供血不足,出现肢端发凉、怕冷、足趾麻木,当在行走一段距离后患肢疼痛,被迫停下来,休息几分钟后疼痛可缓解,但再行走后又可疼痛,这现象称为间歇性跛行,是此期的典型表现。少部分患者可伴有游走性静脉炎,表现为浅小静脉条索状栓塞,局部皮肤红肿、压痛,两周左右逐渐消失,后又在别处发生。此期患肢足背、胫后动脉搏动减弱。

2. **营养障碍期** 除血管痉挛继续加重外,还有明显的血管壁增厚及血栓形成。症状加重,肢体持续性疼痛,夜间剧烈,称为静息痛(休息痛)。检查患肢皮温显著降低,色泽苍白,或出现紫斑、潮红,小腿肌萎缩,足背或胫后动脉搏动消失。

3. **组织坏死期** 此期患肢动脉完全闭塞,肢体自远端逐渐向上发生干性坏疽,坏死组织可自行脱落,形成经久不愈的溃疡。当继发感染时,成为湿性坏疽,常伴有全身感染中毒症状。

【辅助检查】

通过辅助检查了解动脉闭塞的部位、范围、性质、程度及侧支循环等情况。

1. **一般检查**

(1)皮肤温度测定:检查肢体不同部位的皮肤温度,两侧肢体对照,有助于了解动脉闭塞的部位和缺血的程度。若患肢皮温较健侧低2℃以上即表示血液供应不足。

(2)肢体抬高试验(Buerger test):平卧患肢抬高45°~90°,3 分钟后观察足部皮肤色泽变化;再让患者坐起,下肢垂于床旁,观察肤色变化。若抬高后足趾和足底皮肤呈苍白或者蜡黄色,下垂后足部皮肤潮红或出现斑块状发绀即为 Buerger 征阳性,提示有动脉供血不足。

(3)远端动脉搏动情况:若搏动减弱或不能扪及,提示血流减少。

2. **影像学检查**

(1)多普勒超声:可以显示病变动脉的形态、血管的直径和血液的流速等。

(2)X 线检查:病肢中、小动脉多节段狭窄或闭塞是本病的典型 X 线征象。

(3)动脉造影:可清楚显示动脉病变的部位、程度和范围,以及侧支循环情况。本病动脉造影显示病变侧血管呈节段性闭塞,病变近、远侧血管壁光滑。但动脉造影可致血管痉挛、加重肢体缺血及损伤血管等不良后果,不宜常规应用,一般在做血管重建手术前才考虑。

(4)血流图:应用血流图测定仪,以测定组织的阻抗,来了解血液供应状况和血管弹性。

(5)CT 血管造影(CTA):可整体上显示患肢动、静脉的病变节段和狭窄程度。

(6)数字减影血管造影(DSA):主要显示肢体远端动脉的节段性受累情况,也可显示周围有无侧支循环,可与动脉栓塞鉴别。

【处理原则】

治疗的重点在于防止病变发展,改善和促进下肢血液循环。

1. 非手术治疗

（1）一般疗法：严格戒烟是关键；防止潮湿、外伤等，注意保暖但不宜热敷或热疗，以免组织需氧增加而加重肢体缺氧；适当使用镇静、镇痛药；早期患者可进行患肢的适度锻炼，进行 Buerger 运动，促进侧支循环建立。

（2）药物治疗：应用扩张血管、抑制血小板聚集的药物改善血液循环，有溃疡并发感染者，还应给予抗生素；中医中药辅助治疗。

（3）高压氧疗法：以改善组织的缺氧状况，减轻患肢疼痛，促进溃疡愈合。

（4）创面处理：干性坏疽应局部消毒包扎，湿性坏疽容易感染，给予及时换药的同时应用抗生素预防或控制感染。

2. 手术治疗　目的是增加肢体血液供应和重建动脉血流通道，改善缺血引起的后果。可根据病情选择，如腰交感神经切除术、自体大隐静脉或人工血管旁路移植术、动静脉转流术、截肢（趾）术等。

【常见护理诊断/问题】

1. 慢性疼痛　与患肢缺血、组织坏死有关。

2. 组织完整性受损　与肢端感染、坏死有关。

3. 活动无耐力　与患肢远端供血不足有关。

4. 潜在并发症：出血、远端血管栓塞、移植血管闭塞、感染、吻合口假性动脉瘤。

5. 知识缺乏：缺乏本病的预防知识及患肢锻炼方法的知识。

【护理措施】

（一）术前护理

1. 一般护理

（1）患肢保暖：保持环境温度适宜，避免肢体受凉，以免引起动脉收缩或痉挛，但不能局部加温。

（2）保护患肢：避免患肢动脉受压，如穿紧身衣物、膝部交叉坐位、过度屈膝等；防止外伤；有水疱、溃疡出现，应保持清洁，积极治疗。已出现干性坏疽的部位，应保持干燥，消毒、包扎，每日换药；继发感染者，遵医嘱选用有效抗生素。

（3）戒烟：告诉患者吸烟的危害，绝对戒烟。

（4）体位：患者在休息或睡眠时采取头高脚低位，以利于下肢血液灌注。避免长时间保持同一姿势不变。

2. 疼痛护理　疼痛是本病最典型的症状，严重影响患者睡眠和情绪。早期应用扩张血管、抑制血小板聚集、中药等药物；中、晚期遵医嘱应用镇痛药物，必要时可给予神经阻滞麻醉止痛，同时辅以非药物性止痛疗法，如放松、诱导及生物反馈等方法，可加强止痛药物的效果并减少其用量和使用频率，避免成瘾。

3. 心理护理　护理人员及时了解患者的心理状态，鼓励安慰患者，给患者以心理支持，帮助其树立战胜疾病的信心，积极配合治疗和护理。

4. 休息与活动　采用 Buerger 练习和适当的行走锻炼等促进侧支循环的建立，改善周围循环。方法：患者平卧，患肢抬高45°，维持2～3分钟，然后坐起，双下肢下垂床边2～3分钟，并做足部旋转、伸屈和脚趾运动，再将患肢放平休息2～3分钟（图16－3）。每次重复练习5遍，每日练习3次或4次。

5. 术前准备　根据手术方式和麻醉方法进行常规术前准备，目的是改善周围循环，避免血管痉挛和保护患肢。如需植皮，做好供皮区皮肤准备。

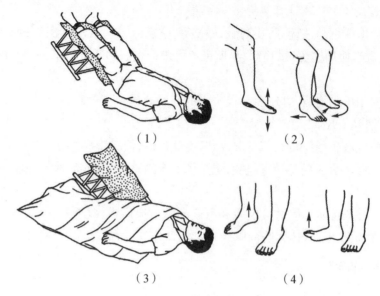

（1）　　　　　（2）

（3）　　　　　（4）

图 16 – 3　Buerger 运动

（二）术后护理

1. 体位与活动　静脉重建术者卧床制动 1 周,且患肢抬高 30°,以利于静脉血液的回流。动脉重建术者卧床制动 2 周,患肢平放。对自体血管移植愈合较好的,卧床制动的时间可适当缩短。在制动期间,鼓励患者经常做足背伸屈活动,以利于小腿深静脉的回流。

2. 病情观察　密切观察生命体征、伤口有无渗血及感染,观察患肢的皮温、肤色、动脉搏动的强弱及有无感觉异常,并做好记录。如患肢出现肢体肿胀、苍白、皮温下降、动脉搏动减弱或消失,应考虑有动脉血栓形成的可能,应立即通知医师及时处理。

3. 防治感染　术后遵医嘱应用抗生素,如发现伤口有红、肿、热、痛,应及早理疗,或遵医嘱行其他处理。

（三）健康教育

1. 绝对戒烟　消除烟对血管的毒性作用。

2. 肢体功能锻炼　指导患者进行 Buerger 运动,促进侧支循环的建立。

3. 饮食指导　规律饮食,多吃新鲜蔬菜、水果,保持排便通畅。

4. 日常保健　保护肢体,适当保暖;选用合适的鞋、袜、衣裤,防寒防冷;避免外伤,预防感染。

（张云萍）

目标检测

参考答案

1. 下肢静脉曲张早期的主要症状是(　　　　)。

A. 下肢沉重感　　　　　B. 曲张静脉破裂出血　　　　　C. 溃疡形成

D. 肢端坏疽　　　　　E. 血栓性静脉炎

2. 下肢静脉曲张的人群不包括(　　　　)。

A. 警察　　　　　B. 教师　　　　　C. 空姐

D. 医师　　　　　E. 孕妇

3.患者,男,43岁。因左下肢静脉曲张行大隐静脉高位结扎剥脱术。术后该患者的患肢应(　　)。

 A.平放   B.内收   C.外展

 D.抬高   E.垂落床边

4.患者,女,63岁。因右下肢静脉曲张行大隐静脉高位结扎剥脱术。术后护士指导其使用弹力绷带的正确方法是(　　)。

 A.包扎前应下垂患肢

 B.两圈弹力绷带之间不能重叠

 C.由近心端向远心端包扎

 D.手术部位的弹力绷带应缠绕得更紧

 E.包扎后应能扪及足背动脉搏动

5.一工人长期在冷库工作,近日出现下肢肿胀,疼痛,足背动脉搏动消失,应考虑疾病为(　　)。

 A.大隐静脉曲张   B.小隐静脉曲张   C.血栓闭塞性脉管炎

 D.下肢静脉曲张   E.下肢深静脉曲张

第十七章 泌尿及男性生殖系统外科疾病患者的护理

课件　　思维导图

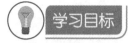

素质目标：具备关心泌尿系统疾病患者的心理问题和尊重患者隐私的态度和行为；具备严谨求实的循证思维、整体护理观念；在观察和护理过程中，体现出认真细致、实事求是的态度。

知识目标：掌握泌尿系统损伤、泌尿系统结石、泌尿系统结核、泌尿系统肿瘤、良性前列腺增生的病因、临床表现及主要护理措施，掌握泌尿及男性生殖系统外科疾病常见症状；熟悉泌尿及男性生殖系统外科疾病的主要治疗方法；了解泌尿系统主要检查方法及意义。

能力目标：能运用护理程序为泌尿及男性生殖系统外科疾病患者实施整体护理。

案例导学

　　患者，男，68岁，因夜尿频繁、进行性排尿困难6个月入院。患者6个月前起出现夜尿增多，每晚至少3次，每次量小于150mL，排尿费力，尿线细。此后症状逐渐加重，近1个月夜尿次数增多，每晚6或7次，排尿困难加剧，甚至出现尿失禁。既往未发生过尿潴留，有烟酒嗜好。患高血压10年，长期服药。体格检查：前列腺增大如鸽子蛋大小。辅助检查：超声检查示前列腺5.1cm×4.4cm×4.0cm，残余尿量105.8mL；尿流动力学检查示最大尿流率为9.3mL/s。拟以"前列腺增生"收入院。

　　请思考：

　　1.该患者的护理评估内容应重点关注什么？

　　2.该患者拟行前列腺切除术，围手术期主要的护理诊断/问题有哪些？

　　3.针对该患者的护理诊断/问题，应采取哪些相应的护理措施？

第一节 泌尿及男性生殖系统外科疾病的常见症状及检查方法

一、常见症状

（一）疼痛

疼痛为常见的重要症状，常因泌尿、男性生殖系统的梗阻或感染所致。

　　1.肾和输尿管痛　当患肾使肾包膜扩张、炎症或者集尿系统扩张时，都会发生肾和输尿管痛。一般为持续性钝痛，主要位于肋脊角。当肾盂输尿管连接处或输尿管急性完全性梗阻、输尿管扩张时，可引起肾绞痛。其特点为突发绞痛，呈阵发性，剧烈难忍，辗转不安，大汗，伴恶心、呕吐。疼痛可沿输尿管行径放射至下腹、膀胱区、外阴或大腿内侧。

2. 膀胱痛 急性尿潴留导致膀胱过度扩张所致时,疼痛常位于耻骨上区域。慢性尿潴留时,可无疼痛或略感不适。膀胱感染时,疼痛常呈锐痛、烧灼痛,男性可放射至尿道阴茎部的远端,女性可放射整个尿道。

3. 前列腺痛 由前列腺炎引起,表现为会阴、直肠、腰骶部疼痛,有时牵涉到耻骨上区、腹股沟区及睾丸,并伴尿频或尿痛。

4. 阴囊痛 由睾丸及附睾外伤、精索扭转、睾丸或附睾附属物扭转以及感染引起。其表现为阴囊不适、坠胀或疼痛。睾丸扭转和急性睾丸、附睾炎时,可引起睾丸水肿和剧烈疼痛。

5. 阴茎痛 非勃起状态时发生,多由膀胱或尿道炎症引起,表现为尿道口明显的放射痛。勃起状态时发生,见于阴茎异常勃起。由包皮嵌顿引起时,其为阴茎远端包皮和阴茎头回流障碍,局部水肿所致。

(二)膀胱刺激征

尿频、尿急、尿痛常同时存在,三者合称为膀胱刺激征。

1. 尿频 指患者感到有尿意的次数明显增加,严重时几分钟排尿 1 次,每次尿量仅几毫升。正常人膀胱容量男性约 400mL,女性约 500mL。一般白天排尿 4~6 次,夜间 0 或 1 次。尿频常由泌尿和生殖道炎症、膀胱结石、肿瘤、前列腺增生等原因引起。若排尿次数增加而每次尿量不减少甚至增多,可能为生理性如饮水量多、服用利尿食物,或病理性如糖尿病、尿崩症或肾浓缩功能障碍等。

2. 尿急 指一种突发的、强烈的排尿欲望,且很难被主观抑制而延迟排尿。每次尿量很少、常与尿频同时存在。常见于膀胱炎症或膀胱容量过小、顺应性降低时。

3. 尿痛 排尿时感到尿道疼痛,可以发生在排尿初、排尿中、排尿末或排尿后。疼痛呈烧灼感,与膀胱、尿道或前列腺感染有关。男性多发生于尿道远端,女性发生于整个尿道。

(三)梗阻症状

1. 排尿困难 包含排尿踌躇、费力、不尽感,尿线无力、分叉、变细、滴沥等。由膀胱以下尿路梗阻引起,常见于前列腺增生。

2. 尿流中断 指排尿时不自主地出现尿流中断,体位变动后又可以继续排尿,如此反复出现的症状。常伴疼痛,可放射至远端尿道,常因膀胱结石在膀胱颈部形成球状活塞,阻断排尿过程而引起。

3. 尿潴留 尿液潴留在膀胱内不能排出,分为急性和慢性两类。急性尿潴留见于膀胱出口以下尿路严重梗阻,突然不能排尿,使尿液滞留于膀胱内。腹部、会阴部手术后患者不敢用力排尿,常会发生。男性常见于良性前列腺增生、前列腺肿瘤或者尿道狭窄引起的膀胱出口梗阻。慢性尿潴留见于膀胱颈部以下尿路不完全性梗阻或神经源性膀胱,表现为排尿困难,耻骨上区膨隆、不适或疼痛,严重时出现充溢性尿失禁。

(四)尿失禁

尿失禁指尿液不能控制而自主流出,分为以下 4 种类型。

1. 持续性尿失禁 又称真性尿失禁,指尿液持续地从膀胱中流出,几乎没有正常的排尿,膀胱呈空虚状态。常见原因为外伤、手术、先天性疾病引起的膀胱颈和尿道括约肌的受损。

2. 充盈性尿失禁 又称假性尿失禁,指膀胱功能完全失代偿,膀胱呈慢性扩张,并且从未完全排空,当膀胱过度充盈后,尿液会不断溢出。本型见于各种原因所致慢性尿潴留。

3. 急迫性尿失禁 严重的尿频、尿急而膀胱不受意识控制就开始排尿,通常继发于膀胱炎、神经源性膀胱及重度膀胱出口梗阻。

4. 压力性尿失禁 当腹内压突然增高(咳嗽、喷嚏、大笑、运动等)时,尿液不随意地流出。本型多见于多次分娩或绝经后的妇女。

外科护理学

（五）遗尿

遗尿指除正常自主排尿外，睡眠中无意识地排尿。新生儿及婴幼儿为生理性，3岁以后除功能性外，可因神经源性膀胱、感染、后尿道瓣膜等病理性因素引起。

（六）尿液异常

1. 尿量异常　正常人24小时尿量为1000～2000mL。尿量少于400mL/24h为少尿，少于100mL/24h为无尿，多于2500mL/24h为多尿。少尿或无尿是由于肾排出量减少引起，可因肾前性、肾性或肾后性因素引发。应注意排除输尿管、尿道梗阻或尿潴留。

2. 血尿　尿液中含有血液。血尿可分为肉眼血尿和镜下血尿。

（1）肉眼血尿：为肉眼能见到血色的尿，称为肉眼血尿。常为泌尿系肿瘤、急性膀胱炎、急性前列腺炎、膀胱结石或创伤等引起。可分为初始血尿、终末血尿和全程血尿。

（2）镜下血尿：为借助显微镜见到尿液中含红细胞。一般新鲜尿离心后尿沉渣每高倍镜视野红细胞超过3个即有病理意义。

3. 混浊尿　肉眼观尿液混浊，常见的有脓尿、乳糜尿、晶体尿、磷酸盐尿。离心尿每高倍镜视野白细胞超过5个为脓尿，提示感染。乳糜尿是指尿液中含有乳糜或淋巴液，呈乳白色，常见丝虫病。若同时含有血液，尿呈红褐色，称乳糜血尿。晶体尿是尿中含有机或无机物质沉淀、结晶形成晶体尿，常见于尿液中盐类过饱和状态时。磷酸盐尿是由于磷酸盐在碱性尿中沉淀而成，常见于餐后或大量饮用牛奶后，可间歇发生。

（七）尿道分泌物

尿道分泌物指在无排尿动作时尿道口自然流出的黏液性、血性或脓性分泌物。大量黄色、黏稠脓性分泌物多系淋菌性尿道炎的典型症状。少量无色或白色稀薄分泌物多系支原体、衣原体所致的非淋菌性尿道炎。慢性前列腺炎患者常在清晨排尿前或大便时尿道口有少量白色黏稠分泌物。血性分泌物提示尿道肿瘤可能。

（八）男性性功能症状

男性性功能症状包括性欲改变、勃起功能障碍、射精功能障碍（早泄、不射精和逆行射精）等。其中勃起功能障碍和早泄最常见。

二、检查方法

（一）实验室检查

1. 尿液检查　尿液检查应收集新鲜中段尿液。男性包皮过长者，应翻开包皮，清洁龟头后收集；女性月经期间不应收集尿液送检。尿培养以清洁中段尿为佳，女性可采用导尿的尿标本。由耻骨上膀胱穿刺而取的尿标本是无污染的膀胱尿标本，新生儿、婴幼儿尿液收集采用无菌塑料袋。

（1）尿常规：是诊断泌尿系统疾病最基本的项目。正常尿液尿糖阴性，含极微量蛋白。正常尿液呈淡黄、透明，可呈酸性、中性或弱碱性。大量蔬菜饮食或感染时尿液pH升高，而大量蛋白饮食时尿液pH降低。

（2）尿沉渣：新鲜尿离心后，尿沉渣每高倍镜视野红细胞>3个为镜下血尿，白细胞>5个为脓尿，同时检查有无晶体尿、管型、细菌等。

（3）尿三杯试验：以排尿最初5～10mL为第一杯，中间部分为第二杯，排尿最后5～10mL为第三杯。收集时尿液应连续不断，可初步判断镜下血尿或脓尿的来源和病变部位。若第一杯尿液异常，提示病变在尿道；若第三杯尿液异常，提示病变在膀胱颈部或后尿道；若三杯尿液均异常提示病变在膀胱或上尿路。

（4）尿病原微生物检查：用于泌尿系感染的诊断和临床用药指导。革兰氏染色尿沉渣涂片检查可初步判断细菌种类。尿沉渣抗酸染色涂片检查或结核菌培养有助于确立泌尿系统结核的诊断。清洁中段尿培养结果，若菌落数 $>10^5/mL$，提示为尿路感染；有尿路感染症状的患者，致病菌菌落数 $>10^2/mL$ 就有意义。

（5）尿脱落细胞学检查：取新鲜尿沉渣涂片检查，阳性结果提示可能有泌尿系统上皮移行细胞肿瘤。可用于膀胱肿瘤的初步筛选或肿瘤术后的随访。

（6）肿瘤标志物测定：膀胱肿瘤抗原（BTA）检测方法简单，对膀胱癌的诊断准确性较高。其他如核基质蛋白（NMP22）、癌胚抗原（CEA）以及荧光原位杂交（FISH）等，均具有一定的临床意义。

2.肾功能检查

（1）尿比重：反映肾浓缩功能和排泄废物功能。正常尿比重为 1.010～1.030，清晨时最高。当肾功能受损时，肾浓缩功能进行性减弱。尿比重固定或接近于 1.010，提示肾浓缩功能严重受损。尿液中葡萄糖、蛋白及其他大分子物质均能使尿比重增高。

（2）血肌酐和血尿素氮测定：两者均升高提示肾功能受损。血肌酐测定较血尿素氮精确。血尿素氮受分解代谢、饮食和消化道出血等多种因素的影响。

（3）内生肌酐清除率：指在单位时间内肾将若干毫升血浆中的内生肌酐全部清除排出体外的比率，接近于用菊糖测定的肾小球滤过率。测定公式：内生肌酐清除率＝尿肌酐浓度/血肌酐浓度×每分钟尿量，正常值为 90～110mL/min。

3.前列腺液检查 前列腺液正常呈乳白色，较稀薄。涂片镜检可见多量卵磷脂小体，白细胞一般 <10个/高倍镜视野。前列腺按摩前后做尿常规检查，比较白细胞数，如有大量成簇的白细胞出现提示前列腺炎。

4.精液分析 是评价男性生育能力的重要依据。常规检查内容包括颜色、量、pH、黏稠度、精子状况及生化测定。检查前应禁欲至少 3 日，不超过 7 日，两次采样间隔应大于 7 日，采集后 1 小时内送检。

5.血清前列腺特异性抗原（PSA）检测 为目前常用的前列腺癌的生物学指标，可用于前列腺癌的筛选、早期诊断、分期、疗效评价和随访。健康男性血清 PSA <4ng/mL，若 >10ng/mL 应高度怀疑前列腺癌可能。

（二）器械检查

1.常用器械检查方法

（1）导尿管：目前常用带有气囊的 Foley 导尿管，规格以法制（F）为计量单位。导尿管用于收集尿培养标本、诊断检查（测定膀胱容量、压力、残余尿或注入造影剂确定有无膀胱损伤等）和治疗（解除尿潴留、持续引流或膀胱内药物灌注等）。成人导尿检查，常用16F 导尿管。急性尿道炎时禁用。

（2）尿道探条：用于探查尿道狭窄程度、预防和治疗尿道狭窄、探查有无尿道结石。一般选用18～20F探条，以免过细探条的尖锐头部损伤或穿破尿道。

（3）膀胱尿道镜：可用于观察后尿道及膀胱内病变，取活体组织做病理检查，通过插管镜经双侧输尿管口插入输尿管导管作逆行肾盂造影或收集双侧肾盂尿标本，也可放置输尿管支架管作内引流或进行输尿管套石术，还可用于早期膀胱肿瘤电灼、电切以及膀胱碎石、取石、钳取异物。尿道狭窄、急性膀胱炎或膀胱容量过 <50mL 不能做此项检查。

（4）输尿管镜和肾镜：可直视窥查输尿管、肾盂内有无病变，亦可在直视下取石、碎石，切除或电灼肿瘤，取活体组织做病理检查。适用于尿石症、原因不明肉眼血尿或细胞学检查阳性、输尿管充盈缺损等。未纠正的全身出血性疾病、严重的心肺功能不全、未控制的泌尿道感染、病变以下输尿管梗阻及其他膀胱镜检查禁忌者禁做此项检查。

（5）尿动力学测定：是依据流体力学及电生理学方法研究和测定尿路输送、储存、排出尿液的功能，为分析排尿功能障碍原因、选择治疗方法及评定疗效提供客观依据。

（6）前列腺细针穿刺活检：是诊断前列腺癌最可靠的检查。有经直肠穿刺活检和会阴部穿刺活检两种途径。前列腺细针穿刺活检适用于直肠指诊发现前列腺结节或前列腺特异抗原异常者。

2. 器械检查患者的护理

（1）心理护理：器械检查属有创性检查，检查前须做好解释工作，使患者充分认识检查的必要性，消除恐惧心理，主动配合检查。

（2）检查前准备：检查前应清洗患者会阴部。除导尿检查外，患者应排空膀胱。

（3）操作要求：操作时要仔细、轻柔，忌用暴力，以减轻患者痛苦和避免损伤。

（4）预防感染：侵入性检查有可能把细菌带入尿路引起感染。因此，应严格遵守无菌操作原则，必要时遵医嘱预防性应用抗生素。

（5）多饮水：金属尿道探条和内腔镜检查术后，多数患者有肉眼血尿，应多饮水，2～3日后可自愈。

（6）并发症护理：严重的损伤、出血、尿道热者，应留院观察、输液及应用抗生素，必要时留置导尿或膀胱造瘘。

（三）影像学检查

1. B超检查　广泛用于泌尿外科疾病的筛选、诊断、治疗和随访，临床可用于确定肾肿块性质、结石和肾积水，测定残余尿，测量前列腺体积等。多普勒超声仪可显示血管内血流情况，用于诊断肾血管疾病、睾丸扭转和移植肾排斥反应等。B超引导下，可行穿刺、引流、活检等诊断和治疗。

2. X线检查

（1）尿路平片（KUB）：能显示肾轮廓、大小、位置，腰大肌阴影，还能显示不透光阴影以及骨性改变，如脊柱侧弯、脊柱裂、肿瘤骨转移、脱钙等。腰大肌阴影消失，提示腹膜后炎症或肾周围感染。侧位片有助于判断不透光阴影（如结石）的来源。摄片前应做肠道准备，检查前1日少渣饮食，检查前1日晚服缓泻剂，以清除肠道内的气体和粪便，确保平片质量。妊娠期忌做KUB检查。

（2）排泄性尿路造影（EP）：即静脉尿路造影（IVU），静脉注射有机碘造影剂后，于注射后5分钟、15分钟、30分钟、45分钟分别摄片。肾功能良好者5分钟即显影，10分钟后显示双侧肾、输尿管和部分充盈的膀胱。IVU能显示尿路形态是否规则，有无扩张、推移、受压和充盈缺损等，同时可了解双侧肾功能。护理：①造影前日口服缓泻剂排空肠道；②检查前禁食、禁饮6～12小时，使尿液浓缩，增加尿路造影剂浓度，提高显影效果；③检查前做碘过敏试验，对离子型造影剂过敏时，可用非离子型造影剂。IVU禁用于妊娠期，严重肝、肾、心血管疾病、甲状腺功能亢进者及造影剂过敏者。

（3）逆行肾盂造影（RP）：经膀胱尿道镜行输尿管插管注入有机造影剂来显示输尿管和肾集合系统，是IVU的补充性检查手段。RP适用于静脉尿路造影显示尿路不清晰或禁忌者；亦可注入空气作为阴性对比，有助于判断透光结石。体外冲击波碎石（ESWL）时，输尿管插管注入造影剂可帮助进行输尿管结石定位和碎石。造影前需行肠道准备，操作过程中应动作轻柔，严格无菌操作。禁用于急性尿路感染及尿道狭窄者。

（4）顺行肾盂造影（AP）：在B超指引下，经皮穿刺入肾盂，注入造影剂以显示上尿路情况，适用于上述造影方法失败或有禁忌而疑为上尿路梗阻性病变时。能同时收集尿液送检或行肾穿刺造瘘。

（5）膀胱造影：经导尿管将10%～15%有机碘造影剂150～200mL注入膀胱，可显示膀胱形态及其病变，如损伤、畸形、瘘管、神经源性膀胱及膀胱肿瘤等。严重尿道狭窄不能留置导尿管者，可采用经耻骨膀胱穿刺注射造影剂的方法进行排泄性膀胱造影，以判断狭窄程度和长度。

（6）血管造影：主要方法有直接穿刺、经皮动脉穿刺插管、选择性肾动脉造影、静脉造影和数字减影造影(DSA)。适用于肾血管疾病、肾损伤、肾实质肿瘤等,也可对晚期肾肿瘤进行栓塞治疗。护理:①造影前做碘过敏试验;②造影后穿刺点局部加压包扎,平卧24小时;③造影后注意观察足背动脉搏动、皮肤温度及颜色、感觉和运动情况;④造影后鼓励患者多饮水,必要时静脉输液500~1000mL以促进造影剂排泄。禁用于有出血倾向者及有排泄性尿路造影禁忌者。

（7）淋巴造影:可以为泌尿、男性生殖系统恶性肿瘤的淋巴结转移和淋巴管梗阻提供依据,也可了解乳糜尿患者的淋巴系统通路。

（8）CT检查:有平扫和增强扫描两种检查方法。能用于鉴别肾实质性和囊性病变,确定肾损伤范围和程度,肾上腺、肾、膀胱、前列腺等部位肿瘤的诊断与分期;还能显示腹部和盆腔转移的淋巴结。

3.磁共振成像(MRI) 检查分辨肾肿瘤的良、恶性,判定膀胱肿瘤浸润膀胱壁的深度、前列腺癌分期,确诊肾上腺肿瘤等,能提供较CT检查更为可靠的依据。磁共振血管成像(MRA)适用于肾动脉瘤、肾动静脉瘘、肾动脉狭窄、肾静脉血栓形成、肾癌分期等诊断,以及肾移植术后血管通畅情况的检查。磁共振尿路成像(MRU)又称磁共振水成像,无须造影剂和插管即能显示肾盏、肾盂、输尿管的形态和结构,是了解上尿路梗阻的无创检查。

4.放射性核素检查 ①肾图:能测定肾小管分泌功能和显示上尿路有无梗阻。②肾显像:通过动态和静态显影,可了解肾吸收、浓集和排泄的全过程及核素在肾内的分布情况,用于肾占位性、血管性和尿路梗阻性病变的诊断及肾移植术后监护。③肾上腺显像:对肾上腺疾病(如嗜铬细胞瘤)有诊断价值。④阴囊显像:常用于诊断睾丸扭转或精索内静脉曲张等。⑤骨显像:可显示全身骨骼系统有无肿瘤转移,尤其是确定肾癌、前列腺癌骨转移的情况。

第二节 泌尿系统损伤患者的护理

泌尿系统损伤以男性尿道损伤最多见,肾和膀胱次之,输尿管损伤最少见。由于泌尿系统各器官受到周围组织和脏器的良好保护,通常不易受伤。泌尿系统损伤大多是胸、腹、腰部或骨盆严重损伤时的合并伤。因此当有上述部位严重损伤时,应注意有无泌尿系统损伤;确诊泌尿系统损伤时,也要注意有无合并其他脏器损伤。

一、肾损伤患者的护理

肾深埋于肾窝,受到肋骨、腰肌、脊椎和腹壁、腹腔内脏器、膈肌的保护,故不易受损。但肾质地脆,包膜薄,受暴力打击易引起肾损伤。

【解剖生理】

肾为实质性器官,左右各一,位于脊柱两侧、腹膜后间隙内,属腹膜外位器官。肾门为肾的血管、神经、淋巴管及肾盂出入的门户,其在体表的投影点位于腰背部竖脊肌外缘与第12肋的夹角处,称为肾区。进入肾门的各结构被结缔组织包裹,称为肾蒂。肾实质由位于表层的肾皮质和深层的肾髓质组成。肾皮质由肾小体和肾小管组成,肾髓质由15~20个肾锥体构成。在肾单位和集合管生成的尿液先进入肾小盏,再进入肾大盏和肾盂,最后经输尿管进入膀胱。

肾脏主要的生理功能是产生尿液,排泄人体新陈代谢产物、过剩盐类、有毒物质和药物。肾脏同时还有调节水、电解质、酸碱平衡的功能,从而维持机体内环境的相对稳定。肾脏还是一个内分泌器官,可合成和释放肾素,参与调节动脉血压、骨髓红细胞的生成、钙的吸收和血清钙水平。

【病因】

1.开放性损伤 因枪弹、刀刃等锐器所致损伤,常伴有胸部、腹部等其他脏器损伤,有创口与外界相通,故病情复杂而严重。

2. 闭合性损伤　因直接暴力(如撞击、跌倒、挤压、肋骨或腰椎横突骨折等)或间接暴力(如对冲伤、突然暴力扭转等)所致,一般没有创口与外界相通。直接暴力时,上腹部或腰背部受到外力撞击或挤压是肾损伤最常见的原因,大部分损伤程度较轻。

此外,肾本身病变时,更易受外伤,有时极轻微的外伤,也可造成严重的"自发性"肾破裂。经皮肾穿刺活检、肾造瘘、经皮肾镜碎石术、体外冲击波碎石等医疗操作有可能造成不同程度的肾损伤。

【病理】

临床上闭合性肾损伤较常见,根据其损伤程度,分为以下类型(图17-1)。

1. 肾挫伤　损伤仅局限于部分肾实质,形成肾瘀斑和/或包膜下血肿,肾包膜及肾盂黏膜均完整。大多数患者的肾损伤属此类。

2. 肾部分裂伤　肾实质部分裂伤伴有肾包膜破裂,可致肾周血肿。如肾盂肾盏黏膜破裂,则可有明显的血尿。

3. 肾全层裂伤　肾实质深度裂伤,外及肾包膜,内达肾盂肾盏黏膜,常引起广泛的肾周血肿、严重的血尿和尿外渗。肾横断或破裂时,可导致远端肾组织缺血坏死。

4. 肾蒂损伤　较少见。肾蒂血管部分或全部撕裂时可引起大出血、休克,患者常来不及诊治就已死亡。突然减速运动,如车祸、从高处坠落等,均可引起肾急剧移位、肾动脉突然被牵拉,导致弹性差的内膜破裂,形成血栓可致肾动脉闭塞。若未能及时发现和处理,可造成肾功能的完全丧失。

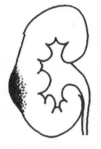 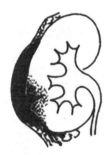 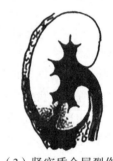

（1）肾瘀斑及包膜下血肿　　（2）表浅肾皮质裂伤及　　（3）肾实质全层裂伤、
　　　　　　　　　　　　　　肾周围血肿　　　　　　　血肿及尿外渗

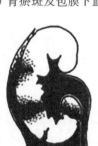 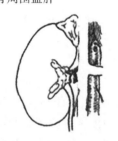 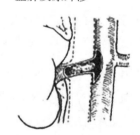

（4）肾横断、肾碎裂　　　（5）肾蒂血管断裂　　（6）肾动脉内膜断裂及血栓形成

图17-1　常见闭合性肾损伤

【临床表现】

肾损伤的临床表现因损伤程度不同,差异很大,在合并其他器官损伤时,轻度的肾损伤症状常被忽视。

1. 症状

(1)血尿:患者大多有血尿,但血尿与损伤程度并不一致。肾挫伤或肾部分裂伤可引起明显肉眼血尿;而肾血管断裂、输尿管断裂或血块堵塞输尿管,可能仅表现为镜下血尿,甚至无血尿。

(2)疼痛:往往是患者受伤后的首发症状。肾包膜下血肿、肾周围软组织损伤、出血或尿外渗等可引起患侧腰、腹部疼痛。血液、尿液进入腹腔或合并腹腔内器官损伤时,可出现腹膜刺激征、腹痛等。血块通过输尿管时,可引起同侧肾绞痛。

(3)休克:重度肾损伤或合并其他脏器损伤时,因严重失血常发生休克,可危及生命。

(4)感染:血肿及尿外渗易继发感染并导致发热,但多为低热。若继发肾周围脓肿或化脓性腹膜炎,可出现高热、寒战,并伴有全身中毒症状;严重者可并发感染性休克。

(5)其他脏器损伤表现:当肾损伤症状与临床症状不相符时,应考虑存在其他脏器损伤的可能。合并胸腔脏器损伤者多表现为呼吸和循环系统症状;合并肝脏、脾脏及大血管损伤时,以出血为主要表现,腹腔内可抽出不凝血;合并胃肠道损伤以腹膜炎症状为主要表现。

2.体征　出血及尿液外渗可使肾周围组织肿胀,形成腰部肿块,腰腹部可有明显触痛和肌紧张。

【辅助检查】

1.实验室检查　尿常规检查可见大量红细胞。血常规检查时,血红蛋白与血细胞比容持续降低,提示有活动性出血;血白细胞计数增多,常提示为感染。

2.影像学检查

(1)超声检查:可提示肾损伤的部位和程度,有无包膜下和肾周血肿、尿外渗以及其他器官损伤,通过超声检查还可了解对侧肾情况。

(2)CT、MRI:CT可清晰显示肾实质裂伤程度、尿外渗和血肿范围,以及肾组织有无活力,并可了解与其他脏器的关系,可作为肾损伤的首选检查。MRI与CT作用相似,但对血肿的显示更清晰。

(3)其他:静脉尿路造影、肾动脉造影等检查也可发现肾有无损伤、损伤范围与程度,但临床上一般不作为首选。

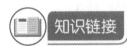

肾功能损害诊断标准

肾功能损害主要分为急性肾功能损害和慢性肾功能损害,急性肾功能损害诊断标准主要与血肌酐有关,慢性肾功能损害诊断标准主要与肾小球滤过率有关。

1.急性肾功能损害诊断标准　48小时内肾功能突然减退,血肌酐绝对值升高,超过26.5μmol/L,可明确为急性肾功能损害。另外,如果患者血肌酐在1周内升高超过50%,也能达到急性肾损伤的标准。

2.慢性肾功能损害诊断标准　通常肾小球滤过率小于90mL/min,甚至是小于60mL/min,有血尿、蛋白尿,或者是肾脏的其他的形态和功能改变,可诊断为慢性肾功能损害。通常自身存在引起慢性肾脏病的疾病(如系统性红斑狼疮)或长期应用肾毒性药物,可伴随较长时间的夜尿增多、乏力、食欲缺乏和面色苍白等。

【处理原则】

肾损伤的治疗目的是保存肾功能和降低死亡率。

1.急救处理　大出血、休克者,应迅速给予输液、输血和积极复苏处理。一旦病情稳定,尽快进行必要的检查,以确定肾损伤的范围、程度及有无合并其他器官损伤,同时做好急诊手术探查的准备。

2.非手术治疗　适用于轻度肾损伤以及无合并胸腹部脏器损伤者。主要措施包括:①绝对卧床休息2~4周;②留置导尿管,观察尿液的颜色;③遵医嘱早期应用广谱抗生素以预防感染;④补充血容量,给予输液、输血等支持治疗;⑤密切观察生命体征及局部肿块的变化;⑥合理应用镇痛、镇静和止血药物;⑦定期进行血、尿常规检测及B超检查,必要时可重复进行CT检查。

3. 手术治疗　可根据肾损伤程度行肾修补术、肾部分切除术、肾切除或选择性肾动脉栓塞术。

(1)开放性肾损伤:此类损伤的患者大多需施行手术探查,特别是枪伤或锐器伤。原则是清创、缝合及引流,并探查有无其他腹部脏器损伤。

(2)闭合性肾损伤:若明确为严重肾裂伤、肾破裂、肾盂破裂或肾蒂损伤,则需尽早手术。若肾损伤患者在保守治疗期间发生以下情况,也需行手术探查:①经积极抗休克治疗后生命体征仍不稳定,提示有内出血;②血尿逐渐加重,血红蛋白和血细胞比容继续降低;③腰、腹部肿块明显增大;④疑有腹腔内脏器损伤。

【护理评估】

(一)术前评估

1. 健康史

(1)一般情况:了解患者的年龄、性别、职业、婚姻及运动爱好等。

(2)外伤史:了解受伤的原因、时间、地点、部位,暴力性质、强度和作用部位,受伤至就诊期间的病情变化及就诊前采取的急救措施等。

2. 身体状况

(1)症状与体征:评估有无腰部疼痛、肿块和血尿等,有无腹膜炎的症状与体征;评估生命体征及尿量,判断有无休克、感染等征象。

(2)辅助检查:了解血、尿常规检查结果的动态变化,影像学检查有无异常发现。

3. 心理 - 社会状况　评估患者是否存在明显的焦虑与恐惧;患者及家属对肾损伤伤情与治疗的了解程度,能否配合肾损伤的治疗。

(二)术后评估

1. 术中情况　了解患者的手术方式、麻醉方式与效果,术中出血、补液、输血情况。

2. 身体状况　评估生命体征是否平稳,患者是否清醒;伤口是否干燥,有无渗液、渗血;肾周引流管是否通畅,引流量、颜色与性状等;有无出血、感染等并发症的发生。

3. 心理 - 社会状况　评估患者是否担心手术预后,是否配合术后治疗和护理。

【常见护理诊断/问题】

1. 焦虑/恐惧　与外伤打击、害怕手术和担心预后不良等有关。

2. 组织灌流量改变　与肾裂伤、肾蒂损伤或其他脏器损伤引起的大出血有关。

3. 潜在并发症:休克、感染。

【护理目标】

(1)患者恐惧与焦虑程度减轻,情绪稳定。

(2)患者的有效循环血量得以维持。

(3)患者未发生并发症,或并发症得到及时发现和处理。

【护理措施】

(一)术前护理

1. 心理护理　主动关心、安慰患者及其家属,稳定其情绪,减轻其焦虑与恐惧。加强交流,向其解释肾损伤的病情发展情况、主要的治疗护理措施,鼓励患者及家属积极配合各项治疗和护理工作。

2. 休息　绝对卧床休息2~4周,待病情稳定、血尿消失后患者可离床活动。通常肾损伤后需经4~6周才趋于愈合,过早过多离床活动有可能导致再度出血。

3. 病情观察　密切观察血压、脉搏、呼吸、体温情况,观察有无休克征象;每0.5~2小时留取尿液于带编号的试管内,观察尿色深浅变化,若颜色加深,说明有活动性出血;观察腰、腹部肿块范围的大小变化;动态监测血红蛋白和血细胞比容变化,以判断出血情况;观察疼痛的部位及程度。

3.维持体液平衡　建立静脉通道,遵医嘱及时输液,必要时输血,以维持有效循环血量,保证组织有效灌流量。合理安排输液种类,及时输入液体和电解质,以维持水、电解质及酸碱平衡。

4.对症处理　遵医嘱给予止血药物,减少或控制出血;腰腹部疼痛明显者,遵医嘱给予止痛、镇静剂,以减轻疼痛、避免躁动而加重出血;给予高热患者物理或药物降温。

5.术前准备　有手术指征者,在抗休克的同时,紧急做好各项术前准备。协助患者做好术前常规检查,特别注意患者的凝血功能是否正常;尽快做好备皮、配血等,条件允许时行肠道准备。

(二)术后护理

1.休息　肾修补术或部分切除术后患者适当卧床休息,以防继发性出血。

2.病情观察　观察患者生命体征及伤口情况;准确记录24小时尿液的颜色、性状和量。

3.输液管理　合理调节输液速度,避免加重健侧肾脏负担。

4.引流管护理　肾脏手术后常留置肾周引流管,以引流渗血和渗液。应妥善固定,标识清楚,注意无菌操作,保持引流管通畅,观察、记录引流液颜色、性状与量,一般于术后2~3日、引流量减少时拔除。

(三)健康教育

1.预防出血　出院后3个月内不宜从事体力劳动或竞技类运动,防止继发损伤。

2.用药指导　行肾切除术者,须注意保护健侧肾脏,慎用对肾功能有损害的药物,如氨基糖苷类抗生素等。

【护理评价】

通过治疗与护理,患者是否:①恐惧与焦虑减轻,情绪稳定;②组织灌流量恢复正常,生命体征维持平稳;③患者未发生并发症,或并发症得到及时发现和处理。

二、膀胱损伤患者的护理

膀胱损伤是指膀胱壁受到外力作用时发生膀胱浆膜层、肌层、黏膜层的破裂,引起膀胱腔完整性破坏、血尿外渗。膀胱充盈时其壁紧张而薄,伸展高出耻骨联合至下腹部,易遭受损伤。

【解剖生理】

膀胱是贮存尿液的肌性囊状器官,成人正常容量为350~500mL。膀胱空虚状态时,呈三棱锥形,分尖、体、底、颈4个部分。膀胱底内面有个三角形区域,位于左右输尿管口和尿道内口之间,称为膀胱三角,是疾病的好发部位。

【病因】

1.开放性损伤　膀胱损伤处与体表相通,多见于战伤。由弹片、子弹或锐器贯通所致,常合并其他脏器(如阴道、直肠)损伤,可形成腹壁尿瘘、膀胱直肠瘘或膀胱阴道瘘等。

2.闭合性损伤　膀胱充盈时,拳击、挤压、碰撞等极易导致膀胱损伤。可见于:①膀胱过度充盈,受力后膀胱破裂;②骨盆骨折时,骨折片可直接刺破膀胱壁;③产妇产程过长,膀胱壁被压在胎头与耻骨联合之间也易引起缺血性坏死,可致膀胱阴道瘘。

3.医源性损伤　发生于下腹部或盆腔手术、妇产科手术、腔镜手术或检查时,其中发生于妇产科手术时最多见。

4.自发性破裂　有病变的膀胱(如膀胱结核、长期接受放射治疗的膀胱)因过度膨胀而发生破裂。

【病理】

1. 膀胱挫伤　仅伤及膀胱黏膜或浅肌层,膀胱壁未穿破,局部有出血或形成血肿,无尿外渗,可出现血尿。

2. 膀胱破裂　严重损伤者可发生膀胱破裂,分为腹膜内型、腹膜外型和混合型(图 17 - 2)。

(1)腹膜内型:膀胱壁破裂伴腹膜破裂,尿液流入腹腔引起腹膜炎,多见于膀胱顶部和后壁损伤。

(2)腹膜外型:膀胱壁破裂但腹膜完整,尿液外渗至膀胱周围组织及耻骨后间隙,沿骨盆筋膜到盆底,或沿输尿管周围疏松组织蔓延到肾区。本型大多由膀胱前壁的损伤引起,常伴骨盆骨折。

(3)混合型:常合并多脏器损伤,死亡率高,火器或利器所致穿通伤是其主要原因。

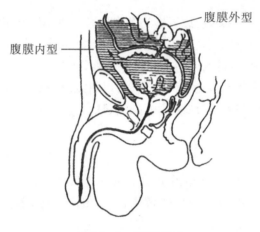

图 17 - 2　膀胱破裂

【临床表现】

膀胱壁轻度挫伤仅有下腹部疼痛和少量终末血尿,短期内可自行消失。膀胱全层破裂时症状明显,根据腹膜外型或腹膜内型的破裂不同而有其特殊的表现。

1. 症状

(1)腹痛:腹膜内型膀胱破裂时,尿液流入腹腔常引起急性腹膜炎症状;腹膜外型膀胱破裂时,可引起下腹部疼痛,压痛及肌紧张。

(2)血尿和排尿困难:膀胱破裂后,因尿液流入腹腔和膀胱周围,患者有尿意,但不能排尿或仅排出少量血尿。

(3)休克:骨盆骨折所致剧痛、大出血及膀胱破裂所致的尿外渗或腹膜炎可导致休克。

(4)尿瘘:开放性损伤时,因体表伤口与膀胱相通而有漏尿。若与直肠、阴道相通,则经肛门、阴道漏尿。闭合性损伤时,尿外渗继发感染后可破溃而形成尿瘘。

2. 体征　闭合性损伤时,体表皮肤常有皮肤肿胀、血肿和瘀斑。腹膜内型膀胱破裂时,若腹腔内尿液较多可出现移动性浊音阳性;腹膜外型膀胱破裂时,尿液外渗,直肠指检可触及直肠前壁饱满并有触痛。

【辅助检查】

1. 导尿试验　导尿管插入膀胱后,如引流出 300mL 以上的清亮尿液,基本上可排除膀胱破裂;如顺利插入膀胱但不能导出尿液或仅导出少量血尿,则膀胱破裂的可能性大。此时可经导尿管注入无菌生理盐水 200 ~ 300mL 至膀胱,片刻后再吸出。液体外漏时,吸出量会减少;腹腔液体回流时,吸出量会增多。若引流出的液体量明显少于或多于注入量,提示膀胱破裂。此法简便易行,但会出现一定的假阳性或假阴性,可作为膀胱损伤的辅助诊断方法。

2.影像学检查

(1)X线检查:腹部X线片可显示骨盆骨折。膀胱造影如见造影剂外漏,提示膀胱破裂。

(2)CT检查:可发现膀胱周围血肿,增强后延迟扫描也可发现造影剂外渗现象。

【处理原则】

原则是尽早闭合膀胱壁缺损,保持尿液引流通畅或完全尿流改道,充分引流外渗的尿液。

1.急救处理 积极抗休克治疗,如输血、输液、镇痛等。尽早使用广谱抗生素预防感染。

2.非手术治疗 膀胱挫伤或膀胱造影仅有少量尿外渗且症状较轻者,可从尿道插入导尿管,持续引流尿液10日左右,同时使用抗生素预防感染,破裂多可自愈。

3.手术治疗 严重膀胱破裂伴出血、尿外渗,且病情严重者,应尽早施行手术。若为腹膜内型膀胱破裂,应行剖腹探查,同时处理腹腔内其他脏器损伤。膀胱修补术后应留置Foley导尿管或耻骨上膀胱造瘘,持续引流尿液2周。盆腔血肿应尽量避免切开,以免再次引发大出血。出血难以控制时,可行选择性盆腔血管栓塞术。

【常见护理诊断/问题】

1.焦虑 与外伤打击、害怕手术有关。

2.疼痛 与损伤后局部肿胀和尿外渗有关。

3.潜在并发症:感染、休克。

【护理措施】

(一)非手术治疗的护理/术前护理

1.心理护理 主动关心、安慰患者及家属,稳定情绪,减轻焦虑与恐惧。向其解释膀胱损伤的病情发展、主要治疗措施,鼓励患者及家属积极配合各项治疗和护理工作。

2.维持体液平衡、保证组织有效灌流量 ①密切观察患者的生命体征,尿液颜色及尿量;②遵医嘱输血、输液,保持输液管路通畅,观察有无输液反应。

3.预防感染 ①做好伤口护理和导尿管护理;②遵医嘱应用抗生素;③及早发现感染征象,通知医师并协助处理。

4.术前准备 有手术指征者,在抗休克的同时,紧急做好各项术前准备。

(二)术后护理

1.病情观察 及早发现出血、感染等并发症。

2.膀胱造瘘管护理 妥善固定,保持引流管通畅,防止逆行感染;观察记录引流液的颜色、性状、量及气味;保持造瘘口周围皮肤清洁、干燥,定期换药;膀胱造瘘管一般留置14日左右拔除;拔管前需先夹管,待患者的排尿情况良好后再行拔管,拔管后用纱布堵塞并覆盖造瘘口。

3.尿管护理 按管道护理常规。尿管一般于术后5~10日拔除;若是复杂性损伤或伴伤口愈合不良者,拔尿管前需进行膀胱造影,以排除尿外渗并确定膀胱伤口是否愈合。

4.心理护理 解释术后恢复过程,安放各种引流管的意义,以及积极配合治疗和护理对康复的意义。

(三)健康教育

1.膀胱造瘘管的自我护理 部分患者需带膀胱造瘘管出院,需做好管道自我护理指导:①引流管和引流袋的位置切勿高于膀胱区;②间断轻柔挤压引流管以促进沉淀物的排出;③发现阻塞时不可自行冲洗,应随时就诊;④如出现膀胱刺激征、尿中有血块、发热等,也应及时就诊。

2.用药指导 遵医嘱服药,详细告知患者药物的不良反应及注意事项。

三、尿道损伤患者的护理

尿道损伤是泌尿系统最常见的损伤,多见于男性。男性尿道以尿道生殖膈为界,分为前、后两段。前尿道包括球部和阴茎体部,后尿道包括前列腺部和膜部。尿道损伤早期处理不当,会产生尿道狭窄、尿瘘等并发症。

【解剖生理】

尿道是将尿液从膀胱排出体外的管道,男性尿道还与生殖系统有着密切的联系。成年男性尿道长 18～22cm,粗细不一,有 3 处生理狭窄,发生于尿道内口、尿道膜部和尿道外口,尿道结石容易嵌顿于这些狭窄部位。男性尿道还有 2 个弯曲,即耻骨下弯和耻骨前弯,后者可随阴茎向上提起而消失。

【病因与分类】

1. 按尿道损伤的部位分类 ①前尿道损伤:多发生于球部。球部尿道固定在会阴部,会阴部骑跨伤时,将尿道挤向耻骨联合下方,引起尿道球部损伤。异物插入、反复插导尿管、膀胱镜尿道检查等也可引起前尿道损伤。②后尿道损伤:多发生于膜部。膜部尿道穿过尿生殖膈,当骨盆骨折时,附着于耻骨下支的尿生殖膈突然移位,产生剪切样暴力,使薄弱的膜部尿道撕裂。

2. 按致伤原因分类 ①开放性损伤:因弹片、锐器伤所致,常伴有阴茎、阴囊、会阴贯通伤。②闭合性损伤:因外来暴力所致,多为挫伤或撕裂伤。

【病理】

1. 尿道挫伤 尿道内层损伤,阴茎和筋膜完整;仅有局部水肿和出血,可以自愈,愈合后一般不发生尿道狭窄。

2. 尿道裂伤 尿道壁部分断裂,引起尿道周围血肿和尿外渗,愈合后可引起瘢痕性尿道狭窄。

3. 尿道断裂 尿道完全离断,断端退缩、分离,尿道周围血肿和尿外渗明显,可发生尿潴留。

(1)球部断裂:血液及尿液渗入会阴浅筋膜包绕的会阴袋,使会阴、阴茎、阴囊肿胀淤血,有时向上扩展至下腹壁(图 17-3)。

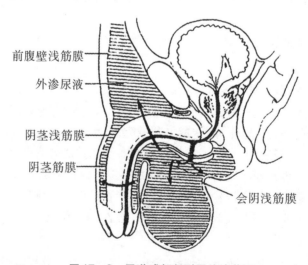

图 17-3 尿道球部断裂尿外渗范围

(2)膜部断裂:由骨盆骨折及盆腔血管丛损伤引起大量出血,在前列腺和膀胱周围形成大血肿。当后尿道断裂后,尿液沿前列腺尖处外渗至耻骨后间隙和膀胱周围,若同时有耻骨前列腺韧带撕裂,则前列腺向后上方移位(图 17-4)。

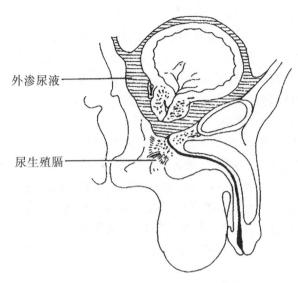

图 17 - 4　尿道膜部断裂尿外渗范围

【临床表现】

1. 症状

（1）疼痛：尿道球部损伤时受伤处疼痛，排尿时疼痛加重并向阴茎头及会阴部放射。后尿道损伤时疼痛可放射至肛门周围、耻骨后及下腹部。

（2）尿道出血：前尿道损伤后即可见尿道外有鲜血滴出或溢出，是前尿道损伤最常见的症状；后尿道破裂时，可无尿道口流血或仅少量血液流出。尿道出血程度与尿道损伤严重程度不一定一致。

（3）排尿困难：排尿困难程度与尿道损伤程度有关。尿道挫裂伤后，因局部水肿或疼痛导致括约肌痉挛，发生排尿困难。尿道断裂时，可发生尿潴留。

（4）休克：骨盆骨折致后尿道损伤，常因合并大出血，引起创伤性、失血性休克。

（5）尿外渗：尿道断裂后，用力排尿时尿液可从裂口处渗入周围组织，如不及时处理或处理不当，可发生广泛的皮下组织坏死、感染及脓毒症；膜部尿道损伤致尿生殖膈撕裂时，会阴、阴囊部出现尿外渗及血肿。

2. 体征　后尿道断裂时，直肠指检可触及直肠前方有柔软、压痛的血肿，前列腺向上移位，有浮球感。

【辅助检查】

1. 导尿　检查尿道是否连续、完整。严格无菌下轻缓插入导尿管，若能顺利插入至膀胱，说明尿道连续而完整。若一次插入困难，不应勉强反复试插，以免加重局部损伤、导致感染。后尿道损伤伴骨盆骨折及尿道完全断裂时，一般不宜导尿。

2. 影像学检查

（1）X 线检查：骨盆前后位 X 线片可显示骨盆情况及是否存在异物。尿道造影可显示尿道损伤部位及程度，尿道断裂可有造影剂外渗，而尿道挫伤则无外渗征象。

（2）CT、MRI 检查：用于尿道损伤的初期评估，对观察严重损伤后骨盆变形的解剖情况和相关脏器的损伤程度有重要意义。

【处理原则】

局部处理的原则为恢复尿道连续性、解除尿潴留、于尿外渗部位切开引流、损伤修复后定期做尿

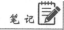

道扩张术以预防尿道狭窄。

1.**紧急处理**　损伤严重伴休克者,应及时补液、输血。骨盆骨折患者须平卧,勿随意搬动。尿潴留不宜导尿或未能立即手术者,可先行耻骨上膀胱穿刺抽出膀胱内尿液。

2.**非手术治疗**　如能自行排尿则无须导尿,排尿困难但插入导尿管成功者需留置导尿1～2周。鼓励患者多饮水以保持排尿通畅。应用抗生素预防感染。

3.**手术治疗**

(1)前尿道裂伤致导尿失败或尿道断裂:立即行经会阴尿道修补或断端吻合术,并留置导尿管2～3周。会阴或阴囊形成大血肿及严重尿外渗者,先行耻骨上膀胱造瘘,3个月后再修补尿道。尿外渗区域作多个皮肤切口深至浅筋膜下,彻底引流外渗尿液,以预防组织坏死和继发感染。

(2)骨盆骨折致后尿道损伤:经抗休克治疗病情稳定后行耻骨上高位膀胱造瘘术。尿道不完全断裂者,通常在术后3周可恢复自行排尿。病情严重者,留置造瘘3个月后再行二期尿道吻合手术。对部分病情不严重、骨盆环稳定的患者,可早期即行尿道会师复位术,术后留置导尿管3～4周,以避免二期尿道吻合手术。

4.**并发症处理**　尿道损伤后常并发尿道狭窄。狭窄轻者术后定期进行尿道扩张即可。如狭窄严重引起排尿困难、尿流变细,可行内镜下尿道内冷刀切开,对瘢痕严重者再辅以电切、激光等手术治疗。如狭窄严重引起尿道闭锁,可经会阴切除狭窄段,行尿道端端吻合术常可取得满意疗效。

尿道扩张术

尿道扩张术是将金属探条由细到粗依次插入尿道内,逐渐扩张尿道,使其狭窄段变粗,达到排尿通畅的目的。方法:患者排空膀胱,取仰卧位。消毒尿道外口,行局部麻醉后,向尿道内注入无菌液体石蜡5～10mL。取16F金属尿道探条,探条涂上石蜡油。操作者右手持金属尿道探条柄,左手扶持患者的阴茎,将其向上拉直,将探条缓慢插入尿道内,通过尿道狭窄部位并固定1小时,再缓慢取出。扩张成功后根据排尿情况选择尿道扩张周期,可每周1次、每2周1次到每月1次或更长时间,直至可通过22F金属尿道探条。尿道扩张术后嘱患者多饮水,并密切观察尿线、射程及排尿困难的改善情况。有急性尿道感染者禁行此术。

【常见护理诊断/问题】

1.**疼痛**　与损伤后局部肿胀、尿外渗、手术切口有关。

2.**焦虑/恐惧**　与尿道损伤、排尿困难、担心尿道狭窄等并发症有关。

3.**排尿障碍**　与排尿困难、尿潴留、尿道狭窄有关。

4.**潜在并发症**:感染、休克、尿道狭窄等。

【护理措施】

(一)术前护理

1.**急救护理**　①输液、止血、镇痛:迅速建立2条静脉通路,遵医嘱输液、输血,应用止血、镇痛药;②复合伤处理:若合并骨折,及时做骨折复位固定,骨盆骨折者须卧硬板床,勿随意搬动,以免加重损伤,并做好相关并发症的预防。

2.**心理护理**　尿道损伤以青壮年男性为主,常合并骨盆骨折、大出血,甚至休克,伤情重,故患者及家属的精神负担大,极易产生恐惧、焦虑心理。应主动关心、安慰患者与家属,稳定情绪,减轻焦虑与恐惧,告诉患者及家属尿道损伤的病情发展、主要的治疗护理措施,鼓励患者及家属积极配合。

3.病情观察　①监测患者的神志、脉搏、呼吸、血压、体温、尿量及损伤部位的变化,并详细记录。②排尿困难者给予导尿管或膀胱造瘘管,避免发生尿潴留。拔除尿管或膀胱造瘘管后,观察患者排尿频率、每次排尿量、尿程、最大尿流、残余尿量及排尿期间伴随症状等。

4.预防感染　①做好伤口局部护理、导尿管或膀胱造瘘管护理。②嘱患者勿用力排尿,避免引起尿外渗而致周围组织继发感染。③遵医嘱应用抗生素,嘱患者多饮水。④及早发现感染征象,通知医师并协助处理。

5.尿管或膀胱造瘘管护理　妥善固定防脱出,避免牵拉导尿管引起不适;保持通畅;病情允许的情况下多饮水。

6.术前准备　有手术指征者,在抗休克的同时,紧急做好各项术前准备。

(二)术后护理

1.引流管护理

(1)尿管:尿道吻合术与尿道会师术后均需留置尿管,以引流尿液。护理要点包括:①妥善固定尿管。尿管一旦滑脱均无法直接插入,须再行手术放置,直接影响损伤尿道的愈合。应妥善固定尿管于大腿内侧、减缓翻身动作,防止尿管脱落。②保持尿管通畅。血块堵塞是导致尿管堵塞的常见原因,需及时清除。少量血块可在无菌操作下,用注射器吸取无菌生理盐水冲洗、抽吸。③预防感染。严格无菌操作,定期更换引流袋。留置尿管期间,每日清洁尿道口2次。避免逆行感染。④拔管时间视尿道损伤程度及手术方式而定,一般留置2~4周。

(2)膀胱造瘘管:尿潴留者可行局麻下耻骨上高位膀胱穿刺造瘘,按管道护理常规做好相应的护理。经膀胱尿道造影明确尿道无狭窄及尿外渗后,才可拔除膀胱造瘘管。

2.尿外渗区切开引流的护理　保持引流通畅;定时更换伤口浸湿敷料;抬高阴囊,以利外渗尿液吸收,促进肿胀消退。避免大便污染伤口。避免便秘,以免增加腹压影响伤口愈合。

3.心理护理　尿道损伤属于隐私部位,患者容易出现焦虑、紧张等情绪反应,需及时发现,并积极给予干预。

(三)健康教育

1.预防骑跨伤　日常生活及生产中注意安全,避免发生骑跨伤。

2.预防尿道狭窄　定期尿道扩张是防止尿道狭窄、解除排尿困难的有效措施,其间隔时间取决于排尿困难的程度。应向患者及亲属解释尿道扩张的意义,鼓励患者坚持定期扩张尿道。

3.康复指导　部分患者可能发生阴茎勃起功能障碍,可指导其进行心理性勃起训练及采取辅助性治疗。

第三节　泌尿系统结石患者的护理

泌尿系统结石又称尿石症,是泌尿外科常见疾病之一。按泌尿系统结石所在的部位分为上尿路结石和下尿路结石,临床以上尿路结石多见。尿石症的好发年龄为25~40岁,男、女之比为3:1。全球范围内,尿石症的发病有明显的地区差别,热带和亚热带地区是其好发地区。我国南方的发病率明显高于北方地区。

一、肾结石和输尿管结石患者的护理

肾结石和输尿管结石称为上尿路结石,以单侧多见。肾结石常位于肾盂和肾盏中,输尿管结石则易嵌顿于生理狭窄处,以输尿管下1/3最为多见。

【病因】

影响结石形成的因素有很多,如年龄、性别、种族、遗传、环境因素、饮食习惯和职业等均对结石的形成有影响。身体的代谢异常、尿路梗阻、感染、异物和药物使用因素是结石形成的常见病因。

1.代谢异常

(1)形成尿结石的物质增加:尿液中钙、草酸或尿酸的排出量增加。

(2)尿 pH 值改变:碱性尿中易形成磷酸盐及磷酸镁铵沉淀;酸性尿中易形成尿酸结石和胱氨酸结晶。

(3)尿中抑制晶体形成和聚集的物质减少:如枸橼酸、焦磷酸盐、酸性黏多糖等。

(4)尿量减少:使尿中盐类和有机物质的浓度增高。

2.局部因素　尿液淤滞、尿路感染和尿路异物。

3.药物相关因素　药物引起的肾结石占 1%～2%。相关药物分为两类:①尿液的浓度高而溶解度比较低的药物,包括氨苯蝶啶、治疗 HIV 感染的药物(如茚地那韦)、硅酸镁和磺胺类药物等。②能够诱发结石形成的药物,包括乙酰唑胺、维生素 D、维生素 C 和皮质激素等。

【病理生理】

肾结石和输尿管结石可引起泌尿系统直接损伤、梗阻、感染或恶性变,病理生理改变与结石部位、大小、数目、继发炎症和梗阻程度等有关。结石损伤尿路黏膜可导致出血,位于尿路较细处如肾盏颈、肾盂输尿管连接处、输尿管,可造成尿路梗阻。尿路梗阻时更易继发感染,感染与梗阻又促使结石迅速长大或再形成结石。肾盂黏膜可因结石的长期慢性刺激而发生恶变。

【临床表现】

1.症状

(1)疼痛:患者多有肾区疼痛,可伴肋脊角叩击痛。疼痛程度取决于结石大小和位置。结石大、移动小的肾盂肾盏结石可无明显临床症状,活动后可引起上腹和腰部钝痛或隐痛。肾内小结石与输尿管结石可引起肾绞痛,常见于结石活动并引起输尿管梗阻的情况。肾绞痛的典型表现为突发性严重疼痛,多在深夜至凌晨发作,剧烈难忍。疼痛位于腰部或上腹部,沿输尿管放射至同侧腹股沟,甚至放射至同侧睾丸或阴唇。疼痛持续数分钟至数小时不等。发作时患者精神恐惧,坐立不安,痛极时可伴恶心、呕吐,面色苍白、冷汗,甚至休克。

(2)血尿:多为镜下血尿,少数为肉眼血尿。有时活动后出现镜下血尿是上尿路结石的唯一症状。

(3)恶心、呕吐:由于输尿管与肠道有共同的神经支配,输尿管结石引起尿路梗阻时,输尿管管腔内压力增高,管壁局部扩张、痉挛和缺血从而导致恶心、呕吐,常与肾绞痛伴发。

(4)膀胱刺激征:结石伴感染或输尿管膀胱壁段结石时,可有尿频、尿急、尿痛。

(5)感染和梗阻:结石继发急性肾盂肾炎或肾积脓时,可有发热、畏寒等全身症状。

2.体征　患侧肾区可有轻度叩击痛。结石所致梗阻引起肾积水时,可在上腹部触到增大的肾脏。

【辅助检查】

1.实验室检查

(1)尿液分析:留取禁食后清晨的新鲜尿液,检测 pH 值、钙、磷、尿酸、草酸等;伴泌尿系统感染者行尿液培养;如果通过其他手段不能排除胱氨酸尿症,则行尿胱氨酸检查。

(2)血液分析:检测血钙、尿酸和肌酐等的水平。

(3)结石成分分析:可确定结石性质,作为制订结石预防措施和选用溶石疗法的重要依据。

2.影像学检查

(1)超声检查:是肾结石的重要筛查手段,能显示结石的特殊声影,可发现 2mm 以上 X 线阳性及阴性结石,还能显示肾积水和肾实质萎缩情况。

(2)X 线检查:①尿路平片:能发现 90% 以上的泌尿系统结石。但结石过小、钙化程度不高或纯尿酸结石常不显示。②静脉尿路造影:从静脉注射有机碘造影剂,分别于注射后 5 分钟、15 分钟、30 分钟、45 分钟摄片。静脉尿路造影可显示结石所致的肾结构和肾功能改变。③逆行肾盂造影:常用于其他方法不能确定结石的部位或结石以下尿路系统病情不明时,一般不作为初始检查手段。

(3)CT 和 MRU 检查:CT 平扫能发现较小的结石,包括 X 线透光结石。增强 CT 可显示肾积水的程度和肾实质的厚度,反映肾功能的改变情况。磁共振水成像(MRU)能够了解结石梗阻后肾输尿管积水的情况,不适合做静脉尿路造影者可考虑采用。

(4)放射性核素肾显像:放射性核素检查主要用于确定肾功能,评价治疗前肾功能情况和治疗后肾功能恢复状况。

3.内镜检查 包括肾镜、输尿管镜和膀胱镜检查。通常用于泌尿系统平片未显示的结石,排泄性尿路造影有充盈缺损而不能确诊时,借助于内镜可明确诊断和进行治疗。

【处理原则】

1.病因治疗 如切除甲状旁腺瘤、解除尿路梗阻;原发性高草酸尿症、肠源性高草酸尿症的治疗。

2.非手术治疗 适用于结石 <0.6cm、表面光滑、结石以下尿路无梗阻者。

(1)饮食与运动:每日饮水 2500~3000mL,保持每日尿量在 2000mL 以上。对于高尿钙患者,保证每日钙摄入量 <1000mg,少食富含草酸的食物,适当运动。

(2)药物治疗:尿酸及胱氨酸结石可服用枸橼酸氢钾钠、碳酸氢钠碱化尿液;感染性结石需控制感染,口服氯化铵酸化尿液,应用脲酶抑制剂,有控制结石长大的作用;限制食物中磷酸的摄入,应用氢氧化铝凝胶限制肠道对磷酸的吸收,有预防结石的作用。

(3)中药和针灸:可解痉、镇痛,促进小结石的排出。常用中药有金钱草、车前子,常用针刺穴位是肾俞、膀胱俞、三阴交、阿是穴等。

(4)肾绞痛的处理:肾绞痛是泌尿外科的常见急症,需紧急处理。①药物治疗:常用镇痛药物包括非甾体镇痛药,如双氯芬酸钠、吲哚美辛;阿片类镇痛药,如氢吗啡酮、曲马多等。解痉药物主要有阿托品、钙离子通道阻滞剂、黄体酮等。②当疼痛不能经药物缓解或结石直径大于 6mm,应考虑外科治疗。

3.体外冲击波碎石(ESWL) 通过 X 线或超声检查对结石进行定位,利用高能冲击波聚焦后作用于结石,使之裂解、粉碎成细砂,随尿流排出。ESWL 适用于直径 ≤2cm 的肾结石及输尿管上段结石,是一种安全而有效的非侵入性治疗。治疗次数不超过 5 次,连续两次 ESWL 间隔至少 10~14 日。常见并发症包括出血、"石街"形成、肾绞痛、高血压等。

4.手术治疗

(1)内镜取石或碎石术:常见以下两种。

1)经皮肾镜碎石或取石术(PCNL):利用超声或 X 线检查定位,经腰背部细针穿刺直达肾盏或肾盂,扩张并建立皮肤至肾内的通道,置入肾镜,直视下取石或碎石。取石后酌情放置双 J 管和肾造瘘管。此法适用于直径 ≥2cm 的肾结石、有症状的肾盏结石、体外冲击波治疗失败的结石。术中、术后出血是 PCNL 最常见及危险的并发症。

2)输尿管镜取石或碎石术(URL):经尿道置入输尿管镜至膀胱,经膀胱输尿管口进入输尿管,直视找到结石,进行套石或取石。若结石较大可用超声、液电、激光或气压弹道碎石。此法适用于中、下段输尿管结石,ESWL 失败的输尿管上段结石,X 线阴性的输尿管结石,停留时间长的嵌顿性结石,亦用于 ESWL 治疗所致的"石街"。常见并发症主要有感染、黏膜下损伤、穿孔、撕裂等。

（2）开放手术：少用，适用于结石远端存在梗阻、部分泌尿系统畸形、结石嵌顿紧密、其他治疗无效，以及肾积水感染严重或肾功能丧失的尿石症。

【护理评估】

（一）术前评估

1.健康史

（1）一般情况：包括患者的年龄、性别、职业、居住地、饮水习惯、饮食习惯（如肉类、奶制品的摄入）及排尿情况等。

（2）既往史：了解患者既往有无结石史，有无代谢和遗传性疾病，有无泌尿系统感染、梗阻性疾病，有无甲状旁腺功能亢进、痛风、肾小管酸中毒、长期卧床病史等。有无服用引起高尿钙尿、高草酸尿、高尿酸尿等代谢异常的药物。既往有无手术史，如肠管切除可引起腹泻，并引起高草酸尿和低枸橼酸尿。

2.身体状况

（1）症状与体征：评估疼痛的部位、性质、程度及伴随症状；血尿的程度及特点，如有无活动后血尿；是否有排出结石；是否伴有恶心、呕吐及膀胱刺激征；是否有感染性疾病症状。体格检查是否有肾区叩击痛。

（2）辅助检查：了解实验室检查（尿液分析、血液分析、结石成分分析）结果，判断有无肾功能损害及代谢异常；了解影像学检查结果，判断病变部位及程度，以及是否并发尿路感染、输尿管扩张和肾积水等。

3.心理-社会状况　评估患者是否了解尿石症的治疗方法，是否担心尿石症的预后，是否重视疾病的治疗及发展，是否知晓尿石症的预防方法。

（二）术后评估

1.术中情况　了解患者手术、麻醉方式与效果；术中出血、补液、输血情况，术中留置双 J 管情况。

2.身体状况评估　评估：①生命体征及疼痛；②患者的神志；③伤口与引流管情况，如伤口是否干燥，有无渗液、渗血，肾造瘘管及导尿管是否通畅，引流液的颜色、性状及量等；④治疗效果，如尿路梗阻解除及感染控制程度，肾功能恢复情况，结石排出情况；⑤并发症的发生，如感染、出血、"石街"、肾绞痛等。

3.心理-社会状况　评估患者是否存在焦虑情绪，是否重视疾病治疗，是否配合治疗和护理等。评估患者对尿石症预防知识的知晓情况，以及留置双 J 管的注意事项等。

【常见护理诊断/问题】

1.疼痛　与结石刺激引起的炎症、损伤及平滑肌痉挛有关。

2.潜在并发症：出血、感染、"石街"形成、双 J 管相关并发症、结石复发等。

3.知识缺乏：缺乏预防尿石症的知识。

【护理目标】

（1）患者自述疼痛减轻，舒适感增强。

（2）患者未发生并发症，或并发症得到及时发现或处理。

（3）患者知晓尿石症的预防知识。

【护理措施】

（一）非手术治疗的护理

1.缓解疼痛　嘱患者卧床休息，局部热敷，指导患者做深呼吸、放松以减轻疼痛。遵医嘱应用解痉、镇痛及抗生素等药物,并观察疼痛的缓解情况及药物的不良反应。

2. 饮食、饮水与活动 鼓励患者多饮水,适当运动,促进结石排出。

3. 病情观察 观察体温、尿常规,及早发现感染征象。观察结石排出情况,排出结石可做成分分析,以指导结石治疗与预防。

(二)体外冲击波碎石的护理

1. 术前护理

(1)心理护理:向患者及家属解释 ESWL 的方法、碎石效果及配合要求,解除患者的顾虑;嘱患者术中配合做好体位固定,不能随意变换体位,以确保碎石定位的准确性。

(2)术前准备:术前 3 日忌食产气食物,术前 1 日口服缓泻药,术晨禁饮食;教患者练习手术配合体位、固定体位,以确保碎石定位的准确性;术晨行泌尿系统 X 线复查,了解结石是否移位或排出,复查后用平车接送患者,以免结石因活动再次移位。

(3)了解患者是否有 ESWL 禁忌证:如出血性疾病、结石远端梗阻、妊娠、尚未控制的泌尿系统感染性疾病、心脑血管病、主动脉瘤等情况。

2. 术后护理

(1)鼓励患者多饮水:每日饮水 2500～3000mL,可根据出汗量适当增减饮水量,促进排石。

(2)采取有效体位、促进排石:若患者无全身反应及明显疼痛,嘱其适当活动、变换体位,以增加输尿管蠕动、促进碎石排出。肾结石碎石后一般取健侧卧位;结石位于中肾盏、肾盂、输尿管上段,碎石后取头高脚低位,上半身抬高;结石位于肾下盏,碎石后取头低位。

(3)病情观察:严密观察和记录碎石后排尿及排石情况。可用纱布过滤尿液,收集结石碎渣作成分分析;定时摄腹部平片观察结石排出情况。

3. 并发症的观察与护理

(1)血尿:碎石术后多数患者会出现暂时性肉眼血尿,一般无须特殊处理,嘱患者多饮水并继续观察。

(2)发热:感染性结石患者,由于结石内细菌播散而引起尿路感染,往往引起发热。遵医嘱应用抗生素,高热者采用降温措施。

(3)疼痛:结石碎片或颗粒排出可引起肾绞痛,应给予解痉、镇痛及抗感染等处理。

(4)"石街"形成:是常见且较严重的并发症之一。患者出现腰痛或不适,可继发感染和脏器受损,必要时经输尿管镜取石或碎石。

(三)内镜碎石术的护理

1. 术前护理

(1)心理护理:向患者及家属介绍各种内镜碎石术的方法与优点,术中的配合要求及注意事项,消除患者的顾虑。

(2)术前准备:①掌握凝血功能情况。注意患者的凝血功能是否正常,如近期服用阿司匹林、华法林等抗凝药物者应停药,待凝血功能正常再行碎石术。②进行体位训练。术中患者取截石位或俯卧位。术前指导患者进行俯卧位练习,从俯卧 30 分钟开始,逐渐延长至 2 小时,以提高患者术中体位的耐受性。③术前 1 日备皮、配血,术前晚行肠道清洁。

2. 术后护理

(1)病情观察:观察患者的生命体征、尿液颜色和性状等。术后早期,肾造瘘管引流液一般为血性,如 1～3 日转清,则不需处理。如术后短时间内造瘘管引出大量鲜红色血性液体,可能为大出血,应报告医师处理。按医嘱应用止血药,夹闭造瘘管 1～3 小时,增加肾盂内压力,起到压迫止血的目的。出血停止,患者生命征平稳后可重新开放肾造瘘管。

（2）防治感染：遵医嘱应用抗生素。多饮水，勤排尿。留置尿管者应注意清洁尿道口与会阴部，肾造瘘口应定时更换敷料，保持皮肤清洁、干燥。

（3）引流管护理：包括肾造瘘管和双J管的护理，具体措施如下。

1）肾造瘘管护理：经皮肾镜取石术后为引流尿液和残余碎石常规留置肾造瘘管。①妥善固定：妥善固定肾造瘘管及集尿袋，防止牵拉和滑脱，翻身活动时避免造瘘管被拉出、扭曲及引流袋接口脱落。②保持引流通畅：如造瘘管发生堵塞，挤捏无效时，可协助医师在无菌操作下作造瘘管冲洗，方法是用注射器吸取 5～10mL 生理盐水，缓慢注入造瘘管内再缓慢吸出，反复冲洗，直至管道通畅。③观察并记录引流情况：注意观察并记录引流液的量、颜色和性状。④防逆行感染：引流管位置应低于肾造瘘口，以防引流液逆流引起感染。⑤适时拔管：术后 3～5 日，引流液转清、体温正常后可拔管，拔管前先夹闭造瘘管 24～48 小时，注意观察有无发热、排尿困难、腰腹痛等反应，拔管后 3～4 日内，应督促患者每 2～4 小时排尿 1 次，以免膀胱过度充盈。

2）双J管护理：输尿管肾镜取石或碎石术后为引流尿液、扩张输尿管、排出小结石，以及防止输尿管内"石街"形成，常规留置双J管。①体位：术后患者取半卧位。②防止尿液反流：多饮水、勤排尿，注意防止膀胱充盈引起尿液反流。③防止滑脱：鼓励患者早期下床活动，但应注意避免剧烈运动、过度弯腰、突然下蹲等，以免双J管滑脱或上下移位。④取管时间：双J管一般留置 4～6 周，经 B 超或腹部摄片复查确定无结石残留后，在膀胱镜下取出双J管。

（四）手术治疗的护理

1. 术前护理

（1）心理护理：向患者解释手术治疗的必要性，关心体贴患者，帮助患者解除思想顾虑，消除恐惧心理，取得患者对治疗和护理工作的支持与配合。

（2）术前准备：输尿管结石病进入手术室前需再行腹部平片定位。注意继发性结石或老年患者的全身情况和原发病的护理。

2. 术后护理

（1）休息与体位：肾实质切开者，应卧床 2 周。上尿路结石术后，取侧卧位或半卧位，以利引流。

（2）饮食与输液：肠功能恢复后，可进食。输液并鼓励患者多饮水，每日 3000～4000mL。血压稳定者，应用利尿剂，增加尿量，以便冲洗尿路和改善肾功能。

（3）病情观察：严密观察和记录尿液颜色、量及患侧肾功能情况。

（4）引流管的护理：①妥善固定肾周围引流管及集尿袋，防止牵拉和滑脱，翻身活动时，避免引流管被拉出、扭曲，防止引流袋接口脱落。②保持引流通畅。③观察并记录引流物的量、颜色、性状和气味。④引流管一般于术后 3～4 日拔除，若发生感染或瘘，则应延长拔管时间。

（5）心理护理：给予患者和家属心理上的支持，解释术后恢复过程，说明引流管安放的意义，以及积极配合治疗和护理对康复的意义。

（五）健康教育

1. 知识宣教　告知患者尽早解除尿路梗阻、感染、异物等因素，可减少结石形成。

2. 饮食指导　告知患者通过大量饮水、增加尿量和调节饮食可预防结石。

（1）含钙结石患者：宜食用含纤维丰富的食物，限制牛奶、奶制品、豆制品、巧克力、坚果等含钙量高的食物，限制浓茶、菠菜、番茄、土豆、芦笋等含草酸量高的食物，避免大量摄入动物蛋白、精制糖和动物脂肪。

（2）尿酸结石患者：忌食动物内脏，限制各种肉类和鱼虾等富含嘌呤的高蛋白食物。

（3）胱氨酸结石患者：应限制含蛋氨酸的食物，如蛋、奶、肉、花生和小麦等。

3. 用药指导　告知患者应用影响代谢的药物，碱化或酸化尿液可预防结石复发。常用的药物包括以下几种。①维生素 B：有助减少尿中草酸含量。②氧化镁：可增加尿中草酸溶解度。③枸橼酸钾、碳酸氢钠：可使尿 pH 保持在 6.5 ~ 7 以上，预防尿酸和胱氨酸结石。④别嘌醇：可减少尿酸形成，对含钙结石有抑制作用。⑤氯化铵：使尿液酸化，有利于防止感染性结石的生长。

4. 特殊性指导　告知伴甲状旁腺功能亢进者必须摘除腺瘤或增生组织。长期卧床者必须进行适当功能锻炼，防止骨脱钙，减少尿钙排出。

5. 复查指导　治疗后定期进行尿液检查、X 线检查或 B 超检查，观察有无复发、残余结石情况。若出现腰痛、血尿等症状，及时就诊。

【护理评价】

通过治疗与护理，患者是否：①疼痛程度减轻；②并发症得到预防，或得到及时发现和处理；③知晓尿石症的预防知识。

二、膀胱结石患者的护理

膀胱结石是指在膀胱内形成的结石，分为原发性膀胱结石和继发性膀胱结石。前者是指在膀胱内形成的结石，多由于营养不良引起，多发于儿童。后者则是指来源于上尿路或继发于下尿路梗阻、感染、膀胱异物或神经源性膀胱等因素而形成的膀胱结石。在经济发达地区，膀胱结石主要发生于老年男性，且多患前列腺增生症或尿道狭窄；而在贫困地区则多见于儿童。

【病因】

原发性膀胱结石多发于男童，与低蛋白、低磷酸盐饮食有关；少数发生在成人。继发性膀胱结石的病因主要是尿道狭窄、前列腺增生、神经源性膀胱、膀胱内异物和感染。感染性结石的成分主要是磷酸镁铵等，非感染性结石的成分则以草酸钙和尿酸多见。

【临床表现】

膀胱结石的典型症状为排尿突然中断，疼痛放射至远端尿道及阴茎头部，伴排尿困难和膀胱刺激症状。小儿常用手搓拉阴茎、跑跳或改变排尿姿势，能使疼痛缓解，继续排尿。

【辅助检查】

1. 影像学检查

(1) 超声检查能发现膀胱区的强光团及声影。

(2) X 线检查能显示绝大多数结石。

2. 膀胱镜检查　能直接见到结石，并可发现膀胱病变。

【处理原则】

1. 经尿道膀胱镜取石或碎石术　对于大多数结石可应用碎石钳机械碎石，并将碎石取出，适用于结石直径 <3cm 者。对于较大的结石需采用超声、液电、激光或气压弹道碎石。

2. 耻骨上膀胱切开取石术　为传统的开放手术方式。小儿及膀胱感染严重者，应做耻骨上膀胱造瘘，以加强尿液引流。

3. 治疗引起膀胱结石的原发病　膀胱感染严重时，应用抗菌药物；若有排尿困难，则应先留置导尿，以利于引流尿液及控制感染。

【常见护理诊断/问题】

1. 急性疼痛　与结石刺激引起的炎症、损伤及平滑肌痉挛有关。

2. 潜在并发症：感染。

【护理措施】

（一）非手术治疗的护理

1.病情观察　碎石术后严密观察和记录排尿及排石情况。膀胱机械性操作后,注意观察出血的量、尿的颜色、性状等,并观察下腹部情况,注意有无膀胱穿孔症状。

2.防治感染　嘱患者多饮水,勤排尿,遵医嘱应用抗生素。

（二）耻骨上膀胱切开取石术后的护理

1.切口护理　保持切口清洁干燥,敷料被浸湿时要及时更换。

2.预防感染　嘱患者多饮水,勤排尿,并遵医嘱应用抗生素预防切口及尿路感染。

3.疼痛护理　遵医嘱应用止痛药。

4.引流管的护理　术后一般留置膀胱造瘘管、膀胱侧间隙引流管。①妥善固定各引流管,防止牵拉和滑脱。②避免扭曲折叠,保持引流通畅。③注意观察引流尿液的量、颜色及性状。④根据患者病情的恢复情况及医嘱拔除引流管和尿管,最后拔除膀胱造瘘管。⑤鼓励患者多饮水,增加内冲洗作用。

三、尿道结石患者的护理

尿道结石绝大多数来自肾和膀胱,有尿道狭窄、尿道憩室及异物存在时亦可致尿道结石。

【临床表现】

尿道结石多见于男性,多位于前尿道。典型症状为排尿困难、点滴状排尿及尿痛,甚至造成急性尿潴留。前尿道结石可沿尿道扪及,后尿道结石经直肠指检可触及。

【辅助检查】

超声、X线检查有助于明确诊断。

【处理原则】

1.前尿道结石　表面麻醉下,压迫结石近端尿道以阻止结石后退。向尿道内注入无菌液状石蜡,轻轻向尿道口推挤,然后将结石钳出。

2.后尿道结石　用尿道探条将结石推入膀胱,再按膀胱结石处理。

常见护理诊断/问题、护理措施、健康教育、护理评价参见本节肾结石和输尿管结石及膀胱结石患者的护理。

第四节　泌尿系统肿瘤患者的护理

泌尿系统肿瘤多为恶性肿瘤,最常见的是膀胱癌,其次是肾肿瘤。肾母细胞瘤是婴幼儿最常见的泌尿系统肿瘤。

一、膀胱癌患者的护理

膀胱癌是泌尿系统最常见的肿瘤,绝大多数来自上皮组织,其中90%以上为尿路上皮癌。发病年龄大多数为50~70岁,男、女之比约为4:1,城市居民发病率高于农村居民。

【解剖生理】

膀胱主要的生理功能是储存和排出尿液,维持体内的水、电解质平衡和排泄废物。膀胱壁由肌层、黏膜下层和黏膜层构成,外面覆盖以薄层疏松结缔组织。肌层由 3 层平滑肌构成,在尿道内口处构成膀胱括约肌。在膀胱底部有个三角地区,无黏膜下层,故显平滑,称为膀胱三角,为肿瘤和结核的好发部位。

【病因】

1. 吸烟　30% ~50% 的膀胱癌由吸烟引起,吸烟者膀胱癌发病概率是非吸烟者的 2 ~4 倍。吸烟量越大,持续时间越长,初始成瘾年龄越小,膀胱癌发病风险越高。目前对吸烟诱发膀胱癌的机制尚缺乏直接、明确的证据,普遍认为与香烟中的致癌物多环芳香烃有关。

2. 职业因素　约 1/5 的膀胱癌由职业因素引起,多见于纺织、燃料工业、皮革业、金属加工、橡胶化学、药物制剂、油漆等相关工作。已确定的化学致癌物有 β - 萘胺,4 - 氨基联苯、联苯胺等。

3. 膀胱慢性感染与异物长期刺激　慢性感染(如细菌、血吸虫、HPV 感染等)、长期尿潴留、异物刺激(如留置导尿管、结石等)及盆腔放疗等容易诱发膀胱癌。

4. 其他　膀胱癌的发病与遗传因素密切相关。大量摄入脂肪、胆固醇、油煎食物和红肉,以及长期大量服用镇痛药物非那西丁等可增加膀胱癌发病风险。

【病理】

1. 组织学类型　膀胱肿瘤可以分为上皮性肿瘤和非上皮性肿瘤。上皮性肿瘤占膀胱肿瘤的 95% 以上,以尿路上皮癌为主,占 90%;其次为鳞状细胞癌,占 3% ~7%;腺癌少见,占比 <2%。

2. 组织学分级　目前建议使用 WHO 2004 分级法。此分级法将尿路上皮肿瘤分为乳头状瘤、低度恶性潜能尿路上皮乳头状瘤、低级别乳头状尿路上皮癌、高级别乳头状尿路上皮癌。

3. 生长方式　分为原位癌、乳头状癌、浸润性癌。原位癌局限在黏膜内,无乳头亦无浸润基底膜现象,但与肌层浸润性直接相关。尿路上皮癌多为乳头状,高级别者常有浸润。不同生长方式可单独或同时存在。

4. 浸润深度　是指癌浸润膀胱壁的深度,多采用 TNM 分期。临床将 Tis、Ta 和 T_1 期肿瘤称为非肌层浸润性膀胱癌,T2 及以上称为肌层浸润型膀胱癌。原位癌属于非肌层浸润性膀胱癌,但一般分化不良,高度恶性,易向肌层浸润型进展。

【转移途径】

1. 直接浸润　肿瘤的扩散主要向膀胱壁内浸润,直至累及膀胱旁脂肪组织及邻近器官。

2. 淋巴转移　是最主要的转移途径,主要转移到盆腔淋巴结。

3. 血行转移　多在晚期,主要转移至肝、肺、肾上腺和小肠等处。

4. 种植转移　可见于腹部切口、尿路上皮、切除的前列腺窝和损伤的尿道口。

【临床表现】

1. 症状

(1)血尿:是膀胱癌最常见和最早出现的症状。肿瘤乳头的断裂、肿瘤表面坏死和溃疡均可引起血尿。典型血尿为无痛性、间歇性、全程肉眼血尿,可自行减轻或停止,容易造成"治愈"或"好转"的错觉。血尿持续时间、严重程度和肿瘤恶性程度、分期、大小、数目和形态并不一致。

(2)膀胱刺激症状:是膀胱癌患者第二常见症状,包括尿急、尿频、尿痛,常见于膀胱原位癌和浸润癌患者,多与血尿同时存在。

(3)其他:当肿瘤浸润达肌层时,可出现疼痛症状。盆腔淋巴结转移可引起腰骶部疼痛和下肢水肿,骨转移者有骨痛,腹膜后转移或肾积水可出现腰痛。

2. 体征　多数患者无明显体征。晚期患者常有体重减轻、贫血、水肿、下腹部肿块等表现。发生肝和淋巴结转移时,可扪及肿大的肝或锁骨上淋巴结。

【辅助检查】

1. 实验室检查 在新鲜尿液中,易发现脱落的肿瘤细胞,但干扰因素过多。

2. 影像学检查 超声检查能分辨 0.5cm 以上的膀胱肿瘤,是目前诊断膀胱癌最为简便、经济、具有较高检出率的诊断方法。CT 和 MRI 可以判断肿瘤浸润膀胱壁深度、淋巴结及内脏转移情况。放射性核素骨扫描检查可了解有无骨转移。

3. 膀胱镜检查 是诊断膀胱癌最可靠的方法,可以明确膀胱肿瘤的数目、大小、形态、部位以及周围膀胱黏膜的异常情况,同时可以对肿瘤和可疑病变进行活检以明确病理诊断。

【处理原则】

膀胱癌以手术治疗为主,结合膀胱内灌注化疗药物、放射治疗等方法进行综合治疗。手术治疗根据肿瘤的分化程度、临床分期,同时结合患者的全身情况,选择合适的手术方式。

(1)经尿道膀胱肿瘤电切术(TURBT):TURBT 既是膀胱癌重要的诊断方法,也是主要的治疗手段,适用于非肌层浸润性膀胱癌(Tis、Ta、T_1),要求将肿瘤完全切除至正常的膀胱壁肌层。

(2)膀胱部分切除术:适用于 T_2 期分化良好、局限的膀胱肿瘤。切除范围包括距肿瘤边缘 2cm 以内的全层膀胱壁。如肿瘤累及输尿管口,切除后需做输尿管膀胱吻合术。

(3)根治性膀胱切除术:根治性膀胱切除术联合盆腔淋巴清扫术是肌层浸润性膀胱癌的标准治疗方式,能减少局部复发和远处转移,提高生存率。手术范围包括膀胱及周围脂肪组织、输尿管远端,男性应包括前列腺、精囊(必要时全尿道),女性应包括子宫、附件及阴道前壁,以及盆腔淋巴结。术后需行尿流改道和重建术,常用的方式是原位新膀胱术、回肠通道术、输尿管皮肤造口术和利用肛门控尿术等。目前越来越多的根治性膀胱切除术通过腹腔镜或机器人辅助腹腔镜来完成。

 知识链接

原位新膀胱术

原位新膀胱术是指膀胱全切后,截取一段肠管(回肠、乙状结肠),制成低压储尿囊,双侧输尿管运用各种抗反流的方法与储尿囊相吻合,然后将储尿囊与尿道残端吻合,以重建下尿路储尿、控尿、排尿等正常生理功能。实施该手术的膀胱癌患者应满足以下条件:①尿道完整性和外括约肌功能良好;②术中尿道切缘肿瘤阴性;③肾脏功能良好可保证电解质平衡及废物排泄;④肠道无明显病变。此术式的优点是不需要腹壁造口,提高生活质量,并维护自身形象,减少护理费用,患者更容易接受;缺点是手术步骤烦琐,手术时间长,创伤大,可能出现尿失禁、排尿困难等并发症。

【护理评估】

(一)术前评估

1. 健康史

(1)一般情况:了解患者的年龄、性别、吸烟史、职业、饮食习惯等。

(2)既往史:了解患者的完整病史,尤其是膀胱手术史,有无并发症;是否合并高血压、糖尿病等内科疾病。

(3)家族史:了解家庭中有无遗传性疾病、泌尿系统肿瘤及其他肿瘤患者。

2.身体状况

(1)主要症状与体征:评估有无血尿,血尿为间歇性或持续性;有无膀胱刺激征和/或排尿困难症状。

(2)辅助检查:有无尿液检查、肾功能、B超、CT、磁共振、膀胱镜检查及其他有关手术耐受性检查(心电图、肺功能检查等)的异常发现。

3.心理-社会状况 了解患者、家属对疾病的认知程度,社会支持系统是否健全。

(二)术后评估

1.术中情况 了解患者手术方式、麻醉方式、病变组织切除情况、术中用药、出血、补液、输血等信息。

2.身体状况 评估患者神志是否清醒;体温、脉搏、呼吸、血压是否平稳。评估患者伤口是否干燥,有无渗血、渗液;引流管的数量、名称、位置,是否标记清楚、固定良好、引流通畅,引流液的颜色、性状、量等。

3.心理-社会状况 了解患者有无悲观失望、紧张情绪,患者及家属对病情的认知。

【常见护理诊断/问题】

1.焦虑/恐惧 与对疾病认知不足、担忧疾病预后有关。

2.体像紊乱 与尿流改道术后留有造口,化疗导致脱发等有关。

3.疼痛 与手术、导尿管刺激、血块阻塞引起膀胱痉挛有关。

4.潜在并发症:膀胱穿孔、尿失禁、尿潴留、尿瘘、代谢异常、造口相关并发症。

【护理目标】

(1)患者焦虑、恐惧缓解,情绪稳定。

(2)患者及家属能够接受形象改变。

(3)患者疼痛症状有所缓解。

(4)患者未发生并发症或并发症得到及时发现处理。

【护理措施】

(一)术前护理

1.心理护理 术前宣教与沟通,耐心向患者解释病情与治疗方法,让患者及家庭成员充分认识可供选择的改道方式,尤其是需行尿流改道的患者,心理压力较大,应鼓励患者积极配合治疗。

2.肠道准备 根治性膀胱切除术须做肠道准备。传统肠道准备要求术前3日口服不经肠道吸收的抗生素,如甲硝唑、庆大霉素等,这可能导致菌群失调和维生素K缺乏,破坏肠道自身免疫功能,因此不建议常规使用。目前推荐行膀胱切除尿流改道,患者在术前1日服用泻药,如甘露醇、复方聚乙二醇电解质等,不行清洁灌肠,不使用肠道抗生素。但对于严重便秘的患者,建议术前给予充分的肠道准备,并联合口服抗生素。

(二)术后护理

1.一般护理 密切观察生命体征、意识及尿量的变化。血压平稳后取半卧位,以利于切口及尿液引流。

2.引流管护理 标记引流管,妥善固定,保持引流通畅,观察记录引流管、支架管、尿管、胃管、膀胱造瘘管引流液颜色、性状、量,发现异常及时报告医师,并协助处理。

3.造口护理 回肠通道术后留置腹壁造口,患者需终身佩戴造口集尿袋。应检查记录造口颜色、形状、大小,注意有无缺血坏死、造口回缩、造口狭窄、造口周围皮肤是否异常等情况。

4. 新膀胱冲洗 术后早期对新膀胱进行低压冲洗、灌流,可以有效预防膀胱内肠道黏液或血块堵塞。一般于术后第 3 日开始,每日冲洗 1 次或 2 次;冲洗可通过尿管、膀胱造瘘管进行;常用冲洗液为生理盐水、碳酸氢钠;可以是持续低压,或是间断 6 ~ 8 小时 1 次,或视冲洗液性状有所增减,直至冲洗液澄清为止;注意冲洗液温度与体温接近。

5. 膀胱灌注化疗的护理 膀胱灌注化疗可预防或推迟肿瘤复发,主要适用于膀胱保留术后能憋尿的患者。①膀胱灌注药物前避免大量饮水,灌注前排空膀胱,使膀胱内药液达到治疗药物浓度。②灌注时,保持病室温度适宜,充分润滑导尿管,以减少尿道黏膜损伤。③膀胱内药液保留 0.5 ~ 2 小时,协助患者每 15 ~ 30 分钟变换 1 次体位,分别取俯、仰、左、右侧卧位,使药液均匀地与膀胱壁接触。④灌注后,嘱患者大量饮水,稀释尿液以降低药物浓度,减少对尿道黏膜刺激。⑤如有化学性膀胱炎、血尿等症状,遵医嘱延长灌注时间间隔、减少剂量、使用抗生素等,特别严重者暂停膀胱灌注。

6. 并发症观察与护理

(1)出血:膀胱全切术创伤大,术后易发生出血。术后应注意观察患者生命体征及引流情况,如出现血压下降、脉搏加快、引流管内引出鲜血(每小时大于 100mL 且不易于凝固),提示有活动性出血,应及时通知医师处理。

(2)感染:监测体温变化,做好手术切口及各引流管护理,遵医嘱使用抗生素。若患者出现体温升高、手术切口疼痛、引流液有脓性分泌物等表现,并伴有白细胞计数升高、中性粒细胞比升高、尿常规提示有白细胞时,提示感染,应通知医师尽快处理。

(3)尿瘘:术后新膀胱若分泌物过多可造成导尿管堵塞,导致储尿囊压力增大,易发生尿瘘。手术操作不慎或腹内压增高也可造成尿瘘。尿瘘好发的部位为输尿管与新膀胱吻合处、储尿囊、新膀胱与后尿道吻合处。主要表现为盆腔引流管引流出尿液、切口部位渗出尿液、导尿管引流量减少,同时出现体温升高、腹痛、白细胞升高等感染征象。预防措施:指导患者养成定时排尿、及时排尿习惯,避免长时间憋尿,以预防新膀胱自发破裂。若发生尿瘘嘱患者取半卧位,加强引流,换用非负压持续引流管,保持引流通畅。

(4)尿失禁:是新膀胱术后不良后果之一,症状夜间较重。指导患者通过排尿日记、尿垫监测尿失禁程度;睡前完全排空膀胱,夜间用闹钟唤醒 2 或 3 次,以帮助减少夜间尿失禁;坚持盆底肌肉功能锻炼以辅助控制排尿。

(5)膀胱穿孔:为经尿道膀胱肿瘤切除术后常见并发症,常因膀胱过度膨胀、膀胱壁变薄时切割和闭孔反射等因素引起;一般为腹膜外穿孔,适当延长导尿管留置时间,大多可自行愈合。

(三)健康教育

1. 锻炼与自我保护 术后患者要适当锻炼,加强营养,增强体质。对密切接触致癌物质者加强劳动保护,禁止吸烟,可防止或减少膀胱肿瘤的发生。

2. 自我护理 教会尿流改道术后腹部佩戴接尿器者自我护理,避免接尿器的边缘压迫造瘘口,保持清洁,定时更换尿袋。可控膀胱术后患者自我导尿时应注意清洁双手及导尿管,开始每 2 ~ 3 小时导尿 1 次,逐渐延长间隔时间至每 3 ~ 4 小时 1 次。导尿时要注意保持清洁,定期用生理盐水或开水冲洗贮尿囊,清除黏液及沉淀物。

3. 原位新膀胱功能训练 新膀胱造瘘口愈合后指导患者进行新膀胱训练。①贮尿功能:夹闭导尿管,定时放尿,初起每 30 分钟放尿 1 次,逐渐延长至 1 ~ 2 小时。放尿前收缩会阴,轻压下腹,逐渐形成新膀胱充盈感。②控尿功能:收缩会阴及肛门括约肌 10 ~ 20 次/日,每次维持 10 秒。③排尿功能:选择特定的时间排尿,如餐前 30 分钟、晨起或睡前;定时排尿,一般白天 2 ~ 3 小时排尿 1 次,夜间 2 次,减少尿失禁。④排尿姿势:患者自行排尿早期可采用蹲位或坐位排尿,如排尿通畅,试行站立排尿。排尿时先放松盆底肌,再稍微增加腹内压。

4. 定期复查 向患者强调定期复查的重要性,说服患者主动配合。再次出现无痛性血尿常是复发的危险信号。定期膀胱镜检查是诊断复发的重要依据。浸润性膀胱癌术后定期复查肝、肾、肺等脏器功能,及早发现转移病灶;放疗、化疗期间,定期查血、尿常规,一旦出现骨髓抑制,应暂停治疗。膀胱癌保留膀胱的术后患者,每 3 个月进行 1 次膀胱镜检查,2 年无复发者,改为每半年 1 次。根治性膀胱术后应终生随访,进行血生化、腹部 B 超、上尿路造影等检查。

【护理评价】

通过治疗和护理,患者是否:①焦虑/恐惧缓解,情绪稳定;②能够接受形象改变;③未发生并发症或并发症得到及时发现、处理。

二、肾癌患者的护理

肾癌是指起源于肾实质泌尿小管上皮系统的恶性肿瘤,又称肾细胞癌(RCC),占肾恶性肿瘤的80%～90%。本病可见于各年龄段,60～70 岁达发病高峰,男、女比例约为2:1,城市发病率高于农村。

【病因】

肾癌发病原因目前尚不清楚。目前认为,肾癌发病相关因素有遗传、吸烟、肥胖、饮食、职业暴露(如接触皮革、石棉等)、高血压与抗高血压治疗。

【病理】

肾细胞癌起源于肾小管上皮细胞,以透明细胞癌常见。绝大多数肾癌发生于一侧肾脏,常为单个肿瘤,10%～20%为多发病灶。肿瘤多位于肾脏上、下两极,瘤体大小差异较大,平均直径为 7cm,常有假包膜与周围肾组织相隔。肾癌穿透包膜后可蔓延至肾盏、肾盂、输尿管,并常侵犯肾静脉,静脉内柱状的癌栓可延伸至下腔静脉,甚至右心。肾癌经血液和淋巴途径转移,淋巴转移最先到肾蒂淋巴结,血行转移最常见的转移部位是肺,其他为肝、骨骼、脑、肾上腺等。

【临床表现】

1. 症状

(1)肾癌三联征:即疼痛、血尿、肿块,目前同时具备三大症状的患者已很少见。血尿常为首发症状,表现为无痛性、间歇性、全程肉眼血尿,表明肿瘤已经侵犯肾盏、肾盂;疼痛常为腰部钝痛和隐痛,多由于肿瘤生长牵张肾包膜或侵犯腰肌、邻近器官所致;血块通过输尿管时可发生肾绞痛;肿瘤较大时在腹部和腰部易被触及。

(2)副瘤综合征:10%～40%的肾癌患者有副瘤综合征,临床表现为高血压、贫血、体重减轻、恶病质、发热、红细胞沉降率增快、消瘦、贫血等。

(3)转移症状:临床上约30%的患者出现转移症状,患者因转移部位和程度不同可出现咳嗽和咯血、瘙痒和黄疸、骨痛和病理性骨折、神经系统症状等。

2. 体征 早期肾癌体征不明显。体积巨大的肾癌可出现腹部肿块;有淋巴转移者可出现左侧锁骨上淋巴结肿大;有下腔静脉癌栓严重阻塞静脉回流者可出现双下肢水肿;左肾肿瘤肾静脉癌栓者可出现不受体位改变而变化的左侧精索静脉曲张。

【辅助检查】

1. 超声检查 无创伤、简便易行,可检出直径＞1cm 的肿瘤,可作为肾癌的常规筛查。典型的表现为不均质的中低回声实性肿块。

2. X 线检查 尿路平片可见肾外形增大、边缘不规则,偶有钙化影。静脉肾盂造影或逆行性肾盂造影可见肾盏、肾盂有不规则变形、狭窄、拉长或充盈缺损。

3. CT、MRI 检查 CT 可发现 0.5cm 以上的病变,是目前诊断肾癌最可靠的影像学方法,有助于早期诊断和鉴别肾实质内肿瘤的性质、判断分期及指导选择手术方式。MRI对肾癌诊断的准确性与CT相仿,但在了解邻近器官有无侵犯、肾静脉或下腔静脉有无癌栓等方面优于CT。

4.肾动脉造影　可显示肾癌引起的血管病理改变,也可同时进行肾动脉栓塞治疗,减轻术中出血,降低手术难度。

【处理原则】

应根据临床分期制订治疗方案,采取以手术为主的综合治疗。

1.手术治疗　肾癌一经确诊,应尽早行手术治疗,主要手术方式有根治性肾切除术和肾部分切除术。根治性肾切除术的切除范围包括患肾和同侧肾上腺、肾周围筋膜及脂肪、肾门淋巴结等。肾部分切除术需完整切除肿瘤及肿瘤周围肾脂肪组织。也可选择射频消融、冷冻消融、高能聚焦超声、肾动脉栓塞等治疗方法。

2.辅助治疗　肾癌对放疗及化疗均不敏感。生物及免疫治疗方法中,主要采用干扰素 – α、白细胞介素 –2,对缓解病情、预防复发有一定作用。目前临床适用于肾癌的靶向治疗药物包括舒尼替尼等酪氨酸激酶抑制剂和替西罗莫司等mTOR抑制剂两大类,可显著延长晚期患者的总体生存期。

【常见护理诊断/问题】

1.焦虑/恐惧　与担心手术及疾病预后有关。

2.知识缺乏:缺乏疾病诊断、治疗、康复等方面的知识。

3.营养失调:低于机体需要量　与长期血尿、肿瘤消耗、手术创伤有关。

4.潜在并发症:术后出血、肾功能不全、感染等。

【护理措施】

(一)术前护理

1.心理护理　主动与患者沟通,稳定患者情绪,使其积极配合治疗。

2.改善营养状况　指导患者进食营养丰富、易消化的食物,必要时给予营养支持。贫血严重者少量多次输血,以提高免疫能力。

(二)术后护理

1.病情观察　密切监测生命体征、24小时尿量等,及早发现并发症。

2.体位与活动　根治性肾切除术后6小时,指导患者床上适当活动,术后第1日鼓励患者下床活动,注意循序渐进。肾部分切除术患者应卧床3～5日,以免过早活动引起出血及肾下垂。

3.饮食　胃肠道功能恢复后开始进食,必要时行静脉营养支持。

4.引流管的护理　妥善固定各种引流管,保持通畅并记录引流情况,若无引流液排出,可于2～3日后拔管。

5.肾动脉栓塞患者的护理　肾动脉栓塞术后应注意观察足背动脉搏动、皮肤温度、色泽等,以了解血运情况。穿刺点应加压包扎并制动24小时。如有栓塞侧腰痛、发热等栓塞后表现,给予积极对症处理。术后及时补液,同时应用利尿剂,观察记录尿量,防止发生急性肾衰竭。

6.其他治疗方法的护理　介绍生物及免疫治疗的必要性及用药方法,观察药物的不良反应,如发热、恶心、呕吐、倦怠、呼吸困难等,定期检查血常规及肝、肾功能。化学治疗时注意保护血管,观察药物不良反应,定期检测血常规及肝、肾功能。放射治疗时注意保护照射区域皮肤,定期检测血常规。

(三)健康教育

1.日常生活指导　保证休息,适量运动,加强营养,调整情绪,注意保护健侧肾脏。

2.用药指导　严格遵医嘱用药,用药期间若出现明显的药物不良反应,应及时就医。

3.定期复查 肾癌复发率较高,应定期复查超声、X线片、CT等,及时发现复发或转移病灶。如再次出现血尿、疼痛及腹部包块,应及早就诊。

第五节 前列腺增生患者的护理

良性前列腺增生也称前列腺增生症,俗称前列腺肥大,是导致男性老年人排尿障碍最为常见的一种良性疾病。

【病因】

病因尚未完全清楚。目前公认高龄和有功能的睾丸是前列腺增生发病的2个重要因素,两者缺一不可。前列腺增生的发病率随年龄的增长而增加,男性在45岁以后前列腺可有不同程度的增生,多在50岁以后出现临床症状。此外,受性激素的调控,前列腺间质细胞和腺体上皮细胞相互影响,各种生长因子相互作用,随着年龄增大体内性激素平衡失调以及雌、雄激素的协同效应等,可能是前列腺增生的重要病因。

【病理】

增生的前列腺可造成膀胱出口梗阻,梗阻程度与前列腺增生的体积并不成比例,而与增生腺体的位置和形态有直接的关系(图17-5)。如腺体向膀胱内突出(中叶增生),极易造成膀胱出口阻塞;如增生腺体突向尿道,可使前列腺部尿道伸长、弯曲、受压变窄,引起排尿困难;如梗阻长期未能解除,逼尿肌萎缩,失去代偿能力,则不能排空膀胱而出现残余尿。严重时膀胱收缩无力,出现充溢性尿失禁。长期排尿困难使膀胱高度扩张或膀胱内高压,可发生膀胱输尿管反流,最终引起肾积水和肾功能损害。由于梗阻后膀胱内尿液潴留,可继发感染和结石。

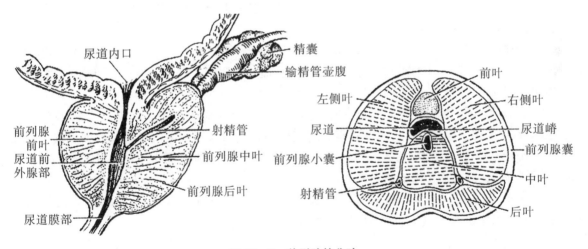

图17-5 前列腺的分叶

【临床表现】

1.尿频 尿频是前列腺增生最常见的早期症状,夜间更为明显。早期是因增生的前列腺充血刺激引起。随着梗阻加重,残余尿量增多,膀胱有效容量减少,尿频更加明显,可出现急迫性尿失禁等症状。

2.排尿困难 进行性排尿困难是前列腺增生最重要的症状,病情发展缓慢。典型表现是排尿迟缓、断续、尿细而无力、射程短、终末滴沥、排尿时间延长。严重者需用力并增加腹压以帮助排尿,常有排尿不尽感。

3.尿失禁、尿潴留 当梗阻加重到一定程度时,残余尿量逐渐增加,继而发生慢性尿潴留及充溢性尿失禁。在前列腺增生的任何阶段,气候变化、劳累、饮酒、便秘、久坐等因素,可使前列腺突然充血、水肿导致急性尿潴留。患者因不能排尿,膀胱胀满,常需到医院急诊导尿。

4.并发症　前列腺增生若合并感染或结石,可有尿频、尿急、尿痛症状;增生的腺体表面黏膜血管破裂时,可发生不同程度的无痛性肉眼血尿;梗阻引起严重肾积水、肾功能损害时,可出现慢性肾功能不全,如食欲缺乏、恶心、呕吐、贫血、乏力等症状;长期排尿困难导致腹压增高,还可引起腹股沟疝、内痔或脱肛等。

【辅助检查】

1.直肠指检　直肠指检是重要的检查方法。典型 BPH 可扪及腺体增大,边缘清楚,表面光滑,中央沟变浅或消失,质地柔韧而有弹性。

2.超声检查　可经腹壁或直肠,测量前列腺体积、增生腺体是否突入膀胱,还可测定膀胱残余尿量。经直肠超声检查更为精确。

3.尿流率检查　一般认为排尿量在 150~400mL 时,正常尿流率为 25mL/s,最大尿流率 <15mL/s 提示排尿不畅,最大尿流率 <10mL/s 则提示梗阻较为严重。如需进一步评估逼尿肌功能,应行尿流动力学检查。

4.前列腺特异性抗原(PSA)测定　前列腺有结节或质地较硬时,PSA 测定有助于排除前列腺癌。

【处理原则】

1.非手术治疗

(1)观察等待:若症状较轻,不影响生活与睡眠,一般无须治疗,可观察等待,但需门诊随访。一旦症状加重,应进行治疗。

(2)药物治疗:药物包括 α₁ 肾上腺素能受体阻滞剂、(α₁ 受体阻滞剂)、5α 还原酶抑制剂和植物类药等。

1)α₁ 受体阻滞剂:可有效降低膀胱颈及前列腺平滑肌张力,减少尿道阻力,改善排尿功能。常用药物有特拉唑嗪、阿夫唑嗪及坦索罗辛等。

2)5α 还原酶抑制剂:激素类药物,在前列腺内阻止睾酮转变为双氢睾酮,使前列腺体积缩小,改善排尿症状。一般服药 3 个月后见效,停药后易复发,需长期服用。常用药物有非那雄胺、度他雄胺、依立雄胺。

2.手术治疗　前列腺增生梗阻严重、残余尿量较多、症状明显而药物治疗效果不好、身体状况能耐受手术者,应考虑手术治疗。手术方式有经尿道前列腺电切术(TURP)、经尿道前列腺汽化切除术(TUVP)、耻骨上经膀胱前列腺切除术和耻骨后前列腺切除术。目前常用 TURP 和 TUVP 术式,手术创伤小,效果较好,尤其适用于高龄体弱者。

3.其他疗法　经尿道球囊扩张术、前列腺尿道支架以及经直肠高强度聚焦超声等对缓解前列腺增生引起的梗阻症状均有一定疗效,适用于不能耐受手术的患者。

【常见护理诊断/问题】

1.排尿障碍　与膀胱出口梗阻有关。

2.疼痛　与逼尿肌功能不稳定、导管刺激、膀胱痉挛有关。

3.焦虑/恐惧　与病程长、疾病影响生活、担心手术及预后有关。

4.潜在并发症:经尿道电切综合征、出血、尿失禁、尿道狭窄等。

【护理措施】

(一)术前护理

1.饮食护理　嘱患者吃粗纤维、易消化食物,忌饮酒、辛辣食物和利尿性饮料。

2. 急性尿潴留的护理 ①预防:避免急性尿潴留的诱发因素,如受凉、过度劳累、饮酒、便秘、久坐;指导患者适当限制饮水,可以缓解尿频症状,注意摄入时间,如夜间和社交活动前限水,但每日的摄入不应少于1500mL;勤排尿、不憋尿,避免尿路感染;注意保暖。②护理:当发生尿潴留时,及时留置导尿管或膀胱造瘘管,并做好管道护理。

3. 用药护理 ①α₁受体阻滞剂:可引起头晕、直立性低血压等不良反应,用药后应卧床休息,改变体位时动作要慢,预防跌倒,同时与其他降压药分开服用,避免对血压的影响。②5α还原酶抑制剂:可引起勃起功能障碍、性欲低下、男性乳房女性化等不良反应,且其起效缓慢,停药后症状易复发,应告知患者坚持长期服药。

4. 安全护理 应嘱咐夜尿次数较多的患者白天多饮水,睡前少饮水。夜间睡前在床边为患者准备便器。夜间起床如厕应有家属或护士陪护,以防跌倒。

5. 术前准备 ①前列腺增生患者多为老年人,常合并慢性病,术前应协助做好心、脑、肝、肺、肾等重要器官功能的检查,评估其对手术的耐受力。②慢性尿潴留患者应先留置尿管引流尿液,改善肾功能;尿路感染患者应用抗生素控制炎症。③术前指导患者有效咳嗽排痰的方法;术前晚灌肠,防止术后便秘。

6. 心理护理 帮助患者适应前列腺增生给生活带来的不便。耐心向患者及家属解释前列腺增生的主要治疗方法,消除患者的焦虑、恐惧心理,鼓励患者树立治疗的信心,争取患者的主动配合。

（二）术后护理

1. 体位与饮食 平卧2日后改半卧位,固定或牵拉气囊尿管,防止患者坐起或肢体活动时,气囊移位而失去压迫膀胱颈口之作用,导致出血。术后6小时,如无恶心、呕吐可进流质饮食,鼓励多饮水,1~2日后,如无腹胀可恢复正常饮食。

2. 病情观察 严密观察患者意识状态及生命体征情况。

3. 预防感染 因患者手术后免疫力低下加之留置导尿管,易引起尿路感染和精道感染,应注意观察体温及白细胞变化,若有畏寒、发热症状,应注意观察有无附睾肿大及疼痛。早期应用抗生素,每日用消毒棉球擦拭尿道外口2次,防止感染。

4. 膀胱冲洗的护理 术后用生理盐水持续冲洗膀胱1~3日,以防止血凝块形成致尿管堵塞。具体护理措施如下。①控制冲洗液温度:与体温接近,预防膀胱痉挛的发生。②保持冲洗通畅:血凝块堵塞管道致引流不畅时,应及时采取挤捏尿管、加快冲洗速度、施行高压冲洗、调整导管位置等方法进行处置,无效时可用注射器吸取无菌生理盐水进行反复抽吸冲洗直至引流通畅,以免造成膀胱充盈或膀胱痉挛而加重出血。③控制好冲洗速度:可根据尿色而定,深则快、浅则慢。④记录冲洗情况:准确记录冲洗量和排出量,尿量＝排出量－冲洗量,同时观察记录引流液的颜色和性状。前列腺切除术后随着时间的延长血尿颜色逐渐变浅,反之则说明有活动性出血,应及时通知医师处理。

5. 引流管的护理 ①妥善固定引流管。②保持引流管通畅,避免折叠、扭曲、受压、堵塞。③保持会阴部清洁。④适时拔管:耻骨后引流管在术后3~4日,引流量很少时可拔除;耻骨上前列腺切除术后7~10日拔出导尿管;膀胱造瘘管通常留置术后10~14日拔除;拔管后用凡士林油纱布填塞瘘口,同时用手指压迫瘘口敷料以防漏尿,一般2~3日愈合。

6. 并发症的护理

（1）膀胱痉挛:逼尿肌不稳定、导管刺激、血块堵塞冲洗管等原因均可引起膀胱痉挛,表现为:自觉尿道烧灼感、疼痛,有强烈的便意或尿意不尽感,常伴有尿道血液或尿液渗出,引流液为血性,膀胱冲洗速度减慢,甚至逆流。护理:①应及时安慰患者,缓解患者紧张、焦虑情绪;②保持膀胱冲洗液温度适宜,可用湿热毛巾热敷会阴部;减少气囊/尿管囊内液体;保持尿管引流管通畅,遵医嘱给予解痉止痛,必要时给予镇静药。

（2）经尿道电切综合征：是 TURP 手术病情最为凶险的并发症。多因术中冲洗液大量吸收引起，以血容量过多和稀释性低血钠为主要特征。患者可在几小时内出现烦躁、恶心、呕吐、抽搐、昏迷，严重者出现肺水肿、脑水肿、心力衰竭等。术后应注意观察，如有以上临床征象，需减慢输液速度，给予利尿剂、脱水剂、对症处理。术后5～7日尿液颜色清澈，即可拔除尿管。

（3）尿失禁：与尿道括约肌功能受损、膀胱逼尿肌不稳定和膀胱出口梗阻等因素有关。表现为拔导尿管后尿液不自主流出。护理：多为暂时性，一般无须药物治疗，可指导患者行盆底肌训练、膀胱功能训练，必要时行电刺激、生物反馈治疗。

（4）出血：术后保持排便通畅，避免用力排便时腹压增高引起出血；术后早期禁止灌肠或肛管排气，避免刺激前列腺窝引起出血。发生前列腺窝出血时，对于非凝血功能障碍造成的出血，用气囊导尿管压迫前列腺窝止血，同时持续膀胱冲洗或配合间断人工冲洗，避免血块形成堵塞尿管而引发加重出血；对于凝血功能障碍的出血，根据不同原因给予止血药物治疗或输血。

（5）尿道狭窄：为远期并发症，与尿道瘢痕形成有关。定期监测残余尿量、尿流率，必要时行尿道扩张术或尿道狭窄切除术。

7.心理护理　前列腺切除术后常会出现逆行射精，不影响性交。少数患者可出现阳痿，可先采取心理治疗，同时查明原因，再进行针对性治疗。

（三）健康教育

1.预防尿潴留　非手术治疗者，应避免受凉、劳累、饮酒、便秘以防急性尿潴留。

2.饮食与活动　术后加强营养，进食含纤维多、易消化的食物，保持大便通畅，预防便秘。术后1～2个月内为防止继发性出血，应避免久坐、提重物，避免剧烈活动，如跑步、骑自行车等。

3.康复指导　术后前列腺窝的修复需3～6个月，因此术后可能仍会有排尿异常现象，应多饮水，定期尿液检查、复查尿流率及残余尿量。告知患者术后若出现尿线逐渐变细，甚至出现排尿困难，应及时到医院检查和处理。附睾炎常在术后1～4周出现，如患者出现阴囊肿大、疼痛、发热等症状应及时就诊。

4.锻炼指导　指导患者有意识地经常锻炼肛提肌，以尽快恢复尿道括约肌功能，防止溢尿。方法是：吸气时缩肛，呼气时放松肛门括约肌。

（张云萍）

 目标检测

参考答案

1.患者，男，42岁。左腰部被撞击后半小时，因左腰痛、尿色红来院就诊。查体：血压120/70mmHg，脉搏78次/分，呼吸18次/分，神志清，心肺正常，腹平软无压痛，左腰稍肿伴明显压痛。初步诊断为肾部分裂伤。目前的护理措施中，不需要的是（　　）。

A.观察生命征、腹部和尿液情况

B.建立静脉通道、补液与止血

C.绝对卧床休息，避免下床活动

D.心理护理，患者保持安静，配合治疗

E.碱化尿液并尽早使用利尿剂，防止急性肾衰竭

2.患者，男，24岁，外伤后尿道滴血，并有排尿困难。查体：腹平软，腹部压痛，反跳痛不明显，会阴部、阴囊、阴茎部明显肿胀。首先考虑是（　　）。

A.肾损伤　　　　　　　　B.输尿管损伤　　　　　　　　C.膀胱损伤

D.前尿道损伤　　　　　　E.后尿道损伤

3. 患者,男,39 岁。排尿时突然中断,剧烈疼痛,改变体位后方可继续排尿。考虑患者为(　　)。

 A. 肾结石　　　　　　　　　　B. 输尿管结石　　　　　　　　　C. 膀胱结石

 D. 尿道结石　　　　　　　　　　E. 膀胱肿瘤

4. 患者,男,56 岁,甲状旁腺功能亢进并发双肾鹿角形结石,手术切开取石术后。预防结石复发的最重要的措施是(　　)。

 A. 进食低钙食物　　　　　　　B. 酸化尿液　　　　　　　　　　C. 碱化尿液

 D. 多活动　　　　　　　　　　E. 手术摘除甲状腺旁腺腺瘤或增生组织

5. 患者,男,45 岁,左腰部隐痛 1 月多。查体:肾区有叩击痛。尿常规检查可见镜下血尿。B 超:左肾内有一结石,大小为 1.2cm×1.4cm,IVP 示双肾功能正常,双侧输尿管通畅。目前最适宜的治疗是(　　)。

 A. 多饮水,运动排石　　　　　B. 体外冲击波碎石　　　　　　　C. 肾实质切开取石

 D. 经皮肾镜取石　　　　　　　E. 中药排石

6. 膀胱肿瘤最常见的临床表现是(　　)。

 A. 膀胱区肿物　　　　　　　　B. 膀胱区疼痛　　　　　　　　　C. 肉眼全程血尿

 D. 尿路刺激征　　　　　　　　E. 排尿困难、尿潴留

7. 诊断膀胱癌最重要的检查方法是(　　)。

 A. 尿脱落细胞学检查　　　　　B. 膀胱镜检查,必要时活检　　　C. 膀胱双合诊

 D. 膀胱 B 超　　　　　　　　　E. 静脉尿路造影

8. 良性前列腺增生的典型症状是(　　)。

 A. 尿频　　　　　　　　　　　B. 尿痛　　　　　　　　　　　　C. 进行性排尿困难

 D. 尿潴留　　　　　　　　　　E. 血尿

9. 前列腺切除术后患者避免剧烈活动的时间是(　　)。

 A. 7 ~ 8 个月　　　　　　　　B. 3 ~ 4 个月　　　　　　　　　C. 1 ~ 2 个月

 D. 5 ~ 6 个月　　　　　　　　E. 9 ~ 10 个月

10. 患者,男,64 岁,良性前列腺增生术后 1 日。护士对其进行健康教育,正确的是(　　)。

 A. 手术后加强运动　　　　　　B. 手术后早期少饮水　　　　　　C. 排尿异常会在术后 2 个月内消失

 D. 术后要进行肛提肌锻炼　　　E. 术后半年避免外出

第十八章　骨与关节疾病患者的护理

课件　　思维导图

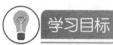 学习目标

素质目标: 具备尊重骨与关节疾病患者隐私的态度,具有关爱骨与关节疾病患者的作风。

知识目标: 掌握骨折及脱位的定义、分类、临床表现、急救、处理原则和护理措施,四肢骨折、脊柱骨折和骨盆骨折的临床表现和处理原则,化脓性骨髓炎、化脓性关节炎、骨肉瘤、骨巨细胞瘤、骨软骨瘤的临床表现,腰椎间盘突出症和颈椎病的定义、病因、临床表现;熟悉常见四肢骨折、脊柱骨折、脊髓损伤和骨盆骨折的病因、分类,腰椎间盘突出症和颈椎病的分类和处理原则,关节脱位、化脓性骨髓炎、化脓性关节炎、骨肉瘤、骨巨细胞瘤、骨软骨瘤的处理原则;了解骨折的愈合过程、影响因素和辅助检查,关节脱位的辅助检查,化脓性骨髓炎、化脓性关节炎、骨肉瘤、骨巨细胞瘤、骨软骨瘤的病因病理。

能力目标: 能运用护理程序对骨关节疾病患者进行整体护理。

 案例导学

　　患者,女,65岁,因在家中滑倒后右侧髋部疼痛,无法行走4小时入院。入院时意识清醒,痛苦面容。体格检查:右侧髋部压痛,右下肢内收、外旋、缩短畸形。X线检查示右股骨颈骨折。

请思考:

1. 评估患者时应重点关注哪些方面?

2. 该患者可能会出现哪些护理诊断/问题?

3. 针对该患者的护理诊断/问题,如何护理?

第一节　概　述

　　骨折是指骨的完整性或连续性中断。由于骨折可能损伤到周围的神经、血管、脊髓和脏器等而导致更为严重的并发症,因此对骨折的及时诊断,以及骨折后正确的复位、固定和功能锻炼都极为重要。

【病因】

　　骨折可由创伤和骨骼疾病所致。创伤性骨折多见,如交通事故、坠落或跌倒等。骨髓炎、骨肿瘤等疾病可导致骨质破坏,在轻微外力作用下即可发生的骨折,称为病理性骨折。

　　1. 直接暴力　暴力直接作用于局部骨骼使受伤部位发生骨折,常伴有不同程度的软组织损伤(图18-1)。

　　2. 间接暴力　暴力通过传导、杠杆、旋转和肌肉收缩等方式使受力点以外的骨骼部位发生骨折。如跌倒时以手掌撑地,由于上肢与地面的角度不同,暴力向上传导可致桡骨远端骨折或肱骨髁上骨折(图18-2)。

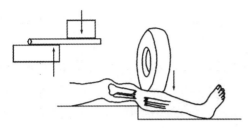

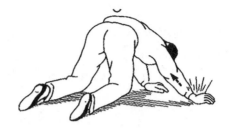

图18-1　直接暴力引起骨折　　　　图18-2　间接暴力引起骨折

3.肌肉牵拉　肌肉剧烈收缩时拉断附着部位导致的骨折,如髌骨横断性骨折(图18-3)。

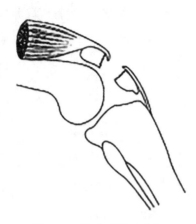

图18-3　肌肉牵拉致骨折

4.疲劳性骨折　长期、反复轻微的直接或间接损伤使肢体某一特定部位骨折,如远距离行军导致第2、3跖骨骨折。

5.病理性骨折　骨质本身有病变,受到轻微外力或肌肉的拉力而发生的骨折,如骨肿瘤、骨髓炎、骨质疏松等引起的骨折。

【分类】

1.根据骨折的程度和形态分类

(1)不完全骨折:骨的完整性或连续性部分中断。按其形态又可分为两种。①裂缝骨折:骨质发生裂隙,无移位,像瓷器上的裂纹,多见于颅骨、肩胛骨等;②青枝骨折:多见于儿童,主要表现为骨皮质劈裂,与青嫩树枝被折断时相似而得名。

(2)完全骨折:骨的完整性和连续性全部中断。按骨折线的方向及其形态可分为以下几种。①横形骨折:骨折线与骨干纵轴接近垂直;②斜形骨折:骨折线与骨干纵轴呈一定角度;③螺旋形骨折:骨折线呈螺旋状;④粉碎性骨折:骨质碎裂成3块以上,骨折线呈 T 形或 Y 形者,又称为 T 形或 Y 形骨折;⑤嵌插骨折:骨折片相互嵌插,多见于干骺骨折,即骨干的密质骨嵌插入骨骺端的松质骨内;⑥压缩性骨折:骨质因压缩而变形,多见于松质骨,如脊椎骨和跟骨;⑦凹陷骨折:骨折片局部下陷,多见于颅骨;⑧骨骺分离:经过骨骺的骨折,骨骺的断面可带有数量不等的骨组织。

2.根据骨折处是否与外界相通分类

(1)开放性骨折:骨折处皮肤或黏膜破裂,骨折端直接或间接与外界相通,如耻骨骨折伴膀胱或尿道破裂,尾骨骨折致直肠破裂。

(2)闭合性骨折:骨折处皮肤或黏膜完整,骨折端不与外界相通。

笔记

3.根据骨折端的稳定程度分类

（1）稳定性骨折：骨折端不易移位或复位后不易再发生移位的骨折,如裂缝骨折、青枝骨折、横形骨折、压缩性骨折、嵌插骨折等。

（2）不稳定性骨折：骨折端易移位或复位后易再移位的骨折,如斜形骨折、螺旋形骨折、粉碎性骨折等。

【骨折移位】

骨折移位由于暴力作用、肌肉牵拉、骨折远侧端肢体重量的牵拉以及不恰当的搬运或治疗等原因,大多数骨折均有不同程度的移位。常见的移位有以下5种,并常同时存在。①成角移位：两骨折段的纵轴线交叉成角,以其顶角的方向可分为向前、后、内或外成角;②侧方移位：以近侧骨折段为准,远侧骨折段向前、后、内、外的侧方移位;③缩短移位：两骨折段相互重叠或嵌插,使其缩短;④分离移位：两骨折段在纵轴上相互分离,形成间隙;⑤旋转移位：远侧骨折段围绕骨的纵轴旋转（图18-4）。

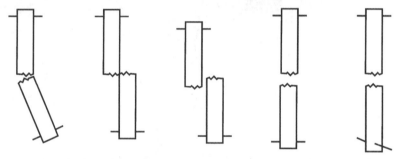

（1）成角移位　（2）侧方移位　（3）缩短移位　（4）分离移位　（5）旋转移位

图18-4　骨折移位形态

【骨折愈合】

1.骨折愈合过程　骨折后愈合是一个复杂而连续的过程,根据组织学和细胞学的变化,通常将其分为相互交织、逐渐演进的3个阶段。

（1）血肿炎症机化期：骨折导致骨髓腔、骨膜下和周围组织血管破裂出血。伤后6~8小时,骨折断端及其周围形成的血肿凝结成血块。损伤可致部分软组织和骨组织坏死,在骨折处引起无菌性炎症反应。炎性细胞逐渐清除血凝块、坏死软组织和死骨,而使血肿机化形成肉芽组织。肉芽组织内成纤维细胞合成和分泌大量胶原纤维,转化为纤维结缔组织连接骨折两端,称为纤维连结。此过程约在骨折后2周完成（图18-5）。

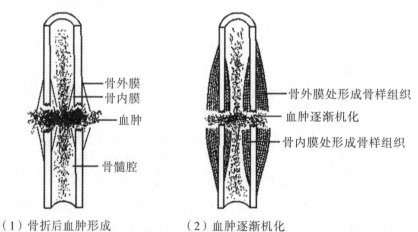

（1）骨折后血肿形成　　　　（2）血肿逐渐机化

图18-5　骨折愈合过程的血肿炎症机化期

（2）原始骨痂形成期：骨内、外膜增生，新生血管长入，成骨细胞大量增殖，合成并分泌骨基质，使骨折端附近内、外形成的骨样组织逐渐骨化，形成新骨，即膜内成骨。由骨内、外膜紧贴骨皮质内、外形成的新骨，分别称为内骨痂和外骨痂。填充于骨折断端间和髓腔内的纤维组织逐渐转化为软骨组织，软骨组织经钙化而成骨，即软骨内成骨，形成环状骨痂和髓腔内骨痂，即为连接骨痂。连接骨痂与内、外骨痂相连，形成桥梁骨痂，标志着原始骨痂形成。这些骨痂不断钙化加强，当其达到足以抵抗肌收缩及剪力和旋转力时，则骨折达到临床愈合，一般需 12～24 周。此时 X 线片上可见骨折处有梭形骨痂阴影，但骨折线仍隐约可见（图 18－6）。

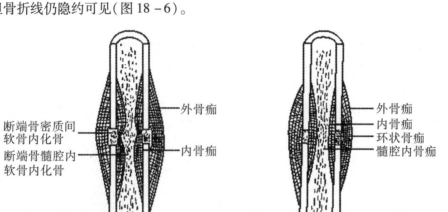

断端骨密质间软骨内化骨　　外骨痂
断端骨髓腔内软骨内化骨　　内骨痂

外骨痂
内骨痂
环状骨痂
髓腔内骨痂

（1）膜内化骨及软骨内化骨过程逐渐完成　　（2）膜内化骨及软骨内化骨过程基本完成

图 18－6　骨折愈合过程的原始骨痂形成期

（3）骨痂改造塑形期：原始骨痂中新生骨小梁逐渐增粗，排列越来越规则和致密。随着破骨细胞和成骨细胞的侵入，完成骨折端死骨清除和新骨形成的爬行替代过程。原始骨痂被板层骨所替代，使骨折部位形成坚强的骨性连接，此过程需 1～2 年。在骨痂形成成熟骨板后，破骨细胞与成骨细胞相互作用。在应力轴线上成骨细胞相对活跃，有更多新骨形成坚强的板层骨；在应力轴线以外破骨细胞相对活跃，可吸收和清除多余的骨痂。最终，髓腔重新连通，骨折处恢复正常骨结构，在组织学和放射学上不留痕迹。

2. 临床愈合标准　临床愈合是骨折愈合的重要阶段，其标准为：①局部无压痛及纵向叩击痛；②局部无反常活动；③X 线片显示骨折处有连续性骨痂通过，骨折线已模糊。达到临床愈合后，可拆除患者的外固定，通过功能锻炼逐渐恢复患肢功能。

3. 影响愈合的因素　骨折经治疗后愈合较慢，超过一般愈合时间，但仍有继续愈合的能力和可能性，针对原因经过适当处理仍可达到骨折愈合，称骨折延迟愈合。骨折经过治疗，超过一般愈合时间，且经延长治疗时间仍达不到骨性愈合，骨折处有反常活动，称骨折不愈合。骨折愈合的位置未达到功能复位的要求，存在夹角、旋转或重叠，称为畸形愈合。影响骨折愈合的因素包括：①全身因素，如年龄、营养和代谢因素、健康状况；②局部因素，如骨折的类型和数量、骨折部位的血液供应、软组织损伤程度、软组织嵌入以及感染等；③治疗方法，如反复多次的手法复位、骨折固定不牢固、过早和不恰当的功能锻炼、治疗操作不当等。

【临床表现】

1. 全身表现　多数骨折只会引起局部症状，但严重骨折和多发性骨折要导致全身反应。

（1）休克：多由出血所致，特别是骨盆骨折、股骨骨折和多发性骨折。严重的开放性骨折或并发重要内脏器官损伤时也可导致休克。

（2）发热：骨折后一般体温正常。股骨、骨盆等骨折的出血量较大，血肿吸收时可出现低热，但一般不会超过 38.0℃。开放性骨折出现高热时，应考虑感染的可能。

2.局部表现

(1)疼痛和压痛:骨折处和合并伤处疼痛,移动患肢时疼痛加剧,伴明显压痛。由骨长轴远端向近端叩击和冲击时可诱发骨折部位的疼痛。

(2)肿胀和瘀斑:骨折处血管破裂出血形成血肿,软组织损伤导致水肿,都可使患肢严重肿胀,甚至出现张力性水疱和皮下瘀斑。由于血红蛋白的分解,患处可呈紫色、青色或黄色。

(3)功能障碍:局部肿胀和疼痛使患肢活动受限。如为完全性骨折,可使受伤肢体完全丧失活动功能。

3.特有体征

(1)畸形:骨折段移位可使患肢外形改变,多表现为缩短、成角或旋转畸形。

(2)反常活动:正常情况下肢体非关节部位出现类似于关节部位的活动。

(3)骨擦音或骨擦感:两骨折端相互摩擦时,可产生骨擦音或骨擦感。

具有以上三者之一即可诊断为骨折,但三者都不出现不能排除骨折,如裂缝骨折。应在初次检查时注意是否有反常活动、骨擦音或骨擦感,不可故意反复多次检查,以免加重周围组织损伤,特别是重要的血管、神经损伤。

【并发症】

骨折常由较严重的创伤所致,有时骨折伴有或所致重要组织、器官的损伤比骨折本身更严重,甚至可能危及患者的生命。

1.早期并发症

(1)休克:患者发生严重创伤时,骨折引起大出血或重要脏器损伤可致休克。

(2)脂肪栓塞综合征:成人多见,多发生于粗大的骨干骨折,如股骨干骨折。由于骨折部位的骨髓组织被破坏,血肿张力过大,使脂肪滴经破裂的静脉窦进入血液循环,引起肺、脑、肾等部位脂肪栓塞所致。通常发生在骨折后48小时内,典型表现有进行性呼吸困难、发绀,胸部摄片有广泛性肺实变。低氧血症可致烦躁不安、嗜睡,甚至昏迷和死亡。

(3)重要内脏器官损伤:骨折导致肝、脾、肺、膀胱、尿道和直肠等损伤,如骶尾骨骨折导致直肠破裂。

(4)重要周围组织损伤:骨折导致重要血管、周围神经、脊髓等损伤,如脊柱骨折和脱位伴发脊髓损伤。

(5)骨筋膜室综合征:骨筋膜室是由骨、骨间膜、肌间隔和深筋膜形成的密闭腔隙。骨筋膜室综合征是由骨筋膜室内的压力增高,导致肌肉和神经等组织急性缺血、缺氧而产生的一系列临床综合征。骨筋膜室综合征好发于前臂和小腿。

引起骨筋膜室内压力增高的因素包括内部因素和外部因素,内部因素为骨折的血肿和组织水肿使室内内容物体积增加,外部因素为包扎过紧、局部压迫使室内容积减少。当压力达到一定程度,供应肌肉血液的小动脉关闭,可形成缺血—水肿—缺血的恶性循环。缺血程度不同可导致不同结果。①濒临缺血性肌挛缩:缺血早期,若能及时恢复血液供应,可没有或仅有极小量肌肉坏死,可不影响肢体功能;②缺血性肌挛缩:较短时间或较重程度的不完全缺血,大部分肌肉坏死,因挛缩畸形而严重影响肢体功能;③坏疽:广泛、长时间完全缺血,大量肌肉坏疽,常需截肢。若大量毒素进入血液循环,可并发休克、感染或急性肾衰竭导致患者死亡。

2.晚期并发症

(1)坠积性肺炎:主要发生于因骨折长期卧床不起的患者,以老年、体弱和伴有慢性病者多见,有时甚至危及患者生命。

(2)压力性损伤:骨突处受压时,局部血液循环障碍易形成压力性损伤。常见部位有骶尾部、髋部、足跟部等。截瘫患者由于肢体失去神经支配,局部缺乏感觉且血液循环较差,因此压力性损伤更易发生且更难治愈。

(3)下肢深静脉血栓形成:多见于骨盆骨折或下肢骨折患者。下肢长时间制动,静脉血液回流缓慢,以及创伤导致的血液高凝状态等,都容易导致下肢深静脉血栓形成。

(4)感染:开放性骨折时,由于骨折断端与外界相通,存在感染的风险,严重者可能发生化脓性骨髓炎。

(5)缺血性骨坏死:骨折段的血液供应被破坏,导致该骨折段缺血坏死。常见于右腕舟状骨骨折后近侧骨折段缺血性坏死,股骨颈骨折后股骨头缺血性坏死。

(6)缺血性肌挛缩:是骨折最严重的并发症之一,是骨筋膜室综合征的严重后果。常见原因是骨折处理不当,特别是外固定过紧,也可由骨折和软组织损伤直接导致。一旦发生缺血性肌挛缩,则难以治疗,可造成典型的爪形手(图18-7)或爪形足。

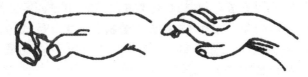

图18-7 爪形手

(7)急性骨萎缩:是损伤所致关节附近的痛性骨质疏松,又称反射性交感神经性骨营养不良。急性骨萎缩好发于手、足骨折后,典型症状是疼痛和血管舒缩紊乱。疼痛与损伤程度不一致,随邻近关节活动而疼痛加剧,并导致关节僵硬。由于血管舒缩紊乱,骨折早期皮温升高、水肿、汗毛和指甲生长加快,随之皮温降低、多汗、皮肤光滑、汗毛脱落,导致手或足部肿胀、僵硬、寒冷、略呈青紫达数月。

(8)关节僵硬:是骨折和关节损伤中最常见的并发症。由于患肢长时间固定导致静脉和淋巴回流不畅,关节周围组织中浆液纤维性渗出和纤维蛋白沉积,发生纤维粘连,并伴有关节囊和周围肌肉挛缩,致使关节活动障碍。

(9)损伤性骨化:又称骨化性肌炎。关节扭伤、脱位或关节附近骨折时,骨膜剥离形成骨膜下血肿,若血肿较大或处理不当使血肿扩大,血肿机化并在关节附近的软组织内广泛骨化,严重影响关节活动功能。损伤性骨化特别多见于肘关节周围损伤,如肱骨髁上骨折反复暴力复位,或骨折后肘关节活动受限而进行的强力反复牵拉所致。

(10)创伤性关节炎:关节内骨折后若未能准确复位,骨折愈合后关节面不平整,长期磨损易引起活动时关节疼痛。创伤性关节炎多见于膝关节、踝关节等负重关节。

【辅助检查】

1. 实验室检查 ①血常规:骨折致大量出血时可见血红蛋白和血细胞比容降低。②血钙、血磷:骨折愈合阶段,血钙和血磷水平升高。③尿常规:脂肪栓塞综合征时尿液中可出现脂肪球。

2. 影像学检查

(1)X线检查:对骨折的诊断和治疗具有重要价值,是最常用的检查方法,可以了解骨折的部位、类型和移位等。

(2)CT和MRI检查:可发现结构复杂的骨折或常规X线检查难以发现的骨折,以及其他组织的损伤。

【处理原则】

(一)现场急救

在现场急救时不仅要处理骨折,更需要注意全身情况的处理。骨折急救的目的是用最简单而有效的方法抢救生命、保护患肢并迅速转运,以便尽快妥善处理。

(二)临床处理

骨折的临床处理包括复位、固定和功能锻炼三大原则。

1. 复位 是将移位的骨折断端恢复正常或接近正常的解剖关系,重建骨的支架作用。

(1)复位标准:①解剖复位,即两骨折端接触面(对位)和两骨折端在纵轴线上的关系(对线)完全良好,恢复了正常的解剖关系。②功能复位,即两骨折端对位欠佳,但对线良好,愈合后肢体功能恢复正常。

(2)复位方法:①手法复位,是最常用的复位方法,步骤包括解除疼痛、松弛肌肉、对准方向和拔伸牵引。②切开复位,是指手术切开骨折部位的软组织,暴露骨折端,在直视下将骨折复位。本法适用于经手法复位失败,经手法复位无法达到标准,或合并骨折并发症(如血管损伤或神经损伤、多处骨折)等情况。③持续牵引复位,是对骨折处持续牵引复位,同时也有固定作用,包括皮牵引和骨牵引。

2. 固定 是将骨折断端维持在复位后的位置直至骨折愈合,是骨折愈合的关键。常用方法有外固定和内固定两类。

(1)外固定:常用方法有小夹板、石膏绷带、外展架、持续牵引和外固定器等。

1)小夹板固定:适用于四肢闭合性、无移位、稳定性骨折。其优点是固定范围一般不包括骨折上、下关节,便于及早进行功能锻炼,防止关节僵硬,并且并发症少、治疗费用低。缺点是易致骨折再移位,若使用不当可导致压疮和骨筋膜室综合征等。

2)石膏绷带固定:可根据肢体形状塑形,固定可靠,维持时间较长。缺点是无弹性,不能调节松紧度,固定范围一般须超过骨折部的上、下关节,无法进行关节活动,易引起关节僵硬。

3)头颈及外展支具:前者主要用于颈椎损伤,后者可将肩、肘、腕关节固定于功能位,适用于肩关节周围骨折、肱骨骨折及臂丛神经损伤。外展架使患肢处于抬高位,有利于消肿、止痛,且可避免因肢体重量的牵拉导致骨折分离移位。

4)持续牵引:既有复位作用,也有外固定作用。方法包括皮肤牵引、骨牵引和兜带牵引等。应根据患者的年龄、性别、肌肉发达程度、软组织损伤情况和骨折的部位来选择牵引的方法和牵引重量。

5)外固定器:骨折复位后将钢针穿过远离骨折处的骨骼,利用夹头在钢管上的移动和旋转矫正骨折移位,最后用金属外固定器固定。外固定器主要用于开放性骨折,闭合性骨折伴有局部软组织损伤,骨折合并感染等情况。具有固定可靠、易于处理伤口、不限制关节活动、可早期功能锻炼等优点(图18-8)。

(2)内固定:是手术切开复位后,利用内固定物,如接骨钢板、螺丝钉、髓内钉和加压钢板等将骨折段固定在解剖复位的位置(图18-9)。

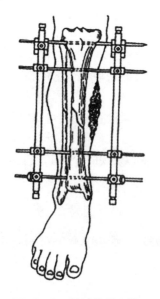

图18-8 骨折外固定器

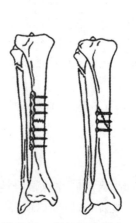

接骨板、螺丝钉内固定

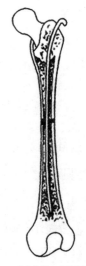

髓内钉内固定

图18-9 骨折内固定

3.功能锻炼 在不影响固定的情况下,尽快地恢复患肢肌、肌腱、韧带、关节囊等软组织的舒缩活动。功能锻炼是尽早恢复患肢功能和预防并发症的重要保证。在锻炼过程中,可配合理疗、中医和中药治疗。

【护理评估】

1.健康史 了解患者的年龄、性别、婚姻、职业和运动爱好;了解患者的受伤史,包括受伤的时间、原因和部位,受伤时的体位、急救情况等;了解患者既往史和家族史。

2.身体状况 评估患者有无畸形、假关节活动、骨擦音或骨擦感;评估患者的意识、生命体征;评估患者肢端血液循环和感觉、运动情况;评估患者复位、固定现状;开放性骨折、切开复位内固定后,注意评估患者伤口愈合情况。

3.心理–社会状况 了解家庭对治疗的经济承受能力,评估患者有无焦虑、抑郁等负性情绪,康复训练和早期活动是否配合等情况。

【常见护理诊断/问题】

1.疼痛 与骨折、软组织损伤有关。

2.躯体移动障碍 与疼痛、骨折、牵引治疗有关。

3.有感染的危险 与组织损伤、开放性骨折、牵引治疗有关。

4.潜在并发症:休克、周围神经血管损伤、骨筋膜室综合征、脂肪栓塞综合征、关节僵硬、肌肉萎缩等。

【护理目标】

(1)患者主诉疼痛减轻或消失。

(2)患者能够在不影响外固定的情况下移动。

(3)患者无感染发生或感染得到控制。

(4)患者未发生并发症,或并发症得到及时发现和处理。

【护理措施】

1.现场急救

(1)抢救生命:骨折患者,尤其是严重骨折者,往往合并其他组织和器官的损伤。应检查患者全身情况,首先处理休克、昏迷、呼吸困难、窒息或大出血等可能威胁患者生命的紧急情况。

(2)包扎止血:绝大多数伤口出血可用加压包扎止血。大血管出血时可用止血带止血,最好使用充气止血带,并记录所用压力和时间。止血带应每40~60分钟放松1次,放松至局部血流恢复、组织略有新鲜渗血为宜。若骨折端已戳出伤口并已污染,又未压迫重要血管或神经,则不应现场复位,以免将污物带到伤口深处。若在包扎时骨折端自行滑入伤口内,应做好记录,以便入院后清创时进一步处理。

(3)妥善固定:凡疑有骨折者均应按骨折处理。对闭合性骨折者在急救时不必脱去患肢的衣裤和鞋袜,患肢肿胀严重时可用剪刀将患肢衣袖和裤脚剪开。骨折有明显畸形,并有突破软组织或损伤附近重要血管、神经的危险时,可适当牵引患肢,使之变直后再行固定。固定物可以为特制的夹板,或就地取材的木板、木棍或树枝等。若无任何可利用的材料,可将骨折的上肢固定于胸前,骨折的下肢与对侧健肢捆绑固定。对疑有脊柱骨折者应尽量避免移动,可采用3人平托法或滚动法将患者移至硬担架、木板或门板。严禁一人抬头、一人抬脚,或用搂抱的方法搬运,以免造成或加重脊髓损伤。颈椎损伤者需有专人托扶头部并沿纵轴向上略加牵引,搬运后用沙袋或折好的衣服放在颈两侧以固定头颈部。

（4）迅速转运：患者经初步处理后，应尽快地转运至就近的医院进行治疗。

2.非手术治疗护理/术前护理

（1）心理护理：向患者及其家属解释骨折的愈合是一个循序渐进的过程，充分固定能为骨折断端连接提供良好的条件，正确的功能锻炼可以促进断端生长愈合和患肢功能恢复，因此若能在医务人员指导下积极锻炼，则可取得良好的治疗效果。对骨折后可能遗留残疾的患者，应鼓励其表达自己的思想，减轻患者及其家属的心理负担。

（2）疼痛护理：根据疼痛原因对因、对症处理。创伤、骨折所致疼痛多在整复固定后逐渐减轻。若因创伤性骨折造成的疼痛，在现场急救中予以临时固定可缓解疼痛。若因伤口感染引起疼痛，应及时清创并应用抗生素等进行治疗。疼痛较轻时可鼓励患者听音乐或看电视以分散注意力，也可用局部冷敷或抬高患肢来减轻水肿以缓解疼痛，热疗和按摩可减轻肌肉痉挛引起的疼痛，疼痛严重时可遵医嘱给予止痛药。护理操作时动作应轻柔准确，严禁粗暴搬动骨折部位。

（3）患肢缺血护理：骨折局部内出血、包扎过紧、不正确使用止血带或患肢严重肿胀等原因均可导致患肢血液循环障碍。应严密观察肢端有无剧痛、麻木、皮温降低、皮肤苍白或青紫、脉搏减弱或消失等血液灌注不足表现。一旦出现应对因、对症处理，如调整外固定松紧度，定时放松止血带等。若出现骨筋膜室综合征应及时切开减压，严禁局部按摩、热敷、理疗或使患肢高于心脏水平，以免加重组织缺血和损伤。

（4）并发症的观察和预防：观察患者意识、生命体征，以及患肢远端感觉、运动和末梢血液循环等，若发现骨折早期和晚期并发症应及时报告医师，采取相应处理措施。对长期卧床患者应定时翻身叩背，鼓励咳嗽、咳痰，练习深呼吸，以防发生压力性损伤和坠积性肺炎等并发症。对开放性骨折患者应尽早清创，有效引流，严格按无菌技术清洁伤口和更换敷料，遵医嘱使用抗生素，以预防伤口感染。骨折后遵医嘱抬高患肢或采取相应体位、保证有效固定、积极进行功能锻炼等可以预防下肢深静脉血栓、急性骨萎缩和关节僵硬等并发症的发生。

（5）生活护理：指导患者在患肢固定制动期间进行力所能及的活动，为其提供必要的帮助，如协助进食、进水、排便和翻身等。

（6）加强营养：指导患者进食高蛋白、高维生素、高热量、高钙和高铁的食物，多饮水。增加晒太阳时间以增加骨中钙和磷的吸收，促进骨折修复。对不能到户外晒太阳的患者要注意补充鱼肝油滴剂、维生素 D 片、强化维生素 D 的牛奶和酸奶等。

（7）外固定护理：对石膏或牵引外固定的患者应行石膏或牵引的护理（参见本章第二节外固定患者的护理）。

3.术后护理　术后早期维持肢体于固定体位（如抬高患肢）。鼓励患者积极进行功能锻炼，尽早下床活动，及时拆除外固定，促进肿胀消退，预防压疮、下肢深静脉血栓、关节僵硬和急性骨萎缩等。

4.健康教育

（1）安全指导：指导患者及家属评估家庭环境的安全性，妥善放置可能影响患者活动的障碍物，如小块地毯、散放的家具等。指导患者安全使用步行辅助器械或轮椅。行走练习需有人陪伴，以防摔倒。

（2）功能锻炼：告知患者出院后坚持功能锻炼的意义和方法。指导家属如何协助患者完成各项活动。

（3）复查：告知患者若骨折远端肢体肿胀或疼痛明显加重，肢体感觉麻木、肢端发凉，夹板、石膏或外固定器松动等，应立即到医院复查并评估功能恢复情况。

【护理评价】

通过治疗与护理，患者是否：①主诉骨折部位疼痛减轻或消失，感觉舒适；②能够在不影响外固定的情况下移动;③感染得到控制;④出现并发症时被及时发现和正确处理。

第二节　外固定患者的护理

一、石膏绷带固定术患者的护理

石膏绷带是常用的外固定材料之一,适用于骨关节损伤及术后固定。石膏绷带经温水浸泡后,包在需要固定的肢体上,5~10分钟即可硬结成型,并逐渐干燥坚固,对患肢起有效的固定作用。常用的石膏类型可分为石膏托、石膏夹板、石膏管型、躯干石膏及特殊类型的石膏等(图18-10)。

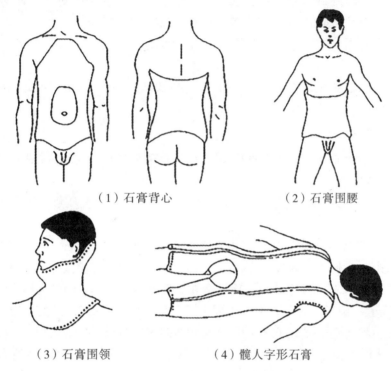

（1）石膏背心　　　　　　　　（2）石膏围腰

（3）石膏围领　　　　　　（4）髋人字形石膏

图18-10　躯干部位石膏固定

【适应证】

(1)骨折复位后的固定。

(2)关节损伤和关节脱位复位后的固定。

(3)周围神经、血管、肌腱断裂或损伤,皮肤缺损,手术修复后的制动。

(4)急、慢性骨和关节炎症的局部制动。

(5)畸形矫正术后矫形位置的维持和固定。

【禁忌证】

(1)全身情况差,如心、肺、肾功能不全,进行性腹水等。

(2)伤口发生或疑有厌氧菌感染。

(3)孕妇禁忌躯干部大型石膏固定。

(4)年龄过大,新生儿,婴幼儿及身体衰弱者不宜行大型石膏固定。

【常见护理诊断/问题】

1. 躯体活动障碍　与石膏固定后肢体活动受限有关。

2. 有失用综合征的危险　与固定肢体长期缺乏功能锻炼有关。

3. 潜在并发症:骨筋膜室综合征、石膏综合征、压力性损伤、出血等。

【护理措施】

(一)操作前的护理

1. 做好解释　向患者及其家属说明石膏固定的目的与意义,解释操作过程中石膏散热属正常现象,并告知患者肢体关节必须固定在功能位或所需的特殊体位,中途不能随意变动,以取得患者配合。

2. 影像学检查　石膏固定前,患处需行 X 线检查,以备术后对照。

3. 用物准备　石膏绷带、内盛 35～40℃ 温水的水桶或水盆、石膏刀、剪刀、衬垫、支撑木棍、卷尺和记号笔等。

4. 皮肤准备　用肥皂水及清水清洁需石膏固定处的皮肤并擦干,有伤口者更换敷料,发现皮肤异常应记录并报告医师。

(二)操作中的护理

1. 体位　将患者置于关节功能位,特殊情况根据功能需要摆放。由专人维持或置于石膏牵引架上,切不可中途变换体位。

2. 覆盖衬垫　在石膏固定处的皮肤表面覆盖一层衬垫,以防局部受压形成压力性损伤。

3. 石膏包扎

(1)石膏托制作:若制作石膏托,则直接用普通绷带缠绕即可。

(2)石膏管型制作:若制作石膏管型,则将石膏卷平放入水桶并完全浸没,至石膏卷停止冒泡时双手持石膏卷两头将其取出,挤去多余水分。将石膏卷贴着躯体从肢体近侧向远侧推动,使绷带粘贴缠绕,每一圈绷带覆盖上一圈绷带的1/3,缠绕过程中用手掌均匀抚摩绷带,以使各层贴合紧密、平整无褶,曲线明显、粗细不均处要用拉回打"褶裥",不可包得过紧或过松。应层次均匀,一般包5～7层,绷带边缘、关节部及骨折部多包2层或3层。石膏绷带的厚度上下一致,以不断裂为标准,不可任意加厚。

4. 捏塑　石膏未定型前,根据解剖特点适当捏塑及整理,使石膏在干固过程中固定牢稳而不移动位置,重点注意关节部位。在石膏表面涂上石膏糊,加以摩擦,使表面平滑。四肢绷带应露出手指或足趾,以便观察肢体末端血液循环、感觉和运动,同时可进行功能锻炼。

5. 包边　将衬垫从内向外拉出一些,包住石膏边缘,若无衬垫,可用一宽胶布沿石膏边包起。在石膏表面涂上石膏糊,使表面平滑。

6. 标记　用记号笔在石膏外标记固定日期及预订拆石膏日期。

7. 开窗　石膏未干前,为便于局部检查或伤口引流、更换敷料等,可在相应部位石膏上开窗。方法是确定开窗范围并标记,用石膏刀沿标记向内侧斜切,边切边将切开的石膏向上拉直至完全切开。已开窗的石膏需用棉花填塞后包好,或将石膏盖复原后,用绷带加压包紧,以防软组织向外突出。

(三)操作后的护理

1. 加快干固　石膏一般自然风干,从硬固到完全干固需24～72小时。创造条件加快干固,天气冷时可通过适当调高室温、用灯泡烤箱、红外线照射等烘干及热风机吹干等方法,但需注意石膏传热,温度不宜过高,且应经常移动仪器位置,避免灼伤。

2. 搬运　搬运及翻身时,用手掌托平石膏固定的肢体,维持肢体位置,避免石膏折断。

3.体位 潮湿的石膏容易折断、变形,故需维持石膏固定的位置直至石膏完全干固,患者需卧硬板床,用软枕妥善垫好石膏。术后8小时内患者勿翻身,8~10小时后协助患者翻身。四肢包扎石膏时抬高患肢,适当支托,以防肢体肿胀及出血。应用石膏背心及人字形石膏的患者勿在头及肩下垫枕,避免胸腹部受压,应用下肢石膏时应防足下垂及足外旋。

4.保暖 寒冷季节注意保温。未干固的石膏需覆盖毛毯时应用支架托起。

5.保持石膏的清洁、干燥 髋人字形石膏及石膏背心固定者,尤其是婴幼儿患者,大小便后应及时清洁臀部及会阴,并注意勿污染及弄湿石膏。石膏污染后用布蘸少量洗涤剂擦拭,清洁后立即擦干。断裂、变形和严重污染的石膏应及时更换。

6.保持有效固定 行石膏管型固定者,因肢体肿胀消退或肌萎缩可导致原石膏失去固定作用,必要时应重新更换。

7.并发症的观察及护理

(1)骨筋膜室综合征:四肢骨折时,因石膏包扎过紧,过度压迫可导致骨筋膜室综合征的发生。应密切观察石膏固定肢体的末梢血液循环,注意评估疼痛、苍白、感觉异常、麻痹及脉搏消失。若患者出现肢体血液循环受阻的征象,应立即放平肢体,并通知医师全层剪开固定的石膏,严重者需拆除,甚至行肢体切开减压术。

(2)压力性损伤:因行石膏固定术患者多需长期卧床,容易发生骨突部位的压力性损伤。应保持床单位的清洁、干燥,定时翻身,避免剪切力、摩擦力的损伤。

(3)化脓性皮炎:多由石膏塑性不好,石膏未干固时搬运或放置不当等致石膏凹凸不平引起的;部分患者可能将异物伸入石膏内搔抓石膏下皮肤,导致肢体局部皮肤受损。主要表现为局部持续性疼痛、形成溃疡、有恶臭及脓性分泌物流出或渗出石膏,应及时开窗检查及处理。

(4)石膏综合征:部分行躯干石膏固定的患者可能出现反复呕吐、腹泻甚至呼吸窘迫、面色苍白、发绀、血压下降等表现,称为石膏综合征。常见原因为:①石膏包裹过紧,影响患者呼吸及进食后的胃扩张;②手术刺激神经及后腹膜致神经反射性急性胃扩张;③过度寒冷、潮湿等致胃肠功能紊乱。因此缠绕石膏绷带时不可过紧,且上腹部应充分开窗;调整室内温度在25℃左右、湿度为50%~60%;嘱患者少量多餐,避免过快、过饱及进食产气多的食物等。发生轻度石膏综合征可通过调整饮食、充分开窗等处理;严重者应立即拆除石膏,予禁食、肠胃减压、静脉补液等处理。

(5)失用综合征:由于肢体长期固定、缺乏功能锻炼,导致肌萎缩;同时大量钙盐逸出骨骼可致骨质疏松;关节内纤维粘连致关节僵硬。因此石膏固定期间,应加强肢体功能锻炼。

(6)出血:手术切口或创面出血时,血液或渗出液可能渗出石膏外,用记号笔标记出范围、日期、并详细记录。如血迹边界不断扩大及时报告医师,必要时协助医师开窗以彻底检查。

(7)其他:由于行石膏固定术后患者长期卧床,患者还可能出现坠积性肺炎、便秘、泌尿道感染等并发症,应加强观察并及时处理。

(四)石膏拆除护理

拆除石膏前需向患者解释,使用石膏锯时可有震动、压迫及热感,但无痛感,不会切到皮肤。石膏拆除后,患者可能有肢体减负的感觉。石膏下的皮肤一般有一层黄褐色的痂皮或死皮、油脂等;其下的新生皮肤较为敏感,应避免搔抓,可用温水清洗后,涂一些润肤霜保护皮肤,每日行局部按摩。由于长时间固定不动,开始活动时肢体可能产生关节僵硬或肢体肿胀,应指导患者加强患肢功能锻炼,必要时用弹性绷带包扎患肢,并逐步放松,以缓解不适症状。

二、牵引术患者的护理

牵引术是骨科常用的治疗方法,是利用牵引力和反牵引力作用于骨折部,达到复位或维持复位固

笔记

定的治疗方法。牵引方法包括皮牵引、骨牵引和兜带牵引。皮牵引是用贴敷于患肢皮肤上的胶布或包捆于患肢皮肤上的牵引带,利用其他皮肤的摩擦力,通过滑轮装置及肌肉在骨骼上的附着点,将牵引力传递到骨骼,又称间接牵引(图18-11)。骨牵引是将不锈钢针穿入骨骼的坚硬部位,通过牵引钢针直接牵引骨骼,又称直接牵引(图18-12)。兜带牵引是利用布带或海绵兜带兜住身体突出部位施加牵引力。

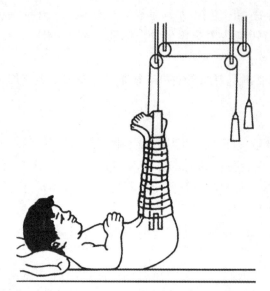

图18-11 垂直悬吊皮牵引

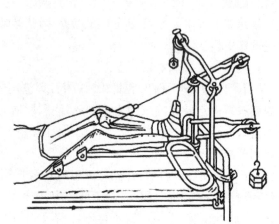

图18-12 胫骨结节骨牵引

【适应证】

(1)骨折、关节脱位的复位及维持复位后的稳定。

(2)挛缩畸形的矫正治疗和预防。

(3)炎症肢体的制动和抬高。

(4)骨和关节疾病治疗前准备。

(5)防止骨骼病变。

【禁忌证】

局部皮肤受损和对胶布或泡沫塑料过敏者禁用皮牵引。

【常见护理诊断/问题】

1.如厕自理缺陷 与骨牵引后肢体活动受限有关。

2.有外周神经血管功能障碍的危险 与骨牵引损伤神经、血管及皮牵引包扎过紧等有关。

3.潜在并发症:牵引针、牵引弓脱落及牵引针眼感染,关节僵硬等。

【护理措施】

(一)操作前的护理

1.做好解释 向患者及家属解释牵引的意义、目的、步骤及注意事项,以便配合。

2.了解药物过敏史 骨牵引前应询问患者药物过敏史,尤其是普鲁卡因过敏史,如过敏,可改用1%利多卡因。

3.局部准备 牵引肢体局部皮肤必须用肥皂和清水擦洗干净,去除油污。必要时剃毛。行颅骨牵引时,剃除全部头发。

4.用物准备

(1)皮牵引:备胶布、纱布绷带、扩张板、苯甲酸酊或海绵牵引带。

(2)骨牵引:备骨牵引器械包(内备骨圆针和克氏针、手摇钻、骨锤),切开包,牵引弓等手术器械。

(3)其他:牵引床,牵引架,牵引绳,重锤以及包扎平整的布朗－毕洛架及托马斯架等。

5.体位准备 牵引前摆好患者体位,协助医师进行牵引。

(二)操作中的护理

1.皮牵引 无创,简单易行,但牵引重量小,一般不超过5kg。皮牵引多用于四肢牵引。

(1)胶布牵引:多用于四肢。局部皮肤涂以苯甲酸酊(婴幼儿除外),以增加黏合力及减少对胶布过敏。在骨隆突处加衬垫,防止局部压迫。根据肢体的粗细及粘贴部位选择适当宽度的胶布,沿肢体纵轴粘贴胶布于肢体两侧并使之与皮肤紧贴,平整无皱褶。胶布外用绷带缠绕,防止松脱。借牵引绳通过滑轮进行皮牵引。

(2)海绵带牵引:将海绵带平铺于床上,用大毛巾包裹需牵引的肢体,骨突处垫以棉花或纱布,将肢体包好,扣上尼龙搭扣,拴好牵引绳,进行牵引。

2.骨牵引 牵引力量大,持续时间长;因系有创牵引方式,所以可能发生感染。骨牵引常应用于颈椎骨折,脱位,肢体开放性骨折及肌肉丰富处的骨折。针孔处皮肤用乙醇纱布覆盖,牵引针的两端套上软木塞或有胶皮盖的小瓶,以免刺伤皮肤或划破被褥。下肢牵引质量一般是体重的$1/10 \sim 1/7$。颅骨牵引质量一般为$6 \sim 8kg$,不超过$15kg$。

3.兜带牵引

(1)枕颌带牵引:常用于颈椎骨折、脱位,颈椎间盘突出症等。卧床持续牵引时,牵引质量一般为$2.5 \sim 3kg$;坐位牵引时,牵引质量自$6kg$开始,可逐渐增加至$15kg$;每日1或2次,每次30分钟(图18－13)。

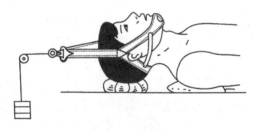

图18－13 枕颌带牵引

(2)骨盆水平牵引:将骨盆兜带包托于骨盆,在骨盆兜带上加适当重量,可定时、间歇牵引。骨盆水平牵引常用于腰椎间盘突出症的治疗。

(3)骨盆悬吊牵引:将兜带从后方包托于骨盆,前方两侧各系牵引绳,交叉至对侧上方通过滑轮及牵引支架进行牵引。常用于骨盆骨折的复位与固定。牵引重量以将臀部抬离床面$2 \sim 3cm$为准。

(三)操作后的护理

1.生活护理 持续牵引的患者活动不便,生活不能完全自理。应协助患者满足正常生理需要,如协助洗头、擦浴,教会患者使用床上拉手、床上便盆等。

2.保持牵引的有效性

(1)皮牵引时检查胶布绷带、海绵有无松脱,扩张板位置是否正确,若出现移位,及时调整。

(2)颅骨牵引时,每班检查牵引弓,并拧紧螺母,防止牵引弓脱落。

(3)牵引重锤保持悬空,不可随意增减或移去牵引重量,不可随意放松牵引绳,以免影响骨折的愈合。

(4)保持对抗牵引力。颅骨牵引时,应抬高床头;下肢牵引时,抬高床位$15 \sim 30cm$。若身体移位,抵住了床头或床尾,及时调整,以免失去反牵引作用。

(5)告知患者和家属牵引期间牵引方向与肢体长轴应成直线,以达到有效牵引。

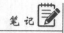

3.维持有效血液循环 皮牵引时密切观察患者患肢末梢血液循环情况。检查局部包扎有无过紧,牵引重量是否过大。若局部出现青紫、肿胀、发冷、麻木、疼痛、运动障碍以及脉搏细弱时,应详细检查,分析原因并及时报告医师。

4.皮肤护理 胶布牵引部位及长期卧床患者骨突部皮肤可出现水疱、溃疡及压力性损伤,注意观察胶布牵引患者胶布边缘皮肤有无水疱或皮炎。若有水疱,可用注射器抽吸并予换药;若水疱面积较大,立即去除胶布,暂停牵引或换用其他牵引方法。在可能发生压力性损伤的部位放置棉圈、水垫、减压贴或应用气垫床,保持床单位清洁、干燥和平整,定时翻身,并观察受压皮肤的情况。

5.并发症的观察与护理

(1)血管和神经损伤:多由骨牵引穿针时判断不准确导致,也可因皮牵引包压过紧引起。颅骨牵引者还可因牵引针钻太深引起颅内出血;因牵引过度损伤舌下神经、臂丛神经等,患者表现吞咽困难、伸舌时舌尖偏向患侧、一侧上肢麻木等。应密切观察创口敷料的渗血情况、患肢末梢血运、患者生命体征及肢体运动情况,关注颅骨牵引者的意识、神经系统检查结果等。根据情况及时调整。

(2)牵引针、弓脱落:多系牵引针打入太浅、螺母未拧紧或术后未定期拧紧引起。应定时检查、及时拧紧。

(3)牵引针眼感染:多因操作时未严格执行无菌操作技术、反复穿刺、未及时清除针眼处积血及分泌物或牵引针滑动引起。①预防:骨牵引针两端套上软木塞或胶盖小瓶;针眼处每日滴75%酒精2次;及时擦去针眼处分泌物或痂皮;牵引针若向一侧偏移,消毒后调整。②处理:发生感染者充分引流,严重时须拔去钢针,改变牵引位置。

(4)关节僵硬:最常见的是足下垂畸形,部分患者还可能出现膝关节屈曲畸形、髋关节屈曲畸形、肩内收畸形等。关节僵硬主要与腓总神经受压及患肢长期固定体位、缺乏功能锻炼有关。下肢水平牵引时,踝关节呈自然足下垂位,加之关节不活动,会发生跟腱挛缩和足下垂。下肢水平牵引时,在膝外侧垫棉垫,防止压迫腓总神经;可用垂足板将踝关节置于功能位。若病情许可,定时做踝关节活动预防足下垂。

(5)其他:由于长期卧床,患者还可能出现坠积性肺炎、便秘、下肢深静脉血栓、泌尿系统感染等并发症,应注意预防,加强病情观察并及时处理。枕颌带牵引时应注意避免牵引带压迫气管导致呼吸困难、窒息。

第三节 常见四肢骨折患者的护理

一、肱骨干骨折患者的护理

肱骨干骨折是发生在肱骨外科颈下 1~2cm 至肱骨髁上 2cm 段内的骨折。在肱骨干中下 1/3 段后外侧有桡神经沟,此处骨折容易发生桡神经损伤。

【病因】

肱骨干骨折可由直接暴力或间接暴力引起。直接暴力常由外侧打击肱骨干中部,致横形或粉碎性骨折。间接暴力常用于手部或肘部着地,外力向上传导,加上身体倾斜所产生的剪式应力,多导致中下 1/3 骨折。有时也可因投掷运动或"掰腕"引起,多为斜行或螺旋形骨折。骨折端的移位取决于外力作用大小、方向、骨折部位和肌肉牵拉方向等。

【临床表现】

1.症状 患侧上臂出现疼痛、肿胀、皮下瘀斑和上肢活动障碍。

2.体征 患侧上臂可见畸形、反常活动,有骨摩擦感/骨摩擦音。若合并桡神经损伤,可出现患侧垂腕畸形,各手指掌指关节不能背伸,拇指不能伸直,前臂旋后障碍,手背桡侧皮肤感觉减退或消失。

【辅助检查】

X 线检查可确定骨折类型、移位方向。

【处理原则】

1.手法复位外固定 在止痛、持续牵引和肌肉放松的情况下复位,复位后可选择石膏或小夹板固定。固定后在屈肘90°位用三角巾悬吊,成人固定6~8周,儿童固定4~6周。

2.切开复位内固定 在切开直视下复位后,用加压钢板螺钉内固定或带锁髓内针固定。内固定物可在半年以后取出,若无不适也可不取。手术中发现桡神经损伤的患者,若完全断裂,可一期修复桡神经。若为挫伤,神经连续性存在,则切开神经外膜,减轻神经继发性病理改变。

【护理措施】

1.局部制动 用吊带或三角巾将患肢托起,以促进静脉回流,减轻肢体肿胀疼痛。

2.指导功能锻炼 复位固定后尽早开始手指屈伸活动,并进行上臂肌肉的主动舒缩运动,但禁止做上臂旋转运动。2~3周后,开始主动的腕、肘关节屈伸活动和肩关节外展、内收活动,逐渐增加活动量和活动频率。6~8周后加大活动量,并做肩关节旋转活动,以防肩关节僵硬或萎缩。

二、肱骨髁上骨折患者的护理

肱骨髁上骨折是指肱骨干与肱骨髁交界处发生的骨折。肱骨髁上骨折多发生于10岁以下儿童,占小儿肘部骨折的30%~40%。骨折断端向前移位或侧方移位时可损伤相应神经和血管。

【病因及分类】

肱骨髁上骨折多为间接暴力引起,根据暴力类型和骨折移位方向,可分为伸直型和屈曲型。

1.伸直型 较常见。跌倒时手掌着地,肘关节处于半屈曲或伸直位,暴力经前臂向上传递,同时身体前倾,由上向下产生剪式应力,造成肱骨干与肱骨髁交界处骨折。骨折近端向前下方移位,远端向后上方移位(图18-14)。

2.屈曲型 跌倒时肘后方着地,肘关节处于屈曲位,暴力传导致肱骨下段骨折。骨折近端向后下方移位,远端向前上方移位(图18-15)。本型很少合并神经和血管损伤。

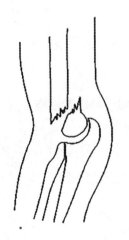

图18-14 伸直型骨折

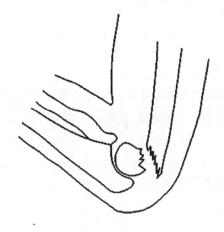

图18-15 屈曲型骨折

【临床表现】

1.症状　受伤后肘部出现疼痛、肿胀和功能障碍,肘后凸起,患肢处于半屈曲位,可有皮下瘀斑。

2.体征　局部有明显压痛和肿胀,有骨摩擦音及反常活动,肘部可扪及骨折断端,肘后三角关系正常。若正中神经、尺神经或桡神经受损,可有手臂感觉异常和运动功能障碍。若肱动脉挫伤或受压,可因前臂缺血而表现为局部肿胀、剧痛、皮肤苍白、发凉、麻木,桡动脉搏动减弱或消失,被动伸指疼痛等。由于肘后方软组织较少,骨折断端锐利,屈曲型骨折端可刺破皮肤形成开放性骨折。

【辅助检查】

肘部正、侧位 X 线检查能够确定骨折的存在并判断骨折移位情况。

【处理原则】

1.手法复位外固定　对受伤时间短,局部肿胀轻,没有血液循环障碍者,可进行手法复位外固定。复位后用后侧石膏托在屈肘位固定 4~5 周,屈肘角度以能清晰地扪到桡动脉搏动,无感觉运动障碍为宜。伤后时间较长,局部组织损伤严重,出现骨折部严重肿胀时,应卧床休息,抬高患肢,或用尺骨鹰嘴悬吊牵引,牵引重量 1~2kg,同时加强手指活动,待 3~5 日肿胀消退后进行手法复位。

2.切开复位内固定　手法复位失败或有神经血管损伤者,在切开直视下复位后作内固定。

3.防止并发症　伸直型肱骨髁上骨折由于近折端向前下移位,极易压迫或刺破肱动脉,加上损伤后的组织反应使局部严重肿胀,均会影响远端肢体血液循环,导致前臂骨筋膜室综合征。因此在治疗过程中,一旦确定骨筋膜室高压存在,应紧急手术,切开前臂掌、背侧深筋膜,充分减压,辅以脱水剂、扩张血管药等治疗。

【护理措施】

1.病情观察　观察石膏绷带或夹板固定的松紧度,必要时及时调整。若患肢进行性疼痛加重,被动伸指剧痛,患肢明显肿胀、颜色改变、脉搏减弱等,应警惕是否发生了骨筋膜室综合征。

2.局部制动　用吊带或三角巾将患肢托起,以减轻肢体肿胀疼痛。

3.功能锻炼　骨折复位固定后,应尽早进行上臂肌肉的主动舒缩运动,如握拳和伸指活动,有利于减轻水肿。4~6 周后 X 线片证实骨折愈合良好,外固定解除,开始肘关节屈伸运动。手术切开复位且内固定稳定者,术后 2 周即可开始肘关节活动。

三、桡骨远端骨折患者的护理

桡骨远端骨折是距桡骨远端关节面 3cm 以内的骨折,常见于骨质疏松的中老年女性。

【病因与分类】

桡骨远端骨折多为间接暴力引起。跌倒时手部着地,暴力向上传导,发生桡骨远端骨折。根据受伤的机制不同,可发生伸直型骨折和屈曲型骨折。

1.伸直型骨折(Colles 骨折)　多因跌倒后手掌着地、腕关节背伸、前臂旋前而受伤。

2.屈曲型骨折(Smith 骨折)　由于跌倒后手背着地、腕关节屈曲而受伤,也可由腕背部受到间接暴力打击发生,较伸直型骨折少见。

【临床表现】

1.症状　伤后腕关节局部疼痛、皮下瘀斑、肿胀和功能障碍。

2.**体征** 患侧腕部压痛明显,腕关节活动受限。伸直型骨折由于远折端向背侧移位,从侧面看腕关节呈"银叉"畸形(图 18 – 16);又由于其远折端向桡侧移位,从正面看呈"枪刺样"畸形(图 18 – 17)。屈曲型骨折者受伤后腕部出现下垂畸形。

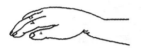

图 18 – 16 "银叉"畸形

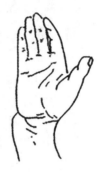

图 18 – 17 "枪刺样"畸形

【辅助检查】

X 线检查可见典型移位。骨折还可合并下尺桡关节损伤、尺骨茎突骨折和三角纤维软骨损伤。

【处理原则】

1.**手法复位外固定** 对伸直型骨折者,手法复位后在旋前、屈腕、尺偏位用腕关节石膏绷带固定。2 周后水肿消退,在腕关节中立位改用石膏托或前臂管型石膏继续固定。屈曲型骨折的治疗要点基本相同,复位手法相反。

2.**切开复位内固定** 严重粉碎性骨折移位明显、手法复位失败或复位后外固定不能维持复位者,可切开复位内固定。

【护理措施】

1.**病情观察及体位** 观察石膏绷带或夹板固定的松紧度,前臂血液循环、肿胀程度和感觉、运动功能。

2.**局部制动** 支持并保持患肢在复位后体位。

3.**功能锻炼** 复位固定后尽早开始手指伸屈和用力握拳活动,并进行前臂肌肉舒缩运动。4 ~ 6 周后可去除外固定,逐渐开始腕关节活动。

四、股骨颈骨折患者的护理

股骨颈骨折多发在中老年人,以女性多见。骨折不愈合和股骨头缺血性坏死发生率高。

【病因与分类】

股骨颈骨折的发生常与骨质疏松导致骨质量下降有关,使患者遭受轻微扭转暴力时即发生骨折。患者多在走路时滑倒,身体发生扭转倒地,间接暴力传导致股骨颈发生骨折。青少年股骨颈骨折比较少见,常需较大暴力才会引起,且多为不稳定型。

1.**按骨折线部位分类** 按骨折线部位可分为股骨头下骨折、经股骨颈骨折和股骨颈基底骨折。前两者属于关节囊内骨折,由于股骨头的血液供应大部分中断,因而骨折不易愈合和易造成股骨头缺血坏死。基底骨折由于两骨折端的血液循环良好而易愈合(图 18 – 18)。

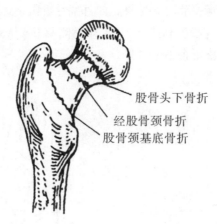

图 18-18　股骨颈骨折（按骨折线部位分类）

2.按骨折线方向分类

（1）内收型骨折:远端骨折线与两侧髂嵴连线的夹角（Pauwels 角）大于 50°。由于骨折面接触较少,容易再移位,故属于不稳定性骨折。

（2）外展型骨折:远端骨折线与两侧髂嵴连线的夹角小于 30°。由于骨折面接触较多,不容易再移位,故属于稳定性骨折(图 18-19)。

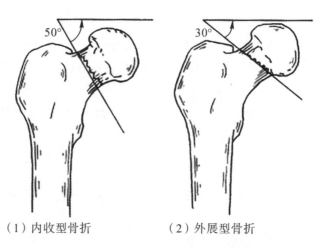

（1）内收型骨折　　　　（2）外展型骨折

图 18-19　股骨颈骨折（按骨折线方向分类）

【临床表现】

1.症状　中老年人有摔倒受伤史,伤后感觉髋部疼痛,下肢活动受限,不能站立和行走。嵌插骨折患者受伤后仍能行走,但数日后髋骨疼痛逐渐加重,活动后更痛,甚至完全不能行走,提示可能由受伤时的稳定骨折发展为不稳定骨折。

2.体征　患肢缩短,出现外旋畸形,一般在 45°~60°。患肢大转子突出,局部压痛和轴向叩击痛。患者较少出现髋部肿胀和瘀斑。

【辅助检查】

髋部正侧位 X 线检查可明确骨折的部位、类型、移位情况,是选择治疗方法的重要依据。

【处理原则】

1.非手术治疗　无明显移位的骨折、外展型或嵌插型等稳定性骨折者,年龄过大、全身情况差,或合并严重的心、肺、肾、肝等功能障碍者,可选择非手术治疗。患者可穿防旋鞋,下肢30°外展中立位皮肤牵引,卧床6~8周。对全身情况很差的患者应以挽救生命和治疗并发症为主,骨折可不进行特殊治疗。尽管可能发生骨折不愈合,但患者仍能扶拐行走。

2.手术治疗 对内收型和有移位的骨折,65岁以上老年人的股骨头下骨折、青少年股骨颈骨折、股骨颈陈旧骨折不愈合以及影响功能的畸形愈合等,应采用手术治疗。

(1)闭合复位内固定:对所有类型股骨颈骨折患者均可进行闭合复位内固定术。闭合复位成功后,在股骨外侧打入多根空心加压螺钉内固定或动力髋钉板固定。

(2)切开复位内固定:对闭合复位困难或复位失败者可行切开复位内固定术。经切口在直视下复位,用加压螺钉固定。

(3)人工关节置换术:对全身情况尚好的高龄患者股骨头下骨折,已合并骨关节炎或股骨头坏死者,可选择单纯人工股骨头置换术或全髋关节置换术。

【护理措施】

(一)手术前护理

1.搬运 尽量避免搬运或移动患者。搬运时将髋关节与患肢整个平托起,防止关节脱位或骨折断端移位造成新的损伤。

2.体位 卧床期间保持患肢外展中立位,即平卧时两腿分开,腿间放枕头,脚尖向上或穿丁字鞋。不可侧卧,不可使患肢内收,坐起时不能交叉盘腿,以免发生骨折移位。

3.功能锻炼 指导患肢股四头肌等长收缩、踝关节和足趾屈伸、旋转运动,每小时练习1次,每次5~20分钟,以防下肢深静脉血栓形成、肌肉萎缩和关节僵硬。在锻炼患肢的同时,指导患者进行双上肢和健侧下肢全范围关节活动和功能锻炼。在病情允许的情况下,遵医嘱指导患者借助吊架和床栏更换体位、坐起、移动以及使用助行器、拐杖行走。

4.牵引 一般牵引6~8周后复查X线片,若无异常可去除牵引后床上坐起。3个月后骨折基本愈合,可扶双拐患肢不负重活动。6个月后根据骨折愈合情况决定是否拄拐或使用助行器行走。

(二)术后护理

1.一般护理 做好生命体征监测、引流管护理、术后并发症的护理等。

2.体位和活动

(1)内固定术后:卧床期间患肢不内收,坐起时不交叉盘腿。若骨折复位良好,术后早期即可遵医嘱床上坐起和扶双拐下床活动,逐渐增加负重量。X线检查证实骨折完全愈合后可弃拐负重行走。

(2)人工关节置换术后:术后一般采取外展中立位。患者在麻醉清醒后即可开展肌力训练,包括踝关节背伸和跖屈,以及股四头肌和髋部肌肉的收缩舒张运动,之后逐渐开始髋关节外展、膝关节和髋关节屈伸、抬臀、直腿抬高等运动。患者可以在术后1周开始使用助行器、拐杖等做行走练习。如果活动后感到关节持续疼痛和肿胀,说明练习强度过大。

(三)健康教育

告知患者股骨颈骨折愈合时间较长,无论是否接受手术治疗,都需长期、循序渐进地进行患肢功能锻炼。尽量不做或少做容易磨损关节的活动,如爬山、爬楼梯和跑步等。避免在负重状态下反复做髋关节伸屈动作,或做剧烈跳跃和急停急转运动。肥胖患者应控制体重,预防骨质疏松,避免过多负重。

五、股骨干骨折患者的护理

股骨干骨折是指股骨转子以下、股骨踝以上部位的骨折。占全身各类骨折的6%,多见于青壮年。

股骨干血运丰富。一旦骨折会有大量失血。骨折也对股部肌肉有所损伤,使肌肉功能发生障碍,从而导致膝关节屈伸活动受限。

【病因与分类】

股骨是人体最粗,最长,承受应力最大的管状骨,遭受强大暴力才能发生股骨干骨折,同时也使骨折后的愈合与重塑时间延长。直接暴力容易引起股骨干的横向或粉碎性骨折,同时有广泛软组织损伤;间接暴力导致股骨干斜形或螺旋形骨折,周围软组织损伤较轻。

1. 股骨上1/3骨折　由于髂腰肌,臀中、小肌和外旋肌的牵拉,使近折端向前、外及外旋方向移位;远折端则由于内收肌的牵拉而向内、后方向移动;由于股四头肌、阔筋膜张肌及内收肌的共同作用而有缩短畸形。

2. 股骨中1/3骨折　由于内收肌群的牵拉,可使骨折向外成角。

3. 骨折下1/3骨折　远折端由于腓肠肌的牵拉、肢体的重力作用而向后方移位,压迫或损伤腘动脉、腘静脉、胫神经或腓总神经;又由于骨前、外、内的肌肉牵拉的合力,使近折端向上移位,形成短缩畸形。

【临床表现】

1. 症状　受伤后患肢疼痛、肿胀、远端肢体异常扭曲,不能站立或行走。

2. 体征　患肢明显畸形,可出现反常活动、骨擦音。单一股骨干骨折因失血量较多,可能出现休克前期表现;若合并多处骨折,或双侧股骨干骨折,发生休克的可能性很大,甚至可以出现休克表现。若骨折损伤腘动脉、腘静脉、胫神经或腓总神经,可出现远端肢体相应的血液循环、感觉和运动功能障碍。

【辅助检查】

正、侧位 X 线检查可明确骨折的准确部位、类型和移位情况。

【处理原则】

1. 非手术治疗

(1)皮牵引:儿童股骨干骨折多采用手法复位、小夹板固定,皮牵引维持手法治疗。3 岁以下儿童则采用垂直悬吊皮肤牵引,即将双下肢向上悬吊,牵引重量应使臀部离开床面有患儿一拳大小的距离。

(2)骨牵引:成人股骨干骨折闭合复位后,可采用 Braun 架固定持续牵引,或 Thomas 架平衡持续牵引,一般需持续牵引 8 ~ 10 周。

2. 手术治疗　非手术治疗失败、多处骨折、合并神经血管损伤、老年人不宜长期卧床者、陈旧骨折不愈合或有功能障碍的畸形愈合等患者,可行切开复位内固定。

【护理措施】

1. 病情观察　由于股骨干骨折失血量较大,应观察患者有无脉搏增快、皮肤湿冷、血压下降等低血容量性休克表现。因骨折可损伤下肢重要神经或血管,应观察患肢血液供应,如足背动脉搏动和毛细血管充盈情况,并与健肢比较,同时观察患肢是否出现感觉和运动功能障碍等。一旦出现异常,及时报告医师并协助处理。

2. 牵引护理　参见本章第二节牵引术患者的护理。

3. 指导功能锻炼　患肢复位固定后,可在维持牵引条件下加强股四头肌等长舒缩运动,并活动足部、踝关节和小腿。在 X 线摄片证实有固定的骨折愈合后,才能停止牵引,逐渐下床活动。

第四节　脊柱骨折和脊髓损伤患者的护理

一、脊柱骨折患者的护理

脊柱骨折占全身骨折的 5% ~6% ,其中以胸腰段脊柱骨折最多见。脊柱骨折可以并发脊髓或马尾神经损伤,往往能严重致残甚至致命。

【病因与分类】

多数脊柱骨折因间接暴力引起,少数为直接暴力所致。间接暴力多见于从高处坠落后头、肩、臀或足部着地,由于地面对身体的阻挡,使暴力传导致脊柱造成骨折。直接暴力所致的脊柱骨折多见于战伤、爆炸伤、直接撞伤等。

1.按损伤的程度和部位分类

(1)胸腰椎骨折与脱位:包括单纯性楔形压缩性骨折、爆破型骨折、椎体水平状撕裂、屈曲 - 牵拉型损伤、脊柱骨折 - 脱位等。

(2)颈椎骨折与脱位:包括单纯性楔形压缩性损伤、垂直压缩型损伤、屈曲型损伤、过伸型损伤、脊柱间关节脱位等。

2.按骨折稳定程度分类

(1)稳定性骨折:包括后柱完整的轻、中度椎体压缩骨折,以及单纯横突、棘突和椎板等附件骨折。

(2)不稳定性骨折:前、中、后三柱同时损伤,脊柱不稳定,复位后容易移位。

【临床表现】

1.症状

(1)局部疼痛:颈椎骨折者可有头颈部疼痛,不能活动。胸腰椎损伤后,因腰背部肌肉痉挛、局部疼痛,患者无法站立,或站立时腰背部无力,疼痛加重。

(2)腹痛、腹胀:腹膜后血肿刺激了腹腔神经节,使肠蠕动减慢,常出现腹痛、腹胀、肠蠕动减慢等症状。

2.体征

(1)局部压痛和肿胀:后柱损伤时中线部位有明显压痛,局部肿胀。

(2)活动受限和脊柱畸形:颈、胸、腰段骨折患者常有活动受限,胸腰段脊柱骨折时常可摸到后凸畸形。严重者常合并脊髓损伤,造成截瘫。

【辅助检查】

1.X 线检查　是首选的检查方法,有助于明确骨折的部位、类型和移位情况。

2.CT 检查　凡有中柱损伤或有神经症状者均需做 CT 检查,可以显示出椎体的骨折情况、椎管内有无出血和骨碎片。

3.MRI 检查　用于观察和确定脊髓损伤的程度和范围。

【处理原则】

1.紧急搬运　脊柱损伤患者伴有颅脑、胸、腹腔脏器损伤或并发休克时首先处理紧急问题,抢救生命,待病情平稳后再处理脊柱骨折。

2.卧硬床板　胸腰椎单纯压缩骨折时,若椎体压缩不到 1/5 或患者年老体弱,可仰卧于硬床板上,骨折部位垫厚枕,使脊柱过伸。

3.复位固定

（1）对颈椎半脱位者应予以石膏颈围固定3个月,以防迟发型并发症。

（2）稳定性的颈椎骨折,轻者可采用枕颌带卧位牵引复位,牵引重量为3kg。明显压缩移位者采用持续颅骨牵引复位,牵引重量为3～5kg,必要时可增加到6～10kg,待X线片证实已复位,可改用头颈胸石膏固定,石膏干硬后即可起床活动。

（3）胸腰椎单纯性骨折时,椎体压缩高度超过1/5的青少年及中年患者可用两桌法或双踝悬吊法过仰复位,复位后即包过伸位石膏背心,石膏干硬后,鼓励患者起床活动,固定约3个月。

（4）对有神经症状,骨折块挤入椎管内以及不稳定性骨折等损伤严重的患者,应行切开复位内固定。

4.功能锻炼　单纯压缩骨折患者卧床3日后开始腰背部肌肉锻炼,利用背伸肌的肌力和背伸姿势使脊柱过伸,借助椎体前方的前纵韧带和椎间盘纤维环的张力,使压缩的椎体自行复位,恢复原状。严重的胸腰椎骨折和骨折脱位者也应进行腰背肌功能锻炼。

【护理措施】

1.急救及搬运　对疑有脊柱骨折患者,尽量避免搬动患者。若确实需要搬运,采用担架、木板等硬板工具,四人平托法或滚动法搬运。严禁一人抬头一人抬脚或采用搂抱式搬运,避免导致和加重脊髓损伤。颈椎损伤者需专人托扶头部并沿纵轴向上略加牵引,搬运后用沙袋或折好的衣服放在颈部两侧起到固定头颈部的作用。

2.病情观察　严密观察患者生命体征,肢体感觉、运动、反射和括约肌功能是否随着病情发展而变化,及时发现脊髓损伤征象,报告医师并协助处理。

3.体位与翻身　患者一般卧床休息,患肢关节保持功能位,为避免压力性损伤,定时翻身,同时采用轴线翻身法:胸腰段骨折者双臂交叉放于胸前,两护士分别托扶患者肩背和腰腿部翻至侧卧位;颈段骨折者还需一人托扶头部,使其与肩部同时翻动。患者自行翻身时应先挺直腰背部再翻身,以利用绷紧的躯干肌肉形成天然内固定夹板。

4.指导功能锻炼　脊柱骨折后长时间卧床可导致失用综合征。故指导和鼓励患者早期进行腰背肌功能锻炼,如臀部离开床面左右移动、五点支撑法、四点支撑法、三点支撑法、飞燕点水等。

二、脊髓损伤患者的护理

脊髓损伤是脊柱骨折的严重并发症,由于椎体的移动或碎骨片突出于椎管内,使脊髓或马尾神经产生不同程度的损伤,多发生在颈椎下部和胸腰段。

【病理】

根据脊髓损伤的部位和程度可出现不同病理变化。

1.脊髓震荡　脊髓震荡与脑震荡相似,脊髓震荡是最轻微的脊髓损伤,在组织形态上并无病理变化,只是暂时性功能抑制。

2.不完全性脊髓损伤　脊髓损伤轻者仅有脊髓中心小坏死灶,保留大部分神经纤维。损伤严重者的脊髓中心可出现坏死软化灶,并由胶质和瘢痕代替,只保留小部分神经纤维。

3.完全性脊髓损伤　脊髓实质完全性横贯性损伤。脊髓内的病变呈进行性加重,从中心出血至全脊髓水肿,从中心坏死到大范围脊髓坏死。晚期脊髓为胶质组织所替代,也可为脊髓完全断裂。

【临床表现】

脊椎损伤可因损伤部位和程度不同而表现不同。

1.脊髓震荡　脊髓损伤平面以下发生弛缓性瘫痪,感觉、运动和反射功能全部或大部分丧失。一般在数小时或数日后感觉和运动功能恢复,不留有任何神经系统后遗症。

2.脊髓损伤 表现为损伤平面以下弛缓性瘫痪,运动、反射及括约肌功能丧失,有感觉丧失平面及大小便不能控制。2~4周后逐渐演变成痉挛性瘫痪,表现为肌张力增高,腱反射亢进,并出现病理性锥体束征。胸腰段脊髓损伤使下肢的感觉与运动功能产生障碍,称为截瘫。颈段脊髓损伤后,双上肢也有神经功能障碍,为四肢瘫痪。上颈椎损伤时四肢均为痉挛性瘫痪,下颈椎损伤时由于脊髓颈膨大部位和神经根的毁损,上肢表现为弛缓性瘫痪,下肢仍为痉挛性瘫痪。

3.脊髓圆锥损伤 正常人脊髓终止于第1腰椎体下缘,因此第1腰椎骨折可发生脊髓圆锥损伤,表现为会阴部鞍区皮肤感觉缺失,括约肌功能丧失致大小便不能控制和性功能障碍,双下肢的感觉和运动仍保持正常。

4.马尾神经损伤 表现为损伤平面以下弛缓性瘫痪,有感觉及运动功能障碍及括约肌功能丧失,肌张力降低,腱反射消失。

【辅助检查】

辅助检查参见本节脊柱骨折部分相关内容。

【处理原则】

1.非手术治疗 伤后6小时内是治疗的关键期,24小时内为急性期,应抓紧时间治疗。

(1)固定和制动:一般采用枕颌带牵引或持续颅骨牵引,以防因损伤部位移位而产生脊髓再损伤。

(2)减轻脊髓水肿和继发性损害:采用甲泼尼龙冲击疗法,只适用于受伤8小时以内者。每公斤体重30mg剂量1次给药,15分钟静脉注射完毕,休息45分钟,在以后23小时内以5.4mg/(kg·h)剂量持续静脉滴注。

(3)高压氧治疗:一般伤后4~6小时内应用。

2.手术治疗 手术只能解除对脊髓的压迫和恢复脊柱的稳定性,目前还无法使损伤的脊髓恢复功能。一般而言,手术后截瘫级别可望至少提高1级,这对完全性瘫痪者而言作用有限,但却可能改善不完全性瘫痪者的生活质量。因此,对后者更应持积极态度。

【常见护理诊断/问题】

1.低效性呼吸型态 与脊髓损伤、呼吸肌无力、呼吸道分泌物存留有关。

2.体温过高或体温过低 与脊椎损伤、自主神经系统功能紊乱有关。

3.尿潴留 与脊髓损伤,逼尿肌无力有关。

4.便秘 与脊髓神经损伤、液体摄入不足、饮食和活动受限有关。

5.有皮肤完整性受损的危害 与肢体感觉及活动障碍有关。

6.体象紊乱 与受伤后躯体运动障碍或肢体萎缩变形有关。

【护理措施】

(一)非手术治疗护理/术前护理

1.心理护理 帮助患者掌握正确的应对技巧,提高其自我护理能力,发挥其最大潜能。家庭成员和医务人员应相信并认真倾听患者的诉说。可让患者和家属参与制订护理计划,帮助患者建立有效的社会支持系统,包括家庭成员、朋友、医务人员和同事等。

2.甲泼尼龙冲击疗法的护理 行甲泼尼龙冲击治疗时,应严格遵医嘱按要求输液,同时必须使用心电监护仪和输液泵,密切观察患者的生命体征变化,同时观察患者有无消化道出血,心律失常等并发症。

3.并发症的预防与护理 脊髓损伤一般不直接危及生命,但它的并发症是导致患者死亡的主要原因。

（1）呼吸衰竭与呼吸道感染：是颈脊髓损伤的严重并发症。颈脊髓损伤时，由于肋间神经支配的肋间肌完全麻痹，胸式呼吸消失，患者能否生存，很大程度上取决于腹式呼吸是否存在。呼吸道感染是晚期死亡常见原因。由于呼吸肌力量不足，或者患者因怕痛不敢深呼吸和咳嗽，使呼吸道的阻力增加，分泌物不易排出，久卧者容易产生坠积性肺炎。一般在1周内便可发生呼吸道感染，吸烟者更容易发生。患者常因呼吸道感染难以控制或痰液阻塞气管窒息死亡。

护理过程中应注意观察患者的呼吸功能，监测血氧饱和度。给予氧气吸入，必要时协助医师行气道插管、气道切开或呼吸机辅助呼吸，并做好相应护理。遵医嘱给药，减轻脊髓水肿，以避免因进一步脊髓损伤而抑制呼吸功能。保持呼吸道顺畅，指导患者深呼吸和咳嗽咳痰，每2小时协助翻身1次，遵医嘱给予雾化吸入，已经发生肺部感染者应遵医嘱选用合适的抗生素，注意保暖。

（2）体温失调：颈脊髓损伤后，自主神经系统功能紊乱，受伤平面以下毛细血管网舒张而无法收缩，皮肤不能出汗，对气温的变化丧失了调节和适应能力。室温 >32℃时，闭汗使患者容易出现高热（ >40℃）。患者体温升高时，应以物理降温为主，如冰敷、酒精或温水擦浴、冰盐水灌肠等，必要时给予输液和冬眠药物。夏季将患者安置在阴凉或设有空调的房间。

（3）泌尿系统感染和结石：排尿的脊髓反射中枢在 $S_{2\sim4}$，位于脊髓圆锥内。圆锥以上脊髓损伤者由于尿道外括约肌失去高级神经支配，不能自主放松，因而可出现尿潴留；圆锥损伤者则因尿道外括约肌放松而出现尿失禁。由于患者需长期留置导尿管，容易发生泌尿系统感染与结石。主要护理措施包括：①留置导尿或间歇导尿。在脊髓休克期应留置导尿，持续引流尿液并记录尿量，以防膀胱过度膨胀。2~3周后改为定期开放导尿管。②排尿训练。根据脊髓损伤部位和程度不同，部分患者排尿功能可逐渐恢复，但脊髓完全性损伤者则需要进行排尿功能训练。当膀胱充盈时，鼓励患者在膀胱区加压将尿排尽，训练自主性膀胱，争取早日拔去导尿管，这种方法对马尾神经损伤者特别有效。③鼓励患者每日饮水量最好达 3000mL 以上，以稀释尿液，预防泌尿系结石。④定期检查残余尿量、尿常规和中段尿培养，及时发现泌尿系统感染征象。发生感染时，遵医嘱使用抗生素。

（4）便秘：脊髓损伤后，肠道的神经功能和膀胱一样受到破坏而发生失调，结肠蠕动大为减慢，而活动减少和饮水减少也是便秘的原因。护士应指导患者多食富含膳食纤维的食物、新鲜水果和蔬菜，多饮水。在餐后1小时做腹部按摩，以刺激肠蠕动。对顽固性便秘者可遵医嘱给予灌肠或缓泻剂。部分患者通过持续的训练可逐渐建立起反射性排便，方法为用手指按压肛门周围或者扩张肛门，刺激括约肌，反射性地引起肠蠕动。

（5）压力性损伤：截瘫患者长期卧床，皮肤知觉丧失，骨隆突部位的皮肤长时间受压于床褥与骨隆突之间而发生神经营养性改变，从而出现压力性损伤。最常发生的部位为骶尾部、股骨大转子、髂嵴和足跟等处。

（二）术后护理

1.体位　截瘫肢体保持关节处于功能位，预防关节屈曲、过伸或过展。可用矫正鞋或支足板固定足部。

2.观察感觉与运动功能　脊髓受手术刺激易出现水肿反应，术后严密观察躯体以及肢体感觉、运动情况，当出现瘫痪平面上升、肢体麻木、肌力减弱或不能活动时，应立即通知医师，及时处理。

3.引流管理　观察引流量与引流液颜色，保持引流通畅，以防积血压迫脊髓。

4.活动　对于截瘫肢体应每日做被动的全范围关节活动和肌肉按摩，以防止肌萎缩和关节僵硬，减少截瘫后并发症。对于未瘫痪部位，可以通过举哑铃和拉力器等方法增强上肢力量，通过挺胸和俯卧撑等增加背部力量，为今后的自理活动做准备，增强患者的信心和对生活的热爱。

（三）健康教育

（1）指导患者出院后继续康复锻炼，并预防并发症的发生。

（2）指导患者练习床上坐起,使用轮椅、拐杖或助行器等移动工具,练习上下床和行走。

（3）指导患者及家属用清洁导尿术进行间歇性导尿,预防长期留置导尿管引起泌尿道感染。

（4）告知患者需定期返院检查,进行理疗有助于刺激肌肉收缩和功能恢复。

第五节　骨盆骨折患者的护理

骨盆为环形结构,是由两侧的髂、耻、坐骨经 Y 形软骨融合而成的 2 块髋骨和 1 块骶尾骨,经前方耻骨联合和后方的骶髂关节构成的坚固骨环。骨盆骨折常合并静脉丛和动脉大量出血,以及盆腔内脏器的损伤。

【病因】

骨盆骨折多由强大的直接暴力挤压骨盆所致。年轻人骨盆骨折主要是由于交通事故和高处坠落引起,多存在严重的多发伤,常伴休克。

【临床表现】

1.症状　患者髋部肿胀、疼痛,不敢坐起或站立,多数患者存在严重的多发伤。有大出血或严重内脏损伤者可有休克早期表现。

2.体征

（1）骨盆分离试验与挤压试验阳性:检查者双手交叉撑开两髂嵴,骨折的骨盆前环产生分离,如出现疼痛即为骨盆分离试验阳性。检查者用双手挤压患者的两髂嵴,伤处出现疼痛为骨盆挤压试验阳性。

（2）肢体长度不对称:用皮尺测量胸骨剑突与两髂前上棘之间的距离,骨盆骨折向上移位的一侧长度较短。

（3）会阴部瘀斑:是耻骨和坐骨骨折的特有体征。

【辅助检查】

X 线检查可显示骨折类型及骨折块移位情况。CT 检查可更清晰地观察骶髂关节情况。CT 三维重建可更加立体直观地显示骨折类型和移位方向。超声检查可筛查腹盆腔脏器损伤情况。

【处理原则】

原则是先处理休克和各种危及生命的合并症,再处理骨折。

1.急救处理　骨盆骨折可伴发盆腔内血管损伤,应严密监测患者的生命体征,尤其是脉搏变化。遵医嘱快速建立输血补液通道,检查有无其他合并损伤,有无泌尿系统损伤,必要时进行诊断性腹腔穿刺,判断有无腹腔内脏器破裂。

2.非手术治疗

（1）骨折无移位时,可不做特殊处理,卧床休息 3~4 周。

（2）单纯性耻骨联合分离且较轻者,可用骨盆兜带悬吊固定。

3.手术治疗　对骨盆环双处骨折伴骨盆变形者,多主张手术复位及内固定,必要时加上外固定支架。

【护理措施】

1.急救处理　有危及生命的并发症时应先抢救生命,对休克患者先采用抗休克治疗,然后处理骨折。

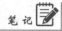

2. 休息与活动　长期卧床者需练习深呼吸,进行肢体肌肉等长收缩训练。允许下床后,可使用助行器或拐杖,以减轻骨盆负重。

3. 骨盆兜带悬吊牵引的护理　选择宽度适宜的骨盆兜带,悬吊重量以将臀部抬离床面为宜,不要随意移动,保持兜带平整,排便时尽量避免污染兜带。

4. 并发症的护理　骨盆骨折常伴有严重并发症,如腹膜后血肿、盆腔内脏损伤和神经损伤等。这些并发症常较骨折本身更为严重。

(1) 腹膜后血肿:骨折后巨大血肿可沿腹膜后疏松结缔组织间隙蔓延至肾区或膈下,患者可有腹痛腹胀等腹膜刺激症状。大出血可造成失血性休克,甚至造成患者迅速死亡。应严密观察生命体征和意识变化,立即建立静脉输液通路,遵医嘱输血输液,纠正血容量不足。若经抗休克治疗仍不能维持血压,应配合医师及时做好手术准备。

(2) 盆腔内脏损伤:尿道的损伤远比膀胱损伤多见。耻骨支骨折移位容易引起尿道损伤、会阴部撕裂,可造成直肠损伤或阴道壁撕裂。直肠破裂如发生在腹膜反折以上可引起弥漫性腹膜炎;如在反折以下,则可发生直肠周围感染。注意观察有无血尿、无尿或急性腹膜炎等表现。遵医嘱禁食补液,合理应用抗生素。

(3) 神经损伤:主要是腰骶神经丛与坐骨神经损伤。观察患者是否有括约肌功能障碍,下肢某些部位感觉减退或消失,肌肉萎缩无力或瘫痪等表现,发现异常及时报告医师。

(4) 静脉栓塞与脂肪栓塞:是患者死亡的主要原因之一,由于下肢长时间制动、静脉血液回流缓慢以及创伤导致的血液高凝状态等,易导致下肢深静脉血栓形成;骨盆内静脉丛破裂以及骨髓腔被破坏,骨髓脂肪溢出随破裂的静脉窦进入血液循环,引起肺、脑、肾等部位的脂肪栓塞。如患者突然出现胸痛、胸闷、呼吸困难、咳嗽、咯血、烦躁不安甚至晕厥时,应警惕肺栓塞的发生。

第六节　关节脱位患者的护理

一、概述

关节脱位是指由于直接或间接暴力作用于关节,或关节有病理性改变,使骨与骨之间相对关节面失去正常的对合关系。脱位多见于青壮年和儿童,四肢大关节中以肩关节和肘关节脱位最为常见,髋关节次之,膝、腕关节脱位则少见。

【病因】

1. 创伤　由外来暴力间接作用于正常关节引起的脱位,多发生于青壮年,是导致脱位最常见的原因。

2. 病理改变　关节结构发生病变,骨端遭到破坏,不能维持关节面的正常对合关系。

3. 先天性发育不良　胚胎发育异常导致关节先天性发育不良,出生后即发生关节脱位且逐渐加重,如由于髋臼和股骨头先天发育不良或异常引起的先天性髋关节脱位。

4. 习惯性脱位　创伤性脱位后,关节囊及韧带松弛或在骨附着处被撕脱,使关节结构不稳定,轻微外力即可导致再脱位,如此反复,形成习惯性脱位,如习惯性肩关节脱位、习惯性颞下颌关节脱位。

【分类】

1. 按脱位程度分类　分为全脱位和半脱位。前者指关节面对合关系完全丧失,后者指关节面对合关系部分丧失。

2. 按脱位发生时间分类　分为新鲜性脱位和陈旧性脱位。脱位时间未超过2周称新鲜性脱位,脱位时间超过2周称陈旧性脱位。

3.按脱位后关节腔是否与外界相通分类 分为闭合性脱位和开放性脱位。闭合性脱位患者局部皮肤完好,脱位处不与外界相通;开放性脱位者脱位关节腔与外界相通。

4.按远侧骨端的移位方向分类 分为前脱位、后脱位、侧方脱位、中央脱位等。

【病理】

创伤性关节脱位后,骨端移位、伴有不同程度的关节囊破裂及关节周围韧带、肌腱、血管、神经损伤,甚至发生撕脱性骨折。关节腔积血,3周左右血肿机化、形成肉芽组织,继而成为纤维组织,造成关节周围粘连,影响关节功能。

【临床表现】

1.症状 关节疼痛、肿胀、局部压痛,关节功能障碍。

2.特有体征

(1)畸形:关节脱位后肢体出现旋转、内收或外展、外观变长或缩短等畸形,与健侧不对称。关节的正常骨性标志发生改变。

(2)弹性固定:关节脱位后,由于关节囊周围未撕裂肌肉和韧带的牵拉,使患肢固定在异常的位置,在活动时感到弹性阻力。

(3)关节盂空虚:脱位后可触到空虚的关节盂,移位的骨端可在邻近异常位置触及,但肿胀严重时常难以触及。

【辅助检查】

关节脱位常用X线检查。关节正侧位可确定有无脱位及脱位的类型、程度,有无合并骨折等。

【处理原则】

1.复位 以手法复位为主,最好在脱位后3周内进行,因为早期复位容易成功,且功能恢复好。若脱位时间较长,关节周围组织发生粘连,空虚的关节腔被纤维组织充填,常导致手法复位难以成功。若发生以下情况,应考虑行手术切开:复位合并关节内骨折,经手法复位失败或手法难以复位,有软组织嵌入。关节脱位复位的成功标志是被动活动恢复正常、骨性标志恢复、X线检查提示已复位。

2.固定 即将复位后的关节固定于适当的位置,以修复损伤的关节囊、韧带、肌肉等软组织。固定的时间视脱位情况而定,一般为2~3周。陈旧性脱位经手法复位后,固定的时间应适当延长。

3.功能锻炼 鼓励早期活动,在固定期间要经常进行关节周围肌肉的收缩练习和患肢其他关节的主动或被动活动,防止肌萎缩及关节僵硬。固定解除后,逐步扩大患部关节的活动范围,并辅以理疗、中药熏洗等手段,逐渐恢复关节功能。功能锻炼过程中切忌粗暴地被动活动,以免增加损伤。

【护理评估】

1.健康史 ①一般情况:如年龄、出生时的情况、对运动的喜好等;②外伤史:评估患者有无突发外伤史,受伤后的症状和疼痛的特点,受伤后的处理方法;③既往史:患者以前有无类似外伤病史、有无关节脱位习惯、既往脱位后的治疗及恢复情况等。

2.身体状况 ①局部情况:患肢疼痛程度、有无血管及神经受压的表现、皮肤有无损伤;②全身情况:生命体征、躯体活动能力、生活自理能力等;③辅助检查:X线检查有无阳性结果。

3.心理-社会状况 患者的心理状态,对本次治疗有无信心。患者所具有的疾病知识和对治疗、护理的期望。

【常见护理诊断/问题】

1.疼痛 与关节脱位引起局部组织损伤及神经受压有关。

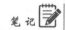
笔记

2．躯体活动障碍　与关节脱位、疼痛、制动有关。

3．有皮肤完整性受损的危险　与外固定压迫局部皮肤有关。

4．潜在并发症：血管、神经损伤。

【护理目标】

（1）患者疼痛症状逐渐减轻直至消失。

（2）患者关节活动能力和舒适度得到改善。

（3）患者皮肤完整，未出现压力性损伤。

（4）患者未出现血管、神经损伤，若发生能被及时发现和处理。

【护理措施】

1．体位　抬高患肢并保持患肢于关节功能位，以利静脉回流，减轻肿胀。

2．病情观察　移位的骨端压迫邻近血管和神经，进而引起患肢缺血，感觉、运动障碍。定时观察患肢远端血运，皮肤颜色、温度，感觉和活动情况等。若发现患肢苍白、发冷、瘀肿、疼痛加剧、感觉麻木等，及时通知医师并配合处理。

3．缓解疼痛

（1）局部冷、热敷：受伤24小时内局部冷敷，达到消肿止痛目的；受伤24小时后，局部热敷以减轻肌肉痉挛引起的疼痛。

（2）避免加重疼痛的因素：进行护理操作或移动患者时，托住患肢，动作轻柔，避免不适活动加重疼痛。

（3）镇痛：应用心理暗示、转移注意力或松弛疗法等非药物镇痛方法缓解疼痛，必要时遵医嘱应用镇痛剂。

4．固定　使用石膏固定及牵引的患者，做好相应的护理措施。

5．健康教育　固定期间进行肌肉收缩活动及邻近关节主动或被动活动。固定拆除后，逐步进行肢体的全范围功能锻炼，防止关节粘连和肌肉萎缩。习惯性脱位者需保持有效固定并严格遵医嘱坚持功能锻炼，避免各种导致再脱位的原因。

【护理评价】

通过治疗与护理，患者是否：①疼痛得到有效控制，疼痛主诉减少；②关节功能得以恢复，满足日常活动需要；③皮肤完整无压力性损伤或感染的发生；④未发生并发症，或发生并发症被及时发现和护理。

二、肩关节脱位患者的护理

肩关节是全身活动范围最大的关节。肩胛骨关节盂浅而面小，肱骨头相对大而圆，关节囊和韧带松弛薄弱，这虽有利于肩关节的活动，但亦是关节结构不稳定，容易发生脱位。

【病因与分类】

肩关节脱位多发生于青壮年，以男性居多，多由间接暴力引起。当身体侧位跌倒时，手掌或肘撑地，肩关节处于外展、外旋和后伸位，肱骨头在外力的作用下突破关节囊前壁，滑出肩胛盂而致脱位；当肩关节极度外展、外旋和后伸时，肱骨颈或肱骨大结节抵触于肩峰时构成杠杆的支点，使肱骨头向盂下滑出发生脱位。若肩关节后方受到直接暴力的碰撞，可使肱骨头向前脱位。

关节脱位分为前脱位、后脱位、下脱位和上脱位。由于肩关节前下方组织薄弱，因此以前脱位多见。肩关节前脱位又可分为盂下脱位，喙突下脱位、锁骨下脱位及胸内脱位，其中以喙突下脱位最为常见（图18-20）。肩关节脱位常合并肱骨大结节撕脱骨折和肩袖损伤。

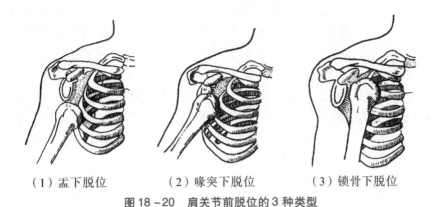

（1）盂下脱位　　　（2）喙突下脱位　　　（3）锁骨下脱位

图 18 -20　肩关节前脱位的 3 种类型

【临床表现】

1.症状　肩关节疼痛,周围软组织肿胀,活动受限。常用健侧手扶持患肢前臂,头倾向患肩。

2.体征　肩关节脱位后,关节盂空虚,肩峰突出,肩部失去正常饱满圆钝的外形,呈方肩畸形(图 18 -21);上臂保持轻度外展前屈位;关节盂空虚,在外可触及肱骨头;Dugas 征阳性。

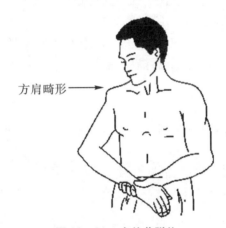

方肩畸形 →

图 18 -21　肩关节脱位

【辅助检查】

X 线检查能帮助明确脱位的类型及发现是否合并有骨折。

【处理原则】

1.手法复位　对于新鲜性肩关节脱位,在进行充分的临床评估后,手法复位多能获得成功。常用手牵足蹬法(Hippocrates 法)(图 18 -22)和悬垂法(Stimson 法)。

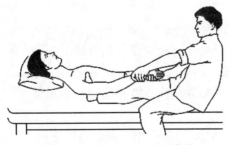

图 18 -22　Hippocrates 法复位

2.固定　单纯肩关节脱位,复位后腋窝处垫棉垫,用三角巾悬吊上肢,保持肘关节屈曲90°;关节囊破损明显或仍有肩关节半脱位者,将患侧手置于对侧肩上,上肢以绷带与胸壁固定,腋下垫棉垫。一般情况下,固定3～4周;40岁以上的患者,固定时间可相应缩短,因为年长患者关节制动时间越长,越容易发生关节僵硬。有习惯性脱位病史的年轻患者适当延长固定期。

3.功能锻炼　固定期间主动活动腕部与手指。疼痛肿胀缓解后,用健侧手缓慢推动患肢行外展与内收活动,活动范围以不引起患侧肩部疼痛为限。解除固定后,开始进行肩关节的活动锻炼,锻炼须循序渐进,主动进行肩关节各方向的活动,使其活动范围得到最大程度恢复。切忌操之过急,配合理疗按摩,效果更好。

三、肘关节脱位患者的护理

肘关节脱位的发生率仅次于肩关节脱位,好发于10～20岁青少年,多为运动损伤。发生后需及早复位,延迟复位会引起长期肘部肿胀和关节活动受限,还会因过度肿胀而影响前臂的血液循环,发生缺血性肌挛缩。

【病因及分类】

肘关节脱位多为间接暴力所致,偶有直接暴力亦可致伤。根据尺、桡骨近端移位的方向,肘关节脱位可有后脱位、侧方脱位及前脱位,以后脱位最常见。

1.后脱位　当肘关节处于伸直位、前臂旋后位跌倒时,手掌着地,暴力沿尺、桡骨上端向近端传导,在尺骨鹰嘴处产生杠杆作用,前方关节囊撕裂,使尺、桡骨近端同时向肱骨后方脱出,发生肘关节后脱位。

2.侧方脱位　当肘关节处于内翻或外翻位时遭受暴力,可发生尺侧或桡侧侧方脱位。

3.前脱位　当肘关节处于屈曲位时,肘后方遭受直接暴力可致尺骨鹰嘴骨折和肘关节前脱位。此类少见。

小儿肘关节脱位以后外侧脱位为主,常见原因是手或肘关节伸直位跌倒,杠杆的力量使得鹰嘴自滑车脱出,导致脱位。

【临床表现】

1.症状　肘关节局部疼痛、肿胀,功能受限。患者以健手支托患肢前臂,肘关节处于半伸直位,被动运动伸不直。

2.体征　肘部变粗、后突,前臂缩短,肘后三角关系失常。鹰嘴突高出内外髁,可触及肱骨下端。若前臂或手麻木、肿痛、运动不灵活,则可能发生了正中神经或尺神经损伤,也可能是动脉受压。

【辅助检查】

X线检查帮助明确脱位的类型、移位情况及有无合并骨折。对于陈旧性关节脱位,X线检查有助于明确有无骨化性肌炎或缺血性骨坏死。

【处理原则】

1.复位　常用手法复位,在肘关节内麻醉或臂丛麻醉下,术者站在患者的前面,将患者的患肢提起,环抱术者的腰部,使肘关节置于半屈曲位置。以一手握住患者腕部,沿前臂纵轴作持续牵引,另一拇指压住尺骨鹰嘴突,亦沿前臂纵轴方向作持续推挤动作直至复位。复位成功的标志为肘关节恢复正常活动,肘后三点关系恢复正常。

2.固定　复位后用超关节夹板或长臂石膏托固定患肢于肘关节屈曲90°,再用三角巾悬吊胸前2～3周。

3.功能锻炼 在固定期间即应开始锻炼,嘱患者做肱二头肌收缩动作,并活动手指与腕部。解除固定后应及早练习肘关节屈、伸和前臂旋转活动。以主动锻炼为主,切不可粗暴扳拉,以免加重关节损伤,发生骨化性肌炎。

四、髋关节脱位患者的护理

髋关节由股骨头和髋臼构成,是人体最大的杵臼关节。髋臼为半球形,深而大,周围有强大韧带和肌肉附着,结构相当稳定,故往往只有强大暴力才能导致髋关节脱位,约50% 髋关节脱位同时合并有骨折。

【病因】

发生交通事故时,如患者处于坐位,膝、髋关节屈曲,暴力使大腿急剧内收、内旋,以致股骨颈前缘抵于髋臼前缘而形成一个支点,股骨头因杠杆作用冲破后关节囊而向后方脱出。若突然有墙面倒塌时,患者处于下蹲位,下肢强力外展、外旋时,大转子抵于髋臼缘上,形成杠杆的支点时,股骨头向前滑出穿破关节囊,发生髋关节前脱位。

【病理】

髋关节脱位分为前脱位、后脱位和中心脱位3 种类型,以后脱位最常见,约占全部髋关节脱位的85% ~90% 。脱位时常造成关节囊撕裂、髋臼后缘或股骨头骨折,有时合并坐骨神经挫伤或牵拉伤。

【临床表现】

1.症状 髋关节疼痛,主动活动功能丧失,被动活动时引起剧烈疼痛。

2.体征 不同方向脱位时,其体征有所不同。

(1)后脱位:髋关节弹性呈屈曲、内收、内旋位,患肢短缩畸形(图18 –23)。臀部可触及向后上脱出的股骨头,大粗隆上移明显。合并坐骨神经损伤时,表现为相应支配区域的感觉及运动异常。

(2)前脱位:髋关节呈明显外旋、轻度屈曲和外展畸形,患肢很少短缩,合并周围骨折也较少见,腹股沟肿胀,可触及股骨头。

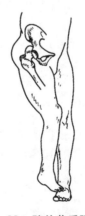

图 18 –23 髋关节后脱位

【辅助检查】

X 线检查可明确脱位类型及有无合并骨折,必要时行 CT 检查髋臼后缘及关节内骨折情况。

【处理原则】

1.复位 脱位后力争在24 小时内、麻醉状态下进行闭合复位,常用的复位方法是提拉法(Allis

法)(图18-24)。闭合复位不成功时采用手术切开复位,同时将伴发的骨折进行复位、内固定。小儿髋关节脱位后12小时内可行闭合复位,对不能行闭合复位需手术治疗的患儿,术后行骨牵引或人字形石膏固定4~6周以维持髋关节的稳定。

2.固定 复位后患肢持续皮牵引或穿丁字鞋患肢2~3周,以保持患肢处于伸直、外展位,防止髋关节屈曲、内收、内旋,利于关节囊恢复。

3.功能锻炼 固定期间鼓励患者进行股四头肌收缩锻炼,主动活动未固定的关节。2~3周后开始活动髋关节,4周后持双拐下地活动,3个月内患肢不能负重,以免发生股骨头缺血坏死或因受压而变形。

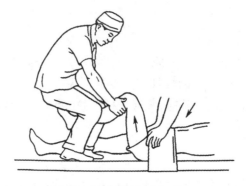

图18-24 提拉法(Allis法)

第七节 骨与关节感染患者的护理

骨与关节感染性疾病包括化脓性骨髓炎和化脓性关节炎等。当患者骨与关节发生感染时,除了会出现一般性感染的表现(如局部疼痛和体温升高等),还会导致骨、关节病理改变,影响患者的肢体功能。

化脓性骨髓炎是指化脓性细菌感染引起的骨膜、骨皮质和骨髓组织的炎症。本病根据感染途径不同可分为3类。①血源性骨髓炎:身体其他部位的化脓性病灶中的细菌经血液循环播散至骨骼;②创伤后骨髓炎:开放性骨折或骨折手术后出现的感染导致;③外来性骨髓炎:邻近软组织感染直接蔓延导致,如脓性指头炎直接蔓延引起的指骨骨髓炎。按照病程发展可分为:急性和慢性骨髓炎两类。急性骨髓炎反复发作,病程超过10日即进入慢性骨髓炎阶段。一般认为死骨形成是慢性骨髓炎的标志,死骨出现约需6周时间。

一、急性血源性骨髓炎患者的护理

急性血源性骨髓炎是指身体其他部位化脓性病灶中的细菌经血流传播引起骨膜、骨皮质和骨髓的急性化脓性炎症。急性血源性骨髓炎多见于12岁以下儿童,男性多于女性。好发部位为长骨的干骺端,如胫骨近端、股骨远端、肱骨近端,还可见于脊椎骨及髂骨等。

【病因】

最常见的致病菌是金黄色葡萄球菌,约占80%,其次为乙型溶血性链球菌,其他包括大肠埃希菌、肺炎链球菌、产气荚膜杆菌等。

发病前多有身体其他部位的原发性化脓性病灶,如疖、痈、扁桃体炎、咽喉炎、中耳炎等。在原发病灶处理不当或机体抵抗力下降的情况下,化脓性致病菌经血循环进入骨组织。由于儿童长骨干骺端的骨滋养血管为终末血管,血流缓慢,容易使细菌滞留,引发急性感染。因此,儿童长骨干骺端为好发部位。外伤可能是发病诱因。

【病理】

早期病理变化以骨质破坏和坏死为主,晚期病理变化以新生骨形成为主。

大量菌栓进入长骨的干骺端,阻塞小血管,迅速发生骨坏死,同时会有充血、渗出及白细胞浸润,并形成局限性骨脓肿。骨腔内压力升高,引起剧痛。脓腔内高压脓液沿哈佛管进入骨膜下间隙,将骨膜掀起成为骨膜下脓肿,致外层骨密质缺血坏死形成死骨。脓液穿破骨膜流向软组织筋膜间隙而形成深部脓肿。脓肿亦可穿破皮肤、排出体外,形成窦道。儿童骨骺板具有屏障作用,脓液一般不易进入邻近关节;成人骺板已经闭合,脓肿可直接进入附近关节继发化脓性关节炎。脓液进入骨髓腔,破坏骨髓组织、骨松质及内层骨密质的血液供应,形成大片死骨(图18-25)。

在死骨形成的同时,病灶周围的骨膜因炎性充血和脓液刺激而产生新骨,包围于骨干之外,成为"骨性包壳",包壳上有小孔与窦道相通。包壳内有死骨、脓液和炎性肉芽组织,引流不畅形成骨性无效腔。死骨和包壳可使病灶经久不愈,发展为慢性骨髓炎。

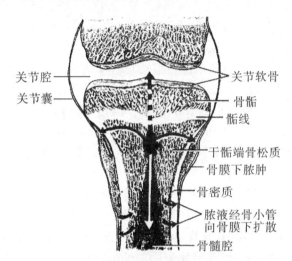

图18-25 急性血源性骨髓炎的扩散途径

【临床表现】

1. 症状

(1)全身中毒症状:起病急,有高热(39℃以上)、寒战、脉快、头痛、食欲下降等症状;儿童可表现为烦躁不安、呕吐、惊厥,严重时出现感染性休克。

(2)局部表现:早期可有局部剧痛,患肢呈半屈曲状,肌肉保护性痉挛,抗拒做主动及被动活动。皮温升高,干骺端有局限性深压痛,肿胀不明显。几天后骨膜下脓肿形成,局部肿胀、压痛明显。脓肿穿破骨膜形成软组织深部脓肿时疼痛反而减轻,但局部红、肿、热、痛更明显。若脓液扩散至骨髓腔、则疼痛和脓肿范围更大。

2. 体征 患肢局部皮肤温度增高。早期压痛不一定严重,当脓肿进入骨膜下时,局部有明显压痛。被活动肢体时,患儿常因疼痛啼哭。若整个骨干均受破坏,易继发病理性骨折。

【辅助检查】

1. 实验室检查 早期血白细胞计数和中性粒细胞比例增高,红细胞血沉率加快,寒战、高热时或应用抗生素之前血细菌培养可为阳性。

2. 局部脓肿分层穿刺 有早期诊断价值。在肿胀和压痛最明显部位穿刺,逐层深入,边穿刺边抽吸,不可一次穿入骨内,以免将单纯软组织脓肿的细菌带入骨内。抽出脓液,作涂片检查、细菌培养及药物敏感试验,有助明确诊断和选择用药。

3.影像学检查

(1)X线检查:早期无特殊表现。发病2周后,X线片显示层状骨膜反应和干骺端稀疏,继之出现干骺端散在虫蚀样骨破坏。病变进一步发展,密质骨变薄,并内层和外层依次出现不规则,可见死骨形成,骨膜新生骨围绕骨干形成骨包壳。少数患者伴病理性骨折。

(2)CT、MRI检查:CT可较早发现骨膜下脓肿。MRI有助于早期发现骨组织炎性反应。

(3)核素骨显像:发病48小时内可发现感染灶核素浓聚,对早期诊断有一定价值。

【处理原则】

本病处理的关键是早期诊断与治疗。尽快控制感染,防止炎性扩散,及时切开减压引流脓液,防止死骨形成及演变为慢性脊髓炎。

1.非手术疗法

(1)全身支持疗法:加强支持疗法,高热时降温、补液;营养支持,增加蛋白质和补充维生素;经口摄入不足时,静脉输液,纠正水、电解质和酸碱平衡紊乱;必要时给予少量多次输新鲜血液,以增强患者全身抵抗力。

(2)抗感染治疗:早期、联合、足量应用抗生素治疗。发病3~5日内抗生素治疗多可控制感染。选用的抗生素一种针对革兰氏阳性球菌,另一种为广谱抗生素,然后根据细菌培养和药物敏感试验结果,调整为敏感的抗生素,并持续应用至少3周,直至体温正常,局部红、肿、热、痛等症状消失;另外在停抗生素前,红细胞沉降率和C反应蛋白水平必须正常或明显下降。

(3)局部制动:患肢做持续性皮肤牵引或石膏托固定于功能位,以利于炎症消散和减轻疼痛,同时也可防止关节挛缩畸形及病理性骨折。

2.手术治疗　手术的目的在于引流脓液、减压或减轻毒血症症状,防止急性骨髓炎转变为慢性骨髓炎。若经抗生素治疗2~3日仍不能控制感染,应尽早手术。手术方式分为局部钻孔引流术(图18-26)或开窗减压术(图18-27)。在干骺端钻孔或开窗减压后,应于骨腔内放置2根引流管作持续冲洗引流。近端放置较细的引流管,连接用于冲洗的输液瓶,每日24小时连续滴入含有抗生素的溶液1500~2000mL;远端放置较粗的引流管作吸引,连接负压引流瓶。连续冲洗持续到引出液清亮,体温正常;连续3次细菌培养结果阴性,即可拔管。

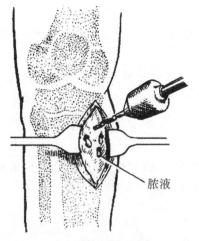

图18-26　胫骨近端干骺端钻孔引流术

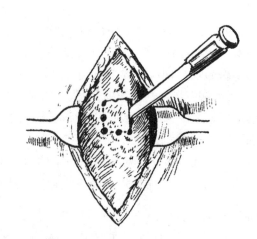

图18-27　开窗减压术

【常见护理诊断/问题】

1.体温过高　与化脓性感染有关。

2.疼痛 与化脓性感染和手术有关。

3.组织完整性受损 与化脓性感染和骨质破坏有关。

4.潜在并发症:化脓性关节炎、感染性休克、病理性骨折等。

【护理措施】

(一)非手术治疗的护理及术前护理

1.维持正常体温 对高热患者应及时给予物理降温,必要时遵医嘱给予药物降温,以防高热惊厥发生。高热期间应卧床休息,保护患肢,鼓励多饮水。

2.缓解疼痛 抬高患肢,促进血液回流。限制活动,必要时皮牵引或石膏托固定于功能位,缓解肌肉痉挛,减轻疼痛。搬动肢体时动作轻柔,做好支托,避免压迫患处。还可以用非药物止痛的方法,如与之交流,听音乐等。

3.控制感染 遵医嘱联合、足量使用抗生素,注意用药效果、不良反应,抗菌药物应连续用药超过3周。停药应具备以下条件:体温正常,局部症状、体征消失达2~3周以上,血常规白细胞计数及分类正常,X线检查可见到修复现象。

(二)术后护理

1.一般护理 患儿手术时多全麻,未清醒时采取去枕平卧位,头偏向一侧。术后因行持续冲洗与引流,需卧床休息,保持床单位干燥,定时协助翻身,防止压疮发生。

2.病情观察 严密观察生命体征、伤口及引流情况,及时更换敷料,如有异常,及时联系医师。

3.引流管护理

(1)妥善固定:拧紧各连接接头以防止松动、脱落;变换体位时应妥善安置引流管,以防脱出;躁动者应适当约束。

(2)保持引流通畅:保持引流管与一次性负压引流袋连接紧密,并处于负压状态。冲洗管的输液瓶应高于伤口60~70cm,每日连续滴入1500~2000mL的抗生素溶液;引流袋低于伤口50cm,利于引流。观察引流液的颜色、量和性状,保持出入量平衡。根据引流液的颜色和清亮程度调节灌注速度,术后24小时应连续快速灌洗,以后每2小时快冲1次。

(3)拔管指征:引流管留置3周、体温下降、引流液连续3次培养阴性、引流液清亮时,先将冲洗管拔除,3日后再考虑拔除引流管。

4.功能锻炼 为防止肌肉萎缩及关节僵直,固定期间指导患者进行适当功能锻炼,如踝关节跖屈、背伸和旋转、股四头肌等长收缩运动等。炎症控制后,可进行关节功能锻炼。

(三)健康教育

1.饮食指导 加强营养支持,增强机体抵抗力。

2.用药指导 指导患者出院后遵医嘱继续用抗生素,密切观察药物的不良反应。

3.活动指导 指导患肢每日进行患肢肌肉等长收缩练习及关节被动或主动活动。教会患者使用辅助器械,如拐杖、助行器等。经X线检查证实包壳已经坚固形成,破坏骨已经修复正常时,开始逐渐负重,以免发生病理性骨折。

4.复诊指导 出院后应注意自我观察,并定期复诊。一旦有复发征象,应及时就诊。

二、慢性血源性骨髓炎患者的护理

急性血源性骨髓炎在急性感染期未能彻底控制,反复发作可演变成慢性血源性骨髓炎。以死骨形成和新生骨形成为主。

【病因】

多继发于急性血源性骨髓炎,若细菌毒性低,也可在发病时即可表现为慢性骨髓炎。

【病理】

慢性血源性骨髓炎的基本病理改变是反应性新骨包壳形成,死骨分离,无效腔和窦道形成(图18-28)。骨质因感染破坏和吸收,局部形成无效腔,内有脓液、坏死组织、死骨和肉芽组织,外层骨膜也不断形成新骨而成为"骨性包壳"。包壳常有多个孔道,经孔道排出脓液及小的死骨至体外。软组织毁损严重而形成瘢痕,皮肤菲薄极易破损,窦道经久不愈。窦道口长期脓液刺激,少数患者可恶变为鳞癌。当机体抵抗力下降或局部受伤时,炎症再次发作,如此反复。

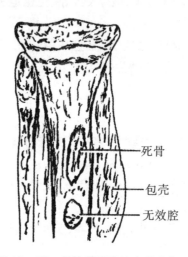

　　　　　死骨

　　　　　包壳

　　　　　无效腔

图18-28　慢性骨髓炎的病理改变

【临床表现】

1.症状　在静止期可无症状,急性发作时有发热及局部疼痛、肿胀等。

2.体征　患肢局部增粗、变形。幼年期发病者,由于骨骺破坏,生长发育受影响,肢体出现短缩或内、外翻畸形,关节挛缩。窦道口肉芽组织增生,流出臭味脓液,有时会有小的死骨片流出。窦道周围皮肤菲薄、色素沉着,或呈湿疹样改变,易破溃形成慢性溃疡,长期刺激可发生癌变。有时伤口暂时愈合,但由于感染灶未彻底治愈,当抵抗力下降时,炎症急性发作,局部有红、肿、热、痛,原闭合的窦道口重新开放,流出脓液和死骨。

【辅助检查】

1.X线检查　骨骼失去正常形态,骨膜下有新生骨形成,骨质硬化,骨髓腔不规则,有大小不等的死骨影,边缘不规则,周围有透亮的无效腔。

2.CT检查　可显示脓腔与小片死骨。

3.造影　经窦道插管注入水溶性碘溶液造影剂可显示脓腔情况。

【处理原则】

手术治疗为主,原则是清除死骨和炎性肉芽组织、消灭无效腔和切除窦道。有死骨形成、无效腔和窦道流脓者均应手术治疗。慢性骨髓炎急性发作时不宜做病灶切除,仅行脓肿切开引流。若有大块死骨而包壳未充分形成者,不能摘除死骨,以免造成长段骨缺损。

【常见护理诊断/问题】

1. 皮肤完整性受损　与炎症、溃疡、窦道有关。

2. 躯体移动障碍　与患肢疼痛及制动有关。

3. 焦虑/恐惧　与疾病迁延不愈、担心功能障碍有关。

4. 潜在并发症：病理性骨折。

【护理措施】

1. 心理护理　因病程长，行动受限，社交活动少，反复多次手术，患者常对治疗悲观失望，对生活和工作担忧。护士应做好心理疏导，加强其对疾病和手术的认识和信心。

2. 伤口护理　术后注意观察伤口大小、性状、边缘与颜色，肉芽组织的生长情况以及脓液的颜色、性状和量；保持创口清洁，按无菌原则换药。

3. 移植皮瓣的护理　病灶清除后，伤口因软组织缺失，难以闭合，目前常用移植皮瓣的方法治疗。术后观察皮瓣色泽、温度、肿胀及毛细血管充盈反应；若皮瓣苍白，毛细血管充盈时间延长，考虑动脉供血不足；若有发绀、水疱、肿胀等现象，考虑静脉回流障碍，及时报告医师处理。

4. 其他护理　参见本节急性血源性骨髓炎患者护理的内容。

三、化脓性关节炎患者的护理

化脓性关节炎指关节内的化脓性感染。多见于小儿，特别为营养不良小儿居多。成年人创伤后感染多见。好发部位为髋关节和膝关节，其他关节少见。

【病因】

化脓性关节炎最常见的致病菌为金黄色葡萄球菌，约占85%，其次为白色葡萄球菌、淋病奈瑟菌及肺炎链球菌等。身体其他部位化脓性病灶（如呼吸道感染、疖或毛囊炎等）内的细菌，通过血液循环播撒到关节腔内；其他途径包括开放性关节损伤后继发感染和医源性感染，如关节腔内注射药物、关节置换术后感染等。

【病理】

化脓性关节炎的病变发展过程可分为3个过程，但因细菌毒力、机体抵抗力及治疗情况，无明确的时间界限，有时前后互相演变或难以区分。

1. 浆液性渗出期　细菌入侵关节腔后，滑膜炎性充血、水肿，关节腔内白细胞浸润及浆液性渗出。此期关节软骨尚未被破坏，若能及时、正确的治疗，关节功能可完全恢复。

2. 浆液纤维素性渗出期　病变进一步发展，毛细血管壁和滑膜基质屏障功能丧失，渗出物增多、浑浊，内含大量白细胞及纤维蛋白。白细胞释放的溶酶体酶类物质破坏软骨基质；纤维蛋白的沉积影响软骨代谢，使关节软骨破坏，并造成关节粘连。此期出现了不同程度的关节软骨损毁，部分病理变化成为不可逆改变，可遗留不同程度的关节粘连与功能障碍。

3. 脓性渗出期　若炎症得不到控制，关节腔内的渗出液转为脓性，炎症侵及软骨下骨质，滑膜和关节软骨被破坏。炎症经关节囊向外蔓延，引起关节周围蜂窝织炎。修复后关节重度粘连甚至出现关节强直，遗留重度关节功能障碍。

【临床表现】

1. 症状　本病起病急骤，症状可有寒战、高热，体温可达39℃以上，甚至出现谵妄与昏迷，小儿可见惊厥。全身中毒症状严重。病变关节处疼痛剧烈。

2.体征

(1)浅表关节病变:局部红、肿、热、痛明显。发生在膝关节可见髌上囊隆起,浮髌试验可为阳性。患者关节多处于半屈曲位以缓解疼痛。

(2)深部关节病变:如髋关节,因有皮下组织和周围肌覆盖,局部红、肿、热、压痛多不明显,但关节内旋受限,常处于屈曲、外展、外旋位,以增大关节容量,减轻疼痛。

【辅助检查】

1.实验室检查　白细胞计数升高,中性粒细胞比例占90%以上,红细胞沉降率增快,C反应蛋白增加。血培养可检出致病菌。

2.影像学检查　X线检查早期可见关节周围软组织肿胀、关节间隙增宽;中期可见周围骨质疏松;后期关节间隙变窄或消失,关节面毛糙,可见骨质破坏或增生;甚至出现关节畸形或骨性强直。

3.关节腔穿刺　病变早期抽出液呈浆液性,中期关节液浑浊,后期关节液为黄白色脓性;镜下可见大量脓细胞,细菌培养可明确致病菌。

【处理原则】

早期诊断及治疗是治愈感染、保全关节功能和生命的关键。治疗原则是全身支持治疗,应用广谱抗生素,消除局部感染灶。

1.非手术治疗

(1)广谱抗生素:早期、足量使用有效抗生素治疗,而后根据关节液细菌培养及药物敏感试验结果调整抗生素种类。

(2)全身支持治疗:适量输血或血制品以提高全身抵抗力。改善营养状况,摄入高蛋白、富含维生素的饮食。

(3)局部治疗:具体措施如下。

1)关节腔穿刺减压术:适用于浆液性渗出期。关节穿刺、抽净积液后可注入抗生素,每日1次,直至关节液清亮,体温正常,实验室检查正常。

2)关节腔灌洗:适用于浅表大关节,如膝关节。在关节部位两侧穿刺,经穿刺套管置入灌注管和引流管。每日经灌注管滴入含抗生素的溶液2000~3000mL,直至引流液清亮,细菌培养阴性后停止灌流。再引流数日至无引流液吸出、局部症状和体征消退,即可拔管。

3)患肢制动:用皮牵引或石膏固定关节于功能位,以减轻疼痛,促进炎症消散和预防关节畸形。

2.手术治疗

(1)关节镜手术:在关节镜下清除脓苔、组织碎屑,彻底冲洗关节腔,必要时并置管灌洗引流。

(2)关节切开引流:适用于较深关节,如髋关节。手术彻底清除关节腔内的坏死组织、纤维素性沉积物,并用生理盐水冲洗后,在关节腔内置入两根硅胶管后缝合,进行持续性灌洗。

(3)关节矫形术:有陈旧性病理性脱位者可行矫形手术,髋关节强直可行髋关节置换手术。关节融合术或截骨术已不常采用。

【常见护理诊断/问题】

1.疼痛　与化脓性感染有关。

2.躯体移动障碍　与患肢疼痛及制动有关。

3.体温过高　与化脓性感染有关。

【护理措施】

1.功能锻炼 为防止关节粘连,可作持续性关节被动活动。在对病变关节进行局部治疗后即可将肢体置于功能锻炼器上进行持续被动运动;急性炎症消退时,一般在3周后可鼓励患者主动锻炼。

2.其他护理措施 参见本节急性血源性骨髓炎患者护理的内容。

第八节 骨肿瘤患者的护理

发生在骨内或起源于各种骨组织成分的肿瘤,以及由其他脏器恶性肿瘤转移到骨骼的肿瘤统称为骨肿瘤。骨肿瘤分原发性骨肿瘤和继发性骨肿瘤两类,前者来自骨及其附属组织,后者是由其他部位的恶性肿瘤通过血液或淋巴液转移而来。原发性骨肿瘤占全身肿瘤的2%~3%,以良性肿瘤多见。良性骨肿瘤中骨软骨瘤发病率最高,恶性骨肿瘤中骨肉瘤发病率最高。骨肿瘤男性发病率稍高于女性,病因尚不完全明确,但骨肿瘤的发生具有年龄和部位的特点,如骨肉瘤多见于儿童和青少年,骨巨细胞瘤多见于成人,而骨髓瘤多见于老年人。解剖部位对肿瘤的发生也有意义,许多肿瘤生长于长骨的干骺端,如股骨远端、胫骨近端和肱骨近端,而骨骺则很少发生。

一、骨肉瘤患者的护理

骨肉瘤是最常见的原发性恶性骨肿瘤。恶性程度高,预后差。好发于10~20岁青少年,男性多于女性,好发部位为长管状骨干骺端,如股骨远端、胫骨和肱骨近端。

【病因】

骨肉瘤从间质细胞系发展而来。肿瘤经软骨阶段直接或间接形成肿瘤骨样组织和骨组织而迅速生长。下肢负重骨在外界因素(如病毒)的作用下,使细胞突变,可能与骨肉瘤形成有关。

【病理】

骨肉瘤的组织学特点是瘤细胞直接形成骨样组织或未成熟骨。它是一种倾向于退行性和多型性的肿瘤,大多数病例都由两种或两种以上不同形态的细胞组成。瘤体一般呈梭形,可累及骨膜、骨皮质及髓腔,病灶切面呈鱼肉状,棕红或灰白色。

【临床表现】

1.症状

(1)疼痛:早期症状为局部隐痛,可发生在肿瘤出现以前,起初为间断性疼痛,逐渐发展为持续性剧烈疼痛,尤以夜间为甚,休息、制动或一般镇痛药无法缓解。

(2)肿胀和肿块:早期仅感觉局部不适。随着病情进展,骨端近关节处可见肿块,触之硬度不一,伴有压痛。

(3)病理性骨折:肿瘤生长可破坏骨质,轻微外力即可引发病理性骨折,多见于溶骨性病变为主的骨肉瘤。

(4)其他:晚期骨肉瘤患者可出现贫血、消瘦、食欲缺乏、体重下降、低热等全身症状。晚期最易转移至肺,可出现咳嗽、咯血、胸痛、憋气和呼吸困难。

2.体征

(1)关节活动受限和功能障碍:位于长骨干骺端的骨肉瘤多邻近关节,由于疼痛、肿胀和畸形,关节活动可出现受限。

（2）跛行：由肢体疼痛而引发避痛性跛行，随着病情的进展而加重。

（3）其他：肿块表面皮温升高，局部静脉怒张。

【辅助检查】

1. 实验室检查　血清碱性磷酸酶、乳酸脱氢酶升高，与肿瘤细胞的成骨活动有关。如果手术完整切除肿瘤后，血清碱性磷酸酶可下降至正常水平，肿瘤复发时可再次升高。

2. 影像学检查　X线检查显示病变多起于长骨干骺端，表现为成骨性、溶骨性或混合性骨质破坏。肿瘤生长顶起骨外膜，骨膜下产生新骨，表现为三角状骨膜反应阴影，称 Codman 三角。若肿瘤生长迅速，超出骨皮质范围，同时血管随之长入，肿瘤骨与反应骨沿放射状血管方向沉积，表现为"日光射线"形态。

【处理原则】

骨肉瘤采用以手术为主、化疗为辅的综合治疗。术前大剂量化疗的目的是消灭微小转移灶，然后做根治性瘤段切除、灭活再植或植入假体的保肢手术。无保肢条件者行截肢术，截肢平面应超过患骨的近侧关节。术后继续大剂量化学治疗。

【护理评估】

（一）术前评估

1. 健康史

（1）一般情况：包括年龄、性别、职业、生活环境和习惯，特别注意有无发生肿瘤的相关因素，如长期接触化学致癌物质、放射线等。

（2）既往史：了解有无外伤和骨折史，既往有无其他部位肿瘤史。

（3）家族史：了解家族中有无骨肉瘤或其他肿瘤病史者。

2. 身体状况　评估疼痛的部位、性质、程度、加重或缓解的因素；肢体有无肿胀、肿块和浅表静脉怒张；局部有无压痛和皮温升高；肢体有无畸形，关节活动是否受限；有无因肿块压迫和转移引起的局部体征；有无病理性骨折发生。

3. 心理－社会状况　评估患者和家属对疾病的接受程度，能否承受截肢术后肢体的外观改变和遗留残疾，是否了解手术前后化学治疗的相关知识。

（二）术后评估

1. 术中情况　了解患者手术、麻醉方式与效果，病变组织切除情况，术中出血、补液、输血情况和术后诊断。

2. 身体状况　评估生命体征是否平稳，患者是否清醒，呼吸状态如何，有无胸闷、胸痛、呼吸浅快、发绀及肺部痰鸣音等；评估伤口是否干燥，有无渗液、渗血；各引流管是否通畅，引流液的颜色、性状和量等；评估肢体末梢循环是否正常，有无感觉和运动异常；外固定位置是否正确，关节功能是否恢复。

【常见护理诊断/问题】

1. 恐惧　与担心肢体功能丧失和预后不良有关。

2. 疼痛　与肿瘤浸润压迫周围组织、病理性骨折、手术创伤、术后幻肢痛有关。

3. 躯体活动障碍　与疼痛、关节功能受限及制动有关。

4. 身体意象紊乱　与手术和化学治疗引起的自我形象改变有关。

5. 潜在并发症：病理性骨折。

【护理目标】

(1)患者恐惧减轻或消除。

(2)患者疼痛缓解或消失。

(3)患者关节活动得到恢复或重建。

(4)患者能正确面对自我形象改变。

(5)患者未发生病理性骨折,或得到及时发现和处理。

【护理措施】

(一)术前护理

1.一般护理

(1)饮食:鼓励患者摄取营养丰富、清淡易消化的饮食。必要时进行少量多次输血和补液,增强抵抗力,为手术治疗创造条件。

(2)活动和休息:嘱患者下地时患肢不要负重,以防发生病理性骨折和关节脱位而发生意外损伤。

2.缓解疼痛

(1)非药物镇痛:协助患者采取适当体位,如肿瘤局部固定制动,以减轻疼痛;进行护理操作时避免触碰肿瘤部位,尽量减少诱发或加重疼痛的护理操作。

(2)药物镇痛:应用 WHO 推荐的癌性疼痛三阶梯疗法。

(二)术后护理

1.促进关节功能恢复 ①术后抬高患肢至高于心脏水平,促进静脉和淋巴回流,预防肢体肿胀。②保持肢体功能位,预防关节畸形。膝部手术后,膝关节屈曲 5°～10°;髋部手术后,髋关节保持外展中立位,防止发生髋关节脱位。③术后早期卧床休息,避免过度活动,以后可根据康复状况开始床上活动和床旁活动。④教会患者正确应用助行器、拐杖、轮椅等协助活动。

2.提供相关康复知识 ①术前 2 周,与患者讨论功能锻炼的方法,指导下肢手术患者做股四头肌等长收缩锻炼、健侧肢体力量训练、床上翻身和大小便。②下肢手术麻醉清醒后即可开始做股四头肌等长收缩锻炼和踝关节跖屈、背伸、旋转运动,以促进血液循环,预防深静脉血栓形成和关节粘连。③行人工关节置换术者,术后一般不需要外固定,2～3 日即可开始关节的功能锻炼。④术后 6 周,进行重点关节的活动,加大活动范围。

3.预防病理性骨折 由于骨质被破坏,骨肉瘤患者可能发生病理性骨折,搬运患者时应轻柔,避免暴力。翻身时应予以协助,要注意保护患肢,防止跌倒。

4.截肢术后的护理

(1)体位:术后残肢应用牵引或夹板固定在功能位置,以防发生关节挛缩。保持下肢截肢患者髋关节和(或)膝关节于伸直位,术后 24～48 小时整体抬高患肢,避免关节屈曲,预防肢体肿胀。下肢截肢者,每 3～4 小时俯卧 20～30 分钟,并将残肢以枕头支托,压迫向下;仰卧位时,不可外展患肢或在膝关节下垫枕头,以免造成膝关节的屈曲挛缩。

(2)并发症的护理:具体措施如下。

1)出血:注意观察肢体残端伤口渗血情况,创口引流液的颜色、性状和量,保持引流通畅。床旁常规放置止血带,以备急用。对于渗血较多者,可用棉垫加弹性绷带加压包扎;若出血量较大,血压急剧下降,脉搏细弱,应警惕残端血管破裂或血管结扎缝线脱落,须立即以沙袋压迫术区或在出血部位的近心端扎止血带压迫止血,并告知医师,配合处理。

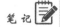

笔记

2)伤口感染:是该手术的严重并发症。若伤口剧痛或跳痛并伴体温升高,局部有波动感,可能有术区深部感染,应报告医师及时查找原因,调整抗生素种类及剂量,必要时行局部穿刺或及时拆除缝线,充分引流。

3)幻肢痛:绝大多数截肢患者在术后相当长的一段时间内感到已切除的肢体仍然有疼痛或其他异常感觉,称为幻肢痛。可能是由于术前肿瘤压迫周围组织造成的剧烈疼痛对大脑皮层中枢刺激形成兴奋灶,术后短时间内未能消失所致。疼痛多在断肢的远端出现,性质多种,如电击样、切割样、撕裂样或烧灼样等,多为持续性,尤以夜间为甚,属精神因素性疼痛。

缓解幻肢痛主要有以下方法。①尽早佩戴义肢:通常术后 6～8 周切口愈合后,患者可尝试适应临时义肢,有的甚至在术后 10～14 日即可适应临时义肢。②心理护理:护士应引导患者注视残肢,接受截肢的现实。应用放松疗法等心理治疗手段逐渐消除幻肢感,指导患者自我训练调节心理平衡,达到自我分析、自我控制、自我暗示的目的。③药物治疗:必要时适当给予安慰剂治疗或交替给予安眠药与镇痛药。④手术治疗:截肢残端神经阻滞术、残端探查术或脊髓神经止痛术可有效缓解幻肢痛。⑤其他:对于幻肢痛持续时间长者,可轻叩残端,进行残端按摩,或用理疗、封闭的方法消除幻肢痛。幻肢痛大多可随时间延长而逐渐减轻或消失。

(3)残肢功能锻炼:一般术后 2 周,伤口愈合后开始功能锻炼。方法是:下肢截肢患者应俯卧位练习大腿内收、后伸;上肢截肢患者肩关节进行外展、内收及旋转运动;每日用弹性绷带反复包扎残端,均匀压迫,促进软组织收缩;当残端瘢痕不敏感,伤口愈合牢固后,可进行残端按摩、拍打及蹬踩,以增加残端的负重能力。

(三)健康教育

指导患者保持平稳心态,树立战胜疾病的信心;消除患者的心理顾虑或障碍,促使患者逐渐接受和坦然面对自身形象;帮助患者制订康复锻炼计划,并按计划锻炼;指导患者正确佩戴义肢,正确使用各种助行器,如拐杖、轮椅等,以最大限度调节肢体适应能力。术后 1 年内每个月复查 1 次患肢正侧位和胸部 X 线片,术后 1～2 年每 2 个月复查 1 次,以后每 3 个月复查 1 次,发现异常及时就诊。

二、骨巨细胞瘤患者的护理

骨巨细胞瘤是较常见的原发性骨肿瘤,为交界性或行为不确定的肿瘤。骨巨细胞好发于 20～40 岁,女性多于男性,好发部位为长骨干骺端和椎体,特别是股骨远端和胫骨近端。

【病理】

瘤组织以单核基质细胞及多核巨细胞为主要结构。可分为巨细胞瘤和恶性巨细胞瘤。巨细胞瘤是一种良性的、局部侵袭性的肿瘤,由成片的卵圆形单核瘤性细胞均匀分布于大的巨细胞样成骨细胞之间。而恶性巨细胞瘤是表现为原发性骨巨细胞瘤的恶性肉瘤,或原有骨巨细胞瘤的部位发生恶变。

【临床表现】

1.症状　主要表现为疼痛和肿胀,瘤内出血或病理骨折时疼痛加重。

2.体征　病变局部可有轻压痛,皮温增高,可触及局部肿物,压之有乒乓球样感觉,病变邻近关节活动受限。

【辅助检查】

1. X 线检查　长骨骨骺处偏心性、溶骨性破坏,骨皮质膨胀变薄,界限较清晰,周围无骨膜反应。病变常累及邻近干骺端,有时甚至侵犯到关节。溶骨性破坏可呈"肥皂泡"样改变(图 18-29)。侵表性强的肿瘤可穿破骨皮质导致病理性骨折。

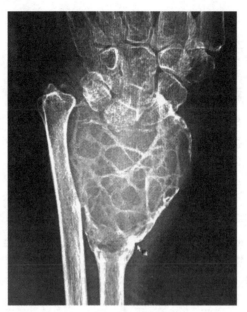

图 18－29　骨巨细胞瘤

2.血管造影　可显示肿瘤血管丰富,并有动静脉瘘形成。

【处理原则】

以手术治疗为主。常用手术方式有3种。①刮除植骨术:肿瘤较小者,可采用病灶彻底刮除加灭活处理,再用松质骨和骨水泥填充,但术后易复发。②瘤段切除术:对于术后复发、肿瘤较大或伴病理性骨折者,行肿瘤节段切除、假体植入。③截肢术:对于恶性无转移者,可行广泛、根治性切除或截肢术。

【护理措施】

(一)手术前护理

1.心理护理　与患者沟通,了解患者的疑虑,有针对性地予以指导,减轻焦虑与恐惧,保持患者情绪稳定,能接受并配合治疗。

2.缓解疼痛　疼痛较轻者可采用放松疗法、理疗等;疼痛严重者,遵医嘱应用芬太尼、哌替啶等镇痛药物,以减轻疼痛。

3.预防病理性骨折　对于骨质破坏严重者,应用小夹板或石膏托固定患肢。对股骨近端骨质破坏严重者,除固定外,还应同时牵引,以免关节畸形。对卧床患者,变动体位时,动作要轻。一旦发生骨折,按骨折患者常规护理进行护理。

(二)手术后护理

1.体位　根据手术性质、部位决定术后体位。人工髋关节置换术后应保持患肢外展中立位,膝关节置换术后保持膝关节屈曲5°～10°,两侧可放置沙袋以保持中立位。

2.病情观察　注意观察伤口有无出血、水肿,局部皮肤温度和肢体末梢血运有无异常。抬高患肢,保持引流管通畅,记录引流液的颜色、性质和量。

3.功能锻炼　鼓励患者进行功能锻炼,预防肌萎缩和关节僵硬。术后病情平稳即可开始患肢肌肉等长收缩运动和足趾活动,术后1～2周逐渐开始关节活动。人工髋关节置换者练习外展运动,术后尽早扶拐下地,训练站立负重;人工膝关节置换者练习屈伸运动;异体骨与关节移植者,根据愈合程度,逐渐增加活动量,以防异体骨发生骨折。

（三）健康教育

1. 坚持治疗　告知患者术后遵医嘱继续进行放射治疗,了解放射治疗的注意事项,治疗期间积极预防和处理放射性皮炎、骨髓抑制等并发症。

2. 复诊指导　遵医嘱定期门诊复查,出现不适及时就诊。

三、骨软骨瘤患者的护理

骨软骨瘤是一种常见的、软骨源性的良性骨肿瘤,是位于骨表面的骨性突起物,顶面有软骨帽,中间有髓腔。好发于长骨的干骺端,当骨骺线闭合后,骨软骨瘤也停止生长。多见于 10~20 岁青少年,男性多于女性。

【临床表现】

绝大多数无自觉症状,常因无意中发现骨性肿块而就诊。肿块常见于股骨远端、胫骨近端,肩胛骨、髂骨和脊柱也可发生。骨性包块生长缓慢,增大到一定程度可压迫周围组织。多发性骨软骨瘤可妨碍正常骨的生长发育,以致患肢有短缩、屈曲、畸形。若患者出现疼痛加重,肿块突然增大,应考虑恶变为继发性软骨内瘤的可能。

【辅助检查】

X 线检查示干骺端可见从骨皮质突向软组织的骨性突起,单发或多发,其皮质和骨松质以窄小或宽扁的蒂与正常骨相连,彼此髓腔相通,皮质相连续,突起表面为软骨帽,不显影,厚薄不一、有时可见不规则钙化影(图 18 - 30)。

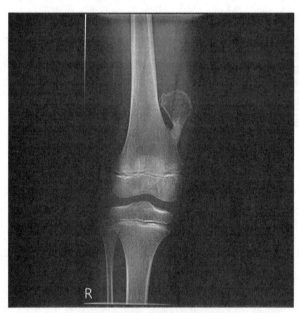

图 18 - 30　股骨下段软骨瘤

【处理原则】

一般无须治疗,但应密切观察随访。若肿瘤过大、生长较快、出现压迫症状影响关节功能或可疑恶变者应手术切除。切除范围从肿瘤基底四周正常骨组织开始,包括纤维膜或滑囊、软骨帽等,以防复发。

【护理措施】

1. 病情观察　观察切口敷料有无渗血,肢体远端有无感觉和运动异常。若发现异常,应立即配合医师处理并采取相应护理措施。

笔记

2.缓解疼痛　指导患者术后抬高患肢,预防肿胀;应用非药物方法缓解疼痛,如放松训练、催眠、暗示、想象等。若疼痛不能控制,可遵医嘱应用镇痛药物,观察镇痛药物的效果及不良反应。

3.预防病理性骨折　提供无障碍环境,教会患者正确使用拐杖、轮椅等助行器,避免肢体负重,预防病理性骨折。

4.心理护理　主动与患者沟通,了解其焦虑、恐惧的具体原因。患者担心疾病预后时,向其解释骨软骨瘤属良性骨肿瘤,无症状者无须治疗,有症状者可手术切除。向患者介绍治疗方法及预后,减轻焦虑和恐惧程度。

5.功能锻炼　骨软骨瘤手术一般对关节功能的影响较小,术后可早期开始功能锻炼,提供术后康复的相关知识。

第九节　椎间盘突出症患者的护理

一、腰椎间盘突出症患者的护理

腰椎间盘突出症是指由于椎间盘变性、纤维环破裂、髓核组织突出,刺激和压迫马尾神经或神经根所引起的综合征,是腰腿痛最常见原因之一。好发部位是腰4～腰5椎间盘和腰5～骶1椎间盘。

【病因】

1.椎间盘退行性变　是腰椎间盘突出的根本原因。随着年龄增长,纤维环和髓核水分减少,弹性降低,椎间盘变薄,易于脱出。

2.损伤　积累损伤是腰椎间盘退行性变的重要原因,反复弯腰、扭转等动作最易引起椎间盘损伤。当腰部负荷过重时,髓核向后移动,引起后方纤维环破裂。汽车驾驶员长期处于坐位和颠簸状态,椎间盘承受的压力较高,可导致椎间盘退变和突出。长期从事重体力劳动者,如煤矿工人或建筑工人,因过度负荷易造成纤维环破裂。儿童、青少年的发病与外伤有密切关系。

3.妊娠　妊娠期间由于腰骶部承受较平时更大的压力,易导致椎间盘膨出。

4.其他因素　遗传、吸烟以及糖尿病等因素。

【病理】

由于椎间盘组织承受人体躯干及上肢的重量,在日常生活及劳动中,劳损较其他组织更为严重。但其仅有少量血液供应,营养极为有限,从而极易退变。一般认为人在20岁以后,椎间盘即开始退变,髓核的含水量逐渐减少,椎间盘的弹性和抗负荷能力也随之减退。在外力及其他因素的影响下,椎间盘继发病理性改变,以致纤维环破坏,髓核突出(或脱出),引起腰腿痛和神经功能障碍。

【临床表现】

1.症状

(1)腰痛:超过90%的患者有腰痛表现,也是最早出现的症状。疼痛范围主要是在下腰部及腰骶部,多为持久性钝痛。

(2)下肢放射痛:一侧下肢坐骨神经区域放射痛是本病的主要症状,多为刺痛。典型表现为从下腰部向臀部、大腿后方、小腿外侧直至足部的放射痛,伴麻木感。腰椎间盘突出多在一侧,故患者多表现为单侧疼痛。中央型腰椎间盘突出症可有双侧坐骨神经痛。咳嗽、打喷嚏时,因腹压增高,疼痛加剧。

(3)间歇性跛行:行走时随距离增加而出现腰背痛或患侧下肢放射痛、麻木感加重,蹲位或坐位休息一段时间后症状缓解,再行走症状再次出现,称为间歇性跛行。这是因为椎间盘组织压迫神经根或椎管容积减小,使神经根出现充血、水肿等炎性反应。行走时,椎管内受阻的椎静脉丛逐渐扩张,加重了对神经根的压迫,导致缺氧而出现症状。

(4)马尾综合征:突出的髓核或脱垂的椎间盘组织压迫马尾神经,出现会阴部鞍区感觉迟钝,大小便功能障碍。

2.体征

(1)腰椎侧凸:系腰椎为减轻神经根受压而引起的姿势性代偿畸形(图18-31)。

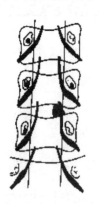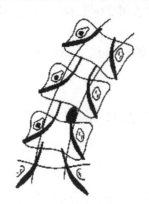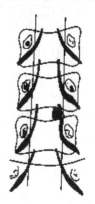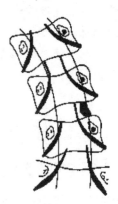

(1)椎间盘突出在神经根腋部时;(2)神经根所受压力可因脊柱凸向健侧而缓解;
(3)椎间盘突出在神经根外侧时;(4)神经根所受压力可因脊柱凸向患侧而缓解。

图18-31　姿势性脊柱侧凸与缓解神经根受压的关系

(2)腰部活动障碍:腰部活动在各方向均有不同程度的障碍,尤以前屈受限最明显。

(3)压痛、叩痛:在病变椎间隙的棘突间,棘突旁侧1cm处有深压痛、叩痛,向下肢放射。

(4)直腿抬高试验(图18-32)及加强试验(图18-33)阳性。

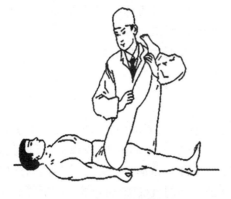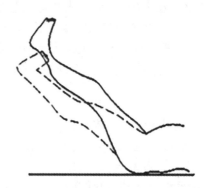

图18-32　直腿抬高试验　　　　图18-33　直腿抬高加强试验(虚线)

(5)感觉及运动功能减弱:由于神经根受损,导致其支配区域的感觉及运动功能减弱甚至丧失,如皮肤麻木、发凉、皮温下降等,部分患者出现膝反射或跟腱反射减弱或消失。

【辅助检查】

1.X线检查　能直接反映腰部有无侧突、椎间隙有无狭窄等。

2.CT检查　可显示黄韧带是否增厚及椎间盘突出的大小、方向等。

3.MRI检查　显示椎管形态,全面反映出各椎管、椎间盘有无病变及神经根和脊髓受压情况,对本病有较大诊断价值。

【处理原则】

1.非手术治疗　适用于初次发作、病程较短且经休息后症状明显缓解,影像学检查无严重突出者。

(1)绝对卧床休息:包括卧床大小便。卧床休息可以减少椎间盘承受的压力,缓解脊柱旁肌肉痉挛引起的疼痛。一般卧床3周或至症状缓解后,可戴腰围下床活动。

(2)骨盆牵引:多采用骨盆持续牵引,抬高床脚作反牵引力。

(3)物理治疗:正确的理疗、推拿、按摩可缓解肌痉挛及疼痛,减轻椎间盘压迫,减轻对神经根的压迫。

(4)皮质激素硬膜外注射:皮质激素可减轻神经根周围的炎症与粘连。

2.手术治疗

(1)手术指征:①急性发作,具有明显马尾神经症状;②诊断明确,经系统的保守治疗无效,或保守治疗有效但经常反复发作且疼痛较重,影响工作和生活;③病史虽不典型,但影像学检查证实椎间盘对神经或硬膜囊有严重压迫;④合并腰椎管狭窄症。

(2)手术类型:①椎板切除术和髓核摘除术,是最常用的手术方式;②椎间盘切除术;③脊柱融合术;④经皮穿刺髓核摘除术。

【护理评估】

1.健康史　评估患者的性别、年龄、职业、营养状况、生活自理能力,既往有无腰部外伤、慢性损伤史,家族中有无类似病史。

2.身体状况　评估患者疼痛及压痛的部位,是否有腰椎侧弯及腰部活动受限情况。

3.辅助检查　通过影像学检查确认腰椎间盘突出症的类型、程度和部位。

4.心理－社会状况　观察患者的情绪变化,了解其对疾病的认知程度及对手术的了解程度,有无紧张、恐惧心理;评估患者的家庭及支持系统对患者的支持帮助能力等。

【常见护理诊断/问题】

1.慢性疼痛　与椎间盘突出压迫神经、肌肉痉挛及术后切开疼痛有关。

2.躯体活动障碍　与疼痛、肌肉痉挛、牵引或手术有关。

3.焦虑/恐惧　与疼痛、担心预后和手术有关

4.知识缺乏:缺乏有关疾病及治疗、自我保健和护理等方面的知识。

5.潜在并发症:脑脊液漏、神经根粘连等。

【护理目标】

(1)患者疼痛减轻或消失。

(2)患者能够使用适当的辅助器具增加活动范围。

(3)焦虑/恐惧程度缓解或减轻。

(4)患者获得了有关疾病及治疗、自我保健方面的知识。

(5)患者未发生并发症,或并发症能够被及时发现和处理。

【护理措施】

(一)非手术治疗的护理/术前护理

1.绝对卧床休息　发病急性期间必须绝对卧硬板床休息,大、小便均不应起床或坐起,3周后带腰围下床活动,3月内不做弯腰持物等动作。

2.骨盆牵引　采用骨盆牵引可使椎间隙增宽,减轻对神经根的刺激或压迫,重量7~15 kg,共2周。牵引过程中可抬高床脚做对抗牵引并加强皮肤护理。

3.理疗、按摩与推拿　正确的理疗、按摩与推拿有助于减轻肌肉痉挛和疼痛,但切忌暴力推拿和

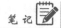

按摩。

4.应用药物　遵医嘱应用相应的镇痛剂、脱水剂和激素,并观察用药效果。

5.纠正姿势　教会患者正确的坐、立、行、劳动姿势,避免诱发或加重疼痛的活动。

（二）术后护理

1.观察病情　包括生命体征、下肢皮肤温度、感觉及运动恢复情况;观察手术切口敷料有无渗液及渗出液的颜色、性状、量等,渗湿后及时通知医师更换敷料,以防感染;观察患者术后有无疼痛,疼痛严重者予以镇痛剂或镇痛泵。

2.体位护理　术后平卧,2小时后轴线翻身。

3.引流管护理　防止引流管脱出、折叠,观察并记录引流液颜色、性状、量,有无脑脊液流出,是否有活动性出血,有异常及时报告医师。

4.功能锻炼　为预防长期卧床所致的肌萎缩、关节僵硬等并发症,患者宜早期行床上肢体功能锻炼。若患者不能进行主动锻炼,在病情许可的情况下,由医护人员或家属协助活动各个关节、按摩肌肉,以促进血液循环,预防并发症。指导患者锻炼腰背肌,以增加腰背肌肌力、预防肌萎缩和增强脊柱稳定性(图18-34)。

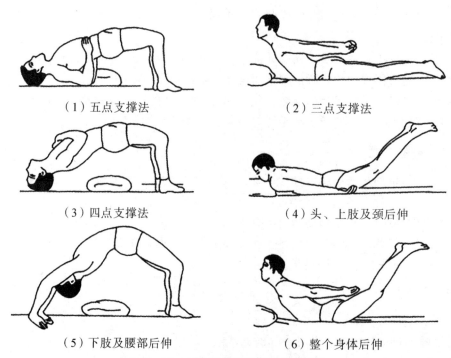

（1）五点支撑法　　　　　　　　　（2）三点支撑法

（3）四点支撑法　　　　　　　　　（4）头、上肢及颈后伸

（5）下肢及腰部后伸　　　　　　　（6）整个身体后伸

图18-34　腰背肌锻炼仰卧法和俯卧位

5.并发症的观察与护理　常见并发症为神经根粘连和脑脊液漏,需予以积极预防。

（三）健康教育

1.指导正确姿势　指导患者采取正确卧、坐、立、行和劳动姿势,减少急、慢性损伤发生的机会。勿长时间穿高跟鞋站立或行走。

2.避免长时间保持同一姿势　适当进行原地活动或腰背部活动,以解除腰背肌疲劳。长时间伏案工作者,积极参加课间操活动,以避免肌肉劳损。

3.佩戴腰围　腰部劳动强度过大的工人,长时间开车的司机,佩戴腰围保护腰部。

4.积极参加体育锻炼　适当的体育锻炼可以锻炼腰背肌,增加脊柱稳定性。

【护理评价】

通过治疗与护理,患者是否:①疼痛被有效控制,能否配合治疗;②肢体感觉、运动等功能恢复;③焦虑/恐惧程度得到缓解或减轻,情绪稳定,能配合各项治疗和护理;④患者正确了解疾病知识;⑤并发症未发生,或发生后被及时发现和处理。

二、颈椎间盘突出症患者的护理

颈椎间盘突出症指由于退行性变、颈部创伤等因素引起纤维环破裂,髓核从破裂处脱出,刺激或压迫颈神经根或脊髓等组织而引起相应的症状和体征。颈椎间盘突出症发病率仅次于腰椎间盘突出症,多见于40~50岁,男性多于女性,突出部位以颈5~颈6,颈4~颈5多见。

【病因】

1. 退行性病变 颈椎间盘退行性病变是颈椎间盘突出症发生发展中最基本的原因。颈椎活动度大,随年龄增长,椎间盘逐渐发生退变而致椎间隙狭窄,关节囊、韧带松弛,脊柱活动稳定性下降,进一步发展引起椎体、椎间关节及其周围韧带发生变性、增生、钙化,最后引起邻近的脊髓、神经和血管受到刺激或压迫表现。

2. 慢性劳损 慢性劳损是构成颈椎骨关节退变最常见的原因,并与颈椎间盘突出的发生、发展、治疗及预后等都有直接关系。

3. 头颈部外伤 各种全身性外伤对颈椎都有影响,但与颈椎间盘突出的发生与发展有直接关系的是头颈部外伤。

【分类】

1. 中央突出型 突出部位在椎管中央,因此可压迫脊髓双侧腹面而产生脊髓双侧的症状。

2. 侧方突出型 突出部位在后纵韧带的外侧,钩椎关节的内侧。该处是颈脊神经经过的地方,因此突出的椎间盘可压迫脊神经根而产生根性症状

3. 旁中央突出型 突出部位偏向一侧而在脊髓与脊神经之间,因此可以同时压迫两者而产生单侧脊髓及神经根症状。

【临床表现】

1. 中央突出型

(1)症状:不同程度的四肢无力,且下肢重于上肢,表现为步态不稳;严重时可出现四肢不完全性或完全性瘫痪,大小便功能障碍,表现为尿潴留和排便困难。

(2)体征:不同程度的肢体肌力下降;深、浅感觉异常,可因椎间盘突出的节段不同而显示不同的平面;肢体肌张力增高,腱反射亢进,并出现病理现象。

2. 侧方突出型

(1)症状:后颈部疼痛、僵硬、活动受限;颈部后伸时疼痛加剧,并向肩臂部放射;一侧上肢有放射性疼痛或麻木。

(2)体征:颈部活动受限;病变节段相应椎旁压痛、叩痛;臂丛牵拉试验阳性;受累的神经支配区感觉异常、肌力减退、肌肉萎缩、反射改变等。

3. 旁中央突出型 除有侧方突出型颈椎间盘突出症的症状、体征外,还有不同程度的单侧脊髓受压的症状,表现为患侧下肢无力、活动不便、踩棉花感等。

【辅助检查】

1. X线检查 可见颈椎曲度改变,生理前凸减小、消失或反常,椎间隙狭窄,椎体后缘骨赘形成,

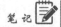笔记

椎间孔狭窄。

2.CT、MRI 检查　CT 检查可见颈椎间盘突出,颈椎管矢状径变小,脊髓受压。MRI 检查对颈椎间盘突出症的诊断具有重要价值,可清楚显示椎间盘突出和脊髓受压程度。

【处理原则】

1.非手术治疗　原则是去除压迫因素,消炎止痛,恢复颈椎稳定性。主要适用于:颈椎间盘突出症早期;颈椎间盘突出症仅表现为神经根性症状;颈椎间盘突出症表现为脊髓压迫症状,但无法耐受手术治疗者。

(1)枕颌带牵引:牵引可解除肌痉挛,增大椎间隙,减少椎间盘压力,使嵌顿于小关节内的滑膜皱襞复位,减轻对神经、血管的压迫和刺激。

(2)佩戴颈围:可限制颈椎过度活动,且不影响患者日常生活。如充气型颈围除可固定颈围,还有牵引治疗作用。

(3)推拿按摩:可以减轻肌痉挛,改善局部血液循环。推拿按摩应由专业人士操作,以防发生颈椎骨折、脱位和脊髓损伤。

(4)理疗:采用热疗、磁疗、超声疗法等,达到改善颈肩部血液循环、松弛肌肉、消炎止痛的目的。

(5)药物治疗:对症治疗方式,使用非甾体抗炎药、肌松弛剂及镇静剂等。

2.手术治疗

(1)手术指征:当患者出现以下情况时,考虑手术治疗。①神经症状反复发作,经非手术治疗无效者;②上肢症状重于颈部症状,且经至少 6 周的保守治疗无效者;③出现明显脊髓压迫症状且呈进行性加重者;④影像学表现有明确的椎间盘突出,与临床表现一致。

(2)手术类型:常用的术式有颈椎前路手术,即颈前路减压、突出椎间盘摘除、并行椎间植骨融合术;颈椎后路手术,即颈后路开窗减压髓核摘除术、椎板切除术以及椎管成形术。

【护理措施】

(一)非手术治疗的护理/术前护理

1.安全护理　患者存在肌力下降致四肢无力时应防烫伤和跌倒,指导患者不要自行倒开水,穿平跟鞋,保持地面干燥,走廊、浴室、厕所等日常生活场所有扶手,以防步态不稳而摔倒。

2.术前训练

(1)呼吸功能训练:术前指导患者练习深呼吸、行吹气泡或吹气球等训练,以增加肺的通气功能;术前 1 周戒烟。

(2)气管、食管推移训练:适用于颈椎前路手术患者。指导患者用自己的 2~4 指插入切口侧的内脏鞘与血管神经鞘间隙处,持续将气管、食管向非手术侧推移,用力尽量缓和。

(3)俯卧位训练:适用于后路手术患者,以适应术中长时间俯卧位并预防呼吸受阻。

3.心理护理　向患者解释病情,对患者焦虑的心情表示理解,向患者介绍治疗方案及手术的必要性,手术目的及优点,使其产生安全感,愉快地、充满信心地接受手术。

(二)术后护理

1.密切监测生命体征　注意呼吸频率、深度的改变,脉搏节律、速率的改变,保持呼吸道通畅,低流量给氧。呼吸困难是前路手术最危急的并发症,多发生于术后 1~3 日内。常见原因有:①切口内出血压迫气管;②喉头水肿压迫气管;③术中损伤脊髓或移植骨块松动、脱落压迫气管等。一旦患者出现呼吸困难、张口状急迫呼吸、应答迟缓、口唇发绀等表现,应立即通知医师,并做好气管切开及再次手术的准备。因此,颈椎手术患者床旁应常规准备气管切开包。

2.体位护理　行内固定植骨融合术的患者,加强颈部制动。患者取平卧位,颈部稍前屈,两侧颈

肩部置沙袋以固定头部,侧卧位时枕与肩宽同高,在搬动或翻身时,保持头、颈和躯干在同一平面上,维持颈部相对稳定。下床活动时,需行头颈胸支架固定颈部。

3.并发症的观察与护理

(1)术后出血:颈椎前路手术常因骨面渗血或术中止血不完善而引起伤口出血。出血量大、引流不畅时,可压迫气管导致呼吸困难甚至危及生命。颈深部血肿多见于术后当日,尤其是12小时内,因此术后应注意观察生命体征、伤口敷料及引流液。如24小时出血量超过200mL,检查是否有活动性出血;若引流量多且呈淡红色,考虑有脑脊液漏发生,及时报告医师处理。注意观察颈部情况,检查颈部软组织张力。若发现患者颈部明显肿胀,并出现呼吸困难、烦躁、发绀等表现时,报告并协助医师剪开缝线、清除血肿。若血肿清除后呼吸仍不改善应实施气管切开术。

(2)脊髓神经损伤:手术牵拉和周围血肿压迫均可损伤脊髓及神经,患者出现声嘶,四肢感觉运动障碍以及大、小便功能障碍。手术牵拉所致的神经损伤为可逆的,一般在术后1~2日内明显好转或消失;血肿压迫所致的损伤为渐进的,术后应注意观察,以便及时发现问题并处理。

(3)植骨块脱落、移位:多发生在手术后5~7日内,系颈椎活动不当时椎体与植骨块间产生界面间的剪切力使骨块移动、脱出。所以,颈椎术后应重视体位护理。

4.功能训练 指导肢体能活动的患者做主动运动,以增强肢体肌肉力量;肢体不能活动者,病情许可时,协助并指导其各关节的被动运动,以防肌肉萎缩和关节僵硬。一般术后第1日,开始进行各关节的主、被动功能锻炼;术后3~5日,引流管拔除后,可戴支架下地活动,进行坐位和站立位平稳训练及日常生活活动能力的训练。

(三)健康教育

1.纠正不良姿势 在日常生活、工作、休息时注意纠正不良姿势,保持颈部平直,以保护头、颈、肩部。长期伏案工作者,工作超过1小时,应休息几分钟,做颈部运动或按摩,以缓解颈部肌肉的慢性劳损。

2.保持良好睡眠体位 理想的睡眠体位应该是使头颈部保持自然仰伸位、胸部及腰部保持自然曲度、双髋及双膝略呈屈曲。选择合适的枕头,以中间低两端高、透气性好、长度超过肩宽10~16cm、高度以头颈部压下后一拳头高为宜。

3.颈部保暖 秋冬季节最好穿高领衣服,夏天气炎热,空调温度不宜太低,夜间睡眠时注意防止颈部受凉。

4.避免外伤 行走或劳动时注意避免损伤颈肩部。一旦发生损伤,尽早诊治。

(徐其林)

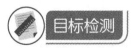 目标检测

参考答案

1.下列属于不完全性骨折的是( )。

　　A.青枝骨折　　　　　　　　B.横形骨折　　　　　　　　C.斜形骨折

　　D.螺旋形骨折　　　　　　　E.粉碎性骨折

2.骨折与脱位共有的特征性表现是( )。

　　A.疼痛　　　　　　　　　　B.肿胀　　　　　　　　　　C.畸形

　　D.异常活动　　　　　　　　E.骨擦音

3.患儿,男,8岁。跌倒时右手掌撑地,少量出血。当时除手掌擦伤外右腕剧痛,逐渐肿胀,活动障碍,诊断为桡骨下端骨折,骨折部位行石膏固定。该患儿最重要的健康教育要点是( )。

　　A.不需要换石膏　　　　　　B.患侧前臂抬高,注意血液循环　　　C.随时进行腕关节活动

D.随时进行肩关节活动　　　　　　　E.饮食教育

4.患儿,男,5岁。摔倒后左肘关节着地送来急诊。分诊护士判断该患儿是否发生骨折最重要的依据是(　　)。

　　A.左上臂疼痛　　　　　　　　B.局部肿胀　　　　　　　　C.左上臂畸形

　　D.局部压痛　　　　　　　　E.肘关节活动度减小

5.患者,男,36岁。下楼梯时摔倒,臀部着地。X线检查:骶尾骨骨折。导致该患者骨折的最有可能原因是(　　)。

　　A.扭转作用　　　　　　　　B.直接暴力　　　　　　　　C.挤压作用

　　D.疲劳应力　　　　　　　　E.传导作用

6.患者,男,45岁,因车祸致伤急诊入院。初步检查拟诊骨盆骨折合并腹腔内脏损伤,有休克征象。护士应首先给予(　　)。

　　A.建立静脉通道　　　　　　　B.准备骨盆兜,行悬吊牵引　　　　C.准备腹腔手术止血

　　D.准备髋部石膏固定　　　　　E.准备骨牵引器材

7.关于髋关节脱位的叙述正确的是(　　)。

　　A.前脱位多见

　　B.轻微暴力即可引起

　　C.患肢内收中立位皮牵引

　　D.髋关节屈曲内收、内旋、短缩畸形

　　E.1个月后患肢可负重

8.引起急性血源性骨髓炎最常见的病因是(　　)。

　　A.溶血性金黄色葡萄球菌　　　　B.嗜血流感菌　　　　　　　C.白色葡萄球菌

　　D.产气荚膜杆菌　　　　　　　E.肺炎球菌

9.腰椎间盘突出好发于腰4~腰5及腰5~骶1,是因为该部位(　　)。

　　A.椎间盘较厚　　　　　　　　B.韧带松弛　　　　　　　　C.血供差

　　D.活动度大　　　　　　　　E.肌肉松弛

10.患者,男,63岁。因腰椎间盘突出症行椎间盘摘除术,手术后1周护士指导其进行直腿抬高练习,目的是预防(　　)。

　　A.伤口感染　　　　　　　　B.血肿形成　　　　　　　　C.骨质疏松

　　D.神经根粘连　　　　　　　E.肌肉萎缩

参考文献

[1] 陈孝平,汪建平,赵继宗.外科学[M].9版.北京:人民卫生出版社,2018.

[2] 陈志强,谭志健.中西医结合外科学[M].3版.北京:科学出版社,2018.

[3] 郭莉.手术室护理实践指南[M].北京:人民卫生出版社,2020.

[4] 赫捷.肿瘤学概论[M].北京:人民卫生出版社,2018.

[5] 黄人健,李秀华.护理学高级教程[M].北京:人民军医出版社,2011.

[6] 李乐之,路潜.外科护理学[M].7版.北京:人民卫生出版社,2021.

[7] 孙颖浩,吴阶平.泌尿外科学[M].北京:人民卫生出版社,2019.

[8] 万学红,卢雪峰.诊断学[M].9版.北京:人民卫生出版社,2018.

[9] 杨宝峰,陈建国.药理学[M].北京:人民卫生出版社,2018.

[10] 张启瑜,钱礼.腹部外科学[M].2版.北京:人民卫生出版社,2017.

[11] 张清.内外科护理学[M].北京:清华大学出版社,2020.

[12] 赵继宗.神经外科学[M].4版.北京:人民卫生出版社,2019.